Gerhard Kürs

Gerhard Kürsteiner

Der Hexenmann

Psychoanalyse bei einem Fall mit schweren Milieuschäden

Novalis Verlag

Novalis Verlag
CH-8200 Schaffhausen
ISBN 3-7214-0096-8

Sigmund Freud,
dem Begründer der Psychoanalyse, gewidmet

Inhaltsverzeichnis

Geleitwort

Der Autor versteht es in seinem «Hexenmann», sehr anschaulich den Gang einer von ihm durchgeführten Psychoanalyse zu schildern und zu erläutern. Er zeigt darin auf, wie entscheidend es für den Gang einer Therapie ist, die analytische Technik zu beherrschen und mit den Übertragungsregungen des Patienten, aber auch mit eigenen Gegenübertragungstendenzen umgehen zu können. Die minutiösen Protokolle der Sitzungen und insbesondere der Träume – wie wir sie selten in einem Werke finden – lassen uns mitverfolgen, was sich in der analytischen Situation vollzogen hat: ein Schwerkranker, von mannigfaltigen neurotischen Ängsten und Zwängen gequält, wurde im Verlaufe von 61 Sitzungen, also eigentlich im Rahmen einer Kurzanalyse, einer Heilung zugeführt, die, wie sich bei einer katamnestischen Untersuchung nach fünf Jahren herausgestellt hat, dauerhaft sein dürfte. Allerdings wäre dieser Therapieerfolg nicht möglich gewesen, wenn der Patient nicht selbst zur Behandlung motiviert und in seinem Ich nicht doch noch eine gewisse Stärke aufgewiesen hätte. Der Analytiker kann sicher nur dann helfen, wenn der Patient, wenigstens bis zu einem gewissen Grade, in der Lage ist, sich auf das analytische Ziel irgendwie positiv einzustellen.

Gerhard Kürsteiner beweist in seinen Ausführungen, daß ihm eine langjährige psychoanalytische und menschliche Erfahrung zur Verfügung steht. Er ist von einem hohen Verantwortungsgefühl seinen Patienten gegenüber getragen. Durch das ganze Buch hindurch läßt sich auch seine profunde Kenntnis der einschlägigen Literatur ersehen. Was vor allem aber besticht, ist die spannende Darstellung des Sachverhalts, so daß für jedermann, Fachleute wie interessierte Laien, die Lektüre des Werkes ein Erlebnis sein wird.

Basel, im Januar 1981 *Raymond Battegay*

Vorwort und Einleitung

Vorwiegend zwei Gründe sind es, die mich bewegen, den vorliegenden Fall, mit dem Einverständnis des Patienten, darzustellen:

Erstens: Es handelt sich hier um einen Patienten, dessen Krankengeschichte und Analysenverlauf in mancher Hinsicht das wissenschaftliche Interesse wecken. Die schwere Neurose begann bereits in sehr frühem Alter, dauerte lange, zeigte eine beängstigende Symptomvielfalt und ließ kaum einen Bereich unberührt. Zur Summierung neurotischer Probleme gesellte sich die Besonderheit des sozialen Umfeldes und der engeren Familiensituation, in die sich der Patient hineingestellt sah. So bot dieser Fall Gelegenheit, nicht nur die «klassische» Neurose zu studieren und darzustellen, sondern auch aufzuzeigen, welche speziellen Probleme entstehen, wenn schwere Milieuschäden vorliegen.

Ein besonderer Umstand macht dabei die Publikation dieses Falles naheliegend: es gibt meines Wissens in der psychoanalytischen Fachliteratur kein vergleichbares Beispiel dafür, daß eine derart komplexe Neurose in so kurzer Zeit analysiert und der Analysenverlauf Sitzung für Sitzung dargestellt worden wäre.[1] Neurosen, welche das Gewicht und Ausmaß der hier beschriebenen haben, bedürfen in der Regel jahrelanger analytischer Arbeit, bis sie überwunden werden können. Wenn diese Fälle wissenschaftlich ausgewertet und publiziert werden, ist es gar nicht anders möglich, als daß bloß auszugsweise über den Behandlungsverlauf berichtet wird. In solchen Publikationen gehen notwendigerweise viele für das vertiefte Verständnis unentbehrliche Informationen verloren. Dabei ist, wie jeder Fachmann weiß, die kontinuierliche Schilderung des Behandlungsprozesses wünschenswert, weil nur so lückenlos belegt werden kann, aufgrund welcher gemeinsamen Arbeit Patient und Analytiker zum Heilerfolg gekommen sind. Der «Hexenmann» hat in 61 Sitzungen zu je 1½ Stunden Dauer, also in rund 92 Behandlungsstunden, in intensiver Auseinandersetzung den Erfolg erreicht. Dabei ist der Behandlungserfolg nicht einem Kurzpsychotherapieverfahren zuzuschreiben – das es für diese Neurosenform gar nicht gibt –, sondern er ist auf die Anwendung der klassischen Psychoanalyse zurückzuführen, die damit ihre Leistungsfähigkeit auch hier unter Beweis stellt. Daß die Grundlage für den unverhältnismäßig raschen Heilungserfolg durch zwei vorgängige analytische Behandlungen geschaffen wurde, tut der Wirksamkeit der psychoanalytischen Methode keinen Abbruch. Die Psychoanalyse ist nicht nur erfolgreich bei den sogenannten «klassischen» Neurosen, sondern ebensosehr bei der Behandlung von Milieuschäden. Wie wirksam die Psychoanalyse auch hier ist, dafür gibt es nach meiner Kenntnis in der wissenschaftlichen Literatur noch kein Fallbeispiel, insbesondere wenn man Art, Umfang und Ausmaß der hier geschilderten Krankheit berücksichtigt und in Beziehung zur aufgewendeten Behandlungsdauer setzt.

Zweitens: Mit der Publikation dieses Falles will ich auch ein soziales Anliegen vorbringen. Keiner, dem beruflich soziale Not vor Augen geführt wird, kann in einer Fallschilderung ausschließlich den wissenschaftlich-methodischen Teil berücksichtigen und den sozialen übergehen. Ich bekenne mich offen und engagiert zur sozialen Gerechtigkeit. Deshalb soll auch hiervon die Rede sein. Es ist leider viel zu wenig bekannt – Fachkreise publizieren diesbezüglich nur spärlich –, daß es auch in unserem Land eine nicht gering einzuschätzende Bevölkerungsgruppe gibt, welche unter den herrschenden sozialen Verhältnissen schwer leidet. Es kann kein Zweifel darüber bestehen, daß Personen ärmlicher Herkunft, zudem noch belastet mit Milieuschäden, gegenüber der «Normalbevölkerung» im Leben eine unverhältnismäßig schlechtere Startchance haben. Wer das Pech hat, aus ärmlichen Verhältnissen zu stammen und die Last von Milieuschäden tragen zu müssen, muß unvorstellbare Anstrengungen unternehmen, um im Leben Ähnliches zu erreichen wie jene, denen das Schicksal keine solchen Hindernisse in den Weg legte – falls er es überhaupt schafft. Man darf es nicht zulassen, daß die Gewichte für den Anspruch auf Glück im Leben so kraß und so offensichtlich zuungunsten der Schwachen und Benachteiligten verschoben sind. Der Staat muß sich das Wohl seiner Bürger – *aller* seiner Bürger – zum Anliegen machen. Er darf nicht achtlos an der enormen Ungerechtigkeit vorbeigehen. Er muß aktiv werden und das Richtige tun, bevor das Elend der Bürger, die vom Schicksal benachteiligt worden sind, sich in sozialem Versagen, in Delikten, in der Drogensucht manifestiert und unübersehbar wird. Wenn der Staat sich seiner vergessenen Bürger erst dann erinnert, ist das Unrecht und Unheil schon viel zu groß und der entstandene Schaden in vielen Fällen irreparabel geworden. Die sogenannten «Versager», die straffällig Gewordenen, die Drogensüchtigen, die psychisch Gestrandeten in den Kliniken, alle jene, die das Milieu geschädigt hat, sind Personen mit einem fortgeschrittenen negativen Erfahrungsschatz. Ihnen muß zweifellos geholfen werden, sofern man das in diesem späten Stadium noch wirksam genug tun kann. Die viel notwendigere und viel wesentlichere Hilfe aber muß nicht am Ende einer «negativen Karriere», sondern vor ihrem Anfang erfolgen. Es kann einfach etwas nicht stimmen, wenn die Öffentlichkeit sich erst dann alarmiert zeigt, wenn das Elend Ausmaße angenommen hat, die nicht mehr zu übersehen sind.

Es ist mir wichtig, auch auf den sozialen Aspekt des Falles «Der Hexenmann» aufmerksam zu machen. Der Leser wird mitverfolgen können, daß der «Hexenmann» hauptsächlich am Milieu so schwer erkrankte und daß ihn der angerichtete Schaden bis ins Erwachsenenleben hinein verfolgte, ja daß er schließlich, weil das Milieu ihn so schwer geschädigt hat, buchstäblich ums nackte Überleben kämpfen mußte.

Wer wie ich täglich im Beruf mit den Folgen von Milieuschäden konfrontiert wird, kann bestätigen, daß das in diesem Fall geschilderte unsägliche Leid keine Ausnahme- oder Einzelsituation ist. Was vor allem Kinder heute noch erdulden, wenn sie das Pech haben, arm und in einem lieblosen Milieu aufwachsen zu müssen, ist erschreckend. Der «Hexenmann» ist also keine Ausnahme in diesem Sinne; doch gehört er zu den wenigen, welche durch die Psychoanalyse die Chance erhielten, die schweren Milieuschäden zu überwinden. Die Stadt Bern ist – noch? – die einzige Stadt geblieben, die ihren minderbemittelten Mitbürgern diesen Dienst anbietet, der selbstverständlich sein sollte.

Zum Schluß noch eine formale Mitteilung: Es wurde bei der Schilderung dieses Falles größte Sorgfalt darauf verwendet, die berechtigten Ansprüche des Patienten auf vollen Schutz seiner Persönlichkeit zu wahren. Aufgrund der Ausführlichkeit, mit der über den «Hexenmann» berichtet werden muß, entschloß ich mich, dem Patienten das vollständige Manuskript vor der Drucklegung zur Durchsicht zu überlassen. Er sollte nicht nur entscheiden, ob er sich durch irgendeine Passage der Gefahr, erkannt zu werden, ausgesetzt fühlt, sondern auch, ob bei aller Sorgfalt, die zum Schutze seiner Persönlichkeit aufgewendet wurde, die Tatsachen unverfälscht geblieben sind. Er ließ mich wissen, daß beiden Anliegen entsprochen worden sei und er gegen eine Drucklegung nichts einzuwenden habe.

Eine gewisse Abweichung vom Original war insofern nicht zu vermeiden, als der Patient Dialekt sprach, seine Äußerungen von mir jedoch schriftdeutsch protokolliert wurden. Die mundartliche Färbung ist beibehalten worden, der Authentizität wegen auch im Buch; gewisse Dialektausdrücke sind überhaupt nicht wortgetreu schriftdeutsch wiederzugeben, bei anderen ist eine hochdeutsche Übersetzung angefügt. Inhaltlich und sinngemäß sind alle Äußerungen unverfälscht wiedergegeben.

Herbst 1980 *G. Kürsteiner*

[1] Ein Protokoll einer Kinderanalyse hat Melanie Klein publiziert: «Der Fall Richard» (München, 1975). – Donald W. Winnicotts «Bruchstück einer Psychoanalyse» (Stuttgart, 1982) macht bereits im Titel die Einschränkung klar.

Lebens- und Krankengeschichte

Der Patient war das zweite und jüngste Kind einfacher Leute. Die Eltern lebten in bitterer Armut und mußten die Hilfe der öffentlichen Fürsorge in Anspruch nehmen.

Schon seine Mutter war in größter Armut aufgewachsen. Sie hatte schon immer nichts anderes als Not, Entbehrung und Sorgen gekannt. Außerdem hatte sie unsäglich darunter gelitten, ein außereheliches Kind zu sein, von allen ungeliebt und verstoßen. Die fast unfaßbare Trostlosigkeit ihres Schicksals als unerwünschtes Kind hatte sie später einen Mann zum Ehepartner wählen lassen, der ihr nicht die erhoffte Erlösung, sondern bloß die Fortsetzung ihres persönlichen Leidensweges brachte. Sie war eine so tief unglückliche Frau – oftmals der Verzweiflung nahe –, daß sie leider auch den Patienten mit in den verhängnisvollen Strudel ihres eigenen Unglücks hineinriß.

Sein Vater stammte ebenfalls aus einer lieblosen Großfamilie. Auch er war im Grunde ein tief unglücklicher Mensch. In seiner Schwäche nahm er Zuflucht zum Alkohol. In betrunkenem Zustand führte er sich unmöglich auf, schlug seine Frau, beschimpfte sie und nahm überhaupt keine Rücksicht auf die Kinder.

Natürlich hatte auch der ältere Bruder des Patienten unter diesen schrecklichen Familienverhältnissen zu leiden. Dies um so mehr, als er vom Vater besonders abgelehnt wurde. Andererseits litt aber auch der Patient unter seinem Bruder, weil dieser die ganze Aggressivität, die eigentlich dem Vater galt, an ihm austobte. Welch verhängnisvolle Rolle der ältere Bruder im Schicksal des Patienten spielte, wird später zu schildern sein.

Aber nicht nur diese innerfamiliäre Realität belastete den Patienten aufs schwerste. Die ganze soziale Herkunft war eine niederschmetternde Erfahrung für ihn. Daß die Familie von der Fürsorge abhängig war, daß die Mutter Schulden machte, daß der tägliche Kampf ums Geld tief deprimierend wirkte, daß der Vater als Hilfsarbeiter und «Versager» überhaupt kein soziales Ansehen genoß, hinterließ tiefe Spuren in der Seele des empfindsamen, klugen und wachen Kindes.

Die Erinnerungen von Bedeutung reichten beim Patienten bis früh in die Kindheit zurück. So war ihm lebhaft eine Szene in Erinnerung geblieben, als die Mutter ihn als Kleinkind badete – er schätzte, er sei etwa 1- bis 1½jährig gewesen – und dann wegging, um ein Frottiertuch zu holen. Unterdessen beauftragte sie seinen ebenfalls anwesenden Bruder, auf ihn aufzupassen, damit er nicht vom Küchentisch, auf den sie ihn gesetzt hatte, herunterfalle. Als die Mutter sich dann entfernte, sei er aber absichtlich vom Tisch heruntergefallen, damit der Bruder von der Mutter ausgeschimpft werde, was tatsächlich dann geschah. Er erinnerte sich also einer sehr frühen *Eifersucht* auf den um drei Jahre älteren Bruder.

An eine schreckliche Szene aus seiner Kindheit erinnerte sich der Patient ebenfalls sehr klar: Die Mutter hatte wieder einmal Geldsorgen, und sie ging mit ihm – er war damals noch im Kinderwagen – zu einer Bank, wo sie offenbar Geld borgen oder die Rückzahlung eines Darlehens hinausschieben wollte. Sie setzte ihn dort auf die Brüstung, währenddem sie mit dem Bankbeamten verhandelte. Dieser war aber nicht bereit, den Wunsch der Mutter zu erfüllen. Schließlich brach die Mutter in Tränen aus und stieß in einem Anfall von Verzweiflung hervor: «Dann springe ich mit den Kindern in den Wohlensee!» Diesen Satz – von der Mutter in der Verzweiflung ausgesprochen, aber nicht wirklich ernst gemeint – nahm der Patient als Kind wörtlich; dieser Satz wurde in seiner Seele zu einem bösen Keim, der später in der Neurose in schrecklicher Weise zur Entfaltung kommen sollte.

Zu einer Zeit, als der Patient als Kind gerade mit dem Sprechen angefangen hatte und schon einzelne Sätze sagen konnte, ereignete sich etwas, was dem Patienten zwar nicht persönlich bewußt war, was man ihm aber erzählt hatte. Das Kind hatte «plötzlich» angefangen, Nacht für Nacht zu schreien. Es litt an einem Pavor nocturnus. Mit der Pünktlichkeit einer Uhr fing das Schreien an, und das Kind war so verängstigt, daß es auch von der Mutter nicht beruhigt werden konnte. Der Vater, unverständig wie er war, behauptete, das Kind trotze, und er glaubte es zum Schweigen bringen zu können, indem er es schlug. Aber die nächtlichen Schreianfälle ließen nicht nach, sondern verstärkten sich im Gegenteil noch. Es wurde ein Arzt konsultiert, der aber ratlos war. Schließlich war das Kind durch die nächtlichen Aufregungen derart geschwächt, daß es, wenn die Mutter es auf die Beine stellte, «zusammensackte» und umfiel. Die Großeltern, die zu jener Zeit im gleichen Haus wohnten und gerade zu einer Tochter in die Ferien gingen, befürchteten in allem Ernst, das Kind bei ihrer Rückkehr nicht mehr lebend anzutreffen.

Schließlich fragten Nachbarn, die das nächtliche Schreien auch gehört hatten, ob denn die Eltern nicht merkten, daß das Kind «verhext» werde? Nun war für die Eltern ein «Sündenbock» gefunden, und der Vater ließ endlich davon ab, das Kind zu schlagen. Es wurden allerlei Mittel versucht, um die «Verhexung» aufzulösen. So wurde unter anderem ein Sackmesser mit offener Klinge (!) unter das Kopfkissen gelegt in der Hoffnung, daß sich die «Hexe» daran stechen werde, wenn sie das Kind quäle. Zur Überzeugung, daß das Kind wirklich «verhext» sei, kamen die Eltern, weil es in seiner Angst die Worte «houe, houe, chunnt, chunnt» (= schlagen, schlagen, kommt, kommt) schrie. Man glaubte, das Kind sehe die «Hexe» und wolle sagen, daß sie komme und daß man sie schlagen solle. Als alle volkstümlichen Mittel nicht das Ende des vermeintlichen «Hexenspuks» bewirkten, telefonierten die Eltern, jetzt wirklich verzweifelt und in schwerer Sorge um das Kind, das sich immer mehr erschöpfte und immer mehr abmagerte, einem als Wunderheiler bekannten Mann im Jura. Dieser bestätigte, daß der Kleine verhext werde. Der Spuk sei aber innert drei Tagen vorbei. Und zwar so: In der ersten Nacht werde das Kind noch heftiger schreien, in der zweiten Nacht werde das Schreien abnehmen und in der dritten Nacht ganz aufhören. So sei es dann auch herausgekommen, behaupteten die Eltern.

Eine Aufregung verursachte der Patient den Eltern etwa 1–2 Jahre später, als er von zu Hause ausriß und an den Wohlensee hinunterging. Dort wurde das Kind zufällig von einem Bekannten gefunden und den Eltern zurückgebracht, wo man mit Schlägen seine Unfolgsamkeit meinte beantworten zu müssen.

Überhaupt erinnerte sich der Patient, daß besonders der Vater sofort zugeschlagen habe, wenn etwas passiert sei. So auch bei folgender Begebenheit: Der Patient hatte eine Kindergartenfreundin, mit der er den Kindergarten besuchte. Nun war es einmal vorgekommen, daß er aus unbekanntem Anlaß die Kindergärtnerin schlug, so wie es Kinder eben manchmal tun. Dies jedoch blieb nicht ungestraft. Der Patient mußte zur Strafe in den Keller und wurde dort eingeschlossen. Später, als bei einer Weihnachtsbescherung der «Samichlaus» (St. Nikolaus) kam, hatte das Kind eine derartige Angst vor ihm, daß es im Kindergarten in die Hose machte. Es begann natürlich zu stinken, und alle wurden darauf aufmerksam, aber der Patient verschwieg sein Malheur. Es wurmte ihn jedoch, als er erleben mußte, daß sämtliche Kinder des Kindergartens vor ihm aufgerufen wurden und zur Bescherung erscheinen durften. Alle bekamen viel größere Geschenke als er; ihm wurde schließlich als letztem bloß eine in Silberpapier eingewickelte Baumnuß übergeben. Dies als eine Art «Heimzahlung» dafür, daß er die Kindergärtnerin geschlagen hatte. Wie nun das so gedemütigte Kind nach Hause kam und sich ausziehen sollte, wollte es das zuerst nicht tun. Man drängte, und als das Malheur sichtbar wurde, wußte der erboste Vater nichts Gescheiteres zu tun, als dem Kinde eine grobe Tracht Prügel zu verabreichen. So hatte der Patient für dasselbe Ereignis (Schlagen der Kindergärtnerin) dreimal (Einsperren, Benachteiligung bei der Bescherung, Prügel vom Vater) Strafe einstecken müssen.

Ein Erlebnis, das der Patient sehr genau erinnerte, war ebenfalls in dieser Zeit passiert. Er war eben mit seiner Kindergartenfreundin nach Hause gekommen, als ein älterer Knabe vom gleichen Haus die beiden in Empfang nahm und sie in ein «Verlies» – gebildet aus Keller- und Haustüre – zwängte, wo er verlangte, daß beide die Hose herunterließen. An das, was dann geschah, erinnerte der Patient sich nicht. Er wußte nur, daß ihn das Vorgehen des älteren Knaben sehr verängstigt hatte.

Ein weiteres Erlebnis blieb dem Patienten ebenfalls im Gedächtnis haften: Zur Zeit einer Ferienabwesenheit des Bruders, mit welchem er das Kinderzimmer teilte, erwachte er in der Nacht wegen eines Alptraumes. Er hatte geträumt, daß ein großer Vogel durchs Fenster geflogen sei, ihn gepackt und mitgenommen habe. Der Traum war von schwerer Angst begleitet. Und diese Angst veranlaßte ihn, laut zu schreien; indes hörten ihn die Eltern, die das Schlafzimmer auf der anderen Seite der Wohnung hatten, nicht. Das Angstgeschrei war aber so laut und so intensiv, daß Nachbarn, die deswegen in ihrer Nachtruhe gestört wurden, aufstanden und an der Haustüre läuteten. Erst da rührten sich die Eltern und kümmerten sich um das weinende und völlig verängstigte Kind. Anderntags schämte es sich deswegen schrecklich, weil natürlich sein Verhalten überall bekannt geworden war.

Zu Hause in der Wohnung – die Eltern waren inzwischen umgezogen – spielte sich eine Szene im Zusammenhang mit seinem Bruder ab. Dieser war eines Abends nicht heimgekommen. Die Mutter bekam es mit der Angst zu tun, weckte tief in der Nacht den schlafenden Patienten, mit dem sie zur Polizeiwache ging, um die Abwesenheit des Bruders zu melden. Nach Hause zurückgekehrt, kniete sie vor das Kreuz in der Stube und bat unter inständigem Schluchzen, Gott möge ihr den Buben zurückgeben. Diese Szene mit der am Boden knieenden und höchst verzweifelten Mutter blieb dem Patienten in lebhafter Erinnerung. Es stellte sich anderntags heraus, daß der Bruder bei einer Nachbarin übernachtet hatte, die der Mutter aber keine Mitteilung zukommen ließ.

Unvergeßlich blieb eine Szene, die sich in der Kirche zugetragen hatte: Die Familie war zum Gottesdienst erschienen, und die Kinder mußten der damaligen Gepflogenheit zufolge auf den für sie reservierten Kirchenbänken sitzen. Der Patient trieb dabei mit einem Kameraden Allotria, und der Vater, der hinten bei den Erwachsenen saß und es sah, kam nach vorne, um seinen Sohn deswegen vor allen Leuten zu maßregeln. Aber auch zu Hause war die Sache nochmals Gegenstand einer Strafpredigt.

Das Kind erlebte auch mehrmals die unguten Seiten der Fürsorge.[1] Es kam häufig vor, daß der Patient bei den Besprechungen, welche die Fürsorgerin mit den beiden Eltern – oder mit der Mutter allein – führte, anwesend war. So bekam er alles mit, was dort besprochen wurde, und er erfuhr von der drückenden finanziellen und persönlichen Last der Eltern. Oft genug erlebte er es, daß die Mutter im Gespräch mit der Fürsorgerin zu weinen anfing, und da er sehr an der Mutter hing, traf ihn ihre Bedrücktheit besonders hart. Insbesondere erinnerte er sich an eine Szene, welche ihn zutiefst beeindruckte. Die Mutter hatte wieder einmal kein Geld und wollte welches von der Fürsorge holen. Da es Abend und die Kasse geschlossen war, gab die Fürsorgerin der weinenden Mutter aus ihrer Pultschublade zwanzig Franken, aber – so der Patient – mit einer Geste tiefster Geringschätzung. Daß die Mutter von der Fürsorgerin so verachtet wurde, empfand er wie einen ihm persönlich geltenden Schlag.

Die damals vom Fürsorgeamt praktizierte Gewohnheit, den Unterstützungsbedürftigen – vor allem den Schuldenmachern, und das war seine Mutter – an Stelle von Bargeld sogenannte Warengutscheine zu geben, verletzte den Patienten als Kind tief. Weder Kleider noch Schuhe konnten die Eltern bar bezahlen, alles wurde mit den Gutscheinen des Fürsorgeamtes gekauft, und der Patient schämte sich zutiefst, wenn im Laden vor andern Leuten der Gutschein der Fürsorge abgegeben werden mußte. Mit der Zeit waren die Eltern in diesen Geschäften als «Armenfall» bekannt, und entsprechend war – wie der Patient sagte – die Bedienung durch das Verkaufspersonal. Man sei als Mensch zweiter Klasse angesehen und behandelt worden. Aber nicht nur Schuhe und Kleider mußten mit Fürsorgeamt-Gutscheinen gekauft werden, sondern auch die Lebensmittel. Daß die Eltern nicht einmal das Brot beim Bäcker bezahlen konnten und die Bäckersfrau entsprechend ihm gegenüber reagierte, wenn er das Brot holen gehen mußte, wurmte ihn besonders. Jedenfalls war das Erleben der Armut und der Unterstützungsbedürftigkeit für den Patienten etwas so Bedrückendes, daß er jahrelang darunter litt. Eine Scham setzte sich in der Kinderseele fest, die fast nicht abzuschütteln war. Bei jeder Begegnung mit der Fürsorge setzte sie sich fort, und sie war um so größer, als die Fürsorgerin mit Hausbesuchen auch die letzte Schranke überschritt, die noch geblieben war. So schilderte der Patient in der Erinnerung diese Hausbesuche als etwas für ihn Demütigendes. «Sie erschien wie ein Inspektor», berichtete er, und als sie die ärmliche Wohnungseinrichtung anschaute, habe er gespürt, wie sehr sie eigentlich die Armut der Eltern verachtete.

Ein Geschehnis von besonderer Tragweite ereignete sich während eines Ferienaufenthaltes bei Verwandten der Eltern im Bernbiet. Wie alt er damals gewesen war, konnte der Patient nicht genau sagen; er schätzte, daß er zwischen drei und sechs Jahre alt war.

Er schlief zusammen mit den Eltern in einem Doppelbett. Eines Nachts erwachte er, und wie die Mutter Licht machte, sah er den Vater nackt daliegen mit einem auffällig ungeputzten Hintern. Am Morgen war ihm übel, und er mußte sich übergeben.

Die Einschulung erfolgte mit dem 7. Lebensjahr. Die Eltern zogen bald danach um. Anfänglich ging es in der Schule recht gut. Der Patient war zwar immer nur ein mittelmäßiger Schüler, aber nicht weil es ihm an der Intelligenz gefehlt hätte, sondern weil die drückenden sozialen und familiären Verhältnisse ihn schwer belasteten und er in seinem ganzen Fortkommen behindert war. Er war mager und bleich, immer kränklich und vor allem bedrückt. Was er zu Hause litt, sah man ihm auch äußerlich an. Einmal kam es vor, daß er in der ersten Klasse die Schule schwänzte, weil er an einem 6. Dezember (St. Nikolaustag) zusammen mit einem Kollegen aus dem gleichen Armenquartier an einer St. Nikolausveranstaltung teilnahm. Das hatte sofort Konsequenzen: Es gab ein großes Drum und Dran, man stellte sein Fehlverhalten als schlimme Tat hin. Der Kollege wurde gar von dessen Vater mit einem Hammer (!) geschlagen. Aber auch die Bedrückung des Patienten durch den eigenen Vater ging weiter. So ist ihm eine Szene in Erinnerung geblieben, als er ein Kännchen zur Großmutter hätte bringen sollen, die in einer entfernten Gegend wohnte. Der Patient hatte starke Kopfschmerzen, und es war ihm nicht wohl, er fühlte sich krank und war auch krank. Obschon er weinte und sagte, daß ihm schlecht sei, mußte er dennoch gehen. Auf der Straße weinte er weiter, und er muß einen so unglücklichen Eindruck gemacht haben, daß eine unbekannte Frau Mitleid mit ihm hatte, ihn nach der Adresse fragte und ihn zu seinen Eltern zurückbrachte. Kaum war die Wohnungstür geschlossen, beschimpfte ihn der Vater aufs heftigste und bearbeitete ihn mit Fußtritten, bis die Mutter sich schließlich seiner erbarmte und ihn ins Bett brachte.

Das wohl allerschlimmste Erlebnis war zunächst verdrängt, dann während einer ersten psychoanalytischen Behandlung wieder zum Vorschein gekommen: Als er 10 Jahre alt war, erwachte er eines Nachts, weil er Geräusche gehört hatte. Er stand auf und ging in den dunklen Korridor hinaus. Dort sah er seinen Vater im Nachthemd stehen. Von der Küche her hörte er seine Mutter schluchzen. Als er zu ihr gehen und die Türe öffnen wollte, war diese verschlossen. Die Mutter machte ihm auch auf sein Bitten hin die Türe nicht auf, sondern rief aus der Küche, daß sie sich das Leben durch Vergasen nehmen wolle.[2] Der Vater schickte dann das total verängstigte Kind wieder ins Kinderzimmer zurück. Jene Nacht aber sollte später verheerende Folgen zeitigen.

In der Schulzeit erlebte dann der Patient die Betrunkenheit des Vaters, die Armut, das Elend der Mutter, die ganze niederschmetternde Situation im Elternhaus *bewußt* mit. Bis etwa zum Vorfall mit der Mutter, die das Elend auch nicht mehr zu ertragen glaubte und sich vergasen wollte, hatte er die Familiensituation irgendwie anders, «passiv» erlebt. Dann aber war ihm auf einmal bewußt geworden, in welchem Elend er sich befand, und von nun an war ihm sein Schicksal noch unerträglicher. Er schilderte, wie er damals Nacht für Nacht zusammen mit der Mutter auf den Vater wartete, wie sie nicht wußten, ob und wann er heimkehre. Sie hielten Ausschau nach schwankenden Velofahrern, weil der Vater ja immer betrunken heimkam. Wenn er dann heimkehrte, gab es zwischen den Eltern stets eine Szene, wobei der Vater sehr grob werden konnte. Der Patient fürchtete sich vor dem Vater, aber er konnte auch nicht verstehen, daß die Mutter den Betrunkenen reizte und herausforderte. Er selber verhielt sich viel geschickter, versuchte den Vater zu beruhigen und tat alles, was ihn versöhnlich stimmen konnte. Er hatte aber auch eigene Erfahrungen mit dem Vater, denn fast jedesmal, wenn er mit ihm wegging, betrank dieser sich. So auch, als der Vater eine Reise ins Bernbiet unternahm und bei einem Kollegen erschien, von dem er in frecher Weise Essen und Trinken verlangte. Es war dem Vater überhaupt gleichgültig, wie rüpelhaft er sich aufführte und daß dies vor seinem Kinde geschah. Er hat sich auch später nie bei ihm entschuldigt oder durchblicken lassen, daß es ihm leid tue.

Der Patient reagierte auf das Elend mit immer größerer Bedrücktheit. Es begannen ihn auch körperliche Beschwerden zu quälen. So verspürte er derart heftige Schmerzen im Bauch, daß er sich auf den Boden legen und dort hin- und herwälzen mußte. Da erst reagierten die Eltern und gingen zum Arzt. Dieser stellte eine akute Blinddarmentzündung fest, die sofort operiert werden mußte. Die Operation ergab, daß es sich um einen vereiterten Blinddarm gehandelt hatte.

Bar jeder Vernunft erwiesen sich jedoch nicht nur die Eltern des Patienten. Auch ein Pfarrer und ein Lehrer trugen dazu bei, daß das Unglück dieses Kindes noch größer wurde. Der Patient hatte im Religionsunterricht ein Religionsbüchlein erhalten. Weil damals gerade der Zirkus in der Stadt weilte, ging er zusammen mit andern Schülern auf den Zirkusplatz, um beim Aufbau zuzuschauen. Im Trubel verlor er dieses Büchlein, wagte aber schon damals nicht zu sagen, daß er es verloren hatte. Er sagte, er habe es zu Hause vergessen, und als er es immer und immer wieder nicht vorweisen konnte, mußte er schließlich vor der ganzen Klasse zugeben, es nicht mehr zu besitzen und den Pfarrer angelogen zu haben. Dieser wußte nichts Gescheiteres zu tun, als ihm zu prophezeien, wer den Pfarrer anlüge, komme in die Hölle (!). Das Unglück wollte es, daß einige Tage später der Patient mit seiner Mutter auf der Straße unterwegs war. Dabei begegnete ihnen ein Schulmädchen aus seiner Klasse mit der Mutter. Es sagte zu seiner Mutter – woraus man sieht, wie dramatisiert die Sache wurde –: «Das ist jetzt der Bub, der den Pfarrer angelogen hat.» Dies hörte die Mutter des Patienten. Sofort ging sie auf das Schulmädchen zu und fragte: «Was hat der Bub?» Worauf sich für den Patienten eine Szene auf der Straße abspielte, bei der er sich furchtbar schämte, bei der er aber auch die Mutter haßte.

Aus verständlichen Gründen bekam der Patient beim Schulbaden Angst vor dem Wasser. Dies um so mehr, als er früher einmal auf dem Pflanzland des Vaters, das dieser gepachtet hatte, kopfüber in ein Wasserfaß gefallen war und beinahe ertrunken wäre. Nun machten aber die Lehrer dieses Schulbaden für den Knaben zur Tortur. Dem Gelächter aller preisgegeben, wollten sie ihm das Schwimmen beibringen und machten ihn mit dem Wasser auf erschreckende Art bekannt. Wenn er vom Lehrer Schwimmunterricht bekam und vor Angst schrie, war jedesmal eine Riesenschar Schulkinder versammelt, die seine Qual als eine Art lustige Clown-Nummer empfand und einen Riesenspaß daran hatte. Hinterher mußte dann das gedemütigte Kind auch noch den Spott seiner Klassenkameraden über sich ergehen lassen.

Daß unter den Umständen dieses bedrückenden Milieus die Schulleistungen nicht die besten sein konnten und daß der Patient den Aufstieg in die Sekundarschule weder beim ersten noch beim zweiten Anlauf schaffte, war eigentlich nicht verwunderlich. (Dies trotz bester Intelligenz, was sich auch in dem von mir vorgenommenen Intelligenztest nach Amthauer eindeutig zeigte. Der Patient kam auf einen IQ von 130!) Der Milieuschaden hatte sich auszuwirken begonnen und den Patienten nachhaltig daran gehindert, sich seinen Fähigkeiten entsprechend zu entwickeln. Dieses Handicap wurde für ihn später immer drückender, weil er merkte, daß er wohl fähig wäre, eine gehobene berufliche Arbeit auszuführen, daß er aber den Ausbildungsanschluß verpaßt hatte. Gerade weil der Patient so intelligent war, bedrückte ihn diese Tatsache später in einem selten starken Ausmaß.

Zu Hause war es mittlerweile zwischen seinem Vater und seinem Bruder zu schweren Zerwürfnissen gekommen. Hinter dem Rücken seiner Frau versuchte der Vater im Zusammengehen mit der Fürsorgerin, den Bruder in ein Erziehungsheim zu stecken. Als am Mittagstisch dieses Vorhaben des Vaters und der Fürsorgerin bekannt wurde und der Bruder deswegen in heftige Tränen ausbrach, erschrak der Patient darüber sehr. Später, in der Neurose, wirkte sich gerade dieser Vorfall in einem ziemlich unguten Symptom negativ aus. Seine Mutter hatte sich im übrigen vehement gegen die Anstaltsversorgung des älteren Sohnes gewehrt und sie gegen den Willen des Vaters und der Fürsorgerin zu verhindern gewußt.

Das Verhältnis zwischen dem Patienten und seinem Bruder wurde immer gespannter. Der Bruder hatte wohl herausbekommen, daß der Patient als Jüngster der Bevorzugtere der beiden war, und er begann, die heftigen Aggressionen, die er gegenüber dem Vater hegte, auf dessen «Lieblingssohn» zu übertragen. Er quälte ihn, wo er konnte, und der Patient als der körperlich Schwächere war von Mal zu Mal unterlegen. Es wird an anderer Stelle noch auf die verhängnisvolle Rolle einzugehen sein, die der Bruder im Schicksal des Patienten spielte. Dabei war die Beziehung zwischen den beiden durchaus nicht immer so hochgradig aggressionsgeladen, wie es dann später der Fall war. Früher hatte sogar eine gewisse Zuneigung bestanden; auch erotisch-sexuelle Kontakte gab es. So zum Beispiel, als der Bruder den Patienten zu sich ins Bett nahm und mit ihm zusammen sexuelle Spielereien betrieb, die der Patient nicht ungern mitmachte. Beim gemeinsamen Baden in der Gemeinschaftswaschküche begann aber dann schon eine gewisse Distanzierung. Es war auch zu beobachten, daß der Patient ganz offensichtlich die Existenz des Penis des Bruders, den er gewiß gesehen haben mußte, zu verleugnen suchte. Er konnte sich wohl daran erinnern, daß sie nackt gebadet hatten, aber er konnte sich nicht mehr erinnern, den Penis des Bruders gesehen zu haben.

Eine Verleugnung anderer Art passierte dem Patienten, als er zusammen mit seinem Vater einen Besuch bei einem Mann machte, in dessen Familie lauter Töchter waren. Nun ergab sich der Zufall, daß die älteste Tochter die jüngste auszuziehen begann, und der Patient schaute dabei zu. Es interessierte ihn, wie das Mädchen nackt aussah. Aber da erlebte er eine «optische Täuschung». Er glaubte nämlich gesehen zu haben, daß das Mädchen auch einen Penis besaß, und er erinnerte sich an seine Enttäuschung bei dieser Feststellung.

Es war etwa 2–3 Jahre nach diesem Vorfall, als der Patient zusammen mit Kindern der Nachbarin zu einem Bauern ging, um im Auftrag seiner Mutter dort Kirschen zu holen. Wieder war der Zufall im Spiel, denn das kleine Mädchen der Nachbarin mußte auf dem Weg zum Bauern «austreten». Da lockte es den Knaben zum zweiten Mal, zu schauen, wie Mädchen aussehen. Er anerbot sich, mitzukommen und die Kleine beim Urinieren zu halten, was diese ahnungslos geschehen ließ. Aber obwohl er zwischen ihre Beine schaute, konnte er nichts feststellen. Es kam also wieder zu einer Verleugnung der weiblichen Genitalien. Da passierte ihm aber auf dem Rückweg – man war vorher etwas abseits vom Weg in den Wald gegangen – ein Mißgeschick. Die zwei hatten einen kleinen Bach zu überqueren. Er hob das kleine Mädchen auf die Schultern, um es hinüberzutragen. Doch da glitt er mitten im Bach aus, stürzte zu Boden und die Kleine mit ihm. Sie schlug sich auf der linken Seite die Schläfe auf und blutete. Als der Patient das sah, erschrak er maßlos. Da die Wunde ziemlich blutete, glaubte der zu Tode erschrockene Patient, das Mädchen sei am Verbluten. Er empfand das Ausgleiten im Bach als Strafe Gottes für sein «Vergehen». In panischer Angst rannte er mit dem Mädchen zur nächsten Siedlung, wo sie ein Restaurant offen fanden, das sie betraten. Dort wurde die Wunde des Mädchens verbunden, und es stellte sich heraus, daß die ganze Sache nicht so schlimm war, wie er in seiner Angst gemeint hatte. Nun war es ihm sehr peinlich heimzugehen, denn daß er etwas «Verbotenes» getan hatte, konnte und wollte er nicht sagen. Er gab lediglich zu, das Mädchen über einen Bach getragen zu haben und dann gestürzt zu sein.

Überhaupt war seine sexuelle Entwicklung in einer Weise gestört, wie man es selten antrifft. Nicht nur, daß er schon früh den nackten Vater gesehen hatte und daß der Anblick der Vagina – unaufgeklärt wie er war –

ihn erschreckte. Es kamen noch andere Tatsachen hinzu, die jede allein für die Entstehung einer Neurose genügt hätte.

Als der Patient schon schulpflichtig war, kam eines Tages ein vom Vater bestellter Mann, ein finsterer Geselle, um die zwei Katzen zu kastrieren. Der Bruder und er mußten zuschauen, wie der gefühllose Mann das machte und wie die Katzen, die man nicht betäubt hatte, dabei fürchterlich schrien. Aber nicht genug damit: Unvermittelt sagte während dieses Kastrationsgeschehens der Vater zu seinem Bruder: «Soll man dich auch gleich kastrieren?»

Es herrschte in der Familie des Patienten ein seltsamer Brauch: Der Vater liebte es, Stierhoden zu essen, die die Mutter ihm zubereiten mußte. Sie zerschnitt sie vor den Augen des Patienten. Aus Anzüglichkeiten zwischen der Mutter und einer andern Frau, die ebenfalls Stierhoden zubereitet hatte, schloß der Patient, daß die beiden Frauen offenbar genüßlich davon redeten. Daß es der Mutter also sichtlich Spaß machte, Hoden zuzubereiten, hat ihn auf dem Hintergrund der Katzenkastration erschreckt und fasziniert.

Noch in andern Dingen kam Ungutes von der Mutter: Als Damenbinden trug die Mutter damals alte Lumpen. Diese lagen nachher blutbefleckt auf einem Haufen in der Küche, so daß der Patient sie ansehen mußte. Er wußte damals allerdings noch nicht, daß diese blutverschmierten Lumpen mit der Periode der Mutter zu tun hatten, er wußte nur, daß sie von der Mutter stammten. Später, als er der Mutter einmal einen neu gekauften Polsterstuhl vorführte und sie bat, darin Platz zu nehmen, kam die zweite große Überraschung für ihn. Wie nämlich die Mutter wieder aufstand, entdeckte er zu seiner Verblüffung, daß sich ein großer Blutfleck auf dem Polsterstuhl ausbreitete, der offenkundig von ihr stammte. Es entstand peinliche Berührtheit auf beiden Seiten. Der Mann wußte jedoch auch jetzt noch nicht, daß das Blut mit der Regelblutung der Mutter zusammenhing.

Eine andere Peinlichkeit geschah in Zusammenhang mit dem Vater. Wie er eines Tages in den Keller ging, entdeckte er einige merkwürdige, von der Decke herunterhängende Gebilde. Er konnte sich – obschon damals 12- oder 13jährig – nicht vorstellen, was das war. Erst einige Zeit nachher begriff er, daß die seltsamen Dinge, die der Vater da zum Schmieren der Sägeblätter aufgehängt hatte, herausgeschnittene Schweinevaginen waren. Der Vater hatte sie bei einem ihm bekannten Metzger für diesen Zweck bestellt.

Der Patient war, als der Geschlechtstrieb erwachte, ein intensiver Onanist. In der Fantasie, die später eine Wendung erfahren sollte, stellte er sich vor, er sei ein Stier und zwei Frauen würden ihn «schlachten», wobei er darunter vor allem verstand, daß sie ihm die Hoden wegschneiden. Er onanierte im Winter mit einem weichen Kissen, das er am heißen Kachelofen erwärmte. Mit der Zeit wurde das Kissen durch die häufige Benutzung natürlich befleckt. Und schließlich war es übervoll von Flecken. Völlig unerwartet stellte ihn eines Tages die Mutter deswegen zur Rede. Sie war sehr ungehalten und sagte ihm drohend: «Mache es dann nur nicht auch so wie der Bruder!» Das traf ihn wie ein Peitschenhieb, vor allem deshalb, weil es von der Mutter kam und weil der Vater dabei war, der sich hier ausnehmend vernünftig zeigte, indem er die Mutter beschwichtigte. Die Reaktion des Patienten war eine tiefe Scham, aber auch eine insgeheime Wut auf die Mutter, die ihn seiner Meinung nach «verraten» hatte. Diese eindeutige Verurteilung der Sexualität (Onanie) durch die Mutter war auch aus einem inneren Grunde für den Patienten bedeutsam, den er damals aber noch nicht kannte. Aus einer andern Bemerkung der Mutter schloß er überdies, daß sie eine gewisse Aggressivität Männern gegenüber hegte. Sie erwähnte einmal nicht ohne Genugtuung, sie habe dem Bruder, der ihr gegenüber frech und ungezogen war, einen kräftigen Schlag in die Hoden versetzt.

Nach dem Vorfall mit dem befleckten Kissen ließ der Patient von dieser Art onanistischer Befriedigung ab. Er onanierte fortan im Bett. Aber da stellte sich ihm erneut das Problem der befleckten Wäsche. So strich er einfach den Samen an die Wand. Obwohl das auch scheußlich aussah und noch auffälliger war, hat die Mutter hier nie eine Bemerkung fallen lassen. Dennoch verlief auch diese Onaniebefriedigung nicht ungestört. Der Bruder, der im selben Zimmer schlief wie der Patient, hörte die Geräusche. Er beklagte sich deswegen bei den Eltern. Obwohl er nicht von Onanie sprach, wußte der Patient, was gemeint war, und wieder schämte er sich deswegen. Eines Nachts aber hatte der Bruder genug. Er stand auf, griff unter die Decke und faßte an den erigierten Penis des Patienten. Er hatte ihn also während der Onanie überrascht. Auch die Bemerkung, er wolle es den Eltern nicht sagen, verhinderte nicht mehr die als Blamage empfundene Szene.

Ob bereits nach der Kissen-Szene mit der Mutter oder erst nach diesem Vorfall – jedenfalls entstand beim Patienten nunmehr ein außergewöhnlich heftiger Onanieabwehrkampf. Er wollte enthaltsam sein, konnte es auch einige Tage durchstehen, aber dann obsiegte wieder der Trieb, und er mußte erneut onanieren. Dieser Kampf zwischen seinem Gewissen (Über-Ich) und dem Trieb tobte regelrecht hin und her. Der Patient erinnerte sich, auf den Knien zu Gott gebetet zu haben, er möge ihm doch helfen, auf die Onanie zu verzichten. Und weil es ihm nachher doch nicht gelang, war er tief niedergeschlagen. Ja, mehr noch: Er glaubte sogar, daß Mißerfolge während des Tages als Strafe Gottes für die fortgesetzte Onanie aufgefaßt werden müßten. Da er den Onanieabwehrkampf fast regelmäßig verlor und bei der Abwehr der Triebansprüche erfolglos blieb, entstand eine Prägung besonderer Art, die ihm später in der Neurose sehr zu schaffen machte.

Im Zusammenhang mit der Onanieproblematik ist zu erwähnen, daß der Patient von den Eltern sexuell nicht aufgeklärt worden ist. Zwar hat sein Vater einmal einige völlig untaugliche Versuche in dieser Richtung gemacht. Diese dienten aber eher der Verwirrung als einer Aufklärung. Der Vater sprach nämlich davon, Kinder entständen, weil der «Herrgott der Mutter ein Sämchen unter das Herz gelegt habe». Auch eine zufällig aufgeschnappte Bemerkung aus einem Gespräch zwischen dem Vater und seinem Kollegen verwirrte mehr als sie nützte. Der Vater fragte nämlich den Kollegen, ob denn jetzt das Kind bald geboren werde. (Offenbar hatte dieser früher einmal von einer Schwangerschaft seiner Frau berichtet.) Der Kollege antwortete dem Vater: «Nein, die Mäuse haben den Brief gefressen.» Die Aufklärung mußte sich der Patient also auf «der Gasse» holen, und sie war alles andere als gut.

Die Krönung negativer Art in diesem Reigen von Ereignissen, die alle angetan waren, eine normale sexuelle Entwicklung zu stören, war aber eine sogenannte «Aufklärungsschrift», die dem Knaben einmal in die Hände fiel. Darin wetterte der Autor gegen «das Laster der Onanie», und er stellte demjenigen, der es nicht lassen könne, böse Entwicklungen in

Aussicht. Man bekäme, war dort zu lesen, bei fortgesetzter Onanie «Gehirnerweichung» und ähnlich schlimme Dinge.

Gegen das Ende der Schulzeit erlebte der Patient eine weitere demütigende Geschichte: Wie die meisten Arbeiterkinder arbeitete auch er an einem sogenannten «Wochenplatz». (Es handelt sich dabei um eine Tätigkeit bei einem Arbeitgeber, bei der die Schüler in der Freizeit bestimmte leichte Arbeiten zu verrichten haben und dafür ein Entgelt bekommen.) Beim Patienten war es aber nicht etwa so, daß er das erarbeitete Geld hätte behalten können, sondern dieses Geld bildete einen Teil des Einkommens der Familie. Die Schattenseite dieser Angelegenheit war, daß der Patient nie richtig ein Kind sein konnte, sondern mithelfen mußte, die Familie durchzubringen.

Am «Wochenplatz», den der Patient versah, mußte er einmal der Konkurrenzfirma etwas bringen. Nun sprach der dortige Chef davon, daß er – der Patient – einen Botengang für ihn machen solle, sah dann jedoch davon ab. Der Patient aber schilderte nachher seinem Patron den Vorfall als Tatsache, indem er sagte, er habe für den andern etwas besorgen müssen. Dies brachte den Chef des Patienten derart in Wut, daß er der Konkurrenzfirma sofort telefonierte und dabei heftige Vorwürfe anbrachte. Diese Sachdarstellung wurde am anderen Ende der Leitung natürlich energisch bestritten, während der erneut befragte Patient weiterlog. Er wurde gefragt, wohin er denn etwas habe austragen müssen. In seiner Not log er vor, ein Päckchen in das Restaurant X gebracht zu haben. Man fragte nach, dort wußte man aber begreiflicherweise nichts von allem. Schließlich ging der Chef der Konkurrenzfirma sogar zum Lehrer des Patienten in die Schule. Es gab ein peinliches Verhör, und weil der Patient mitten aus einer Schulstunde herausgeholt worden war, zirkulierten bald Gerüchte in der Klasse, er habe etwas gestohlen usw. Jedenfalls mußte der Patient insgesamt die Erfahrung machen, daß Fehler jeder Art, und seien sie noch so geringfügig, sofort mit zum Teil drastischen Strafen geahndet wurden.

Die Schulzeit endete für den Patienten mit dem Abschluß der Primarklassen. Trotz einer an sich hohen Intelligenz hatte er den Aufstieg in die Sekundarschule und später ins Gymnasium nicht geschafft, weil das an Bildungsimpulsen arme Arbeitermilieu an sich und die außergewöhnlich bedrückende Familiensituation im besonderen ihm dies verunmöglicht hatten.

Erwerbsleben

Nach der Schulentlassung versuchte der Patient, eine Lehre als Verkäufer zu machen. Dies scheiterte jedoch, weil damals die Anforderungen an das Verkaufspersonal höher waren als heute und man den Besuch der Sekundarschule voraussetzte. Da er diese Voraussetzung nicht erfüllte, mußte er eine Aufnahmeprüfung machen, die er nicht bestand.

Nun suchte er sich eine Stelle als Hilfsarbeiter in einem Großbetrieb. Hier wurde er zu allerlei Arbeiten eingesetzt, die man zu den geringsten zählen kann (z.B. WC putzen).

Zur gleichen Zeit begann eine verschärfte Auseinandersetzung mit seinem Bruder, der eine wirklich tragische Rolle im Schicksal des Patienten spielte. Obwohl vom Vater unterdrückt und abgelehnt, durfte er eine qualifizierte Berufslehre abschließen, im Gegensatz zum Patienten, der ein Hilfsarbeiterleben fristen mußte. Dies nutzte der Bruder, der sich gegenüber dem Patienten – besonders mit Bezug auf den Vater – immer benachteiligt vorgekommen war, leidlich aus. Er begann den Patienten zu verhöhnen und nannte ihn einen «Hilfsarbeiter». Damit brachte er den Patienten derart in Weißglut, daß dieser sich vor Empörung fast nicht beherrschen konnte, wenn er das Wort «Hilfsarbeiter» aus dem Mund des Bruders hörte. Es gab ihm jedesmal einen Stich ins Herz. Da der Bruder sich zudem als der Stärkere erwies und sowohl den Patienten als auch die Mutter plagte und quälte, fühlte er sich ihm gegenüber ohnmächtig unterlegen. Gegen diesen auch körperlich weit überlegenen Bruder konnte er nicht aufkommen. Er haßte ihn, wie man überhaupt nur jemanden aus tiefstem Herzen hassen kann.

Da geschah es eines Tages, daß der Bruder – wie auch schon – die Mutter zusammenboxte. Der Bruder war nämlich inzwischen in einen Boxclub eingetreten und übte das Boxen in der Wohnung, indem er zeitweilig wie verrückt gegen Türen boxte oder eben auch gegen seine Mutter und den Patienten. Diesem körperlich haushoch überlegenen Bruder gegenüber wußte der Patient – als er ihn die Mutter zusammenboxen sah und hörte, wie diese jammerte – kein anderes Mittel einzusetzen, als eine Flobertpistole – die man zum Töten von Kaninchen benutzte –, um ihn damit zu bedrohen. Die Waffe war zwar geladen, aber gesichert. Der verdutzte Bruder, konfrontiert mit der vorgehaltenen Flobertpistole, machte indes nicht lange Federlesens. Er entriß ihm kurzerhand die Waffe und versetzte ihm eine Ohrfeige, die dieser niemals vergessen konnte. Die erneute schmähliche Niederlage dem Bruder gegenüber schmerzte ihn. Sprunghaft wuchs das Gefühl der Unterlegenheit, der Minderwertigkeit, der Ohnmacht und Wehrlosigkeit, und zwar in verhängnisvoller Weise.

Es kann nicht lange danach gewesen sein, als folgende Situation eintrat: Die Katze hatte wieder einmal Junge geworfen. Da die Familie keinen weiteren Nachwuchs aufziehen konnte, mußten diese jungen Katzen getötet werden.

Es war an einem Abend; der Bruder und die Mutter saßen zusammen in der Wohnstube – der Vater war wieder einmal nicht zu Hause –, als der Patient plötzlich den Impuls verspürte, mit der Flobertpistole die zwei jungen Katzen zu erschießen. In der Küche schoß er die beiden Katzen in den Kopf. Zuerst sah es aus, als ob die Katzen tot wären. Doch dann sah der Patient, daß sie sich wieder bewegten und zu schreien anfingen. Nun packte ihn ein Entsetzen von großem Ausmaß. Halb wahnsinnig vor Angst und Grauen rannte er schreiend zu dem in der Stube sich aufhaltenden Bruder und bat ihn in seiner Verzweiflung, die angeschossenen Katzen zu töten, was der Bruder dann unwillig tat, indem er sie auf dem Boden totschlug. Wie der Patient erzählte, war dies eine Szene von derart grauenhaftem Ausmaß, daß er noch lange danach völlig durcheinander war. Es war in der Tat eine Szene des Schreckens.

In der Firma begann sich der Patient einem älteren Kollegen anzuschließen. Es entstand eine Freundschaft, die der Patient sehr schätzte. Er vertraute diesem Kollegen ganz. Sein Vertrauen wurde aber schwer enttäuscht. Anläßlich einer Betriebsversammlung ließ der Kollege ihn vor versammelter Belegschaft schmählich im Stich. Dieser Mann, der sich bieder und vertraut zeigte, war in Wirklichkeit ein hinterhältiger, unaufrichtiger Charakter. Er beschäftigte den Patienten in der Analyse und in den Träumen noch lange, da er sich von ihm betrogen und verraten fühlte.

Es war natürlich klar, daß der intelligente Patient in seiner untergeordneten Stellung im Betrieb immer mehr von Unzufriedenheit und Unruhe erfaßt werden mußte. Eine Reaktion auf diese Situation war, daß er sich gewerkschaftlich aktiv zu betätigen begann. Indes setzte er sich damit in einem Betrieb, in dem bloß eine Minderheit gewerkschaftlich organisiert war, erst recht in die Nesseln. Die Belegschaft und die Geschäftsleitung waren gegen ihn. Der Patient sah das Unrecht, das einer schlecht organisierten Belegschaft widerfuhr, und die Macht einer selbstherrlichen Geschäftsleitung, und er empfand erneut Machtlosigkeit und Ohnmacht, wie zuvor schon dem Bruder gegenüber. Hinzu kam, daß man ihm auch im Betrieb den «Hilfsarbeiter» vorzuhalten begann, wenn er um mehr Lohn, mehr Recht, mehr Menschlichkeit kämpfen wollte. Die Diskriminierung des gewerkschaftlich organisierten Patienten durch die Geschäftsleitung war ganz offensichtlich. Was den Patienten erboste (was aber irgendwie typisch war für die Mentalität der Führungsleute in jenem Betrieb), war der Ausspruch des Spitzenmannes der Geschäftsleitung, daß er es nicht gerne sehe, wenn er allzu intelligente Arbeiter habe, denn diese brächten nur die andern Mitarbeiter in Aufruhr.

Die Eltern waren inzwischen wieder umgezogen, während der Bruder geheiratet hatte und also nicht mehr in der Familie war. In der neuen Wohnung begannen nun neurotische Symptome beim Patienten aufzutreten. Ob es nach einem bestimmten Vorfall war, den der Patient wieder mit dem betrunkenen Vater erlebte, ist nicht genau bekannt. Dieser Vorfall bestand darin, daß die Mutter den bereits schlafenden Knaben aufweckte und ihm sagte, der Vater sitze mit einem Saufkumpanen betrunken in der Küche, und dieser wolle nun hierbleiben und nicht heimgehen. Da stand der Patient auf, sah in der Küche die beiden Betrunkenen und komplimentierte Vaters Saufkumpan mit ziemlich heftigen Worten hinaus. Dieses heftige und energische Auftreten muß auch auf den betrunkenen Vater sehr beeindruckend gewirkt haben, denn er begehrte nicht auf. Doch es erboste den Patienten, als die Mutter ihm anderntags berichtete, der betrunkene Vater habe nachher einfach auf den Teppich im Korridor gepißt.

Die Symptome, die den Patienten jetzt zu quälen begannen, waren folgender Art: der Vater, der aus beruflichen Gründen schon morgens gegen vier Uhr das Haus verließ, bereitete sich in der Küche das Morgenessen zu. Obwohl der Patient genau wußte, daß die Geräusche aus der Küche vom Vater stammten, überfiel ihn auf einmal unsägliche Angst, es könnte ein Einbrecher sein. Er schloß deswegen seine Schlafzimmertüre ab, und außerdem legte er neben sich auf das Nachttischchen eine geladene Pistole, die dem Vater gehörte, um sich gegebenenfalls zur Wehr setzen zu können. Gleichzeitig begannen sich Zwangsgedanken einzustellen, die darin bestanden, daß der Patient, wenn er mit männlichen Autoritätspersonen sprach, zwanghaft glaubte, er müsse diesen die Hand ins Gesicht schlagen. Zur gleichen Zeit setzte auch ein unerklärliches Kopfweh ein, das der Patient wie angeworfen bekam und das sich meist über das Wochenende einstellte. Jahre später nahm dieser Kopfschmerz unerträgliche Formen an und wurde zur regelrechten Plage.

Alle diese Symptome waren dem Patienten damals zwar sehr lästig – er ahnte selbstverständlich nicht, daß es sich hierbei um eine Neurose handelte –, aber sie beeinträchtigten ihn doch nicht so stark, daß er sich genötigt gesehen hätte, etwas dagegen zu unternehmen.

Nachdem der Patient mehrere Jahre in seiner untergeordneten Stellung im Betrieb ausgeharrt hatte, wagte er endlich, aus dieser Lage auszubrechen. Er besuchte einen Einführungskurs für die Übernahme einer neuen Aufgabe in einem andern Betrieb. Sodann machte er die Bekanntschaft eines netten Mädchens, das er später heiratete. Während des Einführungskurses geschah es, daß ein Kollege aus dem alten Betrieb einen Autounfall mit einem Lastwagen verursachte. Der Patient hatte sich dieses Kollegen etwas angenommen, weil er ihn in manchem an seinen Vater erinnerte. Der Kollege wurde der fahrlässigen Tötung angeklagt und mußte aus diesem Grunde eine Gefängnisstrafe verbüßen. Der Patient durfte ihn – im Sinne eines Entgegenkommens durch den Gefängniswärter – einmal besuchen. Dabei ereignete sich folgende bedeutsame Geschichte: Als der Patient im Besuchsraum mit dem Kollegen zusammenkam und der Gefängniswärter die Türe schloß, erschien plötzlich und zum ersten Mal das Symptom einer heftigen Klaustrophobie. Nur mit der allergrößten Mühe konnte er vor dem Kollegen die panikartige Angst verbergen, die ihn überfallen hatte; kaum vermochte er auszuharren, bis die Besuchszeit zu Ende war.

Mit der endgültigen Übernahme der neuen Aufgabe im andern Betrieb vollzog der Patient noch eine weitere Änderung in seinem Leben: er heiratete und zog, 28jährig geworden, mit seiner Frau vom Elternhaus weg in eine eigene Wohnung. Der Abschied von den Eltern und insbesondere von der Mutter fiel dem Patienten – so machte es ihm damals den Anschein – nicht besonders schwer. Hingegen litt seine Mutter ganz offensichtlich darunter. Der Patient war ihr in der Vergangenheit zum Beichtvater, Vertrauten, Berater und zur moralischen Stütze geworden. Auf den Ehemann hatte sie sich ja nicht verlassen können, desgleichen nicht auf den älteren Sohn, und so hatte sie sich eben um so stärker an den Patienten geklammert. Sie hatte ihn derart eng umschlungen und in einer Weise an sich gekettet, daß es ihm Jahre später sehr gefährlich werden sollte. Der Patient selber hatte damals noch nicht bemerkt, wie eng er selber an die Mutter gebunden war. Während bei der Abschiedsszene die unglückliche Mutter, die ja wirklich einen Verlust zu beklagen hatte, in heftiges Schluchzen ausbrach, das aus der Tiefe ihrer Seele kam, verspürte der Patient – vermeintlich – überhaupt keinen Trennungsschmerz. Dennoch sollte diese herzzerreißende Abschiedsszene mit der Mutter große Bedeutung bekommen.

Die Eigenständigkeit

Zunächst schien es, als sei mit dem persönlichen und beruflichen Neuanfang der Leidensweg des Patienten endlich zu Ende. Es ging ihm relativ gut, und auch die neurotischen Symptome waren praktisch verschwunden. Kinder kamen in die junge Familie, und das Glück schien endlich auch für den Patienten und seine Angehörigen zu beginnen. Doch die Erfahrung, daß eine solche Kindheit einen Menschen nicht zur Ruhe kommen läßt, wenn er sie nicht gründlich analysiert, mußte auch der Patient machen. Die alte Neurose, die sich einige Zeit stillgehalten hatte, schlich sich allmählich wieder ein, und plötzlich war sie sichtbar da in einer vorher nie gekannten Heftigkeit.

Zunächst waren in sexueller Hinsicht gewisse Spannungen aufgetreten, weil der Patient – der den Beischlaf nur vollziehen konnte, wenn er sich vorstellte, er sei ein Stier, der von zwei Frauen geschlachtet werde, wobei sie ihm die Hoden entfernten – diese Fantasie seiner Frau gestand. Sie war entsetzt und konnte sich damit überhaupt nicht befreunden. Als sie dann dem Patienten gegenüber gar äußerte, sie empfinde das als eine Schweinerei, brach dieser in Tränen aus, weil er sich so minderwertig und schlecht vorkam.

Nachdem das «Geständnis» auf so wenig Gegenliebe bei seiner Frau gestoßen war, schwieg der Patient sich fortan darüber aus, was er beim Koitus dachte. In Gedanken ließ er jedoch nach wie vor nicht von seiner Fantasie – er hätte es auch gar nicht gekonnt.

Auf Wunsch seiner Frau war der Patient bei der Geburt des ersten Kindes anwesend. Es wurde mittels Vakuumpumpe zur Welt gebracht, und der Patient hatte dem Arzt Hilfsdienst zu leisten, indem er während der Geburt die Pumpe betätigen mußte. Er wagte aber nicht hinzuschauen, als das Kind geboren wurde. Erst nachdem ihn die Hebamme auf das herauskommende Kind aufmerksam gemacht hatte, schaute er kurz hin.

In der Ehe kam es – der genaue Anlaß war nicht bekannt – geraume Zeit später zu sexuellen Störungen beim Patienten. Er wich sexuell seiner Frau immer mehr aus; dafür zog er sich – zu einem Mittagsschläfchen, wie er angab – allein ins Schlafzimmer zurück, um wieder wie früher zu onanieren. Die Frau begann zu ahnen, was sich abspielte, und eines Tages, als er wieder im Schlafzimmer verschwand, machte sie ihm heftige Vorwürfe und beschuldigte ihn ganz offen, onaniert zu haben und onanieren zu wollen. Diese feindselig vorgebrachten Vorwürfe trafen den Patienten unerwartet und hart.

Eigentlich von ihm unbemerkt, begann sich beim Patienten die Sexualfantasie zu ändern. Jetzt war er in der sexuellen Fantasie kein Stier mehr, den zwei Frauen schlachteten und dem sie die Hoden entfernten. Vielmehr stellte er sich nun vor, er sei ein Metzger und würde der Frau die Vagina herausschneiden. Die Lust bezog sich dabei nicht auf das Schlachten – das war der Rahmen –, sondern ausschließlich auf die Vorstellung, die Vagina herauszuschneiden. Diese Fantasie verheimlichte der Patient seiner Frau gegenüber. Erst viel später gestand er sie ihr.

Der Patient wurde nun auch von andern neurotischen Symptomen wieder eingeholt. Während einer Fahrt im vollbesetzten Bus überfiel ihn in dem Moment eine panische Angst, als nach einer Haltestelle die Bustüren sich mit Geräusch schlossen. Eingeklemmt in die vielen Leute, hatte der Patient den Eindruck, er könne nicht mehr heraus, und abgesehen davon war ja die Türe während der Fahrt sowieso geschlossen. Die Panik nahm ein Ausmaß an, daß er meinte ohnmächtig zu werden.

Zwar verlor sich die Angst vor dem Busfahren nach einiger Zeit wieder. Aber sicher fühlte er sich dennoch nicht mehr. Hingegen quälte ihn zu Hause ein Symptom, das ihn noch mehr in Schrecken versetzte: er hatte Angst, es könnte jemand nachts in die Wohnung einbrechen und ihn im Schlaf ermorden. Deshalb begann er, vor dem Zubettgehen sorgfältig die Haustüre, die Wohnungstüre und sogar die Schlafzimmertüre abzuschließen, und er vergewisserte sich etliche Male, ob alle Türen wirklich zu waren. Aber nicht genug damit: auch unter die Betten und in die Schränke mußte er schauen, weil er befürchtete, es könnte dort ein Einbrecher versteckt sein, der ihn des Nachts dann überfalle. Die Panik steigerte sich so stark, daß er ohne brennendes Nachttischlicht nicht mehr einzuschlafen wagte. Aber auch das vermochte nicht, die Angst zum Verschwinden zu bringen. Ebenfalls nützte es ihm nichts, daß die Frau bei ihm war und im gleichen Schlafzimmer schlief. Jede Nacht wurde zur schrecklichen Tortur.

Doch nicht genug damit: neu kam ein Symptom hinzu, das darin bestand, daß der Patient überall plötzlich einschießende Suizidimpulse hatte, die zwar damals nie zu einer ernsten Suizidgefahr wurden. Er wurde einfach von diesen Impulsen belästigt. Ob er über eine Brücke ging, aus einem Fenster schaute, auf einen Berg stieg, ja sogar auf dem Bahnhof, wenn eine Lokomotive einfuhr: es durchzuckte ihn der Gedanke, hinunterzuspringen oder sich unter den Zug zu werfen.

Diese Neurose, die sich auf derart vielfältige Weise – erneut – zu manifestieren begann, veranlaßte den Patienten endlich, die Hilfe eines Psychiaters in Anspruch zu nehmen. Dieser Psychiater, im folgenden Dr. A genannt, behandelte ihn rund 3 Jahre lang. Und zwar sagte er dem Patienten, daß er mit ihm eine Psychoanalyse mache. Auch gab er keinerlei Medikamente. Eine Besserung war nicht zu verzeichnen.

Anläßlich eines Betriebsfestes, als der Patient eine Kränkung erleiden mußte – dies war wenige Monate nach Abschluß der Behandlung bei Dr. A –, war jedenfalls die alte Neurose wieder in voller Blüte da, und der verzweifelte Patient, von Symptomen geplagt, sah sich veranlaßt, erneut eine Behandlung zu beginnen. Zu Dr. A wollte er nicht mehr gehen, und so sah er sich nach einem andern Arzt um. Zu Dr. B, einem verständigen und gütigen Psychiater, faßte der Patient alsbald Vertrauen. Während dieser Behandlung verschwanden nun auch ziemlich rasch die Symptome, die dem Patienten alle die Jahre hindurch so schwer zu schaffen gemacht hatten. Nach etwa 2½ Jahren Analyse kamen beide überein, die Behandlung als von Erfolg gekrönt zu beenden.

Der Patient lebte danach scheinbar beschwerdefrei. Aber bald nach der Beendigung der Analyse bei Dr. B geschah es, daß er sich in eine Frau verliebte. Er hielt sich zwar zurück, und es kam zu keiner vertieften Bindung. Doch nun wurde er zu seiner größten Überraschung wieder von der alten Busphobie geplagt. Er teilte diesen Rückfall Dr. B mit, aber dieser meinte, eine Wiederaufnahme der Behandlung solle vorerst nicht erfolgen. Erst wenn nach Monaten die Phobie immer noch andaure, sei an eine Fortsetzung der Behandlung zu denken.

In dieser Zeit des Symptomrückfalls hatte der Patient folgenden Traum:

Traum 0

Ich fahre, eventuell zusammen mit meinem Vater, zu Dr. B in die Behandlung. Ich habe meine Mappe bei mir, und ich gebe Dr. B viele Papierbogen, die ich bei ihm lasse. Als ich weggehe, nehme ich meine Mappe wieder mit, und ich denke noch: «Du hast ja noch deine Mappe bei dir.»

Der Traum wollte wohl sagen, der Patient habe dem Psychiater in all den Jahren eine Menge Träume (= «Papierbogen») gebracht, aber die Komplexe, die er mit sich herumtrug, wieder mitgenommen («Mappe» als Symbol für die verdrängten Komplexe). Dem Patienten war, wie er mir sagte, damals diese Deutung des Traumes völlig fremd, und er war weit davon entfernt, den Traum in dieser Art zu verstehen.

Als Dr. B dem Patienten gegenüber hatte durchblicken lassen, daß er nicht für die Wiederaufnahme der Behandlung sei, begann der Patient sich zu beruhigen. Die Busphobie trat allmählich wieder in den Hintergrund. Es kam auch zu keinerlei neurotischen Reaktionen, als er erfuhr, Dr. B sei von Bern weggezogen und somit für ihn nicht mehr erreichbar.

Ungefähr vier Jahre lang lebte der Patient ohne drückende Symptome. Dann starb eines Tages unerwartet seine Mutter. Dieser völlig überraschende Todesfall löste bei ihm für einen kurzen Moment Bestürzung und Trauer aus. Aber schon anläßlich der Beerdigung glaubte er, den Todesfall überwunden zu haben. Jedenfalls konnte er am Begräbnistag keine Gefühle der Trauer mehr für die tote Mutter empfinden. Es war ihm zwar aufgefallen, daß er die tote Mutter nicht mehr hatte sehen wollen, aber er begründete dies rational, indem er sagte, er wolle sie so in Erinnerung behalten, wie er sie zu ihren Lebzeiten gekannt habe.

Es vergingen Monate nach dem Todesfall, ohne daß sich in der Lebensweise des Patienten etwas änderte. Die Familie nahm nun öfter den ebenfalls in Bern lebenden Vater zu sich, und dieser blieb auch manchmal einige Tage. Als das wieder einmal der Fall war, wollte es der Zufall, daß der Vater gerade in einer Gartenwirtschaft beim Bier saß, als auf der Straße ein Lastwagenzug ins Schleudern geriet und dabei zwei oder drei Frauen, die sich auf dem Trottoir befanden, schwer verletzte. Der Vater des Patienten – Augenzeuge dieses Verkehrsunfalls – kehrte schwer schockiert zur Schwiegertochter zurück. Als der Patient von der Arbeit zum Mittagessen nach Hause kam, ließ sich der Vater am Mittagstisch nicht blicken. Die Frau erklärte ihm den Vorfall und bat ihn, den Vater zum Essen zu holen. Wie nun der Patient ins Zimmer trat, in welchem sein Vater einquartiert war, sah er ihn auf der Couch liegen, mit einem Taschentuch vor dem Kopf. Als der Patient ihn bat, doch zum Essen zu kommen, gab er ihm keine Antwort. Dieses Getue des Vaters bewirkte beim Patienten einen Sturm der Empörung, doch er ließ sich nichts anmerken. Schließlich beruhigten sich Vater und Sohn wieder, und es schien, als sei der ganze Vorfall vergessen. Jedenfalls zog der Vater wieder in seine Wohnung, und man trennte sich im besten Einvernehmen.

Wenige Wochen nach diesem Erlebnis mit dem Vater kündigte sich für den Patienten mit einem mächtigen Donnerschlag die nahende neurotische Katastrophe an. Er war wie jeden Morgen zur Arbeit gegangen, und wie jeden Morgen plauderten die Mitarbeiter bis zum Arbeitsbeginn noch ein wenig miteinander. Als die Zeit zur Aufnahme der Arbeit gekommen war, fiel allen auf, daß ein bestimmter älterer Mitarbeiter noch fehlte, ganz entgegen seiner Gewohnheit. Niemand wußte, was mit ihm los war. Der Patient vermutete, es könnte ihm unterwegs etwas zugestoßen sein, sagte aber nichts davon und ließ den Gedanken auch bald wieder fallen. Mit Verspätung erschien dann endlich der vermißte Kollege am Arbeitsplatz. Als er eintrat und die Türe schloß, überfiel den Patienten aus heiterem Himmel eine schwere Klaustrophobie, ähnlich wie sonst im Bus. Die Wucht dieses neurotischen Symptoms war so heftig, dass er hilflos in der Runde umherschaute und panische Ängste ausstand. Dann verschwand dieser Zustand wieder.

Für den Patienten war dieses Vorkommnis Anlaß zu äußerster Beunruhigung. Erstens hatte er die Neurose für überwunden gehalten, und zweitens war die Phobie noch nie am Arbeitsplatz und überhaupt noch nie mit einer derartigen Heftigkeit erschienen. Er begann fieberhaft die möglichen Ursachen zu erforschen, doch er kam auf kein Ergebnis. Von nun an hatte er jeden Tag Angst, am Arbeitsplatz zu erscheinen, weil er befürchtete, daß sich das Ganze nochmals wiederholen könnte, was aber nicht der Fall war.

Inzwischen war es wieder Sommer geworden, und man hatte geplant, zum Jahrestag des Begräbnisses einen Grabstein auf Mutters Grab setzen zu lassen. Weil sein Vater sich nicht mit diesen Dingen abgeben wollte, übernahm der Patient die Aufgabe. Als der Grabstein schon auf dem Friedhof stand, telefonierte der Vater voller Aufregung und Empörung. Er bemängelte den Grabstein und schimpfte, dieser sehe aus wie ein «Klotz» und sei gar nicht schön. Als der Patient diese Schimpferei des Vaters hörte, traf es ihn wie ein Stich ins Herz. Er empörte sich über den Vater, weil er fand, daß dieser ihn zu Unrecht kritisiere.

Dieses Telefongespräch war an einem Samstagabend geführt worden. Am darauffolgenden Sonntag hatte die Familie einen Freund des Patienten zum Mittagessen eingeladen. Während die Frau mit den Kindern den Gottesdienst in der Kirche besuchte, blieb der Patient zu Hause, um den Freund zu empfangen.

Zur erwarteten Zeit traf dieser auch ein, und der Patient offerierte ihm in der Wohnstube einen Kaffee. Die beiden plauderten noch miteinander, als der Patient während des Gesprächs plötzlich zwangshaft zu überlegen begann, was er seinen Kindern sagen würde, wenn er jetzt sterben müßte. Für jedes der Kinder fielen ihm Abschiedsworte ein, und während er noch so grübelte, geriet er immer mehr in eine Art Depression. Als er sich der Ungewöhnlichkeit seiner Gedanken bewußt wurde, erfaßte ihn panische Angst. Zugleich verspürte er in beiden Ohren einen heftigen Druck und hatte das Gefühl, aus Leibeskräften schreien zu müssen. In diesem Zustand kompletter Verwirrung und grenzenloser Panik stand der Patient auf, ging in die Küche, ohne zu wissen, was er dort wollte, und kehrte dann wieder in die Stube zurück. Der Freund sah nun das helle Entsetzen auf seinem Gesicht, denn er war inzwischen kreideweiß geworden. Befragt, was ihm fehle, antwortete er, Todesangst zu haben und so etwas wie einen Herzanfall. Der maßlos erschreckte Freund telefonierte daraufhin dem Notfalldienst. Bis zum Eintreffen des Notfallwagens legte sich der Patient auf Rat des Arztes nieder. Dabei schien es ihm, als ob die Zeit stillstünde. Es war, wie wenn er wirklich sterben würde. Der Patient wurde dann notfallmäßig ins Spital gebracht, wo man zuerst einen Herzinfarkt vermutete. Die gründliche Abklärung ergab allerdings, daß diesbezüglich nichts vorlag. Man entließ den Patienten nach einiger Zeit wieder, gab ihm aber den Rat, sich doch in die Behandlung eines Arztes zu begeben. Das machte er, doch hatte er damit Pech, denn er geriet an einen Arzt, dem es an jedem psychologischen Einfühlungsvermögen mangelte und der den Patienten als Simulanten behandelte. Der Patient erlebte diese Konsultation wie einen Schock. Mit schwerer innerer Empörung kehrte er nach Hause zurück.

Am Abend nach dieser Konsultation bekam er einen schweren neurotischen Ausbruch. Es begannen ihn eigenartige und früher nicht gekannte Symptome zu quälen, die er als eine Art Schwindelgefühl empfand und als höchst fremdartig erlebte. In der Nacht wurde er plötzlich von Selbstmordgedanken überfallen. Etwa drei Tage und drei Nächte lang focht er im stillen den Kampf gegen diese Selbstmordgedanken aus, ohne jemandem etwas zu sagen. Dann ertrug er diesen Zustand nicht mehr, besonders weil ihn immer mehr die grauenvolle Vorstellung peinigte, er könnte nachts in einer Art Geistesabwesenheit jemandem etwas antun. Gleichzeitig damit kam ihm der Gedanke, man müsse ihn internieren und einsperren, um die andern vor ihm zu schützen. Immer heftiger wurden diese qualvollen Gedanken, bis er keinen andern Ausweg mehr wußte, als die Notfallklinik eines psychiatrischen Spitals aufzusuchen.

Dort hatte er Glück, denn es empfing ihn ein äußerst zuvorkommender Arzt, der sofort sein Vertrauen fand und ihn im Gespräch zu beruhigen vermochte. Der Arzt merkte, daß er es mit einem völlig verängstigten und aus dem Gleichgewicht geratenen Mann zu tun hatte, und er erwähnte, daß er ihn am liebsten gleich für einige Wochen in der Klinik behalten würde. Hätte der Arzt nur mehr darauf insistiert, so wäre der Patient, weil er sich so vor sich selber fürchtete, in der Klinik geblieben.

Der Arzt verordnete ihm Medikamente, und er ließ ihn auch regelmäßig zu sich kommen, um im Gespräch die Probleme lösen zu helfen. Indessen kam es nur zu einer relativen Besserung. Es begannen den Patienten auch psychosomatische Beschwerden zu plagen, unter anderem heftige Schmerzen im Rücken, so daß er in der Nacht fast keinen Schlaf finden konnte. Panikartige Zustände und neuartige «Schubgefühle» (Angst, «verrückt» zu werden) traten auf. Die Suggestibilität war so groß, daß ihn bereits gewisse Fernsehfilme wie ein Kind zu ängstigen vermochten. Der Patient war in der Tat in eine tiefe Regression geraten, und seine Gefühls- und Erlebniswelt glich jener eines kleinen Kindes. Wer ihn damals sah, erschrak wegen seines Aussehens: er war abgemagert, bleich, eingefallen. Manche fragten ihn auch, was ihm fehle, und einige meinten, man sehe ihm direkt an, daß er etwas Furchtbares mitgemacht habe. Der Schrecken stand ihm ins Gesicht geschrieben, und er fühlte sich wie unter einer starken Schockwirkung.

In diesem elenden Zustand begegnete er in der Stadt zufälligerweise einer Sozialarbeiterin, die damals den Fall seiner Eltern von einer Kollegin übernommen hatte und zu der auch der Patient ein gutes Vertrauensverhältnis hatte entwickeln können. Auch sie war bei seinem Anblick tief erschrocken und versuchte, nachdem sie mit ihm ein Gespräch in ihrem Büro vereinbart hatte, zu erfahren, warum er so schlecht aussah. In diesem Gespräch erfuhr die Sozialarbeiterin die ganze Tragödie. Der Patient konnte ihr auch sagen, daß die medikamentöse Behandlung kaum eine Wirkung zeigte und daß die Gespräche beim Psychiater in der Klinik seine wirklichen Probleme nicht zu lösen vermochten. Mit seinem Einverständnis erkundigte sich daraufhin die Sozialarbeiterin beim Psychiater, und von ihm erfuhr sie dann, daß die psychiatrischen Mittel, die zur Verfügung standen, nicht ausreichten, um eine wesentliche Besserung zu erzielen. Von einer Hospitalisierung versprach sich der Arzt auf die Dauer auch nicht viel, so daß er im Moment jedenfalls davon absehen wollte. Er glaubte vielmehr, daß der Patient, der ja schon zwei psychoanalytische Behandlungen hinter sich hatte, es erneut damit versuchen sollte. Er selber wollte eine solche Behandlung als nicht ausgebildeter Psychoanalytiker jedoch nicht durchführen.

Aufgrund dieses Gesprächs machte die Sozialarbeiterin den Patienten auf unsere Psychodiagnostik- und Therapiestelle aufmerksam, vor allem weil sie wußte, daß er gar nicht in der Lage war, noch einmal eine kostspielige psychoanalytische Behandlung zu bezahlen. Der Patient, der wußte, in welch auswegloser Situation er sich befand, zögerte nicht lange, dieses Angebot anzunehmen. Er hat von sich aus um eine Besprechung mit mir gebeten, und als ich mit diesem leidgeprüften Mann gesprochen hatte, konnte ich einfach nicht anders als ihm zusichern, daß ich den Versuch wagen werde, falls der Arzt aus der Klinik damit einverstanden sei und die medikamentöse Betreuung weiterführe. Diesem war der Vorschlag recht, und es ergab sich eine außerordentlich erfreuliche und in jeder Beziehung befriedigende Zusammenarbeit zwischen uns.

[1] Der heutige, modern konzipierte Sozialdienst ist in keiner Weise mehr vergleichbar mit dem Fürsorgeamt, das der Patient noch erlebte.

[2] Leider ist der Patient nicht der einzige, der eine Mutter erlebte, die sich mit Gas das Leben nehmen wollte. Immer ist das Ergebnis für das Kind niederschmetternd.

Die psychoanalytische Behandlung

1. Sitzung

Schon die erste Sitzung, zu welcher der Patient pünktlich erschienen war, begann unter beeindruckenden Umständen. Der Patient sah erschrekkend schlecht aus. Genauso wie er aussah, ging es ihm auch. Er befand sich in einem unbeschreiblich elenden Zustand, und ich hatte den Eindruck, daß er Furchtbares mitgemacht habe mußte.

Wie ernst und gefährlich die Situation damals war, zeigt uns ein Traum, den der Patient erst am Schluß der Behandlung brachte und den ich an anderer Stelle noch ausführlich erörtern werde. Hier möchte ich nur den ersten Teil dieses Traumes schildern, weil er zeigt, wie bedrohlich und gefährlich der seelische Zustand des Patienten zu Beginn der Behandlung war.

Traum 347

Der Zweite Weltkrieg ist verloren. Deutsche Soldaten kehren nach Hause zurück. Es ist auch ein im Krieg Erblindeter dabei. Es wird gesagt, die Situation sei damals so gefährlich gewesen, daß der Blinde nur in den Zug steigen konnte, weil ihn jemand mit dem Gewehr im Anschlag bewacht habe.

Dieser Traum bezog sich – wie erwähnt – auf die seelische Verfassung des Patienten zu Beginn der Behandlung. Der Traum schildert in schöner Weise – im Bild des Erblindeten –, wie total *unbewußt* die Ursache der schweren Neurose dem Patienten seinerzeit gewesen ist. Er war wirklich ein Erblindeter, einer, der nicht wußte, was die Ursache seiner schweren Neurose war. Er tappte im dunkeln, und irgendwie war ja das auch die Situation der Analyse, die ebenfalls im dunkeln tappte, als sie begann, und es mußte erst Stück um Stück dieser totalen Finsternis ausgeleuchtet werden.

Daß im Traum das Einsteigen in einen Zug geschildert wird, hatte einen realen Hintergrund: der Patient benutzte, um in die Analyse zu kommen, teils den Bus, teils den Vorortszug. Schon zu Beginn der ersten Sitzungsstunde klagte mir der Patient, daß er nur unter größter Anstrengung die Zugfahrt habe machen können. Kaum eingestiegen, habe ihn eine panische Angst erfaßt, so daß er geglaubt habe, wieder aussteigen zu müssen. Mit der letzten Kraft habe er diese panische Angst niederdrücken können und sei im Zug geblieben. Daß der Patient auch noch in dieser verzweifelten Situation die Kraft aufbrachte, sich dem Diktat der Neurose nicht völlig zu unterwerfen, zeigt, daß doch noch Ich-Kräfte vorhanden waren, die den vollständigen Zusammenbruch verhinderten; aber es zeigt auch, daß der Patient alles mobilisieren mußte, was er aufzubieten hatte, um nicht endgültig unterzugehen. Er war – wie dieser Traum es schildert – ein Mensch, der zum letzten Mittel greifen mußte: zur totalen Abwehr. Denn ein Mensch mit dem Gewehr im Anschlag ist ein Mensch, der einen Anschlag erwartet, der alle seine Kräfte mobilisiert hat, um den befürchteten Anschlag abzuwehren. In dieser Situation befand sich das stellungnehmende Ich des Patienten, das alles aufgeboten hatte – und gezwungen war, alles aufzubieten angesichts dieser maximalen Bedrohung –, was es aufzubieten vermochte, um nicht im Chaos, in der Psychose zu versinken. Freilich: später hat sich diese Fähigkeit des stellungnehmenden Ichs, der größten Gefahr – psychotisch zu werden – zu trotzen, in vielfältiger Weise ausbezahlt. Ein Ich, das in diesem schlimmen Sturm nicht unterging, das dem Anschlag der schweren Bedrohung standhielt, konnte nicht anders als gestärkt aus diesem Kampf hervorgehen.

Mir war die Gefährlichkeit der damaligen Situation ebenfalls bewußtgeworden. Vor allem wußte ich, daß die Analyse dieses Patienten keinen Fehler duldete. Es gibt in der Analyse Situationen – wie diese –, wo der Erfolg oder Mißerfolg einzig und allein vom Verhalten des Analytikers abhängt. Man kann freilich keine Rezepte für richtiges Verhalten in solchen Situationen abgeben. Sicher ist, daß es Situationen gibt, die durch ein ungeschicktes Verhalten des Analytikers für den Patienten hochgefährlich werden können.

Der Patient begann die erste Sitzung mit der Schilderung der Vorgänge und Begleitumstände an jenem unheilvollen Sonntag, als der Freund zu Besuch war. Er sagte, daß er während des Gesprächs mit dem Freund von Schwermutsgedanken überfallen worden sei. Er habe daran denken müssen, was er den Kindern sagen würde, wenn er sterben müßte, und sich für jedes einzelne Kind die passenden Worte ausgedacht. Plötzlich sei ihm bewußtgeworden, daß er da in eine ganz unnatürliche Situation hineingeraten sei, und er habe versucht, diese Schwermutsgedanken abzuschütteln. Dies sei ihm aber nicht gelungen, und deswegen sei er in eine immer größere Panik hineingeraten. Er sei zur Küche hingelaufen, gleichzeitig habe er einen zunehmend heftigen Druck in beiden Ohren verspürt und den großen Drang gehabt, laut herauszuschreien. Er glaubte, einen Herzanfall erlitten zu haben. Todesangstgefühle seien erschienen. Dann habe der Freund den Notfallarzt angerufen, und bis zu dessen Erscheinen habe er sich niedergelegt. Die Zeit schien ihm stillzustehen; ein Gefühl, ins Uferlose zu sinken, und die Angst zu sterben tauchten auf. Das habe zu einem rasenden Herzschlagen geführt.

Der Patient schilderte mir, daß er in seiner Verzweiflung an die Mutter gedacht habe, und auch, daß er gedacht habe, er wolle sie nicht wiederholen.

Danach schilderte er die Umstände der Einweisung ins Spital, und daß die Ängste auch dort nicht nachgelassen hätten. Die Untersuchungen im Spital und die Zeit dort habe er in einer eigenartigen, nicht beschreibbaren Stimmung erlebt.

Empört berichtete er dann über die brüske Behandlung durch den Arzt, den er auf Weisung des Spitals nach seiner Spitalentlassung aufgesucht habe. Dieser habe ihn wie einen Simulanten behandelt, was ihn sehr aufgebracht habe. Am Abend nach diesem Arztbesuch habe sich das Krankheitsbild zu ändern begonnen: er habe ohnmachtsähnliche Gefühlszustände erlebt, und gleichzeitig sei eine dumpfe Angst hervorgekommen, er könnte sich oder jemandem etwas antun. Etwa drei Tage und drei Nächte habe er im stillen gegen zunehmende Selbstmordgedanken angekämpft. Dann habe er es nicht mehr ausgehalten, und zwar vor allem darum, weil er eine immer größere Angst bekommen habe, in einem Zustand von Geistesabwesenheit oder nachts irgendwie im Schlaf jemandem etwas anzutun. Schließlich habe er der Frau diesen schlimmen Zustand gestanden und ihr gesagt, sie solle eine Pistole, die er vom Vater her in Besitz hatte, aus dem Hause schaffen, was die Frau dann auch getan habe. In dieser Zeit sei ihm dann auch der Gedanke gekommen: «Man muß die andern vor mir schützen.» Die schauderhaften Gedanken seien immer heftiger geworden, so daß er schließlich die Notfallklinik des psychiatrischen Spitals X aufgesucht habe. Dort sei er sehr nett empfangen worden. Wenn der Arzt mehr insistiert hätte, wäre er in der Klinik geblieben, so groß sei die Angst gewesen, er könnte sich oder jemandem etwas antun, so überwältigend die Furcht, nachts im Schlaf oder in einem Zustand der Geistesabwesenheit aktiv zu werden. Deshalb habe er, berichtete er mir, auch ausdrücklich den Psychiater gefragt, wie die Medikamente wirkten, die dieser ihm mitgeben wollte. Er befürchtete nämlich, unter Medikamenteneinfluß die Ich-Kontrolle zu verlieren und dann eine Tat zu begehen. Erst als der Arzt ihn diesbezüglich beruhigen konnte, habe er sich zufrieden gegeben.

Nach Hause gekommen, habe er dann die Medikamente eingenommen – u.a. ein starkes Schlafmittel –, so daß er eine ruhige Nacht verbracht habe. Dies habe ihm gutgetan, denn die Nächte vorher habe er im Zustand der totalen Anspannung verbracht und sich kaum getraut einzuschlafen. Am Morgen sei er zum ersten Mal völlig beschwerdefrei erwacht. Die Suizidgedanken und die Furcht, im Zustand der Geistesabwesenheit jemandem etwas anzutun, seien sozusagen schlagartig verschwunden gewesen. Dies allerdings nur vorübergehend, denn bald hätten ihn andere furchtbare psychische Erlebnisse zu quälen begonnen.

Bei dieser Schilderung hatte ich zum ersten Mal den Verdacht, daß der Patient unter dem Drucke mächtiger, unbewußter Schuldgefühle litt, die ihm diesen demütigenden Verlauf der Krankengeschichte aufzwangen und die ihn bis zur Schwelle der psychiatrischen Internierung gebracht hatten. Denn er hatte mir ja berichtet, drauf und dran gewesen zu sein, in der Klinik zu bleiben, während schon anderntags alle Symptome schlagartig verschwunden waren. So schnell und so nachhaltig konnten die Medikamente – in einer Nacht – gar nicht gewirkt haben, um all das Schreckliche in nichts aufzulösen. Vielmehr schien es mir, daß das Gewissen (Über-Ich)[1], nachdem der Patient so Furchtbares hatte durchmachen müssen, den Druck vorübergehend reduziert hatte, um dann allerdings so brutal wie vorher von neuem zuzuschlagen.

Die Behandlung verlief indes so wirbelhaft und facettenreich, daß diese Spur unter dem Eindruck neuer Ereignisse verblaßte und es außerdem alsbald einmal klar wurde, daß man bei diesem Patienten nicht davon ausgehen konnte, daß die Entstehung seiner schweren Neurose auf einen einzigen Komplex – den Schuldkomplex – zurückzuführen sei.

Der Patient brachte alles in einer auffallend hastigen Weise vor; er mußte reden und reden, um all das Schlimme loszuwerden, was ihn bedrückte, und ich hatte von ihm den Eindruck, als stünde er unter einem Schock.

Er berichtete mir auch, daß er in den Beinen und am Körper ein «Kribbeln» verspüre, das ihn ständig störe. Ich habe von diesem «Ameisenlaufen» schon von anderen Patienten gehört, die ebenfalls darüber geklagt haben. Es scheint, daß es sich hierbei um eine Art «Streß-Symptom» handelt.

Der Patient kam danach auf die Träume zu sprechen, die er mitgebracht hatte. Und er versuchte auch gleich, sie deutend zu verstehen, denn er war ja durch die zwei vorausgegangenen Analysen kein Unerfahrener in diesen Dingen. Die Träume, die mir der Patient in die erste Stunde brachte, werde ich im nachfolgenden wiedergeben und danach schildern, was der Patient hierzu geäußert hat:

Traum 1

Ich befinde mich in einer mir nicht richtig bekannten Gegend. Es ist eine Art Friedhof, mit Grabsteinen wie Invalidendenkmale. Es ist halb in Italien, dann auch wieder der Friedhof in X. Dort ist im Traum meine Mutter begraben gewesen. Sie hatte einen Grabstein – eine Art in Stein gehauenes Kreuz –, der zu den andern Grabsteinen und in diese Gegend paßte. Mein Vater sagte, indem er sich über den Grabstein der Mutter aufgehalten hatte: «Der ist aber gar nicht so, wie ich ihn mir vorgestellt hatte.» Ich dachte, da habe der Vater recht, denn der Grabstein war wirklich nicht so, wie wir ihn in Auftrag gegeben hatten.

Dann war an diesem Ort auch mein Cousin X (Sohn seines Bruders. Recte: Neffe). Er war mit seinem Auto da. Es war ein «Lada», also ein italienischer Fiat, hergestellt in Rußland. Zu meinem Erstaunen stieg mein Vater ins Auto. Obwohl er nicht fahren kann, fuhr er rückwärts und demolierte am Grabstein der Mutter die Heckpartie des Autos. Insbesondere war die Stoßstange kaputtgegangen. Am Auto erkannte ich ganz deutlich das Kantonswappen und die Initialen des Kantons: GE als Genf. Die Autonummer war nicht zu erkennen.

Traum 2

Ich war im Militär, Entlassungstag. Ich wußte, daß ich meinen letzten EK (Ergänzungskurs) beendet hatte und damit aus der Wehrpflicht praktisch entlassen war.

Anwesend war auch mein ehemaliger Dienstkollege X. Er trug zu meinem Erstaunen an einem Leibgurt eine Pistole in einem Drillichsack. Offenbar war er stolz darauf, diese Pistole zu haben, die wir seinerzeit doch hatten abgeben müssen. Ich war zwar in Uniform, aber ohne Gepäck. Dieses sollte ich noch zum Abschluß «oben» herunterholen. Ich hatte auch einen Gamellendeckel in der Hand, aus dem ich gegessen hatte und der schmutzig war und gereinigt werden sollte.

Traum 3

Mein ehemaliger Bekannter X schrieb mir, daß ich ihm für etwas zu viel verlangt habe (Geld). Er wollte das Zuvielverlangte zurückhaben. Irgendwie war mir diese Rückforderung sehr unangenehm. Vielleicht reute mich auch das Geld.

Traum 4

Mein Chef wollte eine Strukturänderung vornehmen. Ich fühlte mich davon nicht betroffen, aber ich dachte, daß er diese Veränderung nicht vornehmen könne, wenn er im Dezember nicht mehr da sei.

Traum 5

Ich sah in einem Kino einen Film, der etwas mit dem Landesverrat von Brigadier Jeanmaire zu tun hatte. Ich sah dann Brigadier Jeanmaire in einer Reihe von insgesamt drei Männern stehen: vorne Brigadier Jeanmaire als der kleinste, dann ein unbekannter Mann mit blauen Augen und ein dritter Unbekannter. Alle drei trugen Armeemützen: Brigadier Jeanmaire eine feldgraue, der hinter ihm stehende Mann eine blaue (war er Arzt?). Ich geriet in große Wut und verlangte von jemandem die Bestrafung des Landesverräters.

Mein Vater telefonierte meiner Frau. Er wollte offenbar zu uns auf Besuch kommen. Meine Frau wollte Vaters Wunsch vereiteln, weil sie wußte, wie schlecht ich dran war. Mein Sohn aber – war er kleiner als heute? – hatte das Telefongespräch mitgehört, und er wollte lebhaft, daß der Großvater zu uns käme.

Dann zeigte mir der Vater über einen Spiegel seine jetzige Wohnung. Eben-

falls die Frau, mit der er seit kurzem zusammenlebt. Irgendwie sah alles anders aus, und doch war es irgendwie gleich.

Ich ging am Dienstag zu Dr. B in die Analyse. Das Haus war aber irgendwie anders. In der Wohnung begegnete ich Frau B (seiner Frau). Dann noch einer andern Frau, die mir nicht bekannt war.

Irgendwie war es, wie wenn Dr. B in einen schwarzen Mantel gehüllt gewesen wäre und er schliefe. (So daß ich deswegen nicht zu ihm in die Analyse gehen konnte?) Dann war Dr. B irgendwie bei einer Konferenz mit meinem Chef.

Nun kam Dr. B zu mir. Mein Chef war auch anwesend. Dr. B faßte liebevoll wie ein Vater an meine Stirne, und er sagte zu meinem Chef: «Er hat leichtes Fieber.» Dann sagte er weiter: «Aufgrund der Vorkommnisse haben wir uns zu einer neuen Analyse entschlossen. Sie wird nur von kurzer Dauer sein.» Diese Bemerkung dem Chef gegenüber verblüffte mich und war mir peinlich, wollte ich doch nicht, daß mein Chef wisse, daß ich in eine neue Analyse gehe.

Ich hatte bei mir zwei Taschen voll von (Psychologie-)Büchern, die ich Dr. B zeigen wollte oder zeigen sollte. Aber irgendwie kam es nicht dazu. Oder Dr. B beachtete es nicht.

Dann sah ich eine Art Attest, aus dem hervorging, daß die Analyse bei Dr. B eine gute Analyse gewesen sei. Diesem Attest war mit zwei Klebern ein Blatt Papier angeheftet. Darauf stand mit Handschrift und roter Farbe der Satz geschrieben: «Mit Hilfe von Gottes Willen wird die neue Analyse bei Kürsteiner gut oder mit Erfolg enden.»

Traum 6

Irgend ein Vortrag. Ich will eine Tonbandkassette abspielen lassen, worin ein Mann vorkommt, der seine Mutter haßt bis aufs Blut. Jemand hilft mir dabei. Wir lassen die Kassette ablaufen, aber wegen der schlechten Tonqualität können wir nicht alles verstehen. Auch scheint der Anfang falsch zu sein. Szenen aus einer Gerichtsverhandlung?

Dann etwas mit meiner Familie. Wir haben etwas zu tun mit einem Zug. Es scheint ein Bummelzug zu sein, und wir kommen langsam voran. Es macht den Anschein, als ob wir etwas verrichten müßten; wir machen es nicht freiwillig, müssen aber tun, was man verlangt. Schließlich kommen wir am Bahnhof an. (Zu Hause?) Hauptbahnhof. Dort erwarten uns Bahnbeamte, um uns die zu erledigenden Arbeiten aufzutragen. Es handelt sich darum, daß man bereits zersägte

Bäume wegräumt, und etwas ist auch mit Murmeltieren, die sich gezeigt haben (auch damit etwas anfangen). Die Bahnbeamten wollen es gemütlich-langsam machen, aber ich dränge zur Eile. Mit Bestimmtheit sage ich, daß ich den Schnellzug nach Bern noch erreichen will. Deshalb beginne ich, den einzelnen Familienmitgliedern Aufgaben zuzuteilen. Jeder soll etwas tun. Ich will die Arbeit in Eile, aber doch korrekt und gründlich machen. Die Bahnbeamten sind erstaunt, daß ich so pressieren will. Unwillig (?) oder erstaunt beugen sie sich aber meinem Willen.

Der Patient begann von sich aus, auf die mitgebrachten Träume einzugehen. Zum Traum 1 bemerkte er, daß man tatsächlich einen Grabstein für die Mutter bestellt habe. Nun berichtete er, daß am Samstag, also einen Tag bevor dann der Symptomsturm losgegangen war, der Vater telefoniert habe. Dieser habe sich über den Grabstein der Mutter negativ geäußert und gerügt, das sei ein «grober Klotz». Der Patient, der den Grabstein ausgesucht hatte, ärgerte sich über Vaters Äußerungen sehr. Er meinte nun, daß vermutlich Vaters Telefon diesen Traum beeinflußt habe.

Er sprach dann auch darüber, daß der Vater, kaum sei die Mutter begraben gewesen, schon eine andere Frau zu sich genommen habe und daß er deswegen auf den Vater eine ungeheure Wut habe. Diese Wut auf den Vater komme im Traum auch zum Vorschein, weil der «Cousin» (Neffe) seinen Vater – also den Bruder des Patienten – über alles hasse. Der Vater schände mit der Geliebten, die er ins Haus genommen habe, das Andenken der Mutter, meinte der Patient weiter.

Überraschenderweise erwähnte nun der Patient den Traum 5, und er kam auf jene Passage zu sprechen, wo vom letzten Analytiker die Rede ist. Er beklagte sich darüber, daß dieser Psychiater seinerzeit die Wiederaufnahme seiner Behandlung verneint habe, so daß ihm – dem Patienten – jetzt eine derartig schwere und gefährliche Neurose erwachsen sei, was man hätte verhindern können. Er sagte: «Ich glaube, mein jetziger Zustand ist eine schreckliche Rache an Dr. B, weil er mich damals nicht mehr in die Behandlung aufgenommen hat.» Dieser Äußerung folgte auf der Couch ein regelrechter Weinkrampf. Der Patient krümmte sich förmlich zusammen, ein gurgelndes Schluchzen war zu hören, so daß er deswegen fast kein zusammenhängendes Wort hervorbrachte. Er bot wirklich ein erbarmungswürdiges Bild. Nachdem er sich etwas erholt hatte, erwähnte er den oben in der Lebensgeschichte schon aufgeführten Traum 0, wo er zusammen mit dem Vater zu Dr. B fuhr.

Dieser Traum – mehrere Jahre vor dem nunmehrigen Zusammenbruch geträumt – zeigte offenkundig, daß jener analytischen Behandlung eine ungelöste Vaterübertragung anhaftete, die u. a. so heftige Symptome hervorgebracht hatte. (Ganz in der Tiefe und wichtiger lauerte indes die ungelöste negative Mutterübertragung). In jener Behandlung bei Dr. B waren nur die positiven Gefühle des Patienten – vermutlich in bezug auf die Mutter – in der Übertragung erschienen. Sie führte zur «Übertragungsheilung», die immer eine «Schein-Heilung» ist. Nach wie vor blieben die ganz offensichtlich feindseligen Gefühle dem Vater – und, noch wichtiger, der Mutter – gegenüber verdrängt, die sich aber jetzt so gefährlich zu manifestieren begannen. Es war also dem Patienten gelungen, während der ganzen 2½jährigen Behandlung bei Dr. B seinen groben Haß auf den Vater (und die Mutter) zu verbergen, ihn mit der Übertragungsheilung zu täuschen. Aber jetzt kam die «Abrechnung», und sie sah nicht gut aus.

Dieser glühende Vaterhaß, der sich zuerst offenbarte, ließ mir kaum Bewegungsfreiheit. Jedes ungeschickte Verhalten meinerseits hätte sich sofort gegen mich und die Behandlung gewendet, und der Abbruch derselben durch den Patienten wäre die mildest denkbare Reaktion gewesen. Gewiß war auch Positives festzustellen: daß der Patient nochmals eine analytische Behandlung wagte – die dritte schon –, war eine Chance, die er mir gab, und die ich unbedingt nutzen wollte. So elend es ihm ging, hatte er doch Mut bewiesen, und dies sagte ich ihm auch.

Natürlich war es wichtig, zu erfahren, warum denn dieser Schlag gegen Dr. B gerade zu diesem Zeitpunkt erfolgt war; warum nicht vorher und nicht nachher? Es schien mir wichtig, den Assoziationsfluß des Patienten gerade in der ersten Sitzung nicht durch Zwischenfragen zu stören, sondern abzuwarten, welche Reihenfolge in der Schilderung er selbst wählen würde. Das passive, also abwartende Verhalten meinerseits war hier aus den erwähnten Gründen – Gefahr der negativen Übertragung am Anfang auch auf mich – sowieso geboten.

Der Patient berichtete weiter von seinen Rachegefühlen Dr. B gegenüber und meinte: «Wenn ich Selbstmord gemacht hätte, hätten alle Leute gesagt, ich sei doch bei Dr. B in Behandlung gewesen, und das hätte diesen in ein ganz schiefes Licht gebracht.» Daraufhin weinte er wieder so heftig, daß er richtiggehend durchgeschüttelt wurde, und zwar minutenlang. Dazwischen hörte ich Wortfetzen wie: «Die Schuld ... es ist das Böse in mir ... furchtbar ... ich schäme mich ...» Dann: «Das ist, was mir so Angst gemacht hat: das Böse.»

Inzwischen hatte er sich von seinem heftigen Weinkrampf wieder erholt, und er sagte mir, daß es ihm jetzt leichter sei. Ich faßte dies auch als eine Art Geständnis auf; er hatte die bösen Gedanken gegenüber Dr. B eingestanden, stellvertretend mir gegenüber, und damit auch ein Schuldbekenntnis abgelegt. Als das draußen war, war es ihm vermutlich wirklich leichter.

Nun begann der Patient über seine Kindheit zu sprechen. Er berichtete vom Haß auf den Vater, weil dieser getrunken und die Mutter oft geschlagen hatte. Er erinnerte sich daran, daß er seinerzeit einen Kollegen im Gefängnis besucht hatte – einen Alkoholiker, der einen Mann überfahren hatte – und daß er dort in der Zelle oder im Aufenthaltsraum zum erstenmal einen heftigen Anfall von Klaustrophobie bekommen hatte. Er sagte, daß er damals diesen Mann so gehaßt habe wie den Vater und daß deshalb diese Klaustrophobie gekommen sei. Der Patient sagte auch, daß es ihm jetzt klar sei, warum er früher, wenn der Vater in der Frühe aufgestanden war und in der Küche hantierte, eine rasende Angst bekommen habe, ein Einbrecher sei da und könnte ihn ermorden, so daß er die geladene Pistole – die gleiche, die die Frau dann wegschaffen mußte, als die Selbstmordgedanken kamen – neben sich gelegt habe, um sich gegebenenfalls zu wehren. Er habe unbewußt damals den Vater töten wollen. Dann erwähnte er auch die Szene, als er den Bruder, der die Mutter zusammengeboxt hatte, mit einer geladenen, aber gesicherten Flobertpistole bedrohte. Dieser habe sie ihm aber dann aus der Hand schlagen können, und hernach habe er von ihm furchtbare Prügel gekriegt. Damals hätte er den Bruder vor Wut auch töten können. Dieser Äußerung folgte ein erneuter heftiger Weinkrampf, der fast jedes Wort, das er sagen wollte, erstickte.

Es war mir aufgefallen, in welch fieberhafter Weise dieser Patient eine psychologische Erklärung für seine schwere Neurose suchte, wie er dabei mit seiner Schilderung vom Haß auf den Vater zweifellos auf einer richtigen Spur war, aber offenkundig dennoch keine Ruhe finden konnte. Auffällige Merkmale dieser Anfangsphase der Behandlung waren die Ruhelosigkeit und das fieberhafte Suchen nach Erklärungen für das neurotische Verhalten, die ich beim Patienten feststellte. Dabei war für mich völlig klar, daß dieser Patient, so sehr er auch Ursachen und Zusammenhänge seiner Neurose zu verstehen suchte, keine Ruhe finden konnte und daß auch die Analyse ihm vorderhand diese Ruhe nicht zu geben imstande war. Selbst wenn ich ihm hätte sagen können, was die Neurose bewirkt hatte, würde ihm das nichts genützt haben aus Gründen, die noch zu erklären sein werden. Die Frage war vielmehr, ob der Patient diesen geradezu wahnsinnigen Druck der Krankheit auszuhalten imstande war, ohne endgültig zusammenzubrechen, und ob die Analyse so viel Licht ins Dunkel bringen konnte, daß er baldmöglichst zu einer Verschnaufpause kam. Im Moment war er – und so sah er auch aus – wie ein gehetztes Wild.

Immerhin wirkte das mir hastig Vorgetragene vorerst wie eine Beichte, die ihm wenigstens momentan etwas Erleichterung verschaffte. Dies formulierte der Patient auch folgendermaßen: «Daß ich Ihnen das alles gestanden habe, war für mich wichtig; es war wie eine Beichte.»

Der Patient ging dann auf die mitgebrachten Träume ein. Aber er tat es nicht sorgfältig. Dies nicht, weil er keine Sorgfalt gewohnt war – das bewies er später immer wieder –, sondern weil ihm die Neurose das Messer so an den Hals gesetzt hatte, daß es ihm nicht schnell genug gehen konnte. Er hatte aus diesem Grunde das Bedürfnis, mir möglichst viel von seinen Überlegungen mitzuteilen, die er zu den einzelnen Träumen gemacht hatte. Ich trug diesem Redebedürfnis, das mir geradezu wie ein Redezwang vorkam, Rechnung und ließ den Patienten gewähren, ohne ihn zu mahnen, daß die Träume einen sorgfältigeren Umgang verdienen würden.

Den Traum 1, der ihm geradezu wie eine Offenbarung vorkam, brachte er mit dem Tod seiner Mutter in Zusammenhang. Stein des Anstoßes für den Ausbruch seiner Neurose sei ja Vaters abfällige Bemerkung über den Grabstein der Mutter gewesen, meinte er. Daß dann der dadurch entflammte Haß auf den Vater in eine solche Neurose umgeschlagen habe, das sei der Sinn von Vaters Worten im Traum: «Der ist aber gar nicht so, wie ich ihn mir vorgestellt hatte.» So habe er sich das tatsächlich auch nicht vorgestellt, als er voller Wut Vaters Kritik am Grabstein der Mutter anhören mußte.

Daß der «Cousin», also der Sohn seines Bruders, da war, verstand er als eine Bestärkung seiner Deutung: der «Cousin» sei im Traum da, weil er seinen Vater – also den Bruder des Patienten – genauso hasse wie er, der Patient, seinen Vater. Dieser «Cousin» stehe also für den Vaterhaß da, das sei für ihn eindeutig. Der Vater steige ja dann auch in dessen Auto, und er sei es ja, der am Grabstein das Auto demoliere, indem er die Stoßstange kaputtmache. Dies wolle sagen, daß der Vater eben derjenige sei, der das Andenken der Mutter geschändet habe, weil er, kaum sei die Mutter gestorben, eine andere Frau zu sich genommen habe und damit nicht einmal die Anstandszeit von einem Trauerjahr abzuwarten imstande gewesen sei. Das GE im Traum, also das Kantonswappen von Genf mit den Initialen GE, sei in Wirklichkeit nicht GE, sondern BE – also Bern –, und da wohne er ja.

Nun war dieser Deutungsversuch keinesfalls als abwegig zu bezeichnen. In ihm waren viele einleuchtende Elemente enthalten, die sicher zutrafen. Die Frage war nur, warum dann der Patient, der so viel wußte und der auch bereits sehr viel verstand, nicht einen größeren Gewinn aus seiner Deutungsarbeit schöpfen konnte. Man hätte doch bei dieser Sachlage annehmen müssen, daß ihm diese Einsichten in die tieferen Zusammenhänge seiner neurotischen Erkrankung zu einer spürbaren Linderung hätten verhelfen sollen. Dem war aber ganz offensichtlich nicht so; im Gegenteil. Demnach mußte man davon ausgehen, daß der Patient zwar diese Zusammenhänge richtig gesehen hatte, daß es aber nicht alle Zusammenhänge und vor allem nicht die wesentlichsten sein konnten, daß ihm also nach wie vor wichtige Erkenntnisse nicht bewußt waren.

Zum Traum 2 nahm der Patient u.a. wie folgt Stellung: Der Entlassungstag im Traum könne unmöglich der Entlassungstag sein, meinte er. Eher müsse man dies als eine Verdrehung (Verkehrung ins Gegenteil) ansehen. Wenn dem so sei, sei bestimmt ein Hinweis auf die Entstehungsgeschichte der Neurose hier enthalten. Entlassen sei er zwar von Dr. B worden, aber leider nicht ohne, sondern mit der alten Neurose. Und jetzt müsse er eben hier bei mir einen EK, also einen Ergänzungskurs, leisten.

Er müsse das, was er in der letzten Analyse gehört habe (bei Dr. B), durch das ergänzen, was er hier noch erfahren werde. Diese Ergänzung sei ja dringend nötig. Er sei eben nicht, wie ihn dies der Traum glauben machen wolle, aus der Wehrpflicht entlassen; im Gegenteil müsse er sich verzweifelt gegen die Neurose zur Wehr setzen, die ihn fast um den Verstand bringe.

Zum ehemaligen Dienstkollegen, der im Traum vorkommt, bemerkte er, daß hier eine Anspielung auf ihn selbst gemeint sein könnte. Dieser Dienstkollege habe seine Frau durch Tod verloren, so wie er die Mutter. Interessanterweise ging er gar nicht auf die Aussage des Traumes ein, daß dieser Dienstkollege – was ja sein Erstaunen im Traum bewirkte – einen Leibgurt mit Pistole und Drillichsack trug und außerdem noch darauf stolz war. Schon dieses Übergehen einer so wichtigen Passage machte mich stutzig; genauso wie der Inhalt des Traums, den man ohne große Mühe als einen eindeutigen «Sexualtraum» erkennen konnte (Pistole als Penis, dem der Stolz galt, und Drillichsack als Hodensack). Hingegen sagte der Patient, daß auch in diesem Traumstück eine «Verdrehung» vorkomme, denn da sei er zwar in Uniform, aber ohne Gepäck, und wenn man bedenke, welch «ohnmächtige Neurose» er habe, die ihn so schwer belaste, könne man sicher nicht sagen, er sei ohne Gepäck. Ebenfalls müßte es heißen, daß das Gepäck nicht von oben nach unten, sondern von unten nach oben, vom Unbewußten ins Bewußtsein gebracht werden müsse. Dies sei die Aufgabe, die er hier habe. Der Dienstkollege im Traum erinnerte ihn dann aber auch an jenen Freund, der ihn am Tag des Ausbruchs der Symptome besucht hatte. Und dies wieder brachte ihn gedanklich zu seinem Bruder, weil jener ihm glich. Er fragte sich, warum er gerade bei seinem Erscheinen während des Gesprächs seinen furchtbaren neurotischen Zustand bekommen habe, ohne allerdings näher auf diese Frage einzugehen.

Zum schmutzigen Gamellendeckel (Teil des Eßgeschirrs der Armee), der zu reinigen war, kam ihm in den Sinn, daß er von einem andern Freund einmal gehört hatte, welcher einen so gewaltigen Samenerguß gehabt habe, daß man einen Gamellendeckel hätte füllen können damit. Hier war er also assoziativ beim Sexuellen angelangt, ohne indessen etwas damit anfangen zu können.

Zum Traum 3 bemerkte er, daß der ehemalige Bekannte ein Mann sei, der unter furchtbaren Selbstmordgedanken leide. Von ihm wisse er, daß er sehr unter seinem harten, ungerechten Vater gelitten habe. Und er fügte die Worte bei: «Also auch da wieder der Vaterhaß; schon wieder!» Diesem Bekannten sei er zwar nichts schuldig, aber wenn er an schuldig denke, denke er auch an Schuldgefühle. Dann sagte er unvermittelt: «Er fordert im Traum das Geld zurück. Und mich reut es. In der Realität bin ich ihm kein Geld schuldig, also kann er auch keines zurückverlangen. Geld? Da fällt mir der Pauschalbeitrag ein, den ich für die Analyse hier der Fürsorge bezahlen muß. Wer den Vater so haßt wie ich, den reut jeder Franken, der für die Analyse ausgegeben wird. Ich glaube, das Gewissen fordert das Geld zurück, das ich hier ausgebe, weil es sagt, daß die Analyse doch zwecklos sei.» Diesen Äußerungen folgte ein heftiges Schluchzen.

Der Traum 3, der den Patienten assoziativ mit dem selbstmordgefährdeten Bekannten verband, der unter seinem Vater so gelitten hatte, daß er ihn sicher auch gehaßt haben mußte, war eine deutliche Anspielung auf den ebenfalls suizidgefährdeten Patienten. Die schuldbeladenen Gedanken zu diesem Traum, die darin gipfelten, daß es schade um jeden Franken sei, den man für die Analyse ausgebe, weil einer, der den Vater hasse, zu keinem Erfolg kommen könne, waren ein nicht zu übersehender, ernstzunehmender Aspekt.

Nun ging der Patient zum Traum 5 über, er übersprang also den Traum 4. Dort war ja bekanntlich von einer Strukturänderung die Rede, die der Chef vornehmen wollte. Wenn man nun – sicher nicht ohne Grund – die Strukturänderung mit der gegenwärtigen Analyse gleichsetzte, die ja eben auch die Strukturen ändern sollte, die der Patient mitbrachte, so war dieser Traum eine Aussage über die unbewußte Einstellung des Patienten mir – Chef – und der Analyse gegenüber. Die Prognose war im Traum ungünstig: er sagte ja, daß er sich nicht betroffen fühle und daß der Chef diese Veränderung nicht durchführen könne, wenn er im Dezember nicht mehr da sei.

Ich hatte für mich diesen Traum gelesen, und als mir diese Bedeutung bewußt wurde, hat mich einen Moment lang ein Schrecken erfaßt. Denn es schien mir, daß auch dieser Traum im Sinne einer Verkehrung ins Gegenteil nicht sagen wollte, der Chef – in dem Falle also ich – sei im Dezember nicht mehr da, sondern daß damit *er*, der Patient, gemeint sein mußte. Das wäre dann allerdings nur als eine unverhohlene Ankündigung des Selbstmordes zu verstehen gewesen. Der Traum hätte sagen können: «Ich brauche mich von der ‹Strukturänderung› – also von der Psychoanalyse – nicht betroffen zu fühlen, Kürsteiner (Chef) wird diese Änderung nicht mehr durchführen können, da ich bis zum Jahresende sowieso nicht mehr da sein, also aus dem Leben geschieden sein werde.»

Mir zeigte dieser Traum, wie ernst der Fall wirklich war. Dem Patienten mochte ich diese Übersetzung nicht mitteilen. Eine solch schlechte Prognose in einem Traum hätte ihm zum damaligen Zeitpunkt mit Sicherheit geschadet. Er hätte sie vermutlich nicht ertragen können. Sein Überspringen dieses Traumes war zwar ein offenkundiger Widerstand – der Traum selber deutete ja Widerstand an –, aber zugleich hielt ich es auch für ein Signal an mich, gewisse Grenzen nicht zu überschreiten.

Der Patient berichtete zum ersten Abschnitt des Traumes 5, daß Brigadier Jeanmaire – ein hoher Schweizer Offizier, dessen Landesverrat damals gerade publik geworden war – er, der Patient, selber sei. Er sagte u.a.: «Ich wollte den Vater, den Dr. A, den Dr. B, meine Frau, einfach alle mit meiner Neurose bestrafen. Aber derjenige, der den Vater, den Dr. A und den Dr. B verrät, muß streng bestraft werden. Ich forderte in dem Traum die Todesstrafe.» Interessant war, daß er im Traum drei Männer in die gleiche Reihe stellte, und daß er assoziativ den Dr. A und den Dr. B zusammen mit dem Vater erwähnt hatte. Man konnte gut sagen, daß er diese drei in die gleiche Reihe stellte, daß er also den Haß auf den Vater auf die Psychiater A und B übertragen hatte. Er hatte dem Vater den Tod gewünscht (Forderung der Todesstrafe), aber dann diesen Todeswunsch «umgedreht» und auf sich gerichtet (Suizidgedanken). Aber diese Erkenntnisse genügten natürlich bei weitem nicht, um Licht in die ganzen verworrenen Zusammenhänge zu bringen. Der Patient erwähnte dann – und das war nach allem, was er sonst gesagt hatte, erstaunlich –, daß er den Vater aber auch geliebt habe. Dieser Einfall kam dem Patienten zum zweiten Abschnitt, und er sagte auch, daß der Vater ihm über den Traum als Spiegel sagen wolle, er sei keineswegs besser, also kein besserer Vater. Daß dieser Hinweis für die Erklärung eines Symptoms wichtig war, das dann später auftauchte, konnten wir natürlich nicht wissen.

Im dritten Abschnitt kam der Patient auf Todeswünsche gegenüber Dr. B zu sprechen. Während der Behandlung dort hatte er solche nie gehabt. (Besser müßte man sagen: sie waren ihm nie bewußt geworden.) Diese Todeswünsche dem ehemaligen Analytiker gegenüber waren eben wirklich, wie es der Traum sagte, «in einen schwarzen Mantel gehüllt» und «schliefen», sie waren also damals unbewußt. Jetzt waren sie allerdings erwacht und spielten in bezug auf die Symptombildung eine gewisse Rolle. Der Patient brachte hierzu interessante Gedanken vor. Er sagte: «Es ist mir außerordentlich peinlich, hier sagen zu müssen, daß ich solche Gedanken hatte. Daß ich dem Dr. B aus Rache eine solche Schande antun wollte.» Und dann sagte er unvermittelt: «In den letzten Tagen ist mir wiederholt der Gedanke durch den Kopf gegangen: ‹man muß mich internieren›. Aber ich bin doch nicht verrückt.» Er sagte mir, daß er Angst habe, verrückt zu werden. Unverkennbar war natürlich im Traum, daß dort, wo die neue Analyse beschrieben wird, etwas verheimlicht werden soll. Er wollte ja nicht, daß der Chef – wohl ich – erfahre, daß er eine neue Analyse mache. Anders ausgedrückt: er wollte nicht, daß ich erfahre, was er aus der alten Analyse in die neue Analyse übertragen wollte. Irgendwie schien es mir, daß der Abschnitt mit den *zwei* Taschen voller Psychologie-Bücher, die er Dr. B zeigen sollte oder wollte, das Psychologie-Wissen bedeutete, das er in zwei Analysen erworben hatte. Dieses wollte er nun mir – in der Übertragung – in irgendeiner Form zeigen, da er mir ja diesen Traum in die Stunde brachte. Und das war eben das, was er – Patient – nicht wissen sollte, was ihm peinlich gewesen wäre, hätte er es gewußt.

Ganz im Sinne einer Verkehrung ins Gegenteil mußte hingegen der letzte Abschnitt dieses Traumes verstanden werden. Da kam – meiner Meinung nach – eine unmißverständliche Kritik an der analytischen Behandlung Dr. B's zum Vorschein. Der Traum sagte, daß jene Analyse keine gute Analyse gewesen sei. Abgesehen davon war die Analyse bei Dr. B ja bereits die zweite gewesen, die mit einem Mißerfolg geendet hatte. Vielleicht war dies auch der verborgene Sinn der Traumstelle, wo dem Attest *zwei* Kleber angeheftet waren: am Patienten klebte der Mißerfolg von zwei analytischen Behandlungen. Nun war ja einerseits auch verständlich, daß der Patient unbewußt hoffte, diese dritte Analyse bei mir werde um «Gottes Willen» eine gute sein, denn noch eine dritte mißlungene Behandlung würde er kaum überstanden haben. Allerdings mußte man auch daran denken, daß der Träumer – aus welchen Gründen immer – zum Ausdruck bringen wollte, die dritte Analyse werde ebenso erfolglos enden wie schon die beiden andern. Hoffnung und Verzweiflung waren nahe beisammen.

Der Patient sagte mir, daß die Handschrift im Traum eine kindliche gewesen sei. Das im Traum verschlüsselt angebotene, unbewußte Material – so mußte ich annehmen – kam deshalb aus einer tief verdrängten, infantilen Schicht. Andererseits glaubte ich, daß diese kindliche Handschrift im Traum auch andeuten wollte, daß der Patient in seinem Verhalten zur Zeit auf eine tiefe kindliche Stufe *regrediert* war. Der kindliche Glaube an die Heilung konnte indes eine Chance sein.

Nunmehr war die Zeit, die ich ihm für die Sitzung zur Verfügung stellen konnte, bereits abgelaufen. Wir konnten deshalb nicht mehr auf den Traum 6 eingehen.

Zum Abschluß sagte ich dem Patienten, daß wir es aufgrund der Symptomlage mit einer ernsten Neurose zu tun hätten – was er ja selber auch wisse –, die man auf keinen Fall unterschätzen dürfe. Er habe heute großen Mut bewiesen, weil er so offen über viele heikle Dinge gesprochen habe, so daß ich glaube, daß er *sich* eine Chance gebe. Ich vermied es zu sagen: «uns» oder «mir», weil ich damit meiner Person eine Bedeutung gegeben hätte, die der Patient am Anfang nicht ertragen hätte. Der Patient nahm diese Bemerkung – wie ich feststellen konnte – mit einer erstaunten Miene zur Kenntnis. Aber er sagte nichts dazu.

Als ich ihm zum Abschied die Hand reichte, blickte ich in seine verweinten, traurigen Augen. Er lief vornübergebückt zur Türe, als ob er eine schwere Last zu tragen hätte, und da legte ich ihm ganz spontan meinen Arm auf die Schulter und begleitete ihn so hinaus.

[1] An die Stelle des Gewissens (Über-Ich) – ein infantiles Relikt aus der persönlich erlebten Vergangenheit – muß ein zur Humanität fähiges, realitätsprüfendes, stellungnehmendes Ich treten. Die Forderung Freuds: «Wo Es war, soll Ich werden» muß hier die sinngemäße Ergänzung finden.

2. Sitzung

Zu Beginn der zweiten Sitzung berichtete der Patient von den Gefühlen, die er gehabt habe, als er von mir weggegangen sei. Er berichtete, daß jede Beklemmung oder gar Panik beim Besteigen des Zuges bei der Rückfahrt wie weggewischt gewesen sei. Zuerst sei er unschlüssig gewesen, ob er wieder den Zug zur Heimfahrt benützen solle oder den Bus. Er habe befürchtet, daß ihn im Zug wieder die Phobie überfallen könnte wie bei der Hinfahrt. Dann habe er sich aber gesagt, er weiche jetzt extra nicht aus, und sei wieder mit dem Zug weggefahren. Als die Angst ausgeblieben sei, habe er ein zunehmend gutes Gefühl bekommen, habe gedacht, daß jetzt alles wieder gut werde. Aber je näher er auf dem Heimweg seinem Hause gekommen sei, desto mehr habe die Stimmung wieder umgeschlagen und die Verzweiflung zugenommen. Am Schluß sei er wieder in der üblichen, schlimmen Verfassung gewesen wie vor der Sitzung.

Er berichtete dann, daß er in der Zwischenzeit unter unbestimmten Beklemmungsgefühlen gelitten und «starke Schubgefühle» gehabt habe. Diese «Schubgefühle» seien derart beängstigend-ekelhaft, daß er keine Worte finde, um sie zu beschreiben. Es sei einfach das Gefühl, als ob ein schizophrener Schub bevorstehe; es sei etwas, was von innen nach außen drücke und ihn in einen Strudel hineinziehen wolle.

Er berichtete von seinem Stammbaum, und daß dort besonders auf der mütterlichen Linie etliche Personen zu finden seien, die an Geistesverwirrtheit im Alter gelitten hätten (Altersparanoia).

Er kam auf seine Mutter zu sprechen, die sich in der Küche eingeschlossen und gedroht hatte, sich zu vergasen.[1] Der Vater, der damals im Nachthemd ebenfalls vor verschlossener Türe gestanden sei, habe ihn dann ins Bett geschickt. Er komme einfach nicht weiter als bis zu dieser Stelle. Sicher habe er den Vater deswegen so gehaßt.

Auf das «Schubgefühl» zurückkommend, berichtete er von einem Traum, in dem unter anderem Spezialisten der «Rediffusion» (Firma für Kabelfernsehen) eine Antennenanlage für das Fernsehen montiert hätten.

Es seien aber Programme gekommen, deren Sprache er nicht verstanden habe (fremdsprachige). Die ganze Sache habe sich an seinem früheren Wohnort (Elternhaus) abgespielt, und irgendwie habe die Sache mit der Firma X – wo er als Hilfsarbeiter gearbeitet hatte – zu tun gehabt.

Wie er mir berichtete, hatte er über diesen Traum bereits nachgedacht, und beim Wort «Rediffusion» sei ihm zu seinem Schrecken eingefallen: «Red' diffus, also diffus reden, ‹spinnen›, verrückt werden».

Nun begann mich der Traum zu interessieren, und ich bat den Patienten, ihn mir vorzulesen. Hier sein Wortlaut:

Traum 9

Ich sah, von Rediffusion-Spezialisten montiert, eine Antennenanlage für das Fernsehen. Sie war ziemlich umfassend und für die Sendereinstellung drehbar. Auf einer Art künstlichem Hügel stand eine zur Antennenanlage gehörende Mechanik, die provisorisch war. Ein Fachmann der Rediffusion war eben daran, an einem Farbfernsehgerät Sender einzustellen. Es kamen fremdsprachige Programme, die ich nicht verstand. Die ganze Sache war in der Gegend des Elternhauses, dann aber auch vor der Firma X (Dort war ich als Hilfsarbeiter angestellt).

Dann ging es im Zusammenhang mit der Firma X um ein Abschiedsgeschenk. Dieses aber war bestimmt für einen jetzt pensionierten Herrn Y. Ich brachte das verschnürte Paket von unten nach oben in die Büros der Herren X. Dabei begegnete mir zuerst Herr O. X, dann Herr W. X. Letzterer hatte mich mit «Herr Doktor» angesprochen, was mir sehr schmeichelte.

Dann befand ich mich im Betriebsbüro der Firma X. Dort ging es darum, daß auch ich etwas zu diesem Abschiedsgeschenk beisteuern sollte. Eine Liste mit Namen von Spendern war da. Viele Namen waren eingetragen. Frau Dr. H.X war da und wollte auch etwas spenden. Sie hatte ein Portemonnaie mit vielen Münzen drin. Sie spendete etwas, und ich glaube, ich sagte spaßend, sie solle doch gleich alles hineinwerfen. Bei mir ging es darum, ob ich 4 oder 100 Franken spenden sollte. Frau Dr. H.X hatte vermutlich 4 Franken gespendet.

Bei diesem Traum sprang in die Augen, daß man ihn, den Hilfsarbeiter, mit «Herr Doktor» angesprochen hatte. Ebenso war dies ein Thema des nächsten Traums:

Traum 10

Ich habe einen leichten schizophrenen Schub erlebt und es gewußt.

Dann befinde ich mich mit noch jemandem in Köln. Evtl. waren wir in der Uniform der Schweizer Armee. Wir kamen in einen Raum – Büro? –, wo sich auch der Kölner Stadtpräsident befand. Wir – oder nur ich? – weisen uns mit Dokumenten aus, insbesondere mit dem militärischen Dienstbüchlein. Darin war ich als «Dr. X» (Familienname) aufgeführt. Dies wiederum schmeichelte dem Kölner Stadtpräsidenten.

Wir empfingen vom Stadtpräsidenten eine Art Gutscheine auf kleinen Zettelchen. Unter anderem für den Besuch von Theatervorstellungen (?). Auf jeden Fall bekamen wir auch Gutscheine für «Colamint». Dabei handelte es sich um etwas Ähnliches wie Kaugummi. Diese Gutscheine erhielten wir in großer Menge; auch in kleinen Abschnitten.

Ich wollte dann die «Colamint-Gutscheine» irgendwo einlösen. Aber der Verkäufer wollte sie nicht ohne weiteres annehmen. Er fragte telefonisch beim Stadtpräsidenten an, um die Echtheit zu überprüfen. Dieser wollte nun plötzlich nichts mehr davon wissen, uns Gutscheine gegeben zu haben. Ich entbrannte deswegen in Wut. Durch die Gegensprechanlage rief ich auf berndeutsch – plötzlich war am andern Ende Berns Stadtpräsident Dr. R. T. –: «Dir syt e Löl» (Sie sind ein Trottel). Daß wir Berner von einem Kölner Stadtpräsidenten so am Narrenseil herumgeführt worden waren, ließ mich nach Rache sinnen. Ich wollte in einer Zeitung den Skandal veröffentlichen und dachte an den Titel: «Berner Besucher von Kölner Stadtpräsidenten schlecht behandelt». Ich suchte nach einer geeigneten Zeitung, die den Fall publizieren würde. Ich fand aber nur unbedeutende Blätter. Schließlich kam ich an eine Art Kiosk. Dort waren eine Frau und ein Mann (Vater und Mutter?), die in ihrem mit Kioskkitsch vollbehängten Haus auch die Herausgeber der «Allgemeinen Zeitung» waren. Sie waren bereit, meinen Protest aufzunehmen. Die Kioskfrau fragte mich nach der Größe der Schlagzeile. Sie zeigte mir zwei Buchstaben: ein ziemlich großes «R» und ein relativ kleines «O».

Dann sah ich auf einem Bahnhof in einem Wartesaal eine Menge Soldaten mit NATO-Gewehren, aber in schweizerischen Uniformen.

Der Patient wollte zuerst auf den Traum 10 eingehen. Zum Initialsatz dieses Traumes bemerkte er, daß er stark unter diesen «ohnmächtigen

Schubgefühlen» leide. Er äußerte die Furcht, «verrückt» zu werden. Er schilderte seinen Gefühlszustand so, daß man den Eindruck gewann, der Patient lebe in einer präpsychotischen Situation. Es stand wirklich nicht gut um ihn. Ich beurteilte die damalige Lage als beängstigend schlecht, sagte dem Patienten indes nichts davon.

Warum in diesem Traum der Kölner Stadtpräsident vorkam, vermochte der Patient nicht zu sagen, obschon gerade dieser Passus wichtig gewesen wäre. Schließlich geriet er im Traum ja wegen dieses Stadtpräsidenten so in Wut.

Der Patient zeigte sich verblüfft über die Aussage im Traum, wonach er im Dienstbüchlein als «Doktor» aufgeführt war. Im Dienstbüchlein stehe als Berufsbezeichnung «Hilfsarbeiter». Der Patient erfaßte den Sinn des Traumes so, daß er – sicher zu Recht – meinte, es sei eine stark narzißtische Komponente angesprochen. Er bezeichnete sich, dabei laut weinend, als «unverschämt arroganten Kerl». Diese Äußerung entsprach indes nicht dem Eindruck, den ich während der ganzen Dauer der Behandlung von ihm hatte. Die Korrektur allerdings, die der Traum in bezug auf die Berufsbezeichnung vorgenommen hatte, war natürlich nicht zu übersehen. Sie zeigte sowohl die schwere innere Unzufriedenheit mit dem beruflichen Schicksal als auch das verdrängte Bedürfnis nach Geltung. Das war aber, wenn man den Lebenslauf des Patienten kannte, auch nicht weiter verwunderlich. Wir konnten zu Recht annehmen, daß es *ihm* geschmeichelt haben würde, hätte er den Doktortitel gehabt. Bei dieser Gelegenheit sagte ich ihm, daß der Doktortitel wohl an Stelle eines andern Wunsches vom Traum gewählt worden sei, daß man sich also fragen müsse, was ihm denn so schmeichelhaft erscheine, worauf er stolz wäre *wie* auf einen Doktortitel. Nachdem eine längere Schweigepause eingetreten war, während der der Patient wohl über die ihm gestellte Frage nachdachte, antwortete er schließlich mit folgendem Satz: «Eigenartig, es ist mir jetzt das Wort Penis eingefallen». Darauf sagte ich ihm: «Aha, also ein phallisch-narzißtisches Problem».

Mit dieser Bemerkung des Patienten war einerseits sehr viel, andererseits aber dennoch sehr wenig ausgesagt worden. Die Erkenntnis, daß es sich u. a. auch um ein phallisch-narzißtisches Problem handelte, nützte nichts, solange die Lebensstationen, welche zu dieser schweren narzißtischen Kränkung geführt hatten, nicht aufgedeckt worden waren, und selbst das Bewußtwerden dieser verdrängten Erinnerungen mußte noch nicht unbedingt das Verschwinden der Neurose bedeuten.

In bezug auf den Kölner Stadtpräsidenten kam der Patient auf seinen letzten Analytiker, Dr. B, zu sprechen. Von ihm war er ja enttäuscht worden, weil dieser ihn nach dem neuerlichen Auftreten von Symptomen nicht mehr in die Behandlung aufgenommen hatte. Ferner war der Analytiker ja von Bern in eine andere Stadt weggezogen, allerdings nicht nach Köln. Aber vielleicht war es für den Patienten so weit weg, wie wenn er nach Köln gezogen wäre. Jedenfalls war er für ihn unerreichbar geworden.

Wenn der Kölner Stadtpräsident der ehemalige Analytiker war, mußte der Berner Stadtpräsident wohl ich sein, da ich ja in Bern praktiziere. Somit war auch eine Übertragung von Gefühlen, die einst dem ehemaligen Analytiker galten, signalisiert worden. Das sollte sich noch deutlich zeigen. Daran dachte der Patient nicht. Er hielt den Berner Stadtpräsidenten Dr. T. – er ist inzwischen verstorben – für seinen Vater. Dies aufgrund der Tatsache, daß man Dr. T. nachsagte, er sei einem guten Schluck Alkohol nicht abgeneigt gewesen. Also eine deutliche Verbindung zum Vater, der ja dem Alkohol verfallen war.

Die Wut galt demnach dem Vater, der den Patienten durch sein schweres Versagen bitter enttäuscht hatte. Diese Enttäuschung geschah, wie es der Traum darstellte, in «großer Menge» und in verschiedenen Abschnitten. Das war auch der seelische «Kaugummi» (= Colamint), an dem der Patient in der Neurose herumkaute und mit dem er nicht fertig wurde. Das im Traum erwähnte Telefongespräch brachte den Patienten auf den Einfall, daß er ja mit seinem Vater telefoniert hatte, als dieser den Grabstein der Mutter kritisierte, und so war der Grabstein der Mutter gewissermaßen auch zum «Stein des Anstoßes» geworden. Das war – vordergründig –, was den Patienten so in Wut gebracht hatte.

Damit war nun auch das Rachebedürfnis geweckt worden. Das «R» im Traum verstand der Patient als die Abkürzung für «Rache». Und die war groß. Er wollte sich also an seinem Vater – stellvertretend auch an seinen «Analytikervätern» – für erlittenes Unrecht rächen. Die «Analytikerväter» konnte er natürlich am besten dadurch bestrafen, daß er einen schweren Symptomrückfall produzierte und ihre «Unfähigkeit» damit offenkundig machte. Allerdings war diese Rachebefriedigung eine zutiefst masochistische, denn der Leidtragende war der Patient selber. Für mich sah die Übertragungslage nicht gut aus, da er ja den Berner Stadtpräsidenten als «Löl» apostrophiert hatte. Die unbewußte Absicht mußte sein, auch mich, wie die andern Analytiker, scheitern zu lassen.

Einen ganz deutlichen Hinweis darauf, daß er auch die «Analytikerväter» bestrafen wollte, lieferte der Traum mit der Schlagzeile: «Berner Besucher von Kölner Stadtpräsidenten schlecht behandelt». Das «schlecht behandelt» war da wirklich wörtlich zu nehmen, indem der Vorwurf erhoben wurde, der Analytiker, Dr. B, habe den Patienten schlecht behandelt, also seine Behandlung sei nicht gut gewesen. Die «Schlagzeile» war demnach die schwere Neurose, die jetzt ausgebrochen war und offenkundig dokumentierte, daß die letzte analytische Behandlung schlecht gewesen war. Schlecht behandelt worden in anderem Sinne war er natürlich von seinem Vater, so daß auch dieser Aspekt seine volle Gültigkeit hatte.

Daß der Kiosk das Elternhaus darstellen sollte, war schon daraus ersichtlich, daß dort ein Mann und eine Frau vorkamen, welche der Patient als seine Eltern zu erkennen glaubte. Die «Allgemeine Zeitung» verstand der Patient als Symbol für eine Zeit, in der alle zu ihm gemein waren. Für diese Gemeinheiten wollte er sich eben rächen.

Der Buchstabe «O» war für den Patienten nicht ein «O», sondern eine Null. Er berichtete, daß das «O» mit seinem Vater zu tun haben müsse. Es war ja ein relativ kleines «O» im Traum, weshalb es den Patienten auf den Gedanken «Katzenhoden» brachte und ihn daran erinnerte, daß seinerzeit ein Mann Katzen kastriert habe und daß der Vater den Bruder damals fragte: «soll man dich gerade auch noch kastrieren?» Er sagte: «Ich hatte damals Angst, daß man mich auch noch kastrieren könnte». Damit war eigentlich ausgesagt, daß die Rache in erster Linie eine Rache für die väterliche Katzenkastration und die Kastrationsdrohung gegenüber dem Bruder und ihm war. Er wollte aus dem bedrohlichen, kastrierenden Vater eine Null machen, und das tat er, indem er die «Analytikerväter» um den Erfolg brachte. Er sagte dazu wörtlich: «Das ist eine Demontage, eine Zerstörung der Macht des Vaters».

Er kam dann auch auf die Schweinevaginen zu sprechen, die der Vater im Keller aufgehängt hatte, und daß er anfänglich gar nicht begriffen habe, was das war. Mit Recht brachte er dieses Erlebnis in Zusammenhang mit seiner Fantasie, Frauen die Vagina auszuschneiden. Er sagte: «Aha, da drin (in der Sexualfantasie) ist die Abwehr der narzißtischen Kränkung». Hier hatte er erstmals einen kleinen Einblick in die unbewußten Zusammenhänge der Entstehungsgeschichte seiner Sexualfantasie gegeben.

Indes war mir bewußt, daß all das, was der Patient bis jetzt mitgeteilt hatte, nur die Spitze eines riesigen Eisberges sein konnte; dies schon allein deshalb, weil das viele Wissen, das er formuliert hatte, eine größere psychische Entlastung hätte bewirken müssen, als es in der Tat der Fall war. Von einer Erleichterung durch den Gang der Analyse, so aufschlußreich sie schon ganz am Anfang war, konnte keine Rede sein. Es ließ sich bloß erahnen, daß die tiefsten und noch verborgenen Ursachen dieser Neurose furchtbar sein mußten.

In dieser Stunde war uns bewußt geworden, daß ein gewaltiger Vaterhaß, der auf Rache sann, sich am Telefongespräch mit dem Vater, der den Grabstein kritisierte, entzündet hatte. Was während Jahren aufgestaut war, hatte sich in einem Symptomschlag – das waren quasi die Schlagzeilen – offenbart. Die bisher verborgene negative Übertragung auf die beiden Vorgänger-Analytiker war nun schlagartig aufgebrochen und in zerstörerischen Symptomen als eine eigentliche Vernichtung dieser Vatergestalten erschienen. Der Vaterhaß offenbarte sich uns vorläufig auf dem Hintergrund einer gigantischen Kastrationsproblematik. Man konnte vermuten, daß die beiden Analytikervorgänger diesem Haß und seiner Bearbeitung aus Furcht – ohne es zu wissen – ausgewichen waren. Willkommen war die positive Übertragung, die zur Schein-Heilung geführt hatte; und weil Analysand und Analytiker die negative Übertragung unbewußt fürchteten, waren beide vor dieser Konfrontation geflohen.

Ich konnte nicht erwarten – und es auch nicht wollen –, daß die negative Übertragung die jetzige Analyse «verschone». Was sich da über Jahrzehnte hinweg angestaut hatte, mußte in der Übertragung ausgefochten werden. Ich konnte nur darauf hinwirken, daß diese negative Übertragung, die ja eigentlich schon im Gange war, nicht eine extreme Form annahm. Wir bewegten uns aber auf einem schmalen Pfad. Ein «Zurück» gab es indes jetzt nicht mehr.

[1] Aus der Analyse gleich mehrerer analoger Fälle wußte ich, daß ein solches Erlebnis sehr tiefe Spuren zu hinterlassen pflegt, daß der Patient also auf jeden Fall einen Schaden davongetragen haben mußte. Nur wußte ich noch nicht, wie hier dieser Schaden konkret aussah.

3. Sitzung

Zu Beginn dieser Sitzung berichtete mir der Patient, daß es ihm unvermindert schlecht gehe. Er habe gedacht, wenigstens sei es ihm gelungen, wieder eine Woche lang zu überleben. Nach der Sitzung habe er zwar wieder geglaubt, daß er auf dem Wege der Besserung sei, aber wie schon beim letzten Mal habe er auf dem Weg nach Hause eine zunehmende Verhärtung gespürt und einen eigentlichen Gefühlsumschlag erlebt. Danach sei die ganze Woche lang das alte Elend von neuem über ihn hereingebrochen, und er habe sich buchstäblich von Tag zu Tag über Wasser halten müssen. Er habe darüber nachgedacht und gefunden, daß er nicht ehrlich gewesen sei. Dann sei ihm der Traum 12 eingefallen:

Traum 12

Ich beschimpfte Dr. B mit bösen Schimpfworten. Evtl. sagte ich ihm das mir so verhaßte «Sauschwabe». Dann sagte Dr. B – oder war es jemand anders? –: «Man muß ihn – also mich – in die Klinik Sonnenhof bringen. Bewachungsstation».

Zu diesem Traum ergänzte er, daß er mit unvorstellbaren Angstgefühlen erwacht sei und daß vor allem die Selbstmordangst so unvermindert stark dagewesen sei wie damals, als er beinahe in der psychiatrischen Klinik geblieben wäre.

Nun war das Schimpfwort «Sauschwabe» in Anlehnung an Traum 10 mit dem Kölner Stadtpräsidenten irgendwie noch verständlich. Auch dort war der Zusammenhang mit dem ehemaligen Psychiater-Analytiker hergestellt worden. Allerdings kommt in diesem Traum schon zum Ausdruck, daß auf die Beschimpfung schwere Sanktionen angedroht werden. (Traum 12: «Man muß ihn... in die Klinik Sonnenhof bringen. Bewachungsstation»). In diesem Traum erschien also auch das Gewissen (Über-Ich) – stark zensuriert allerdings – und forderte die Bestrafung. Aufgrund dieses Traumes und auch aufgrund dessen, was er dazu assoziiert hatte, schien es mir, als ob das Gewissen (Über-Ich) – unbewußte Schuldgefühle – ihn in eine psychiatrische Klinik treiben wollte, in diese «Bewachungsstation», was ja auch eine Art Gefängnis gewesen wäre. Die Frage stellte sich, was denn das Gewissen (Über-Ich) dem Patienten vorzuwerfen hatte, daß es von ihm diese furchtbare Sühne – die psychiatrische Internierung – forderte. Daß das Gewissen (Über-Ich) den Patienten nicht zur Ruhe kommen lassen wollte, zeigte sich schon aufgrund des bisherigen Behandlungsverlaufes, weil der Patient eine negative therapeutische Reaktion zeigte und nicht mit Erleichterung reagierte, sondern im Gegenteil das Gefühl hatte, nur «von Woche zu Woche» sich über Wasser halten zu können.

Der Patient berichtete zum Traum 12 weiter, daß er, erschreckt durch seine Reaktion, mir habe telefonieren wollen, es dann aber doch nicht getan habe. Er habe angefangen, sich über den Traum Gedanken zu machen, und dabei sei ihm zum Wort «Sauschwabe» der Begriff «Inzesthaß» eingefallen. Er erwähnte, daß er in Dr. B die gute Mutter erlebt habe, aber dann doch von ihm enttäuscht worden sei. Darum sei vermutlich der Haß, der im Traum zum Ausdruck komme, ausgebrochen.

Hier schilderte der Patient wieder eine ins Negative umgeschlagene Übertragung, wenn auch diesmal – mit Recht – nicht eine negative Vater-, sondern eine Mutterübertragung. Damit war sicher, daß der Patient nicht nur Vater und Bruder haßte, sondern auch die Mutter, die ihn ja, wie aus dem Lebenslauf hervorgeht, auch ganz schwer enttäuscht hatte. Die Bürde von Problemen, die sich damit zu zeigen begann, war nicht dazu angetan, die Prognose günstig erscheinen zu lassen.

Der Patient kam dann unvermittelt auf den Traum 5 zu sprechen. Er sagte, daß ihm im Verlaufe der Woche dieser Traum eingefallen sei und daß er plötzlich die Passage verstanden habe, wo es heiße: «Er hat leichtes Fieber». Fieber haben, meinte er, sei doch der Hinweis auf eine Krankheit, das Symptom einer Krankheit. Wenn Fieber haben = Symptom haben bedeute, dann stimme es nicht, daß er leichtes Fieber habe; er habe schweres Fieber, gefährlich schweres Fieber, über 40 Grad. Richtig übersetzt müsse die Stelle heißen: «Er hat schweres Fieber, lebensgefährliches Fieber».

Diese Traumübersetzung traf sicher zu, sie entsprach meiner Beurteilung. Der Patient hatte begriffen, wie es um ihn stand, und dieses Wissen erschreckte ihn. Ich sagte ihm auf seine Selbstdiagnose hin folgendes: «Wir haben demnach zwei Dinge zu tun: 1. wir müssen herausfinden, was das Fieber so in die Höhe getrieben hat; 2. müssen wir dann versuchen, das Fieber zu senken.» Zu den «fiebersenkenden Mitteln» gehörten nun durchaus auch Psychopharmaka, die ihm ärztlicherseits abgegeben wurden.

Es war kein Zufall, daß dem Patienten diese richtige Übersetzung der Passage aus dem Traum 5 gerade jetzt eingefallen war. Er assoziierte ja zum Traum 12 die Mutter (Inzesthaß), und wenn er nun so unvermittelt die Assoziationsbrücke zum Traum 5 schlug, mußte man annehmen, daß die ungelöste Mutterproblematik das gefährlich hohe «Fieber» bewirkt hatte, daß also die Mutter die gesuchte Figur war, die das «Fieber» (Symptom) so in die Höhe trieb. Allerdings sagte ich dem Patienten von diesen Überlegungen noch nichts, denn ich glaubte es nicht wagen zu dürfen, im jetzigen Zeitpunkt dieses brisante Thema anzuschneiden. (Als ich zu einem späteren Zeitpunkt einmal die Mutter erwähnte, löste ich bei ihm noch dann einen Sturm der Entrüstung aus.) Ich ließ also den Patienten weiter frei assoziieren. Er schilderte nun die Szene aus dem Kindergarten, wie er die Kindergärtnerin (eine Nonne) geschlagen habe und wie er deswegen in den Keller eingesperrt worden sei.[1] Er meinte, daß er damals unbewußt sicher die Mutter geschlagen habe. Für diese Tat sei er dann gleich mehrmals bestraft worden; zunächst, indem man ihn in den Keller gesperrt habe, dann als die Weihnachtsbescherung stattfand und er als letzter nur eine Nuß erhielt. Er habe damals schon gewußt, daß er wiederholt für seine Unartigkeit bestraft werde. Bei der Weihnachtsbescherung habe er beim Erscheinen des «Samichlaus» (= Weihnachtsmann) vor Angst in die Hose gemacht. Wie er nach Hause gekommen sei, habe ihn der Vater auch noch zusammengeschlagen. Wegen eines einzigen Vergehens sei er gleich drei Mal bestraft worden. Da müsse man sich nicht wundern, wenn er als Erwachsener noch immer ein Gewissen (Über-Ich) habe, schlimmer als ein Scharfrichter. Er erwähnte, daß die Mutter, nachdem ihn der Vater wegen der beschmutzten Hose geschlagen hatte, besonders lieb zu ihm gewesen sei. Im weiteren erwähnte er, er habe das Gefühl, «aus 1000 Wunden» zu bluten, die ihm in der Kindheit zugefügt worden seien.

Nach diesen Erinnerungen an die Kindergartenzeit kam ihm die Szene in den Sinn, als er des Nachts erwacht war und den Vater mit beschmutztem Hintern nackt neben der Mutter im Bett liegen sah. Er sagte: «Ich glaube, ich haßte die Mutter, weil sie sich mit diesem dreckigen Vater abgab.» Im weiteren erwähnte er, daß ihm zu Hause beim Baden plötzlich folgender Einfall gekommen sei: «Das Objekt, die Mutter, die mich nicht liebt, muß ich *töten.»* (!) Nachdem ihm dies bewußt geworden sei, habe er sich wohler gefühlt. Die weiteren Assoziationen des Patienten blieben beim Thema «Mutter»; und wenn ihm auch nicht wirklich verdrängte Erinnerungen bewußt geworden waren, ging doch aus seinen Einfällen hervor, daß die Erlebnisse mit seiner Mutter ihn bis ins tiefste hinein getroffen hatten. Natürlich waren ihm die eigentlichen Zusammenhänge und Hintergründe noch nicht bewußt, ja er ahnte nicht einmal, welche überragende Bedeutung seine Mutter in seinem Schicksal und in seiner Neurose hatte. Aber es war Bestandteil der Analyse, ihn die drükkende Vergangenheit formulieren zu lassen. Einer seiner Einfälle am Schluß der Sitzung wies in diese Richtung, indem der Patient sagte: «Ich erwähnte doch, daß ich mich fühle wie einer, dem in der Kindheit 1000 Wunden geschlagen worden sind. Aber mit jeder Sitzung, in der ich darüber sprechen kann, beginnt das Blut aus diesen Wunden allmählich zu versiegen.»

Mir schien wesentlich, daß der Patient sich wenigstens schon über seine Mutter äußern konnte. Freilich verstand er die Bedeutung nicht, die seiner eigenen Deutung des Traumes 5 zukam. Er wußte noch nicht, daß es eben diese Mutter war, die bei ihm das erschreckend hohe (Symptom) «Fieber» bewirkte.

Der allgemeine Zustand des Patienten war zu dieser Zeit unverändert bedenklich. Er steckte in einer tiefen Regression, war deswegen hochverletzlich, so daß jede unbedachte Äußerung ihn erschrecken konnte. Er fürchtete sich, wie ein Kleinkind, vor fast allem. Auch die eigenen Träume machten ihm große Angst. Nur eine hauchdünne Schicht, die jederzeit einbrechen konnte, trennte ihn damals von der sehr nahen und ihn bedrohenden Psychose. Im Umgang mit ihm in der Behandlung war höchste Vorsicht geboten. Jede zu weit gehende Deutung hätte ihn in eine ernsthafte Gefahr bringen können.

Zu dieser Zeit erlebte ich den Patienten auch als besonders verwundbar und depressiv. Es kam vor, daß ihm die Tränen zuvorderst standen, kaum war er bei mir eingetroffen. Üblicherweise hätte man einen so kranken Menschen psychiatrisch hospitalisiert; bei ihm wäre das aber – dies ahnte ich – nicht gut herausgekommen. Er stützte sich nur noch auf mich, und hätte ich mich auch als nicht verläßlich erwiesen – wie die Mutter oder in seinen Augen Dr. B –, hätte er sich aufgegeben. Daß er sich ganz auf mich stützte, war indes auch Chance und Hoffnung, wie dies der Schluß des Traumes 5 klar zeigt. Ich durfte und konnte ihn nicht enttäuschen.

[1] Wiederholungen von Erlebnisberichten des Patienten lassen sich in der Schilderung nicht vermeiden. Sie gehören zur assoziativen Auseinandersetzung. Außerdem zeigen sie den entscheidenden Prozeß des sogenannten «Durcharbeitens» in der Psychoanalyse. Gerade da wird offenbar, wie intensiv sich der Patient mit seiner Vergangenheit auseinandersetzte, bis er sie schließlich überwinden konnte.

4. Sitzung

Zu dieser Sitzung brachte der Patient bedeutende Träume. Zwei davon, die er – bezeichnenderweise? – nicht analysieren wollte, sollen dennoch im Wortlaut geschildert werden, da ich sie für sehr wichtig hielt.

Traum 15

Herr X kommt mit einer Polaroid-Sofortbildkamera und sagt, ich solle ihn fotografieren, wie er zur Türe hineingehe. Ich mache das und sehe, wie das aufgenommene Bild aus der Kamera herauskommt und sich vor unseren Augen entwickelt.

Das Haus, in dem die Aufnahme gemacht wird, ist das Haus Nummer 6. In dem Raum, wo Herr X arbeiten sollte, hat sich aber eine Frau eingenistet. Sie verkauft dort Frauenunterwäsche. Wir wollen, daß sie verschwindet.

Traum 16

Eine Szene mit einem unbekannten Soldaten an einem felsigen Berg. Er hat ein schreckliches Erlebnis gehabt und ist deswegen halb wahnsinnig geworden. Ich bin bei ihm, ruhig, ohne Angst. Ich sage, er müsse nochmals zurückgehen. Es kommen Worte vor wie «Feuer» – es scheint sich um einen bewaldeten, aber abgebrannten Berg gehandelt zu haben –, «Teufel», «Gott». Ich muß ihm die Sache mit Gott erklären; er ist irgendwie anderer Ansicht als ich. Er scheint, wie gesagt, ein schreckliches Erlebnis gehabt zu haben und fürchtet sich vor dem nochmaligen Zurückgehen. (Bin innerlich aufgewühlt erwacht).

Danach suchte ich ein Auto, das meine Frau und mein Sohn in einer Tiefgarage im 4. Untergeschoß parkiert hatten. Als ich mit dem Sohn den Wagen heraufholen wollte, konnten wir ihn nicht mehr finden. Er (Sohn) weiß nicht mehr, wo er ist, und wir suchen und suchen unter vielen Autos. Es ist halb dunkel. Schließlich ist der Wagen da. Wir betrachten ihn und sehen, daß er Rost angesetzt hat. Es ist ein von Rost angefressener Kotflügel da. Das wundert mich.

Wie gesagt, wollte der Patient auf diese Träume nicht eingehen. Mir schienen sie aber wichtig zu sein. Im Traum 15 ist von einer Polaroid-Sofortbildkamera die Rede, und es wird eine Aufnahme gemacht damit. Die Erfahrung zeigt mir, daß Träume dieses Inhalts in der Regel auf eine sogenannte «Ad-hoc-Introjektion», also auf «Augenblicksaufnahmen», auf mit Stumpf und Stiel introjizierte Szenen hinweisen. Und da eine Frau sich in dem Raum, wo die Aufnahme gemacht worden ist, befindet, konnte man annehmen, daß es sich um die Mutter handelte. (Die ja in der vorherigen Sitzung zur Sprache kam.) Die Nummer 6 und die Tatsache, daß die Frau Frauenunterwäsche verkaufte, ließen auf ein sexuelles Thema schließen, welches der Traum mitteilen wollte.

Der Traum 16 schien ebenfalls auf eine einmal erlebte, dann wieder verdrängte Szene hinzuweisen, welche aber von großem Schrecken für den Patienten gewesen sein muß. Tatsächlich war es, wie der Traum dies schilderte, unsere Aufgabe, wieder dorthin zurückzukehren. Wichtig schien mir im Traum der Hinweis, daß dieses Erlebnis den Betroffenen «halb wahnsinnig» gemacht habe. Das war für mich von besonderer Bedeutung deshalb, weil ja der Patient immer wieder von der Furcht sprach, «verrückt», also «wahnsinnig» zu werden. Da im Traum auch das Wort «Feuer» eine Bedeutung hatte, war anzunehmen, daß es sich bei dem verdrängten Erlebnis um ein mit starken Affekten (Feuer, Leidenschaft) besetztes handeln mußte. Ebenfalls schien es um ein Problem der Mutter-Kind-Beziehung zu gehen, da im letzten Traumabschnitt die Rede davon ist, daß die Frau des Patienten und sein Sohn in einer Tiefgarage – hier wohl symbolisch für Tiefe, Unbewußtheit, Verdrängung – ein Auto suchen und es fast nicht finden können. Ich ging also davon aus, daß die Frau seine Mutter sei, der Sohn demnach er selber als Kind. Im Traum war diese Szenerie nicht vollständig dunkel, bloß halb, was ein Hinweis darauf hätte sein können, daß das Gesuchte nicht ganz, bloß «halb» verdrängt worden war, aber daß das Verdrängte der wichtigere Teil davon sein mochte.

Für mich waren diese beiden Träume, auch wenn sie unanalysiert blieben, wichtige Hinweise für die Richtung, in welcher das Kernproblem gesucht werden mußte.

Der Patient begann die Sitzung mit der Schilderung dessen, was sich seit dem letzten Mal ereignet hatte. Er sagte, daß es ihm relativ gut gegangen sei bis zu dem Zeitpunkt, als aus unbekanntem Anlaß sich wieder das

Gefühl eingestellt habe, «verrückt» zu werden. Er habe beim Heimkommen ein Nachbarskind beim Spielen mit seinen Kindern in der Wohnung angetroffen. Da sei dieses Gefühl, «verrückt» zu werden, urplötzlich über ihn gekommen, so daß er schleunigst habe weglaufen und eine Tablette schlucken müssen.

Nun berichtete er überraschenderweise von einem Traum mit folgendem Inhalt:

Traum 19

Ich begegne im Traum dem Mann, von dem ich gestern in der Zeitung gelesen hatte, daß er im Drogenrausch einen Kollegen umgebracht habe. Irgendwie scheine ich nicht recht zu wissen, wie ich ihm weiterhelfen könnte. Es ging im Traum darum, daß er einen Rückfall irgend im Zusammenhang mit dem Drogenkonsum hatte.

Dann eine andere Szene: In einem Raum. Der Mann von oben ist wieder da. Er weint heftig (Reue?). Er will sich im Raum nebenan, wo früher Frau X war, jetzt aber Herr Dr. B ist, entschuldigen. Aber Dr. B ist nicht da, so daß er sich nicht mehr bei ihm entschuldigen kann.

Dann ist da irgendwie eine unbekannte Frau, eine Therapeutin. Es geht jetzt offenbar um mich, aber auch um den Mann, von dem ich in der Zeitung gelesen hatte. Die Therapeutin sagt, daß man in diesem Fall vielleicht nicht weiter in die Tiefe gehen sollte. Das Ganze ist etwas deprimierend, weil ich auch schon vorher im Traum ratlos war.

Zu diesem Traum berichtete der Patient, daß er enorm Mühe gehabt habe, ihn aufzuschreiben. Dann sei ihm das Wort «Gewissen» eingefallen. Danach habe er endlich den Traum doch noch aufschreiben können. Jetzt falle ihm ein, daß wahrscheinlich das Gewissen im Traum gesagt habe, man solle in diesem seinem Falle nicht in die Tiefe vorstoßen. Das Gewissen sei demnach gegen die Analyse und gegen eine Heilung eingestellt. Das Gewissen entmutige ihn im Traum.

Mir war aufgefallen, daß der Patient erstmals in der Behandlung in dieser deutlichen Weise vom Gewissen (Über-Ich) sprach, das der Kur Widerstand leiste und gegen eine Heilung sei.

Ein Zusammenhang, den der Patient nicht bemerkt hatte, fand in dieser Sitzung mein Interesse. Bekanntlich hatte der Patient den Traum 19 assoziiert, nachdem er über sein Erlebnis berichtet hatte, das ihn veranlaßte, voller Angst eine Tablette zu schlucken. Im Traum ist die Rede davon, daß jener Mann, von dem er in der Zeitung gelesen hatte, an einem Rückfall im Zusammenhang mit dem Drogenkonsum litt. Da der Patient Psychopharmaka – also auch «Drogen» – einnehmen mußte, war im Traum vermutlich eine Anspielung auf seinen «Drogenkonsum» enthalten. Ganz abgesehen davon, daß man bei ihm in bezug auf die Neurose auch von einem Rückfall sprechen konnte. Der Patient war seinerzeit als symptomfrei und geheilt aus der Analyse bei Dr. B entlassen worden. Jetzt aber war er wieder komplett neurotisiert, so stark, daß er eben «Drogen», Psychopharmaka, brauchte. Anders ausgedrückt: der Traum wollte wohl sagen, der Patient brauche «Drogen» und habe einen Rückfall in die Neurose erlitten, aus einem Grund, den eben gerade dieser Traum zu schildern schien.

Die Geschichte, die der Traum schilderte, war – gemäß Traumtext –, daß jemand einen Kollegen umgebracht hatte, wenn auch im Drogenrausch. Das Unbewußte des Patienten hatte offensichtlich die Zeitungslektüre von diesem Mordfall blitzschnell aufgenommen und zur Formulierung des Traumes benutzt. Typisch schien mir, daß es im Traum hieß, das Unglück sei im Drogenrausch geschehen. Wenn jemand im Drogenrausch einen andern umbringt, spricht man davon, die Tat sei im Zustande der Unzurechnungsfähigkeit geschehen. In der Terminologie des Unbewußten konnte dies nur bedeuten: es war eine unbewußte Tat. Dabei konnte es keine Rolle gespielt haben, ob es sich um einen Wunsch oder um ein Ereignis gehandelt haben mochte.

Jedenfalls war auch nach meiner Meinung die Anklage des Gewissens (Über-Ich) so stark, daß sich der Gewissenswiderstand gegen die Behandlung und den Behandlungserfolg richtete.

Im Traum 19 erscheint das Moment bitterer Reue. Auch ist davon die Rede, daß der Mann aus der Zeitung sich entschuldigen möchte, dies aber nicht mehr kann, da Dr. B, bei dem er sich entschuldigen wollte, nicht da ist.

Hier vermischte der Traum eindeutig etwas: der Mann aus der Zeitung kannte ja den Dr. B, bei welchem der Patient seinerzeit in Behandlung war, gar nicht; es mußte sich also um den Patienten selber handeln. Mich machte stutzig, daß es hieß: «Aber Dr. B ist nicht da, so daß er sich *nicht mehr* bei ihm enschuldigen kann.» Nicht mehr entschuldigen kann man sich endgültig nur bei jemandem, der gestorben ist. Gestorben war aber die Mutter des Patienten. Diese war nicht mehr da wie «früher», sie befand sich nicht mehr unter den Lebenden. Wofür aber wollte sich der Patient – wenn diese Deutung stimmte – bei der Mutter entschuldigen? Im Traum wurde gesagt, ein Kollege sei umgebracht worden. Wer war dieser Kollege? Der Bruder oder der Vater?

Ich hatte mit dem Patienten die eben erwähnten Fragen nicht besprochen. Er hätte zu diesem Zeitpunkt solche Fragen kaum ertragen, und wenn er sie ertragen hätte, wäre das Gewissen (Über-Ich) – solchermaßen «aufgescheucht» – bestimmt in einer Weise in Aktion getreten, welche die ganze Behandlung gefährdet hätte. Das Gewissen (Über-Ich) hielt ja, laut Traum, was es dem Patienten vorwarf, für nicht entschuldbar. Es *wollte* keine Entschuldigung. Deshalb habe ich den Patienten nur gefragt, was er glaube, daß das Gewissen (Über-Ich) ihm vorwerfen könnte, wenn es den Behandlungserfolg verhindern wolle. Er sagte mir dazu nach einigem Überlegen: «Ich weiß es auch nicht. Es (das Gewissen) entmutigt mich.»

Der Patient schien aber doch nachgedacht zu haben, denn nach einer Weile des Schweigens erzählte er mir folgende Begebenheit:

Er sei – wann genau wisse er nicht mehr – mit einem Mädchen aus der Nachbarwohnung der Eltern bei einem Bauern Kirschen holen gegangen. Auf dem Wege dorthin habe das Mädchen – es war noch nicht schulpflichtig – gesagt, es müsse urinieren. Man sei ein Stück in den Wald hineingegangen. Da habe ihn die Neugierde gepackt, und er habe schauen wollen, was das Mädchen zwischen den Beinen habe. Gesehen habe er nichts. Nachher seien sie wieder zurückgegangen, und da der Weg über einen Bach geführt habe, habe er das Mädchen auf die Schultern genommen, um es hinüberzutragen. Dabei sei er gestürzt, und das Mädchen habe sich durch den Fall den Kopf angeschlagen. Es habe aus einer Wunde geblutet. Da sei er in eine schreckliche Panik geraten, habe geglaubt, das Mädchen verblute, und auch, daß das jetzt die Strafe Gottes gewesen sei für seine Neugierde. Voller Schrecken habe er ein in der Nähe befindliches Restaurant aufgesucht und die Wunde verbinden lassen. Zu Hause habe er nur gesagt, er sei ausgerutscht mit dem Mädchen, aber er habe nicht gesagt, daß er beim Urinieren die Vagina habe anschauen wollen.

Das war nun, wie der Patient sagte, das Bewußtwerden eines verdrängten Erlebnisses, denn daran hatte er sich nicht mehr erinnert. Nun konnte man aufgrund der vorangegangenen Assoziationen sicher sagen, daß hier ein Erlebnis geschildert worden war, welches seinerzeit größte Angst hervorgerufen hatte und welches – das war das Wichtigste – nicht gesühnt worden war. Denn außer dem Patienten wußte nur noch das betroffene Mädchen, daß er ihr beim Urinieren zugeschaut hatte, aber es wußte außer ihm überhaupt niemand, daß er dabei ihre Vagina sehen wollte. Außerdem hatte er ja sofort nach dem Sturz mit dem Mädchen den Einfall, daß ihn Gott für seine Neugierde bestraft habe. Wenn er jetzt im Zusammenhang mit dem Nachdenken darüber, was ihm das Gewissen (Über-Ich) vorwerfen könnte, diese Szene erinnert hatte, konnte man annehmen, daß ihm das Gewissen (Über-Ich) jene Sache *noch immer* ankreidete. Er freilich konnte das damals nicht einsehen.

Statt dessen brachte der Patient eine weitere Erinnerung. Er schilderte zunächst, wie er im schulischen Schwimmunterricht – er war Nichtschwimmer – vor versammelter Schülerschar, die ihm beim Schwimmkurs zuschaute, aus Angst vor dem Ertrinken laut geschrien habe. Der (Schwimm-)Lehrer habe aber kein Verständnis für ihn gehabt und munter weitergemacht, und er habe sich auf diese Weise grauenhaft blamiert. Ich müsse mir vorstellen, was das für ihn bedeutet habe: er im Schwimmbecken mit dem Lehrer, um ihn versammelt die ganze Schülerschar, die sich amüsierte, weil er vor Angst zu ertrinken wie am Spieß geschrien habe. Und dies sei nicht nur einmal, sondern mehrmals vorgekommen. Er sei so deprimiert gewesen, daß er nur mit Angst in die Schule habe gehen können, bis dann schlußendlich der Vater, der seine Niedergeschlagenheit bemerkte, dem Lehrer einen Entschuldigungsbrief geschrieben habe. Dennoch sei versucht worden, im alten Stil weiterzufahren. Dieses Vorkommnis habe ihm aber nicht gutgetan.

Daraufhin – und das sicher nicht zufällig, weil es die Angst vor dem Wasser im Schwimmkurs erklärt – kam ihm jene Szene in den Sinn, wo er als Kleinkind zusammen mit der Mutter in einer nicht namentlich bekannten Bank war. Er müsse damals sehr klein gewesen sein, meinte er. Die Mutter habe vom Bankbeamten Geld verlangt, aber dieser habe ihr keines gegeben. Er wisse eigentlich nicht einmal mehr sicher, ob es damals überhaupt um Geld gegangen sei. Sicher sei nur, daß der Beamte der Mutter nicht habe helfen wollen. Er wisse noch ganz genau, wie die Mutter in Tränen ausgebrochen sei und schließlich gesagt habe: «Dann springe ich mitsamt den Kindern in den Wohlensee!» Es könne aber auch sein, daß sie gesagt habe, sie springe mit den Kindern in die Aare. Der Patient vermochte nicht anzugeben, wie alt er damals gewesen war. Er glaubte, er sei noch im Kinderwagen gelegen und die Mutter habe ihn auf die Brüstung des Bankschalters gesetzt. Sicher sei nur, daß er schon in dem Alter gewesen sei, wo er nicht nur genau verstanden habe, was die Mutter sage, sondern auch, was dies eigentlich bedeute.

Der Patient erinnerte sich auch daran, wie er, vermutlich in der zweiten Klasse, ein Religionsbüchlein verloren hatte. Zuerst log er sich heraus, als der Pfarrer ihn fragte, und sagte, er habe es vergessen. Als er es aber nicht mehr bringen konnte, weil er es ja nicht mehr besaß, mußte er zugeben, daß er es verloren und die ganze Zeit über den Pfarrer angelogen hatte. Der Pfarrer habe ihn daraufhin gefragt: «Wohin kommen Buben, die den Pfarrer anlügen?» Er habe ihm geantwortet: «In die Hölle». Da habe der Pfarrer bestätigend mit dem Kopf genickt. Wenig später sei er mit der Mutter in der Stadt gewesen. Auf dem Nachhauseweg seien sie einer Mitschülerin begegnet, die auch in Begleitung ihrer Mutter gewesen sei. Seine Mutter habe gerade noch gehört, wie die Mitschülerin ihrer Mutter erzählte: «Du, dieser Bub hat den Pfarrer angelogen.» Seine Mutter habe sich daraufhin sofort umgekehrt und das Mädchen gefragt: «Was hat mein Bub?» So sei die ganze Geschichte herausgekommen. Er habe sich deswegen bis auf die Knochen blamiert gefühlt.

Danach brachte er eine Erinnerung, wonach er seinerzeit an seinem Arbeitsplatz Waren stahl; man hatte indessen diese Diebstähle nie entdeckt. Das war zwar schon mehrere Jahre her – er sagte 16 Jahre –, und der Patient äußerte, daß er diese Diebstahlgeschichte eigentlich schon wieder völlig vergessen hatte. Eine andere Geschichte fiel ihm daraufhin ebenfalls ein: er hatte als Wochenplatzknabe (Ausläufer) einmal dem Konkurrenzunternehmen etwas bringen müssen. Der Geschäftsführer dort hatte zuerst vorgehabt, ihn eine Besorgung ausführen zu lassen, dann aber davon abgesehen. Nun habe er seinem Chef erzählt, er habe diese Besorgung ausführen müssen. Daraufhin sei der so empört gewesen, daß er dem andern sofort geharnischt telefoniert habe. Kurz und gut: er habe sich immer mehr in ein Lügengebäude verstrickt. Schließlich habe man den Fall gar vor die Schulinstanz gebracht. Er habe die Lügen zugeben müssen, sich aber auch da geschämt wie selten.

Er berichtete auch darüber, daß er zum ersten Mal Angst gehabt habe, eingeschlossen zu werden, als er in der Firma X gearbeitet habe. Und darauf meinte er: «Das war bestimmt Bestrafungsangst.» Nun war es interessant, daß er in diesem Zusammenhang von «Bestrafungsangst» sprach. Da die damalige Angst, eingeschlossen zu werden, aber einen realen Hintergrund hatte (Lagerräume in einem Keller, wo Kollegen aus Versehen oft das Licht löschten, so daß es stockfinster war und man schwer wieder herausfand), konnte man nicht von einer Phobie sprechen.

Anders sah es aus, als der Patient von jenem Ereignis zu sprechen begann, das man als den tatsächlichen Beginn der Klaustrophobie ansehen mußte. Das war damals, als der Patient jenen Kollegen im Gefängnis besuchte, der jemanden zu Tode gefahren hatte (fahrlässige Tötung). Als die Gittertüre geschlossen wurde, erschien wie ein Blitz aus heiterem Himmel eine panische Angst, so daß der Patient alle Energie aufwenden mußte, um nicht herauszuschreien. Er konnte die wilde Angst damals niederkämpfen. In diesem Zusammenhang hätte man weit eher von verdrängter «Bestrafungsangst» sprechen können als beim vorherigen Erlebnis. Aber da sagte der Patient nichts davon. Was auch bezeichnend war.

Von einem weiteren unangenehmen Erlebnis berichtete der Patient ebenfalls, nämlich daß er seinerzeit häufig onanierte und daß der Bruder ihn dabei entdeckte, ihm an den Penis griff, um zu schauen, ob er erigiert sei, und dann aber sagte, er werde die Entdeckung nicht der Mutter melden. Aber auch die Mutter habe gewußt, daß er onaniere.

Der Patient hielt nun für einen Moment inne und sagte dann, es sei ihm aufgefallen, daß er eigentlich Vorwürfe an die Adresse der Eltern und des Bruders erhoben habe, und er frage sich jetzt, ob diese Vorwürfe nicht Selbstvorwürfe seien. Daraufhin – und das sicher nicht zufällig – erinnerte er sich an den Traum 23 mit folgendem Inhalt:

Traum 23

Ich bin in der Firma X. A.B. ist auch da. Bin im Gespräch mit M.B. Ich frage ihn, wer noch alles in seiner Gewerkschaft organisiert sei. Er antwortet: Zwei. Er und? Ich denke, daß es ja so kommen mußte, daß die Gewerkschaftsorganisation zusammenbrechen werde.

Dann erfahre ich zu meiner Verblüffung, daß A.E. nicht an einem Herzschlag gestorben sei, sondern sich mit einer Pistole in den Kopf geschossen habe. Er sei aber nicht sofort tot gewesen. Er habe nach Übersee (Amerika) auswandern wollen und sich vorher erschossen. Erst in X im Zug habe er es seiner Frau gestanden. (?) Bin deswegen entsetzt, denn das habe ich nicht gewußt. Frau E. hat also diese Tatsache verschwiegen.

Dann sind wir (?) am Zügeln[1]*. Die Eltern sind auch da. Die ganze Zügelei geht schleppend. Ich dränge zur Eile, denn ich will fort von hier. Das Schlafzimmer (unseres?) soll auf den Zügelwagen geladen werden. Ich muß auf eine Katze aufpassen, die mir aber entwischt ist. Dann finde ich sie wieder. Sie ist jetzt klein, hat rote Haare und eine ebensolche Schleife (Halstuch) um den Hals. Ich trage sie auf der Hand. Ich selber dränge zur Eile, kann aber nicht viel helfen, weil ich die Katze tragen muß. Vor allem denke ich, daß wir Fachleute haben sollten wegen des richtigen Aufladens der Möbel. Ohne diese Hilfe wird die Ware sicher nicht fachgerecht verstaut, und wir bringen womöglich nicht alles in den Zügelwagen.*

Der Patient wollte zum gesamten Traum Assoziationen bringen, und ich ließ ihn gewähren. Die Firma X war jene, wo er nach seiner Schulentlassung als Hilfsarbeiter tätig gewesen war. Im Zusammenhang mit dem Traum glaubte der Patient allerdings, daß diese Firma die «Familienfirma», also die elterliche Familie darstelle. A.B., ein Mitarbeiter dieser Firma, könnte seine Mutter darstellen, meinte er, da er den gleichen Familiennamen trage wie die Mutter. M.B. war ein anderer Mitarbeiter der gleichen Firma, allerdings mit einem andern Familiennamen als A.B. Wer das sein könnte, vermochte der Patient nicht zu sagen; er sagte ganz einfach, er wisse es nicht, es falle ihm dazu nichts ein.

A.E. war gleichfalls ein Mitarbeiter der Firma X; und da hier alles Leute aus der gleichen Firma vorkamen, lag die Vermutung nahe, daß es sich in der Tat um die «Familienfirma», um die Mitglieder seiner Familie, handeln könnte. Zu diesem A. E. assoziierte der Patient interessanterweise einen verstorbenen Onkel, von dem ihm bekannt war, daß er sich erschossen hatte. (Wie der A. E. im Traum.) Der Patient glaubte nun, daß ihm im Traum in der Figur des A. E. eben dieser verstorbene Onkel begegnet sei; ferner, daß seine Suizidgedanken, die den Ausbruch der Neurose begleitet hatten, eine unbewußte Wiederholung eben dieses Selbstmörderonkels seien, daß dieser Onkel in ihm wiederkehren möchte. Damit hatte er den Traum – ohne es auszusprechen – als einen Ahnentraum gedeutet.

Nun bin ich freilich der letzte, der die Existenz von Ahnenträumen[2] verneint, aber hier schien es mir doch, daß der Patient mir allzu bereitwillig die Ahnen präsentieren wollte. Ob dies darum geschah, weil er in meiner Praxis ein Bild von Szondi gesehen – oder weil er, der ja nicht unbelesen und dumm war, schon von Ahnenträumen gehört hatte, ließ ich offen. Ich sagte ihm bloß, daß es Ahnenträume gebe – er habe diesen Traum ja als einen eigentlichen Ahnentraum gedeutet –, daß ich aber nicht der Meinung sei, daß dies ein Ahnentraum sei, so verlockend auch seine Erklärung töne.

Diese Erklärung nahm mir der Patient aber nicht ab. Er versuchte im Gegenteil seine Deutung, daß der A. E. im Traum der Selbstmörderonkel sei, zu unterstreichen, indem er sagte, daß der Chef der Firma X – er kam im Traum indes nicht vor – einen Sohn gehabt habe, der ebenfalls durch Selbstmord gestorben sei, daß es sich also um ein familiäres Problem handle. Diese – mir unbekannte – Tatsache hatte natürlich in bezug auf das vom Patienten behauptete Problem einiges für sich, denn daß der Traum eine Firma wählte, deren Chef einen Sohn hatte, der Selbstmord beging, und der Patient dazu einen Onkel erinnerte, der auf die im Traum geschilderte Weise ums Leben kam, also durch Suizid, konnte man nicht einfach ignorieren. Andererseits war mir bewußt, daß der Patient eine Mutter besaß, die zweimal in Suizidgefahr war, und daß der Patient als Sohn dieser Mutter auch Selbstmordgedanken geäußert hatte. Der Chef hätte laut Traum ganz gut identisch mit der Mutter des Patienten sein können, die ja auch einen Sohn hatte – eben den Patienten –, der unter ernsthaften Suizidgedanken litt. Der erinnerte Onkel konnte gut eine sogenannte Deckerinnerung sein; er kam anstelle der Erinnerung an die suizidale Mutter, und dies aus gutem Grund: der Patient – so schien es mir –

erinnerte lieber den suizidalen Onkel als die suizidale Mutter. Letztere mußte ihn weit schwerer belastet haben als der «fremde» Onkel, den er nicht einmal persönlich gekannt hatte.

Der Traum 23 selber schien mir auch recht zu geben, ging es doch im letzten Abschnitt eindeutig um die Eltern. Unverkennbar war dort die Furcht des Patienten, keine Fachleute zu finden, die ihm beim richtigen Aufladen der Möbel behilflich wären. Das schien mir ein Hinweis darauf zu sein, daß die bisherigen Bemühungen, bei Fachleuten seine Neurose loszuwerden, als gescheitert betrachtet werden mußten. Er, der laut Traum wegen der Katze die Hände nicht frei hatte und nicht helfen konnte, das Problem zu lösen, war auf Fachhilfe angewiesen. Er hatte, so der Traum, ganz offensichtlich Angst, es könnte ihm bei mir dasselbe passieren wie schon vorher bei den andern Analytikern.

Nach dieser Sitzung sah ich mich in einer wenig beneidenswerten Lage. Einerseits hatte ich es mit einem Patienten zu tun, dessen psychische Labilität zu ernsten Bedenken Anlaß gab und der deswegen kaum eine Konfrontation ertrug. Andererseits kam eine weitere Bedrohung der analytischen Arbeit von der Übertragungsseite her, denn die Wut des Patienten auf alle Familienangehörigen war so groß, daß ich äußerste Vorsicht walten lassen mußte, um die Übertragung nicht derart negativ werden zu lassen, daß das Schlimmste hätte befürchtet werden müssen. Schließlich war ich nicht der erste Analytiker, der sich dieses Falles angenommen hatte; der Patient sagte zwar im Traum 23, er sei auf Fachhilfe angewiesen, aber damit war gleichzeitig sein Mißtrauen und seine Furcht ausgedrückt, es könnte ihm bei mir gleich ergehen wie bei den andern. Konnte ich da – am Anfang – hoffen, daß er mir die Deutungen abnehmen würde, die ich ihm geben wollte, wenn er doch auch den andern geglaubt hatte und damit so schlechte Erfahrungen machen mußte? Dabei war es dem Unbewußten des Patienten gewiß gleichgültig, aus welchen Gründen die Behandlungen erfolglos blieben – der Patient trägt am Gelingen einer Analyse einen nicht zu unterschätzenden eigenen Anteil, und jeder Analytiker ist darauf angewiesen, daß er geleistet wird –, wichtig war die Tatsache des Scheiterns. Der Traum 5, insbesondere aber der Traum 10, sprach den Vorwurf, nicht gut behandelt worden zu sein, offen aus. Daß es diesbezüglich in der Analyse bei mir einmal zu einer «Entladung» kommen mußte, war vorauszusehen. Nicht nur dem Patienten – wie es der Traum 23 sagte –, sondern auch mir waren die Hände am Anfang gebunden. Ich konnte nicht so vorgehen, wie ich – unter andern Umständen – es gerne gewollt hätte. Es gibt Dinge, die der Analytiker dem Patienten unter gewissen Umständen nicht sagen darf, selbst wenn er es weiß oder ahnt. Man muß warten können, bis die Zeit dafür reif ist. Andererseits war aber auch unser beider Wissensstand im Vergleich zu dem, was die Träume bereits jetzt sagten, noch erschreckend gering. Wir standen noch immer erst am Anfang, und der Ausgang blieb ungewiß.

[1] Schweizerdeutsch für «umziehen»

[2] Vgl. mein Buch «Ahnenträume» (Bern: Hans Huber, 1980). – Die Erkenntnisse über die Vererbung von Krankheiten nehmen in der Humanmedizin – mit Recht – eine immer größere Bedeutung ein. In der Tiefenpsychologie wird die Szondische Vererbungslehre [Schicksalsanalyse] jedoch noch weitgehend ignoriert, in einer Weise, die rational nicht erklärbar ist.

5. Sitzung

Zu Beginn dieser Stunde berichtete der Patient, daß es inzwischen relativ gut gegangen sei. Das Hektische, das Herumgetriebensein, das fieberhafte Suchen, das ihn auch in der Analyse auszeichnete, habe nachgelassen.

Er sei am Sonntag spazieren gegangen, dann sei er im Kino gewesen, und plötzlich sei ihm der Inzestwunsch gegenüber der Mutter klar geworden (Hier merkte man das Wissen aus den früheren Analysen).

Allerdings habe er auch ein erschreckendes Erlebnis gehabt. Er habe in der Zeitung davon gelesen, daß jemand eine Frau umgebracht habe. Da sei ihm mit großer Heftigkeit das Wort *«Muttermörder»* eingefallen. Er sei darüber tief erschrocken. Dann habe er aber gedacht, daß es eine Unverschämtheit des Gewissens sei, ihm zu suggerieren, er sei ein Muttermörder. Daraufhin habe das innere Erschrecken nachgelassen. Er glaube, daß die ewigen Rückfälle – damit meinte er Episoden der geschilderten Art, also Angstzustände, Erschrecken – vom Gewissen her kämen.

Er sprach – erstmals – von Minderwertigkeitsgefühlen, die ihn ständig plagten. Diese kämen von der Familie her, die ihn andauernd frustriert habe. Daß die Mutter sich habe vergasen wollen, habe ihn schwer getroffen. Die Folge davon sei ein erheblicher Minderwertigkeitskomplex. Er fragte: «Gibt es etwas Schlimmeres für ein Kind als eine Mutter, die sagt, sie wolle sich das Leben nehmen?» Als die Mutter gestorben sei, habe ihn eine große Verlassenheit befallen. Er sei ganz allein auf der Welt gewesen; so wenigstens habe er sich gefühlt. Der Tod der Mutter habe die Dualunion mit ihr schlagartig zerbrochen. Daß die Mutter so plötzlich – sie starb unerwartet an einem Herzversagen – gestorben sei, habe dasselbe bedeutet wie damals, als sie so unerwartet aus der Küche rief, sie wolle sich das Leben nehmen. Der Tod der Mutter habe eine schwere narzißtische Rache hervorgerufen. Dann erwähnte er die Klaustrophobie, die nicht aufhöre, und daß er glaube, das sei die Angst, von der Mutter verlassen zu werden.

Ich hielt diese Einfälle für bedeutend, um so mehr als sie kamen, nachdem der Patient letztes Mal noch behauptet hatte, im Traum 23 sei ihm der suizidale Onkel erschienen. Jetzt sprach er – ohne allerdings diesen Zusammenhang herzustellen – von der suizidalen Mutter. Das hatte ich beim Traum 23 vermutet, ihm aber nicht gesagt.

Interessant waren die Träume, die er brachte:

Traum 25

Ich komme zu Kürsteiners Haus. Es ist Mittwoch, Mittagszeit. Ich steige die Treppen zu seiner Wohnung hinauf. Ich sehe bei der halboffenen Wohnungstüre bei der Türglocke einen handschriftlichen Zettel befestigt. Darauf steht in blauer Farbe geschrieben: «Bitte vor dem Eintreten 3 mal läuten, dann Bescheid abwarten.» Ich mache das. Ich denke, das müsse so sein, weil Kürsteiner vielleicht Mittagsschlaf abhalte. Niemand kommt aber. Ich läute nochmals. Frau Kürsteiner erscheint. Sie ist anscheinend nicht gerade erfreut über mein Hiersein. Es ist im Hintergrund noch ein Mann anwesend, und ich denke, es könnte Kürsteiners Vater sein. Schließlich kommt Kürsteiner heraus. Er ist es und ist es doch wieder nicht. Er hat in der Hand einen Stechbeitel, es könnte aber auch ein Messer sein. Damit fährt er sich an den Kopf. Ich spreche mit ihm. Aber ich merke dabei, daß ich ihm und seiner Familie nicht willkommen bin. Kürsteiner läßt mich auch nicht in die Praxis eintreten und Analyse machen. Er sagt etwas wie: «Heute ist Ruhetag, ich kann oder darf Sie nicht analysieren, wegen der Gewerkschaft.» Er sagt dann noch etwas vor der Türe zu mir, ich weiß es aber nicht. Ich glaube, daß er das wegen der Gewerkschaft irgendwie als Ausrede gebraucht hat, um mich «abzuwimmeln».

Dieser Traum fiel mir deshalb besonders auf, weil der Patient darin sagt, er sei mir nicht willkommen und ich wolle ihn mit einer Ausrede abwimmeln. Das Besondere aber war, daß er an den Traum 23 anzuknüpfen schien, wo ebenfalls von einer Gewerkschaft die Rede war. Hier hieß es, ich könne oder dürfe ihn wegen der Gewerkschaft nicht analysieren.

Der Patient wollte auf diesen Traum nicht eingehen. Ich machte ihn aber auf die eben erwähnte Parallele mit der Gewerkschaft im Traum 23 aufmerksam. Nun zeigte sich der Patient ebenfalls verblüfft, konnte aber den Sinn im einen wie andern Traum nicht verstehen. Er erwähnte bloß nebenbei, daß die Gewerkschaft, von der im Traum 23 die Rede sei, die *christliche* Gewerkschaft gewesen sei. Dazu bemerkte ich: «Wenn die christliche Gewerkschaft gegen die Analyse ist – besser müßte man wohl sagen: gegen den Erfolg in der Analyse –, liegt die Vermutung nahe, daß wir es mit dem ‹organisierten› Gewissen (Über-Ich) als Abwehr zu tun haben, wie Sie das am Anfang auch erwähnten.» Er gab mir aber darauf keine Antwort, sondern assoziierte nun

Traum 27

Ich bin mit Kürsteiner in einem Garten. Regen. Etwas mit B. W. Kürsteiner und ich gehen zusammen in den Keller eines Hauses. Dort treffen wir verschiedene Gestalten an. Ich sehe zum ersten Mal meinen Onkel R. (der Selbstmord gemacht hat). Er sieht nicht anziehend aus. Ich sage zu Onkel R: «Gelt, du machst mir nichts. Oder: Du läßt mich in Ruhe.»

Dann Kino in X (Stadtteil von Bern, wo Patient die Kindheit verbrachte). Ich löse einen Logenplatz. Bekomme als Eintritt einen schwarzen Jeton. Im Kino ist es zuerst dunkel/düster. Dann finde ich meinen Platz nicht. Es hat schon Leute drin. Es hat aber keine Kinobestuhlung, sondern es sind Tische mit Stühlen da, einige davon mit weißen Tischtüchern bedeckt. Die Kassiererin/Regisseurin ruft: «X, schon 1767 habe ich dir das und das gesagt, jetzt ist es 19 … und es ist immer noch nicht erledigt». Dann sehe ich eine Gruppe Schauspieler von der Bühne abtreten. Sie gehen in eine Art Gang und dann in einen zweiten Raum. Es fällt mir dabei der hinterste Mann auf. Er ist nackt, bronzefarben (?) und ist mit einem Strick/Seil gefesselt.

Bei diesem Traum glaubte er erneut, daß – weil der Onkel R. auftauchte, der sich das Leben genommen hatte – es sich um eine Erbproblematik handeln müsse. Dieser Gedanke war tatsächlich nicht ohne weiteres abzulehnen. Man hätte annehmen können, daß ihm im Traum eine kranke Ahnenfigur begegnet sei; ferner, daß in seinen Suizidgedanken sich dieser selbstmörderische Onkel bemerkbar machen wollte. Die im Traum geäußerte Furcht des Patienten vor diesem Onkel R. wäre demnach als die unbewußte Furcht des Patienten vor der Wiederholung dieses Selbstmörderonkels in seinem Schicksal anzusehen gewesen.

Dennoch hatte ich den Eindruck, daß das nicht sein primäres Problem sein konnte; der Traum zeigte mir diesen möglichen Sachverhalt zu unzensuriert. Wenn man so Angst hat vor den unterdrückten, gefahrbringenden Ahnen, wie dies der Patient vorgab, erscheinen sie nicht so offensichtlich. Daß sich dieser Onkel – nicht als kranke Ahnenfigur – im Traum zeigte, hatte eine ganz bestimmte andere Bedeutung, aber an diese dachte damals weder der Patient noch ich.

Ich sagte dem Patienten, daß seine Deutung des Traumes zwar verlokkend sei und nicht ohne weiteres beiseitegeschoben werden könne, daß ich aber der Meinung sei, daß das Ahnenproblem mindestens vorläufig nicht die Hauptaussage des Traumes sein könne. Der Patient reagierte auf diese Mitteilung nicht, sondern er ging auf den Traum 28 ein.

Traum 28

Kinovorstellung im Freien, evtl. Fernsehdarbietung. (Ist es in einer Gartenwirtschaft?) Am Schluß kann ich die Klappstühle zusammenlegen. Es geht aber nicht so, wie ich es zuerst meinte. Dann ist unsicher, ob es die Gegend der Metzgerei X ist. Später fährt unsere Familie – meine Frau ist am Steuer – in unserem schwer überladenen Citroën 2 CV («Döschwo»), einer sogenannten «Ente», heimzu. Es scheint Weihnachten zu sein. Da kommt eine Polizeipatrouille mit zwei Polizisten und hält uns an. Als die Polizisten die vielen Personen in dem kleinen Auto sehen, bekommen wir eine Buße. Um meiner Frau Unannehmlichkeiten zu ersparen, schlage ich einen Polizisten nieder. Er trägt eine weiße «Käpplimütze». Nun müssen wir zu einem Parkplatz. Wir haben auch ein Klappvelo für M. T. gekauft, das wir ihr schenken wollen. Wir müssen das Vehikel umladen. Als wir auf den Parkplatz kommen, ist auch dort schon die Polizei. Ein anderer Fahrer hat einem Ausländer bei seinem Auto das Heck eingedrückt. Der schuldhafte Fahrer scheint einen Toyota gefahren zu haben. Diskussion wegen des Schadens. Wir können unbemerkt abhuschen. Schließlich merkt die Polizei aber doch, daß wir weggefahren sind. Über Funk kommt die Meldung: «Berner Wagen fährt über Olten nach Bern.» Sie wissen zwar nicht, was wir für ein Auto fahren, aber wir nehmen an, daß sie einfach alle Autos anhalten und kontrollieren werden. Die Sache ist für uns schlimm, da ich einen Polizisten niedergeschlagen habe. Wenn sie das Klappvelo finden, sind wir überführt. Wir beschließen deshalb, über Zürich–Olten nach Bern zu fahren. Das ist im Traum eigenartigerweise die Gegenfahrbahn, wo man uns also nicht kontrolliert und nicht vermutet.

Dieser Traum führte den Patienten über das Stichwort «Gartenwirtschaft» auf ein Ereignis zurück, welches in Zusammenhang mit seinem Vater stand. Dieser war in einer Gartenwirtschaft gewesen, als sich ein Autounfall ereignete, bei welchem zwei Frauen verletzt worden waren. Andererseits schilderte der Patient, wie er in der Kindheit zusammen mit der Mutter auf den Vater wartete, der meist erst zu später Nachtstunde und schwer betrunken nach Hause kam. Vermutlich sei er wegen des Hasses auf den Vater «zusammengeklappt». Es sei wahrscheinlich so, daß er damals, als der Vater Zeuge dieses Unfalles geworden sei, unbewußt gedacht habe, es wäre besser gewesen, wenn der Vater anstelle der zwei Frauen unter das Auto geraten wäre. Zuerst sei der Vater zusammengeklappt, als er diesen Unfall gesehen habe, danach in der Neurose er selber, so wie der Vater.

Diese Erklärung des Patienten war sicher nicht falsch, aber man mußte das in diesem Zusammenhang Erinnerte wohl als eine sogenannte «Deckerinnerung» ansehen, da das Wissen darum dem Patienten keinerlei Erleichterung brachte.

Zum Wort «Klappstühle» erinnerte der Patient ein anderes Erlebnis: Er sei zu Hause gewesen und habe sich gerade einen neuen Polsterstuhl gekauft. Da habe er die Mutter gebeten sich hineinzusetzen, was sie auch gemacht habe. Als sie aufgestanden war, sah der Patient zu seinem Schrekken, daß die Mutter, die offensichtlich die Periode hatte, den Stuhl blutbeschmutzt verließ. Es sei dies eine außerordentlich peinliche Szene gewesen. Interessant war nun, daß der Patient die Metzgerei X im Traum einfach übersprang, obschon gerade aufgrund der Schilderung dieses «blutigen» Erlebnisses mit der Mutter sich eine heiße Spur in bezug auf die Aufklärung der Sexualfantasie mit dem «Metzgen» hätte ergeben können. Der Patient wich aber damals allem aus, was mit der Mutter irgendwie in Verbindung stand, sobald es ihm nahe ging. Ich hatte keinen Anlaß, an zu vielen Fäden zugleich zu ziehen.

Zum Traumstück mit dem überladenen 2 CV meinte der Patient, daß hier die Größe der Familie gemeint sei und daß er sich wegen der Kinderzahl auch schon geniert habe; um so mehr, als einmal ein Vorgesetzter deswegen eine abschätzige Bemerkung gemacht habe. Die Geburt des letzten Kindes sei ihm gewiß nicht erwünscht gewesen, und deshalb seien sicher auch schwere Schuldgefühle entstanden. Schließlich meinte er: «Sicher klappte ich auch um, weil ich Schuldgefühle gegenüber dem Kinde habe, das mir nicht erwünscht war und das ich deshalb totwünschte.»

Damit hatte der Patient den Grund für seinen damaligen Nervenzusammenbruch («Zusammenklappen») sowohl in den Schuldgefühlen dem Vater wie auch seinem Kinde gegenüber erblickt. Daß der Schuldkomplex zum seinerzeitigen Zusammenbruch geführt hatte, anders ausgedrückt: daß verdrängte Schuldgefühle maßgebend am Ausbruch dieser schweren Neurose beteiligt sein mußten, war nicht nur aufgrund dieses Traumes ersichtlich geworden. Wo die wirkliche, unbewußte, noch verdrängte Schuld war, wußten wir leider nicht. Klar war nur, daß der Patient zwar wichtige, aber in bezug auf den Kern des Problems doch nicht die ausschlaggebenden Erlebnisse assoziiert hatte. Er war weit davon entfernt – zu diesem Zeitpunkt –, auch nur zu erahnen, was ihm eine derart gefährliche Neurose beschert hatte.

Anstatt jetzt weiter zum Traum 28 zu assoziieren, verließ der Patient dieses Thema wieder. Er jagte gewissermaßen von einem Traum zum andern, brachte wichtige und richtige Zusammenhänge zustande, aber kaum hatte er etwas gefunden, ließ er es schon wieder fallen – entwertete es gewissermaßen auch wieder – und suchte fieberhaft das nächste. Dieses ständige Suchen war so auffällig – und auch den Analysenverlauf beherrschend –, daß ich mich genötigt sah, den Patienten damit zu konfrontieren. Ich sagte ihm: «Mir fällt auf, daß Sie ständig auf der Suche sind. Aber kaum haben Sie etwas gefunden, eilen Sie schon wieder weiter. Was suchen Sie so fieberhaft?» Der Patient stutzte einen Moment lang, denn dieses fieberhafte Suchen in den Analysenstunden, wo er von Traum zu Traum eilte, weil er in jedem Traum das finden zu können glaubte, was er suchte, war ihm gar nicht richtig bewußt gewesen. Auch war ihm nicht klar geworden, daß die Analyse auf diese hektische Weise gar nicht wirksam werden konnte. Dann antwortete er mir: «Was suche ich? Wenn ich den Traum 27 anschaue, wird klar, daß ich etwas suche, was mich in der Kindheit bedrückte. In der Familie (der Eltern) ist etwas Entscheidendes passiert, was mir dann dieses maximale Gefühl des Alleinseins gab. Ich war ja aber auch in gewissem Sinne allein. Ich habe mich wegen des Vaters geschämt. Er war immer ‹besoffen›, er schlug die Mutter. Das ewige

Betrunkensein des Vaters, da schämte ich mich riesig. Man achtete den Vater nicht. Der Vater ist zuerst zusammengeklappt, dann ich».

Hier nannte er also wieder den Vater als den Verursacher seines Zusammenbruchs, aber dennoch brachte ihn dieses Wissen nicht weiter.

Der Patient erwähnte nun den Traum 29:

Traum 29

Meine Frau – ich wollte gerade schreiben: meine Mutter – spaziert mit unserer Tochter auf einem Bretterboden einem See entlang. (Wohlensee?) Evtl. bin ich auch dabei. Manchmal können wir wegen des Wassers fast keinen Rückweg finden. Dann befindet sich meine Frau bei meinen Eltern an der X-Straße. Dort wird gesagt, daß meine Frau ganz schwer erkrankt sei. Evtl. auch, daß es hätte schlimmer ausgehen können, als es dann herauskam.

Dann befinde ich mich in einer Art Baracke, evtl. Militärbaracke. Evtl. geht es um den Armee-Stahlhelm. Es wird geschossen und zurückgeschossen. Danach bin ich in einer Gruppe von Eheberatern (?). Dort legt ein Gruppenleiter den Fall einer Frau vor. Als ich vom Schicksal dieser Frau erfahre, weiß ich, daß sie mehrere neurotische Entwicklungen/Komplexe hatte. Man fragt mich um meine Meinung. Ich sage, daß dies kein Fall für den Eheberater, sondern ein Fall für den Psychiater sei.

Mit der Erwähnung des Traumes 29 hatte der Patient wohl unbewußt zugegeben, daß das, was er so fieberhaft suchte, nicht der Vater – wie er meinte – sein konnte, sondern die *Mutter.* In diesem Traum war ja schon die Mitteilung enthalten, daß *er* wegen seiner Mutter so schwer erkrankte. (Nicht die Frau, alias Mutter, wie es der Traum glauben machen wollte.) Der Patient sprach in bezug auf diesen Traum 29 auch von der Mutter, weil nämlich darin die X-Straße erwähnt wurde, die letzte Wohnadresse von ihr. Er sagte, als die Mutter gestorben sei, habe er sie nicht mehr im Sarg anschauen wollen. Der Patient anerkannte auch, daß ihm in der Kindheit durch die Mutter schwerer seelischer Schaden zugefügt worden sei. Deshalb sei der Fall sicher kein Fall für den Eheberater – also kein leichter Fall –, sondern einer für den Psychiater. Er meinte damals, mit dem Psychiater sei die ambulante psychoanalytische Behandlung bei mir gemeint; wir beide ahnten nicht, daß mit dem Satz im Traum: «Ich sage, daß dies kein Fall für den Eheberater, sondern ein Fall für den Psychiater sei» eine ganz gefährliche Absicht des Gewissens offenbar wurde.

Der Patient sagte bloß, daß er über diesen Traum sehr erschrocken sei. Der Traum müsse Inhalte verbergen, die sehr beängstigend seien. Seiner Meinung nach gehe es da schon in die Kindheit zurück. Unvermittelt sagte der Patient folgendes: «Wissen Sie, es stimmt schon, daß ich ständig auf der Suche bin, wie Sie es vorhin sagten. Und daß ich von einem Traum zum andern eile. Aber auch wenn sich daraus nichts Konkretes ergibt, nichts, woran ich mich halten könnte, ... daß Sie mich im dem Zustand, wie ich bin, gewähren lassen, damit erweisen Sie mir einen größeren Dienst, als Sie vielleicht wissen. Daß ich über alles frei sprechen kann, was mich bedrückt, das ... das ... senkt auch mein Fieber.» Damit war natürlich auch ausgesagt, daß jede Aktivität meinerseits – jedes Drängen – das «Fieber» hätte in die Höhe treiben können. Es kam mir nicht darauf an, möglichst schnell möglichst greifbare Resultate zu erreichen, sondern den Patienten möglichst heil aus seiner gefährlichen Lage herauszuführen. Was ihn beschäftigte, darüber mußte er sprechen können, so oft und so ausführlich, wie er wollte. Nur so konnte fürs erste der ungeheure innere Druck reduziert werden, der ihn fast an den Rand des Wahnsinns brachte. Dennoch war es natürlich unsere Aufgabe, den Grund für die gefährlichen Symptome zu suchen, und das sagte ich ihm auch. Darauf sagte er mir nur: «In mir drin brodelt es.» Dies war ihm auch zu glauben.

Der Patient begann nach einer Pause von seiner Kindheit zu sprechen. Er erzählte, wie unsäglich er darunter gelitten hatte, daß die Eltern fürsorgeabhängig waren, daß sie Schulden hatten und nicht einmal das Brot bezahlen konnten beim Bäcker. Wegen der ewigen Geldknappheit schickte die Mutter den Patienten oft mit einem Zettel zur Großmutter, worin sie diese um Geld anbettelte. Die Großmutter wurde, wie der Patient sagte, jedesmal «fuchsteufelswild» und schimpfte in seinem Beisein über seine Mutter. Besonders ein Erlebnis mußte ihn hart getroffen haben, nämlich als die Großmutter vor einem Fremden über seine Mutter herzog. Daraufhin habe er heftig geweint, meinte er.

Ebenfalls habe er sehr darunter gelitten, ein Arbeiterkind zu sein. Er sei in der Schule auch als ein solches behandelt worden. Wegen des Vaters habe er sich außerordentlich geschämt, da dieser im Hause, wo sie wohnten, wegen seiner Primitivität alle Leute gegen sich aufzubringen verstand. Das ganze Haus sei schließlich gegen seine Eltern eingestellt gewesen und habe auch ihn die Verachtung deutlich spüren lassen. Das große Drama sei der Schwimmunterricht in der Schule gewesen. Jedesmal habe er vor Angst laut aufgeschrien, und die Schulkameraden, genauso wie fremde Schüler, seien von seinem Angstgeschrei angezogen worden. Alle hätten ihn ausgelacht. Er habe Todesangst ausgestanden im Wasser. Seine Todesangst, seine Angst zu ertrinken, habe bestimmt damit zu tun, daß er erlebt habe, wie die Mutter damals in der Bank sagte: «Dann springe ich mit den Kindern in den Wohlensee!»

Damit hatte der Patient zweifellos den Zusammenhang hergestellt zwischen seiner damaligen Furcht, beim Schulbaden im Wasser zu ertrinken, und dieser «ad hoc» introjizierten Szene mit der Mutter in der Bank. Man muß sich schon in die Lage dieses Patienten hineinfühlen können, um zu verstehen, welche Qualen und Ängste er damals im Schwimmkurs auszustehen hatte. Unbegreiflich ist, daß die Lehrer dieses vor Angst zitternde und schreiende Kind nicht verstanden haben, daß sie es dem gnadenlosen Gespött der Kameraden schutzlos aussetzten.

Aus seinen leidenschaftlich vorgetragenen Schilderungen ging eindeutig hervor, daß der Patient buchstäblich täglich, inner- und außerhalb des Elternhauses, in ganz schwerer Weise frustriert worden war.[1] Man mußte sich direkt wundern, daß er unter diesen äußerst ungünstigen Umständen nicht schon längst zu einer extremen Randfigur der Gesellschaft geworden war. Hier wurden Schädigungen durch das Milieu von einem derartigen Ausmaß sichtbar, daß man sich die bange Frage stellen mußte, ob sie in einer Psychoanalyse überhaupt reparierbar seien.

Als wir ans Ende dieser fünften Sitzungsstunde kamen, fragte ich den Patienten: «Was ist Ihr Eindruck heute aufgrund der von Ihnen erwähnten Träume und Einfälle?» Er antwortete: «Alles ist so undurchschaubar. Vor mir ein riesiger Problemknäuel; Fäden hängen überall heraus, aber wo ich auch daran ziehe, komme ich zu keinem Resultat.» Daraufhin entgegnete ich ihm: «Es gibt in diesem Problemknäuel schon einen sogenannten ‹roten Faden›: es ist das Schuldproblem. Wir scheinen es mit einem gigantischen Schuldkomplex zu tun zu haben, und dabei entsteht der Eindruck, daß das, was Sie bisher über dieses Thema sagten, leider nur die Spitze des berühmten Eisberges ist. Daneben berichteten Sie von einer Vielzahl von traumatisierenden Erlebnissen, von denen jedes einzelne genügen würde, eine Neurose zu bewirken. Wir sollten nicht den Fehler machen, diese Neurose zu unterschätzen; dennoch gibt es bereits jetzt einige ermutigende Anzeichen.» Der Patient reagierte darauf nur mit einem Achselzucken.

Ausgangspunkt für meine Mitteilung an den Patienten war der von ihm erwähnte Traum 29. Dort wurde ja von einer Frau berichtet, von der es hieß, daß sie mehrere «neurotische Entwicklungen/Komplexe» hatte. Ich nahm an, daß diese Frau seine Mutter war, die ihm in mehrfacher Weise das komplexbeladene neurotische Schicksal beschert hatte. Weil eben diese verdrängten Komplexe beim Patienten alle miteinander «verhängt» waren, entstand der Eindruck bei ihm, es liege ein riesiger Problemknäuel vor, aus dem überall die Fäden heraushingen. Aber gerade auf die Mutter wollte der Patient noch nicht eingehen. Dies zeigten mir mehrfach seine Reaktionen, wenn ich vorsichtig die Mutter erwähnte. Ich mußte abwarten.

[1] Der Patient ist kein Einzelfall. Die Gesellschaft, die solches zur Kenntnis bekommt, darf sich nicht aus der Verantwortung stehlen. Wenn die in solchem Elend aufgewachsenen Kinder auf Abwege geraten, straffällig werden, «versagen», müssen wir eine andere, bessere Antwort bereit haben als Erziehungsheim, Bestrafung und Gefängnis.

6. Sitzung

Als der Patient zu dieser Sitzung kam, traf ich ihn in tief depressiver Stimmung an. Auf meinen vorsichtig geäußerten Optimismus in der letzten Sitzung hatte er therapeutisch negativ reagiert. Dies ist – schon Freud berichtet darüber – die typische «Begleitmusik» des Analysenverlaufes bei Schuldkomplexen.

Der Patient begann die Sitzung mit den Worten: «Ich habe Ihnen vieles zu sagen.» Sofort darauf begann er heftig zu schluchzen, so daß er sich fast nicht erholen konnte. Als er wieder sprach, sagte er: «Schuld und Gewissen. – Ich habe diese Woche wieder angefangen zu beten.» Diesen Worten folgte ein Weinkrampf.

Als er sich einigermaßen ausgeweint hatte, begann er von der Kindheit zu erzählen. Er sagte, daß sie einmal eine glückliche Familie gewesen seien (er hat sie wohl für kurze Zeit als glücklich erlebt). Das sei dann der Fall gewesen, als die ganze Familie zur Kirche gegangen sei. Es folgten Schilderungen dieser Art, wobei offensichtlich war, daß der Patient kurze Zeit den Frieden bei den Eltern erlebt hatte, wenn diese zusammen mit ihm in die Kirche gingen, weil sie dann einmal nicht stritten und der Vater auch nicht betrunken war. Um so härter und brutaler war nachher wieder die häßliche Wirklichkeit, die das Kind fast erdrückt haben muß. Für mich war es kein Zweifel, daß der Patient depressiv war, weil – wie er selber sagte – Schuld und Gewissen (Über-Ich) ihn niederdrückten, aber auch weil eine wirklich traurige Kindheit, mitsamt den niederschmetternden Gefühlen, das bewußte Szenario beherrschte. Nur wußte der Patient nicht, daß und was er unbewußt wiederholte.

Dann kam er auf die Mutter zu sprechen, und er sagte, ihm wäre während der Woche einmal der Satz eingefallen: «Wiederhole mein Schicksal nicht.» Dabei sei ihm die Mutter in den Sinn gekommen.

In diesem Zusammenhang erinnerte er nun den Traum 30, den er näher ansehen wollte und zu diesem Zweck vorlas.

Traum 30

Vor unserer Wohnungstüre steht Onkel R (der Selbstmörder). Er ist zurückgekommen. Er hat ein Überkleid an. Er sieht krank aus; man weiß nicht, ob er zusammengebrochen ist.

Dann eine Szene, wo ich mit meinem Sohn die Wohnungstüre abschließe und in aller Eile noch eine zweite Türe montiere, so daß sie wie eine Panzertüre aussieht. Große Angst vor dem – oder einem? – Einbrecher.

Das Auffällige war, daß er diesen Traum mit dem Selbstmörderonkel gerade jetzt erwähnte. Für mich war wesentlich, daß im Traum der Onkel in einem Überkleid auftrat, wobei ich glaubte, daß damit angezeigt sei, daß unter diesem Überkleid eine andere, verdrängte Figur stecke. Dies sagte ich dem Patienten aber nicht.

Er nahm den Traum zum Anlaß, um nochmals auf die Erbproblematik zurückzukommen. Dabei war die Hartnäckigkeit des Unbewußten, diese und keine andere Figur zu wählen, wirklich auffallend. Man hätte jetzt natürlich einwenden können, der Selbstmörderonkel trete in den Träumen des Patienten andauernd auf, weil ich diese nicht als sogenannte Ahnenträume gedeutet hatte. Ich war aber überzeugt davon, daß, wenn dies das drückendste Problem des Patienten gewesen wäre, das Unbewußte nicht in derart auffälliger Weise, unzensuriert, die kranken Ahnen hervorgehoben hätte. Die Meinung, daß hinter diesem Onkel jemand anders und keine Erbproblematik verborgen sei, bekam scheinbar durch den Einfall des Patienten einen argen Stoß. Er begann im Zusammenhang mit der von ihm vertretenen Meinung, hier sei ein Erbproblem offenbar geworden, von einer Tante mütterlicherseits zu sprechen, die unter heftigen Selbstmordzwangsgedanken gelitten hatte (sie starb aber nicht an Selbstmord). Und zwar bestand der Zwangsgedanke darin, daß sie innerlich gedrängt wurde, ins Wasser zu springen, wie wenn jemand ständig sagte: «Spring ins Wasser, bring dich um!» Der Patient glaubte nun, daß das häufige Erscheinen des Selbstmörderonkels und diese Erinnerung an die Tante mit Selbstmordzwängen ihm zeigen wollten, daß er Gefahr laufe, das Schicksal dieser kranken Ahnen zu wiederholen. Den Beweis sah er darin, daß er ja wegen heftigen Selbstmordgedanken beinahe hospitalisiert worden wäre. Diese Argumentation des Patienten war natürlich besonders für mich als Schicksalsanalytiker eine bedenkenswerte Sache. Ich mußte prüfen, ob ich mich mit meiner Annahme getäuscht und der Patient mit seiner Behauptung recht hatte. Mußte man also diesen Traum aufgrund der Einfälle tatsächlich als einen Ahnentraum deuten und verstehen?

Mich machte stutzig, daß der Patient mit einem solchen Eifer die an sich nicht unlogische Deutung vortrug. Ich fragte mich: warum will mich dieser Patient so sehr von seiner Ansicht überzeugen? Wenn hier *kein* Ahnenproblem im Traum erschien, was hatte der Patient dann zu verbergen? Wer verbarg sich unter diesem Überkleid des Onkels? Die kranke Tante? – Ich dachte folgendes: der Onkel entpuppt sich als Tante; das hatte der Patient ja assoziiert. Als was entpuppt sich die Tante? Es konnte nur die Mutter sein. Ich glaubte, daß der Patient in diesen Träumen andauernd die suizidale Mutter zeigte und daß der Patient sie assoziativ nicht zurückholen konnte, weil das Erlebnis mit der Mutter (der Gas-Selbstmordversuch) ein derart hochbrisantes Thema war, daß auch ich es im jetzigen Zeitpunkt nicht wagen durfte, ihn darauf anzusprechen. Ich begann zu ahnen, welche Sprengkraft hinter diesem Erlebnis des Patienten stecken mußte. Ich sagte dem Patienten nur, daß sein Erklärungsversuch einiges für sich habe – und auch wohl nicht grundsätzlich falsch sei –, daß sich aber erweisen werden, was es mit diesem Onkel im Traum auf sich habe.

Der Patient meinte dann zum zweiten Abschnitt des Traumes 30, daß mit dem Auftreten seines Sohnes evtl. die Kindheit anvisiert sein könnte. Er sagte, er habe sich überlegt, ob seine Symptome nicht in einem Zusammenhang stünden mit den vielen Enttäuschungen, die er als Kind erlebt habe. Als Gründe gab er – in dieser Reihenfolge – an: den Gas-Selbstmordversuch der Mutter, das Trinken des Vaters, das Hilfsarbeiterdasein und den Bruder, der ihn wegen seines Hilfsarbeiterdaseins neckte. Daß er jetzt als erstes die Gasgeschichte mit der Mutter genannt hatte, war wohl ein unbewußtes Zugeständnis, daß dieses Problem erste Priorität bei ihm hatte, aber wie gesagt ahnte er nicht im entferntesten die katastrophale Wirkung, die dieses Erlebnis auf ihn gehabt hatte.

Als letztes hatte er die Kränkung durch den Bruder erwähnt, der ihn Hilfsarbeiter schimpfte, und er sagte, daß ihn dieses Wort jedesmal wie ein Keulenschlag getroffen habe. Er sagte, daß er deswegen in Weißglut geraten sei. Alle hätten ihn immer nur enttäuscht. Dies löste wieder heftiges Weinen aus. Dann fuhr er fort: «Seit der Kindheit habe ich auf alle eine Wut.» Wieder folgte heftiges Weinen. Dann sagte er: «Ich bin auch aus Enttäuschung zusammengebrochen.» Hier berichtete er den

Traum 31

Vortrag eines Falles, irgendwo. Es hat fast keine Zuhörer. Kinder, evtl. meine, sind da. Auch meine Frau. Da erscheint als Gast Dr. X. Ich stelle ihn als Herrn Dr. X vor und sage, daß er so und so viele Titel habe. Dr. X. ist an den Titeln gar nicht interessiert. Da Dr. X den Fall nicht von Anfang an verfolgt hat, bringe ich eine Zusammenfassung. Dann wird aus dem eben vorgetragenen Fall mein eigener. Mit Enthusiasmus trage ich die Wirkung der Schreckensnacht, als die Mutter sich vergasen wollte, vor. Ich erkläre, daß sie vier Zweige der Neurose hervorgebracht habe: Selbstmordgedanken, Angst (Phobie), weil die Mutter sich eingeschlossen habe. Dann kommt eine Stockung, weil ich nicht mehr weiter weiß. Schließlich kommt die Erinnerung, daß daraus eine schwere (narzißtische) Kränkung entstanden sei. Diese habe dazu gedient, den Onkel R und die Tante E abzuwehren.

Dr. X hört interessiert zu. Dann sagt er, ob ich denn nicht gemerkt habe, daß ich damit die anwesenden Kinder belaste. Er will an einem Buben – meinem Sohn? – eine Veränderung festgestellt haben. Nämlich: ein gefährliches Aufleuchten in den Augen. Ich sage, daß das gar nicht meine Kinder seien. Plötzlich merke ich, daß hinten noch ein Raum offen ist. Dort drin sind 4 Personen anwesend. Sie tragen alle Fastnachtsmasken. Bei einem fällt mir die rote Nase auf.

Dann meldet sich meine Tante Y zu einem Besuch an. Sie fragt mich, wann es mir passen würde. Ich nenne den Sonntag. Sie schaut im Notizkalender nach. Als sie sieht, daß dort noch etwas frei ist, stimmt sie zu. Sie macht im Notizbuch einen Pfeil nach oben.

Dieser Traum war sehr wichtig. Der Patient erkannte mich in dem Dr. X, und er sagte, daß ich ja auch nicht von Anfang an dabeigewesen sei. Was mir, aber nicht dem Patienten, auffiel, war, daß er im Traum die Gasgeschichte mit der Mutter erwähnte, daß aber gerade dort eine Stockung eintritt – die einzige im Traum. Dann folgt im Traum die Erklärung dessen, was ich immer vermutet hatte: Das Erlebnis mit der Mutter – so der Traum – war für den Patienten eine schwere narzißtische Kränkung. Und diese narzißtische Kränkung diente dazu, die ihm im Traum früher erschienenen «Stellvertreterfiguren» für die Mutter – den Onkel und assoziativ die Tante – als vermeintliche Ahnenfiguren abzuwehren. Der Onkel im Traum war also in der Tat die abgewehrte Mutter und nicht eine Ahnenfigur.

Die Passage, wo die Bemerkung fällt, ob er denn nicht gemerkt habe, daß damit die anwesenden Kinder belastet worden seien, war ein deutlicher Hinweis auf meine Stellungnahme. Ich wollte ihn, wie der Traum, darauf hinweisen, daß das wirklich Belastende die Kindheit, nicht die – auch wichtigen – Ahnen seien. Der Bub, in dessen Augen Dr. X ein gefährliches Aufleuchten bemerkt hatte, war wohl der Patient, der etwas Gefährliches gesehen – darum im Auge – haben mußte. Dieses mochte sich auf die Begebenheit beziehen, die der Traum mit den Fastnachtsmasken und der roten Nase schilderte. Nur wußten wir nicht, was damit gemeint war.

Hingegen war der letzte Abschnitt besser verständlich: die Tante Y wurde in Verbindung gebracht mit der Beerdigung der Mutter. Dort war sie dem Patienten am besten in Erinnerung geblieben. Der Termin indes führte den Patienten auf den Ausbruch der Neurose: er hatte die schwere Neurose bekanntlich an einem Sonntag, anläßlich eines Besuches seines Freundes, erlebt. Der Pfeil nach oben im Notizbuch – der innere Krankheitsterminkalender – war wohl nach unten gerichtet; es ging seither mit ihm nicht aufwärts, sondern abwärts.

Nun ging der Patient, Träume überspringend, ein auf den

Traum 40

Ich befinde mich in der neuen Wohnung von Fräulein X. Sie wohnt in einem alten Haus zuoberst. Die Wohnung ähnelt jener an der X-Strasse (Kindheit). Es ist wie im dortigen Kinderzimmer.

Die Wohnung ist geschmackvoll eingerichtet. Der zu große Raum ist nun mit einem dünnen Tapetenwändchen verkleinert worden. Man sieht noch, daß die Tapete nicht sachgemäß verklebt worden ist. Hinter der Wand ist ein Durchgang zum vorherigen Raum offen. Es hat dort leere Regale, wo man Sachen, die man nicht braucht, verstauen kann. Der Zugang zu diesem hinteren Raum ist mit zwei Brettern, weiß bemalt, verbaut. Man kann sie aber entfernen. Fräulein X sagt, der Bruder habe gefunden, daß man aus Kostengründen keine Türe machen solle. Dafür hat sie moderne Telefonanschlüsse. Der Raum ist hübsch, aber bescheiden eingerichtet. Er besteht aus alten Sachen, die aber passen. Stücke, die sie vom Bruder geschenkt bekommen hat, denke ich. Auf einer kleinen Kommode entdecke ich zufällig einige handgeschriebene Briefsachen von Fräulein X. Unter anderem finde ich den Namen «Michael Strogoff». Dann führt mich Fräulein X zum Fenster. Es ist groß, und man hat einen fantastischen Ausblick auf die Aare. Ich schaue auf den Fluß hinunter, und da kommt mir noch im Traum Tante E in den Sinn, die den Zwang verspürte, in den Fluß springen zu müssen.

Dann haben meine Frau und ich unseren Wagen parkiert. Offenbar ist meine Frau gefahren. Herr X von der Autofirma Y-Z kommt zu uns. Er weist auf einen am Straßenrand parkierten roten Wagen hin und sagt, für unser Auto hätten wir diese Farbe nehmen sollen. Ich sage, Rot gefalle mir zwar auch gut, ich sei aber zufrieden mit der von uns gewählten Farbe. Unterdessen sehe ich, daß die Garage viel mehr Platz bekommen hat, obschon es dieselbe ist. Die Türen sind weit geöffnet. Es fahren Autos zur Reparatur hinein, auch fremde Marken. Unter anderem ist auch ein Auto mit zwei (Alkohol-)Fäßchen drauf. Dann geht es um den bevorstehenden Eintausch unseres Autos mit einem neuen. Wir diskutieren, ob wir die kleine Verstauchung vorne melden, selber reparieren oder beim Eintausch die Kosten für die Reparatur in Abzug bringen lassen sollen. Ich schaue nach und sehe zu meinem Erstaunen, daß das Auspuffrohr einen ca. 10 cm langen Riß hat. Aha, denke ich, deshalb hat es einen solchen Motorenlärm gegeben.

Zu diesem Traum kam dem Patienten seine problematische Beziehung zum Bruder in den Sinn, weil die im Traum auftretende Frau ihm einmal von ihrer schwierigen Beziehung zu ihrem Bruder erzählt hatte. Einiges im Traum ließ natürlich schon auf den Konflikt mit seinem Bruder schließen; um so mehr, als der Bruder des Fräulein X tatsächlich erwähnt wird. Auch assoziierte er zu «Tapetenwändchen» den Sachverhalt, daß er, wenn er als Knabe onanierte, den Samen jeweils an die Tapete gestrichen habe. Überdies habe ihn der Bruder einmal beim Onanieren erwischt, was ihm sehr peinlich gewesen sei. Die Stücke im Traum waren demnach sicher solche Erinnerungsstücke an den Bruder.

Was mich verblüffte, war die Version, die der Patient jetzt zum Symptomausbruch gab. Er sagte, als der Freund an jenem Sonntagmorgen bei ihm auf Besuch gewesen sei, habe er sich ganz genauso verhalten wie damals, als er die Katzen erschoß. Jene Szene müsse er wiederholt haben, ohne es zu wissen. Jetzt verstehe er auch, warum er damals einen Druck in den Ohren verspürt und gemeint habe, er müsse schreien. Er habe den Knall der Schüsse auch als Ohrendruck verspürt und geschrien, als er gesehen habe, daß die Katzen nicht tot waren. Genauso verwirrt wie an jenem Sonntag sei er auch bei der Katzengeschichte in der Wohnung herumgerannt.

Das war in der Tat eine sehr einleuchtende Version des Vorfalls an jenem Sonntag, als die Neurose mit Wucht ausgebrochen war. Wenn das *so* war, mußte man annehmen, daß der Patient damals, als er die Katzen erschoß, – ohne es zu wissen – den verhaßten Bruder hatte «stellvertretend» töten wollen. Die Schüsse hatten eigentlich unbewußt dem Bruder gegolten, aber die Katzen getroffen. Den Bruder konnte er nicht töten, wohl aber die Katzen.

Dieser Rekonstruktionsversuch wurde durch Assoziationen des Patienten erhärtet, der schilderte, wie er einmal miterlebte, daß der Bruder die Mutter zusammenboxte, wie die Mutter sich nicht zu wehren vermochte und wie er dann, um der Mutter zu helfen, den Bruder mit eben jener Pistole bedrohte, mit der er *später* die beiden Katzen tötete. Dies – der unbewußte (Katzen-)Bruder-Mord – war demnach ein Bestandteil des verdrängten Schuldkomplexes, und nun konnte man schon besser verstehen, weshalb ihn das Gewissen (Über-Ich) derart bedrängt hatte und daß er in einen so schlimmen Zustand geraten war. Diese Sache war vor dem Gewissen (Über-Ich) ungesühnt geblieben.

Diese Erkenntnis löste beim Patienten einen Weinkrampf aus. Als er sich einigermaßen erholt hatte, erzählte er mir eine andere Geschichte. Ich verstand damals allerdings so wenig wie der Patient, warum gerade diese Geschichte in diesem Zusammenhang erwähnt wurde. Sie schien nirgends hineinzupassen. Der Patient erzählte, daß, als er etwa 2jährig gewesen sei, er nächtlicherweile aufgewacht sei und geschrien habe wie am Spieß (Pavor nocturnus). Er selber könne sich an diese Sache nicht erinnern, man habe sie ihm aber immer wieder mitgeteilt. Der Vater habe ihn dann einfach geschlagen, aber als er nicht aufgehört habe, im Gegenteil von Tag zu Tag schwächer geworden sei, habe der Vater eingesehen, daß etwas nicht stimmen könne. Um so mehr, als Nachbarn ihm mitgeteilt hätten, ob er nicht merke, daß das Kind (Patient) «geplagt» werde. Man habe einem «Kurpfuscher» telefoniert, und dieser habe bestätigt, das Kind werde «verhext». In drei Tagen sei dann der ganze Spuk vorbei gewesen.

Ich nahm an, daß diese Geschichte im Zusammenhang mit dem Traum stand, der seinerseits wieder das «Geständnis» mit dem «Brudermord» bewirkt hatte. Und da war natürlich die noch immer ungeklärte Frage, wer denn das Fräulein X war, welches vom Traum als Agitationsfigur benützt wurde? Im Traum wird diese Figur vom Patienten selber im Zusammenhang mit der Tante E erwähnt, so daß ich annehmen mußte, die Mutter sei gemeint. Der Patient ging indes gar nicht mehr auf den Traum 40 ein, sondern erwähnte jetzt den

Traum 37

Ich sehe einen – unseren – Wagen, aber offen, ohne Dach. Ich schaue hinein. Evtl. ist er naß geworden durch den Regen. Dann geht es darum, daß man mit diesem Wagen eine Katze zum Doktor bringen soll. Ich sage – oder frage? – jemand, daß es jetzt Zeit dazu sei. Es sei schon über ein Jahr her. Ich frage auch, ob der Doktor lieb sei mit der Katze – was bejaht wird – und ob es ihr nicht weh tue. Es tue ihr nicht weh, wird gesagt. Sie bekomme eine Spritze. Ich bemerke noch, daß die Katze ein sehr dickes Fell habe. Deshalb sage ich, daß man eine sehr dünne Nadel nehmen müsse. Der Doktor weiß das und nickt bestätigend. Danach ist etwas mit einem komischen kleinen Wagen und auch etwas mit einem Reisigbesen. Überallhin verfolgt uns der Wagen/Besen, d. h. er ist am falschen Ort plaziert. Aus Wut zerkleinere ich den Besen.

Dann soll in einer Wirtschaft die Versöhnung der zerstrittenen Politiker K/S stattfinden. Wir sitzen an einem Tisch. Leiter ist jemand Unbekanntes. S. ist zu meinem Erstaunen gut aufgelegt, macht Späße. Evtl. trinken wir Wein. Irgendwie fühle ich mich doch unwohl in dieser Situation mit den beiden Großen zusammen.

Dieser Traum, meinte der Patient, sei ihm eingefallen, nachdem er mir die Geschichte mit der Katzentötung erzählt hatte. Ob er diese Katzen zum Doktor, also zu mir in die Analyse, bringen müsse, frage er sich. Als ich ihm das Wort «Katzen» exponierte, berichtete er, daß er seit jener Katzengeschichte eine richtige Allergie gegen Katzen habe, er könne sie nicht ausstehen, mache einen großen Bogen um sie[1]. In diesem Zusammenhang erwähnte er einen Kollegen, der ein Katzenliebhaber sei. Dieser habe ihm gesagt, daß er kürzlich einen Kater zum Kastrieren gebracht habe. Beim Wort «kastrieren» schien ihm plötzlich ein Licht aufzugehen, denn er fragte mich, ob es da evtl. um ein ungelöstes Kastrationsproblem gehe. Dieses müsse aber mit mir in einem Zusammenhang stehen, denn er erinnere sich jetzt wieder an einen vergessenen Traum, worin er zu mir komme, wobei aber gesagt werde, daß ich – Analytiker – ein «Beutelschneider» sei.

Er erinnerte sich daran, daß sein Vater im Keller Schweinevaginen aufgehängt hatte, die er zum Schmieren der Sägeblätter verwendete. Er, der Patient, habe zuerst gar nicht gemerkt, was da herumhänge im Keller. Als er es dann gemerkt habe, habe ihn das mehr beschäftigt, als er noch heute zugeben möchte. Dann kam ihm die Geschichte in den Sinn, als ein Mann zu den Eltern kam, ein finsterer Geselle, der die Katzen kastrierte. Und dann habe der Vater zum Bruder gesagt: «Soll man dich auch gleich drannehmen?» (oder ähnlich). Das war natürlich eine massive Kastrationsdrohung, die vermutlich so auf den Patienten gewirkt hatte, wie wenn der Vater den verhängnisvollen Satz zu ihm selbst und nicht zum Bruder gesagt hätte. Im Zusammenhang mit den Vaginen im Keller mußte ja der Vater für den Patienten ein «Beutelschneider» sein; eine Furcht, die er in der Übertragung auch mit meiner Person verknüpfte. Deshalb verstand ich den Satz im Traum: «Ich bemerke noch, daß die Katze ein dickes Fell habe und man eine entsprechend dünne Nadel nehmen müsse», als eine Warnung an mich. Nicht die Katze hatte wohl ein dickes Fell – einen dikken Panzer –, sondern der Patient, der an seinen Kastrationskomplex wohl so schnell niemanden heranließ.

Wir konnten in dieser Sitzung nicht mehr näher auf den an sich sehr aufschlußreichen Traum eingehen. Sichtbar war in dieser Stunde aber dies geworden: die verdrängten Komplexe, die den Patienten schwer belasteten, waren so dicht beieinander – miteinander verwoben –, daß sie nach- oder miteinander sichtbar wurden, wenn man nur an einem Ort am «Faden» zog. Man mußte das dadurch bewußtgewordene Material zunächst einfach entgegennehmen. Von einem sozusagen «schichtweisen» Vorgehen, wie man sich das gelegentlich noch vorstellt, konnte, weil die Komplexe so eng miteinander verknüpft waren, sowieso nicht die Rede sein. Das Problem lag in der Dosierung der Deutung. Erlaubt war nur soviel, wie der Patient verkraften konnte.

[1] Da unsere Siamkatze gelegentlich in die Praxis entwischte, mußte ich immer aufpassen, daß sie nicht da war, wenn der Patient kam.

7. Sitzung

In dieser siebenten Sitzung überraschte mich der Patient mit einer zweiten Version für den damaligen Ausbruch der Neurose an jenem Sonntagmorgen. Er schilderte zuerst wieder den Autounfall, den der Vater miterlebte, ferner wie er ihn nachher angetroffen hatte. Heulend im Bett liegend. Wie er in das Zimmer des Vaters gegangen sei und ihn so habe daliegen sehen, sei ein ungeheurer Haß in ihm aufgestiegen. Er glaube, das sei das gefährliche Aufleuchten in den Augen gewesen, von dem der Traum 31 gesprochen habe. Der ganze Haß auf den Vater sei damals aufgelodert. Irgendwann einmal – vermutlich *nach* diesem Zwischenfall – habe man im Betrieb auf einen Mitarbeiter gewartet, und da sei wie ein Faustschlag die Phobie erschienen. Er erinnere sich noch, als ob es heute gewesen wäre, wie er in einer Verzweiflung gewesen sei, von einer solchen Heftigkeit, wie selten erlebt. Das sei der *Vorbote* der Katastrophe gewesen, die dann, an jenem Sonntagmorgen, über ihn hereingebrochen sei. Am Vorabend vor diesem Sonntagmorgenerlebnis habe der Vater telefoniert und sich über den Grabstein der Mutter aufgehalten. Da sei der Haß auf den Vater wieder heraufgekommen, und es sei vermutlich das Signal für die Neurose gewesen, kräftig zuzuschlagen.

Danach schilderte er noch einmal den ganzen Ablauf jenes verhängnisvollen Sonntagmorgens: Schwermutsgedanken, Abschiedsgedanken in bezug auf die Kinder, rasendes Herzklopfen, Herumrennen, Zusammenbruch, Spitaleinweisung mit Blaulicht.

Er habe sich gefragt, warum er damals einen solchen Schwermutsanfall gehabt habe, warum es ihm ums Heulen gewesen sei. Die Mutter habe in der Küche geheult, als sie sich zu vergasen drohte. Aber dann habe er sich daran erinnert, daß er wie der Vater damals im Bett geheult habe. Dann sagte er: «Ich glaube, ich wollte den Vater (in den Katzen?) erschießen. Ich reproduzierte den zusammengebrochenen Vater.» Und nach einer Weile meinte er: «Jetzt fühle ich mich wohler.»

Wenn man dem Patienten glauben wollte – was er sagte, klang einleuchtend –, hatte er unbewußt (man könnte auch sagen: symbolisch) nicht nur den Bruder, sondern auch den verhaßten Vater in den Katzen getötet. Diese Version schien mir um so plausibler, als ich zu verstehen begann, daß der öfters im Traum erschienene Onkel R., der sich ja auch in den Kopf geschossen hatte, der Bruder des Vaters war. Es war, wie wenn der Traum auf diese beiden Figuren, d.h. auf den Bruder *und* den Vater, aufmerksam machen wollte. Die Erinnerung hatte sich in der letzten Sitzung auf den Bruder bezogen, heute war nun auch der Vater erschienen.

Der Patient berichtete dann den

Traum 41

An einem trüben Tag, nachdem es viel geregnet hatte, gehe ich mit meiner Familie – 2 Kinder – auf einen Friedhof an einem Wald. Dort ist der Vater meiner Frau begraben. Ich warne die Kinder vor dem etwas sumpfigen Boden. Irgendwie ist es dann so, daß man den Grabstein zum Wackeln bringen kann, wenn man etwas ruft. Meine Frau hat Angst, warnt mich davor. Ich rufe, bei der letzten Grabreihe angekommen und vor X's Grab (Vater der Frau), dreimal: «Heil, Heil, Heil!» Da wankt der Grabstein tatsächlich.

Jetzt befinde ich mich in einem Bahnhof. Es herrscht emsiger Betrieb. Da stoße ich mit einem Offizier in Uniform mit Mütze zusammen. Ich sehe, daß er am Hut keinen Rang hat. Dieser Zusammenstoß kränkt mich entsetzlich. Ich schimpfe, und der Offizier gibt mir eine angebrochene Packung Schokolade. Er geht dann eilends und wortlos weiter. Zuerst traue ich der Sache nicht, denke, die Schokolade könnte vergiftet sein. Ich weiß nicht, ob sie vergiftet war, esse dann aber dennoch davon. Dann erzähle ich diese Geschichte Kürsteiner auf der Couch. Er sagt: «Klar, dieser Offizier sind Sie.» Dann verwandelt sich Kürsteiner in meinen Freund und sagt zu mir «du». Dann stehe ich von der Couch auf.

Dann befinde ich mich auf einer Wanderung und komme zu einem Armee-Bunker. Eine Bauernfamilie beaufsichtigt diesen Bunker. Es hat auf einer Wiese mehrere Katzen. Ich weise darauf hin, daß der Bunker oder ein Teil davon Risse bekommen hat. Man kann ein Stück mit bloßer Hand wegnehmen. Irgendwie wollen wir weitergehen. Da bemerke ich, daß der Bauer zwei bissige Hunde hat. Mit Schrecken denke ich an die Katzen, die da sind und die schlafen oder die Augen offen haben. Die Hunde werden sie totbeißen, denke ich entsetzt. Ich sage das dem Bauern, der verspricht, die Hunde an die Leine zu nehmen, es dann aber doch nicht tut. Ich versuche erschreckt, eilends hier wegzukommen.

Zu diesem Traum kam ihm wieder die erwähnte Geschichte in den Sinn, daß der Vater wegen des Grabsteines geschimpft hatte. Der Grabstein der Mutter habe – so der Patient – tatsächlich alles ins Wanken gebracht.

Die Geschichte mit dem Offizier brachte eine Erinnerung hervor: Er sei mit den Eltern bei einer Tante zu Besuch gewesen. In der Nacht sei er aufgewacht, und da habe er zu seinem Entsetzen den Vater nackt im Bett liegen gesehen, mit ganz schmutzigem Hintern. Das sei ein schreckliches Erlebnis gewesen. Am folgenden Morgen sei es ihm kotzübel gewesen, und er habe erbrechen müssen. Er glaube, daß dies das Erlebnis sei, von dem der Traum berichte: der Zusammenstoß mit dem nackten Vater, was eine schwere Kränkung bedeutet haben müsse. Zu Schokolade fiel ihm «Schock» ein und «verschissener Arsch». Der Vater hatte ihn also – seelisch gesehen – mit diesem Anblick schockiert und «vergiftet». Nun konnte allerdings nicht stimmen, daß ich zu ihm gesagt haben könnte: «Klar, dieser Offizier sind Sie.» Eher war anzunehmen, daß *er mir* sagen wollte: «Dieser Offizier sind Sie.» Er erblickte demnach, ohne es zu wissen, diesen schmutzigen Vater, der ihn so schockiert und gekränkt hatte – in der Übertragung –, in mir. Ein Sachverhalt, der uns noch zu schaffen machen sollte. Dieser negative Übertragungsgehalt war mir schon früher klar geworden, und dies veranlaßte mich, besonders aufmerksam zu sein. Würde die negative Übertragung mit Wucht auf mich zukommen, wäre sie schwer unter Kontrolle zu halten.

Deshalb glaubte ich dem Traum nicht, wenn er sagte, daß ich mich in einen Freund verwandelt hätte. Man mußte eher annehmen, daß ich mich – in der unbewußten Übertragung – aufgrund dieses Schockerlebnisses in seinen Feind verwandelt hatte. (Oder zumindest verwandeln könnte.) Ich sagte deshalb dem Patienten, daß ich dieser Traumaussage nicht traute, daß man immer damit rechnen müsse, daß sich negative Gefühle gegenüber dem Vater (oder andern) in der Analyse auf den Analytiker richten könnten, was ihm ja nicht fremd sein könne, wenn er an seine früheren Analytiker denke. Das Aufstehen von der Couch, im Traum als Behandlungserfolg verstanden, müsse wohl eher als eine lauernde Abbruchgefahr angesehen werden. Ich erinnerte ihn daran, daß ja alle vorherigen Analysen nicht zur Heilung geführt hatten, daß man sie deswegen als in diesem Sinne «abgebrochen» verstehen müsse. Ich wollte dieser Analyse eine krasse Zuspitzung der negativen Übertragung und ein abruptes Ende ersparen. Ein solches Ende der Behandlung hätte, wie man sich leicht ausrechnen kann, verheerende Folgen haben müssen.

Der Patient ging nicht auf diese Äußerungen ein. Statt dessen wollte er den letzten Abschnitt von Traum 43 deuten.

Traum 43

… Dann ist ein Mann namens «Achill» anwesend. Er war Teilnehmer an einem Familienfest. Jetzt fährt auch er weg. Er hat aber einen «Pagen» bei sich, der einerseits sein Chauffeur ist, andererseits sehe ich den «Pagen» aber auch auf dem Hintersitz des Autos sitzen. Dort ist jetzt aber ein Kind, ca. 7–10 Jahre alt. Es sitzt da, ganz erstarrt.

Der Patient sagte: «Ich habe dieses Traumstück noch erwähnen wollen, weil da ein Mann namens ‹Achill› vorkommt. Achill, da kommt mir schon der Begriff ‹Achillesferse›. Es muß ein Ereignis sein, als ich zwischen 7- und 10jährig gewesen bin. Dieses Kind im Traum, das bin bestimmt ich selber. Es muß etwas gegeben haben, das mich vor Schreck erstarren ließ. Im Wort ‹erstarrt› kommt sowohl ‹erstarren› wie auch ‹starren› vor. Bin ich erstarrt, als ich auf etwas starrte?»

Obwohl er selber dieses Traumstück zum Analysieren vorgeschlagen hatte, wollte er jetzt, als es darum ging herauszufinden, was ihn so erstarren ließ, nichts mehr erinnern können. Er sagte: «Es fällt mir dazu nichts ein, einfach nichts.» Er äußerte den Wunsch, nun einen Teil des Traumes 46 zu entschlüsseln.

Traum 46

… Dann befinde ich mich offenbar in unserer Wohnung. Die Kühlschranktüre ist offen. Darin sehe ich viele Zwetschgenkuchen. Der Kühlschrank ist jetzt ein Backofen. Es herrscht eine Temperatur von 40 Grad Hitze. Es ist die Rede von einer Medizin, die in einem Fläschchen ist. Die Temperatur mußte so hoch sein, damit

der Inhalt gasförmig wurde und versprayt werden konnte. Evtl. ist auch die Rede von einem Psychopharmaka...

Mir schien, daß der Patient diesen Traum anstelle einer Erinnerung zu der Geschichte mit dem «Erstarren» brachte, als stellvertretende Antwort also. Und zwar brachte mich der Satz: «Die Temperatur mußte so hoch sein, damit der Inhalt gasförmig wurde und versprayt werden konnte» auf folgende Gedanken: Der Patient hatte ja schon einmal von «leichtem» Fieber geträumt. Hier kam eine hohe Temperatur vor, 40 Grad. Wer 40 Grad Fieber hat, hat schweres Fieber, gefährliches. Wenn nun aber die Temperatur so hoch steigen mußte, damit eine Medizin wirksam wurde, mußte das doch bedeuten, daß der Patient erst unter dem Druck schwerer Symptome den Inhalt preisgab, der auch die Ursache für das hohe Fieber war. Und da dachte ich daran, daß das Wort «gasförmig» des Rätsels Lösung bedeuten mußte. Die Mutter, die sich vergasen wollte, war vermutlich das Ereignis, das ihn damals so erstarren ließ. Mit andern Worten: Die hohe Temperatur, das schwere Fieber, die schweren Symptome machten erst möglich, daß die niederschmetternde Gasgeschichte bewußt werden konnte. Nun war ihm diese Geschichte an sich nicht unbewußt, unbewußt war – meiner Meinung nach – der Schock, die dadurch «eingeklemmten» Affekte. Mir schien, daß der Patient im Traum noch sagen ließ, daß er *deswegen* Psychopharmaka benötige. Dennoch: ich konnte dem Patienten von meinen Gedankengängen nichts mitteilen. Ich glaubte, er müsse – über weiter Träume – den Weg selber finden.

Der Patient – ich hatte ihm meine Überlegungen nicht mitgeteilt – assoziierte zum Wort «Kühlschrank» folgendes: «Kühlschrank? Offen? – Kühl, gefroren, die Gefühle sind eingefroren. Ich möchte aus der Kälte heraus! Kühl, kalt, unterkühlt ... eiskalte Verachtung gegenüber dem Vater.» Ich: «Zwetschgenkuchen». Er: «Zwetschgenkuchen? Zwetschgen. Man sagt, vulgär, den Frauenscheiden ‹Zwetschgen›. (Pause). Ich möchte Ihnen jetzt meine sexuellen Fantasien mitteilen.»

Er sagte, daß er nicht genau wisse, wann es angefangen habe mit den Fantasien. Und wörtlich: «Es war so, daß ich beim Onanieren mit Vorliebe ein bestimmtes Kissen benutzte. Es war so weich. Besonders im Winter machte es mir Spaß damit, weil ich es dann am heißen Kachelofen warm machen und hineinonanieren konnte. Ich stellte mir vor, ich sei ein Stier, dessen Hoden von zwei Frauen abgeschnitten werden. Ich stellte mir vor, von ihnen «gemetzget» (= geschlachtet) zu werden. Eines Tages aber entdeckte die Mutter das samenverschmierte Kissen. Sie stellte mich vor dem Vater zur Rede und sagte drohend: ‹mache es nur nicht auch wie der Bruder›. Damit hat sie mir natürlich die Kastration angedroht, weil ja der Vater, als damals der Mann bei uns war, um die Katzen zu kastrieren, den Bruder gefragt hatte, ob man es ihm auch machen solle wie den Katzen.» Ferner berichtete er davon, daß er einmal ein Gespräch zwischen den Eltern und Metzgersleuten gehört habe. Dort sei es um das Kochen von Stierenhoden gegangen. Die Metzgersfrau habe zur Mutter gesagt, sie habe die Hoden nicht richtig zubereitet, und in diesem Zusammenhang sei das Wort «Muniseckelwasser» gefallen. Auch dem Patienten war klar, daß er diese Szene ad hoc introjiziert hatte, daß die zwei Frauen in der Fantasie, die ihm die Hoden abschnitten, eben diese Metzgersfrau und die Mutter waren. Dies um so mehr, als die Mutter, wie der Patient berichtete, selber auch Hoden für den Vater zubereiten mußte. Sie habe ihm jedesmal den Stierenhoden gezeigt, irgendwie voller Stolz. Auch die Metzgersfrau habe bei jenem Gespräch die Zweideutigkeit zu erkennen gegeben. Wörtlich fuhr er weiter: «Es ist doch sonnenklar, daß hinter meiner Sexualfantasie mit dem ‹Metzgen› (= Schlachten, Hoden abschneiden) eine entsetzliche Kastrationsangst versteckt ist. Alle diese schrecklichen Erlebnisse konnte ich nicht anders als über die Fantasie abwehren. Von meinen Fantasien haben die andern Analytiker gewußt, aber keinem wäre es in den Sinn gekommen, dahinter versteckte, ganz schwere Kastrationsängste zu vermuten. Mir ist dieser Zusammenhang auch erst jetzt eingefallen.»

Als er 4–5jährig gewesen sei, sei er einmal in der Stube auf dem Diwan gelegen. Er habe Fieber gehabt. Dabei habe er von Zigarren die Binden genommen und um seinen Penis geklebt. Es sei eine Bekannte dagewesen, die habe das gesehen und gelächelt. Bei ihrer Tochter habe er – zum ersten Mal? – die Vagina gesehen. Dann fiel ihm der Bruder ein, der ihn beim Onanieren erwischt und seinen Penis gepackt hatte, um zu sehen, ob er steif sei. Schließlich erinnerte er sich an die Schweinevaginen, die der Vater im Keller aufgehängt hatte. In diesem Zusammenhang erwähnte er, daß sein Großvater erzählt habe, früher seien arabische Vornehme in die Schweiz gekommen, die hierher mitgebrachte Frauen hätten schlachten wollen, was man nicht erlaubt habe. Die Fantasie, zwei Frauen würden ihn schlachten und ihm die Hoden abschneiden, habe etwa so lange gedauert, bis er 29jährig gewesen sei. Dann habe sich der Inhalt der Fantasie geändert: er habe sich nun vorgestellt – wie die arabischen Vornehmen aus Großvaters Erzählung –, Frauen zu «metzgen» und ihnen die Vagina herauszuschneiden. Das Wichtigste sei das Herausschneiden der Vagina gewesen, nicht das Schlachten. Der Wechsel der Sexualfantasie kam nach der Geburt des ersten Kindes. Er hatte die Geburt miterlebt, die blutende Vagina der Frau gesehen, die man schneiden mußte, und einen Schock erlitten. Er habe fast nicht hinschauen können.

Es war nun eher ersichtlich, aus welchen (Erlebnis-)Elementen sich seine Sexualfantasie zusammensetzte. Zuerst wurde in der Stierfantasie die kastrierende Mutter zusammen mit der Metzgersfrau wiederholt; dann, nach dem Schock bei der Geburt des Kindes, als vermutlich die Kastrationsangst ins Unermeßliche gestiegen war, «drehte» die Bühne. Um überhaupt noch Mann sein zu können, mußte er in der Fantasie die Frauen kastrieren – als unbewußtes Muster dienten ihm die arabischen Vornehmen aus Großvaters Geschichte –, nach dem Motto: lieber kastriere ich die Frauen, als daß diese mich kastrieren. Diese Annahme wurde indirekt bestätigt, indem er mir sagte, daß er einige Zeit nach dem Geburtserlebnis impotent gewesen sei.

Aber der Patient wußte noch mehr zu berichten. Er sagte, daß er einmal als kleiner Bub zufällig (?) zugeschaut habe, wie ein Metzger ein Schwein geschlachtet habe. Es sei ihm noch frisch in Erinnerung, wie die Sau dagelegen sei und der Metzger ihr den Rüssel abgeschnitten habe. Dabei sei Blut herausgeflossen. Als er später einmal eine frisch geschlachtete Kuh gesehen habe, mit gespreizten Beinen aufgehängt, sei er sexuell völlig erregt worden davon.

Dann kam ihm die Szene in den Sinn, als er mit der Kindergartenfreundin gespielt hatte. Plötzlich sei ein größerer Bub gekommen, habe sie in eine Ecke gedrückt und der Kindergartenfreundin befohlen, sie müsse die Hose herunterlassen, was sie auch getan habe. Das Ganze habe ihn sehr erschreckt, und der große Bub sei ihm sehr brutal vorgekommen.

Dann berichtete er davon, wie er einmal einen Haufen blutverschmierter Fetzen am Boden gesehen habe, wobei er wußte, daß sie von der Mutter stammten. Daß Frauen die Periode hätten, habe er damals noch nicht gewußt, denn aufgeklärt worden sei er nie (von den Eltern). Da habe er gemeint, der Vater habe sicher die Mutter zerschnitten.

Schließlich sagte er mir: «Ich glaubte, wenn ich Ihnen diese Dinge erzählen würde, würde ich impotent werden. Aber man kann doch sagen, daß eine Kette von schrecklichen Erlebnissen diese gehüteten sexuellen Geheimnisse verursachten.» Nach einer Weile sagte er, daß er heute, als er in die Praxis eingetreten sei, für einen Moment lang schreckliche Angst gehabt habe. Er glaube, er habe die Kastrationsangst erlebt.

Es war interessant, daß er, der mich gerade erst noch als «Beutelschneider» hingestellt hatte, mir diese sexuellen Erlebnisse anvertraute. Sie schienen mir wie ein Geständnis zu sein: der Patient, von Schuldgefühlen niedergedrückt, mußte mir ein Geständnis nach dem andern machen, mußte sich alles vom Gewissen (Über-Ich) reden. Daß solches herauskam – die Schilderung der Zusammenhänge war zum Teil eindrücklich –, war zwar gut, aber damit war der ihn beherrschende Kastrationskomplex natürlich in keiner Weise geringer geworden. Da war noch ein zähes Stück Arbeit zu leisten.

8. Sitzung

Zu Beginn berichtete der Patient, daß er froh gewesen sei, mit mir letztes Mal über seine sexuellen Fantasien gesprochen zu haben. Er praktiziere sie nicht mehr. Dennoch sei er am andern Tag ganz besonders bedrückt gewesen.

Der Patient wollte hernach sofort den letzten Teil des Traumes 50 bearbeiten, weil er ihm wichtig schien. Dieser letzte Abschnitt hatte folgenden Wortlaut:

Traum 50

... Dann befinde ich mich in einem Bürotrakt, evtl. ist es das Fürsorgeamt. Dort ist bei einer Zimmerflucht jemand dabei, mit einer Schablone sorgfältig Namen an die Türen zu schreiben. Eben hat er eine Türe beschriftet. Zu meinem größten Erstaunen sehe ich, daß ja mein Name darauf steht. Dann gehe ich in ein Büro/Zimmer mit Lavabo und pisse dort hinein. Evtl. entdeckt mich jemand dabei. Ich weiß, daß ich das nicht machen sollte.

Dann erscheint mit andern Mädchen zusammen ein junges Schulmädchen. Es erkundigt sich nach ihrem Freund, der weggezogen ist. Sie weiß die Adresse nicht. Eine Frau – Fürsorgerin – weiß die Adresse und gibt Auskunft.

Zu diesem Traum ergänzte er, daß ihm noch beim Aufschreiben in den Sinn gekommen sei, die im Traum erwähnte Fürsorgerin könnte Frl. X sein, die die Familie seinerzeit betreut hatte. Das Ganze sah ihm danach aus, als ob hier in diesem Traum die Frustrationen, die er im Zusammenhang mit dem Fürsorgeamt erlitten hatte, hervorgehoben wurden. Er berichtete davon, daß er mit den Eltern auf dem Fürsorgeamt war und daß die Fürsorgerin, Frl. X, vor ihm mit den sich streitenden Eltern gesprochen habe. Empört äußerte er sich darüber, daß die Fürsorgerin das zugelassen habe. Sie habe doch das ganze Elend der Familie gesehen und hätte doch merken müssen, wie er darunter gelitten und schweren Schaden genommen habe. Ein Greuel war ihm, daß die Fürsorgerin den Eltern Warengutscheine aushändigte, die dann er, weil die Mutter sich genierte, in den Geschäften einlösen mußte.[1]

Einmal sei es vorgekommen, daß die Mutter von der Fürsorge Geld haben wollte. Da habe sie, Frl. X, mit einer nicht zu beschreibenden Geste in die Pultschublade gegriffen und mit sichtlicher Verachtung der Mutter 20 Franken gegeben. Die verachtende Haltung der Fürsorgerin habe ihn getroffen wie ein Blitzschlag. Die Fürsorgerin habe zwar die Mutter mit Verachtung behandelt, aber auf ihn habe es gewirkt, wie wenn sie ihn selber herabgewürdigt hätte. Er erzählte auch, wie diese Fürsorgerin jeweils Hausbesuche machte, sich «in der Wohnung umsah und alles von oben bis unten musterte wie ein Detektiv» und auch da ihren Unmut über «diese schäbigen Leute» offen zeigte. Überhaupt habe er dieses lästige «Auf-die-Bude-Steigen» gehaßt wie die Pest. Denn die Fürsorgerin habe sich aufgeführt wie ein «General, der eine Strafkompanie schleift.» Einmal bei einem solchen Hausbesuch habe sie in sein Aufsatzheft geschaut. Er habe ihr den Aufsatz vorgelesen. Sie habe ein schnippisches Lächeln herausgedrückt, nachher gegähnt, so daß man gerade gemerkt habe, wie es sie langweile. Er sei sich vorgekommen wie der letzte Dreck. Diese ewigen Szenen im Fürsorgeamt hätten ihn enorm bedrückt. Ganz schwer habe ihn das Bewußtsein der Armut und der totalen Abhängigkeit von der Fürsorge belastet. Kein Geld zu haben, mit Gutscheinen einkaufen und sich dadurch vor den Leuten blamieren zu müssen, gehe ihm heute noch nach.

Der Patient äußerte sich weiter in diesem Sinne negativ über seine Erlebnisse mit der Fürsorge, und man merkte, daß diese Erlebnisse tiefe Spuren hinterlassen hatten. Schließlich sagte er wörtlich: «In dem Traum bin ich auf dem Fürsorgeamt. Das ist das Fürsorgeamt, wie ich es erlebte: demütigend, mich entwertend ... mich und die Eltern. Und da wird mein Name auf eine Türe geschrieben, mit einer Schablone. Wir – die Eltern und ich – sind nach Schablonen behandelt worden, ohne Gefühl, ohne Verständnis ‹gottverdami!›, und damit hat man mich auch wie mit einer Schablone geprägt. Die Fürsorgerin hat den Eltern und mir die Schablone ‹ihr seid Dreck, Nullen› aufgedrückt, und das ist ewig mit meinem Namen verbunden. Wenn ich schon der Eltern wegen einen Pfundsminderwertigkeitskomplex bekommen habe: hier die Fürsorge, die, die hat uns noch vollends in den Boden gedrückt. Ich laufe doch tagtäglich mit der Schablone: ‹Fürsorgeabhängiger› auf meinem Rücken herum.»

Hier schilderte der Patient eindrücklich, was ich einen «sozialen Minderwertigkeitskomplex» nennen möchte. Dieser saß viel tiefer, als der Patient damals wußte. Er empfand es als Schande, daß die Eltern fürsorgeabhängig waren, und da er die Verachtung der Fürsorgerin miterlebt hatte – dort auf dem Büro und zu Hause –, hatte er sie gewissermaßen als unbewußten Maßstab introjiziert, sich einverleibt, und wurde nun ständig so gemessen. Was immer er auch tat, die «innere» Fürsorgerin war da, entwertete seine Leistung – wie damals den Aufsatz oder die Mutter – und machte ihn vor sich selber zur Null. Die Verachtung der Fürsorgerin wurde als innere Verachtung, als Selbstverachtung dauernd erlebt.

Ich halte den Minderwertigkeitskomplex, ganz gleich woher er kommt, wie er entstanden ist, für einen sehr gefährlichen Komplex. Wer sich dieses Komplexes wegen ständig wertlos gemacht fühlt, hält einen solchen Zustand mit der Zeit nicht mehr aus. Irgendwann wird die frustrierte Seele zur «Notwehr» greifen und alles tun, um aus dieser unerträglichen Lage herauszukommen. Meist geschieht dies so, daß die ganze Energie in ein neurotisches Symptom hineingeblasen wird, das so groß wird, so furchterregend, daß schließlich alle aufmerksam werden. Damit verschaffen sich die Leute – zu einem fragwürdigen Preis allerdings – endlich die Beachtung, die ihnen versagt blieb.

Der Patient gab im Traum seiner Meinung über die Fürsorgerin und das Fürsorgeamt unverblümt Ausdruck. Im Fürsorgeamt pißt er ja ins Lavabo, und ich glaube, der Patient hatte mit der Deutung recht, wenn er sagte: «Daß ich bei denen im Fürsorgeamt ins Lavabo ‹seiche› (= pisse), will da sagen, die haben mit mir einen ganz schönen ‹Seich› abgelassen.»

Die Sache hatte allerdings einen Haken: da ich ebenfalls zum Fürsorgeamt gehöre, hätte natürlich hier auch eine versteckte Kritik – als unbewußter Widerstand – gemeint sein können. Um so mehr, als im Traum eine Passage kommt, wo nach einem Freund gesucht wird, der weggezogen ist. Dabei wußte ich, daß sein letzter Analytiker, dem er in einem früheren Traum unverhohlen falsche Behandlung vorwarf, weggezogen war.

Eine etwas tiefere Bedeutung bekam dies alles durch einen nächsten Traum:

Traum 51

Zwei Männer, maskiert, ausgerüstet mit Taschen – Fluggesellschaft? –, begehen auf primitive Weise einen Raub. Sie flüchten unter anderem über eine Leiter eines Gaskessels. Dann wollen sie Geiseln nehmen. Jedenfalls schlägt einer einem Passanten die Nase ein. Dabei verliert er die Maske, eine Roger-Staub-Mütze. Evtl. ist es M.

Dann gehe ich mit Dr. B in seinem Hause eine Treppe empor. Ich habe dabei den vollbepackten Einkaufswagen – mit Lebensmitteln drin – bei mir, der meiner Frau gehört. Mit großer Mühe und Anstrengung bringe ich ihn nach oben. Ich stelle dabei fest, daß das Treppengeländer aus Holz ist. Oben muß ich mich mit einem Zugriff am Eisengeländer hochziehen.

In Dr. B's Praxis ist alles verändert, weil die Maler dagewesen sind. Sie wollen neu streichen. Anwesend an einem kleinen Tisch sind Frau Dr. B und die Tochter, die aber gar nicht Dr. B's Tochter ist. Evtl. stört mich ihre Anwesenheit. Dann stelle ich fest, daß Dr. B's Pult fehlt, der Teppich nicht da ist, an den Wänden keine Bilder hängen, keine Bücher vorhanden sind, alles wirkt improvisiert. Ich liege dann auf der Couch und berichte – jetzt einem andern? –, daß die Haupterbfigur Onkel R sei. Er habe auch homosexuelle Tendenzen und Verfolgungsideen. Während der Analytiker eifrig dem erst- und zweitgenannten zustimmt, zögert beziehungsweise schweigt er zum letztgenannten Teil. Während ich ihm das sage, stehe ich von der Couch auf, bin nun sitzend, schaue ihm in die Augen, die jetzt braun sind. Er ist mir ganz nahe bzw. ich ihm. Das scheint ihm aber nicht erwünscht zu sein. Ich frage, warum dieses jetzige Problem nicht schon in der letzten Analyse aufgetreten sei. Er sagt mir: «was in 1½ Jahren nicht geht, geht dann in 1½ Std.» Ferner macht er die Bemerkung, daß man das nicht selber herausbekommen könne, denn dazu bedürfe es eines Dritten.

Nun ist ein Mann in der Analyse. Ich erkenne in ihm B. Es wurde ihm ein Honorar von Fr. 30.– berechnet. Dafür bringt ihm B einen großen Hund aus Stein/Porzellan. Es ist aber eine Keramik-Katze, die viel kleiner ist. Er fragt ihn, warum er ihm diese bringe.

Dann sehe ich eine Adresse irgendwo herumliegen. Es ist die Adresse von R, einer Frau, die verschwunden ist. Es steht darauf, daß sie an der Schwanengasse 3 wohne. Es wird mir gesagt, daß meine Ängste übertragene Ängste seien. Während ich analysiert werde und B anwesend ist, habe ich mit den Tränen zu kämpfen. Ich möchte weinen, kann aber nicht, weil ich mich wegen B geniere.

Dieser ebenso lange wie aufschlußreiche und wichtige Traum – den ich damals auch nicht ganz verstanden habe – schilderte schon jetzt, was den Patienten wirklich quälte. Er selber «wußte» es natürlich bereits, aber er verstand es trotz Traum nicht. Bemerkenswert schien mir, daß er gleich zu Beginn der Analyse dieses Traumes zugab, in Dr. B eigentlich seine Mutter gesucht zu haben. Gleich darauf griff er die Passage aus dem Traum heraus, wo es heißt, die verschwundene Frau wohne jetzt an der Schwanengasse 3. Zu Schwanengasse kam ihm der Begriff Schwanensee in den Sinn. Schwäne seien «stumm», stumm sei die Mutter jetzt, sie sei tot. Dann berichtete er von einem Erlebnis vergangenen Sonntag: er sei mit der Frau im Bett gewesen, habe mit ihr geschlafen. Nach dem Koitus habe er folgende Vorstellung gehabt: er liege als Kleinkind im Kinderbett bei den Eltern, der Vater komme. Dann habe er gedacht: was hat der Vater gesagt? Und da sei ein unbeschreibliches Gefühl aufgetaucht: allmählich sei er entglitten, wie wenn er den Boden unter den Füßen verloren hätte. Immer tiefer hinunter sei es gegangen, bis er das Gefühl gehabt habe, «hinüberzurutschen» zu den Verrückten. Er habe geglaubt, geisteskrank zu werden. Er habe gedacht – und dabei Panik bekommen –: «Jetzt wirst du schizophren, jetzt ist es aus mit dir!» Diese Bemerkung warnte mich davor, ihm den Traum, der ihn im Moment gut hätte in die Psychose führen können, zu deuten, überhaupt das Thema Mutter – von meiner Seite her – zu berühren, obschon der Traum selbst eindeutig die Mutter in den Vordergrund schob. Der psychosenahe Zustand des Patienten wurde mir gerade hier wieder eindringlich gezeigt.

Der Patient hatte offenbar selber bemerkt, welch heißes Eisen er da mit diesem Traum in die Finger bekommen hatte, denn er äußerte sich gar nicht mehr weiter darüber. Er wollte einen andern Traum erörtern, den ich nachher vorstellen werde. Vorerst noch einige Bemerkungen zum Traum 51: Auch aufgrund meiner damaligen Kenntnisse war mir klar, daß der Traum sich mit seiner Mutter befaßte. Mit der Vergasungsgeschichte – darum im Traum Gaskessel – und auch mit der Drohung, mitsamt den Kindern in den Wohlensee zu springen, hatte die Mutter den Patienten maßlos schockiert. Daß im Traum die Frau an der Schwanengasse wohnte und ihm hierzu der Begriff «Schwanen*see*» eingefallen war, konnte nicht Zufall sein. Ohne Zweifel war auch mit der im Traum erwähnten «Haupterbfigur» nicht der suizidale Onkel R, sondern die mit Suizid drohende Mutter gemeint. Die Mutter war die Haupt-Schicksalsfigur für den Patienten.

Der Patient setzte im Traum den Dr. B, der weggezogen war – ihn also verlassen hatte –, mit der Mutter gleich, die ihn auch verließ, als sie starb. Die genannten Verfolgungsideen waren nach meiner Meinung so zu verstehen, daß der Patient von den Erlebnissen mit der für ihn schwer bedrohlichen Mutter verfolgt wurde. Die katastrophalen Erlebnisse mit ihr verfolgten ihn, trieben ihn fast an den Rand des Wahnsinns.

Im Traum war auch bereits der Vorwurf enthalten, warum Dr. B dieses Hauptproblem nicht schon damals, in jener Analyse, behandelt habe. Die Antwort hätte sein können: «Was man mit 1½ Jahren erlebt hat, kann man nicht in 1½ Stunden erfahren.» Damit hatte der Traum wohl auf den schweren Pavor nocturnus angespielt, den der Analysand etwa in diesem Alter (1½–2jährig) erlebte.

Mit dem Hund, alias der Keramik-Katze, die *klein* ist, schien der Traum eine Verbindung zur Katzengeschichte herzustellen. Bekanntlich hatte er *kleine* Katzen erschossen. Ob der Traum sagen wollte: «Da liegt auch ein Hund begraben»? Jedenfalls schien mir die Katzengeschichte, weil sie immer wieder kam, nicht abgeschlossen zu sein, obwohl der Patient hiefür schon einige Erklärungen gebracht hatte.

Der Patient wünschte jedoch nun, Traum 54 zu analysieren, der folgenden Wortlaut hatte:

Traum 54

Die Tante Y kam zu Besuch. Die Großmutter ließ Tabakrauch aus ihrem Mund.

Ich besitze von der Migros[2] ein 24-Stunden-Ei. Ich kann es öffnen und schließen. Es ist innen halb gekocht.

Dann parkiere ich ein Auto vor einem Einkaufszentrum und gehe mit meinem Sohn in die dortige Migros. Etwas ist mit einem Kind in einem Einkaufswägelchen. Das ist «überflüssig», wird gesagt. Beim Hinauskommen aus der Migros sehen wir einen Schaden an unserem Auto. Es ist eine leichte Beschädigung. Dann wird durch die Unachtsamkeit eines andern ein größerer Schaden daraus. Ich sehe jetzt einen Volvo, der seitlich vorne einen Blechschaden hat. Dieser Volvo ist evtl. bei uns hinten hineingefahren. Jedenfalls ist der Kofferraum beschädigt.

Dann suche ich eine Garage/Reparaturwerkstätte auf. Zuerst ist niemand anwesend. Dann erscheint ein junger, unbekannter Mechaniker. Wir waschen unseren Wagen mit Seifenwasser. Vor allem der junge Mechaniker tut es. Ich will ihm helfen. Gerne möchte ich eine Art Waschlappen benutzen, aber der junge Mechaniker sagt, das sei nicht gut. Ich bin erstaunt, finde, daß die Bürstenwaschanlage doch sauber wasche. Ich suche also nach einem anderen Hilfsmittel. Der Mechaniker sagt, ich müsse beim Plattenklemmer suchen. Ich finde ihn aber nicht. Dann sagt der Mechaniker, daß er meinen Wagen kaufen würde, wenn er 4 oder 5 Jahre alt wäre. Jetzt sei er einfach noch zu neu/jung. Deshalb sei er für ihn zu teuer. Für den 4-5jährigen Wagen würde er 4000–5000 Franken zahlen.

Diesen Traum verstanden wir – wie wir heute wissen – falsch. Es ging um einen ganz andern Inhalt, als es uns die vorgebrachten Assoziationen glauben machen wollten. Der Patient glaubte aufgrund des Wortes «Waschlappen», daß sich der Traum um den Vater drehe, den er immer als Säufer und damit in seinen Augen als Waschlappen erlebt hatte. Er brachte etliche Erinnerungen im Zusammenhang mit seinem betrunkenen Vater, aber auch das Erlebnis, als er den Vater nackt mit verschmiertem Hintern gesehen hatte. Da sei er – mit Bezug auf das Wort «Plattenklemmer» – «platt» gewesen und ja auch zwischen diesen Eltern buchstäblich plattgedrückt worden. Die in diesem Traum wichtige Figur – den Bruder – assoziierte er auch, aber auf das Ereignis, auf das der Traum anspielte, kam er nicht.

Daß es mit der Waschanlage um eine unbewußte Schuld ging, die abzuwaschen wäre, verstand der Patient schon. Nur hatte er das falsche Ereignis gesucht. Ihn hatte, und das begriff er, das Gewissen (Über-Ich) «plattgedrückt». Dieses verlangte aber einen hohen Preis und war nicht bereit, das drückende Schulderlebnis herauszurücken.

[1] Der Patient schilderte hier eine seit langem nicht mehr übliche Gepflogenheit des Fürsorgeamtes.

[2] Migros = Schweizerische Ladenkette.

9. Sitzung

Zu Beginn berichtete der Patient, daß ihm die Sache mit den Erlebnissen auf der Fürsorge sehr nahe gegangen sei. Er sei sich des ganzen Elendes bewußt geworden, das die Armut und damit das ohnmächtige Ausgeliefertsein an eine Fürsorgebehörde verursacht habe. Die Fürsorgerin, Frl. X, terrorisiere ihn psychisch noch immer, indem die Verachtung, die sie der Familie gegenüber gezeigt habe – insbesondere damals, als die Mutter mit so unwahrscheinlicher Geringschätzung behandelt worden sei –, als innere Verachtung weiterlebe. Diese Erlebnisse klebten an ihm wie Leim.

Wörtlich sagte er: «In jenem Augenblick, als sie der Mutter die 20 Franken gab und als ihre Verachtung offenkundig wurde, hat sie mich *zerstört.* Seither wurde ich dieses Gesicht nicht mehr los. Dabei sah sie mein Elend, aber sie hat nicht einmal gemerkt, wie ich unter den Zuständen zu Hause gelitten habe. Wie wollte sie dann merken, daß sie uns mit ihrem Verhalten noch den Rest gab? Wir waren schon am Boden, und sie hat uns noch plattgewalzt. Ich kann diese Erfahrungen nicht vergessen! Heute käme ja so etwas sicher nicht mehr vor. Heute politisieren sie lieber, die Fürsorger, und sie bringen ihren unverdauten politischen Blödsinn an den Mann. Aber wie es wirklich in einem drin aussieht, begreift keiner. – Mich hat jedenfalls die Erfahrung mit der Fürsorge so plattgedrückt, als ob man mir mit einem Hammer den Schädel flachgeschlagen hätte. Ob ich mich jemals davon erholen kann?»[1]

Der Patient berichtete über weitere Erlebnisse der Woche, insbesondere über Eindrücke und Gefühle zu Träumen, die inzwischen kamen. Die Träume 56 und 57 hätten ihn beschäftigt.

Traum 56

Ich befinde mich in unserer Wohnung, evtl. in der ehemaligen elterlichen Wohnung. Dort schaue ich in verschiedene Zimmer hinein. Dabei sehe ich, daß überall

2 Betten, insgesamt 4, zusammengestellt sind. Dies ist, weil wir Besuch haben (?). Evtl. ist auch mein Bruder hier dabei. Mir fällt auf, daß die Überzüge/Bettdecken von roter Farbe sind, insbesondere im Zweier-Kinderzimmer.

Dann stoße ich zusammen mit meinem Bruder einen Kinderwagen einen ziemlich steilen «Stutz» (Hang) hinauf. Es hat Schneematsch auf der Straße. Evtl. gibt der Bruder dem Wagen einen Stoß, evtl. gebe ich ihm einen. Etwas ist während dieser Szene mit einem Muni (Stier) und einem Elefantenrüssel.

Zu diesem Traum sei ihm der Bruder in den Sinn gekommen, der ihn beim Onanieren erwischt habe. Daß er ihn minderwertig gemacht habe, weil er ihn immer «Hilfsarbeiter» schimpfte. Ferner sei ihm die Szene in Erinnerung gekommen, als er den Bruder mit einer Pistole bedrohte. Schließlich sei er beim Traum 54 gelandet, und dort sei ihm zu «Plattenklemmer» eingefallen: 2 Platten, 2 Katzen. (Bekanntlich hatte der Bruder die zwei angeschossenen Katzen auf dem Plattenboden zerschmettert.) Als ihm das eingefallen sei, habe er einen heftigen Angstanfall bekommen, begleitet von wahnsinnigem Herzklopfen.

Traum 57

In einem Wald wird eine hohe Tanne gefällt, evtl. unbefugterweise. Ich sehe den abgeschnittenen Stamm. Jemand zeigt eine Kreissäge; sie macht fürchterlichen Lärm. Der Baum ist über einen Gitterzaun gefallen, der oberste Maschendraht wird von jemandem zurechtgezogen. Die Tanne, die gefällt wurde, hat unten zum Schutz 1 oder 3 kleine Tännchen.

Dann soll die Tanne versteigert werden. Sie ist zwar von Österreich (Wien), soll aber in Bern versteigert werden. Der Erlös soll karitativen Zwecken zugute kommen.

Dann bin ich im Zusammenhang mit dieser Tanne in einem Haus. Es könnte das Elternhaus an der X-Straße sein, hat aber auch mit dem Fürsorgeamt zu tun. Jedenfalls nahe bei dem Haus, vor einer Steinplatte, ist der Boden sumpfig. Ich sinke ein, vom Schuh bis zum Kniestrumpf, kann mich aber wieder herauswinden. Ich bin beschämt, daß ich nun so beschmutzt in die Fürsorge, die jetzt Ihre Praxis ist, kommen muß. Jemand sagt, das mache nichts, das könne man wieder abwaschen.

Zu diesem Traum sei ihm zum Begriff «Kreissäge» der Begriff «Kreißsaal» in den Sinn gekommen, und daraufhin gleich das Erlebnis der ersten Geburt, als er die blutende Vagina seiner Frau gesehen habe. Daß die Tanne umgesägt worden sei, d.h. der abgeschnittene lange Stamm, erinnere ihn stark an das Wort «Kastration». Ihn wundere es aber, warum das Problem nach zwei Analysen (bei den Psychiatern A und B) noch immer derart heftige Gefühle bewirke.

Es war offensichtlich, daß dieser Traum ein verdrängtes Kastrationserlebnis zum Inhalt hatte, daß ferner die Geburt des Kindes wie eine erneute Kastration gewirkt hatte, ausgelöst durch den Anblick der blutenden Vagina. Aber noch interessanter war, daß offenbar die Erlebnisse auf dem Fürsorgeamt wie eine «psychische» Kastration gewirkt hatten. Damit wurde auch der Schaden sichtbar, den die Fürsorgerin, Frl. X, durch unsachgemäßes Vorgehen angerichtet hatte. Der Patient sprach ja in der Einleitung bereits von den Erlebnissen auf der Fürsorge, aber er brachte erst jetzt – und unbewußt – diese Erlebnisse in einen Zusammenhang mit seinen verdrängten Kastrationsängsten. Er wußte nicht, daß ihn die Fürsorgerin «psychisch kastriert» hatte. Jetzt begriff ich erst richtig, warum er mich – der ich zum Fürsorgeamt gehöre – als einen «Beutelschneider» angesehen hatte. Er befürchtete, von mir «kastriert» zu werden wie damals von der Fürsorgerin. Dabei mußte man davon ausgehen, daß diese Erinnerungen Deckerinnerungen waren, daß die wirklich kastrierende Frau nicht die Fürsorgerin, Frl. X, gewesen war, sondern die Mutter. Und die durfte noch nicht ins Bewußtsein kommen.

In den Träumen erschien sie freilich schon lange. So wieder im

Traum 58

Ich befasse mich mit Frau E., und zwar im Keller des Elternhauses an der X-Straße. Dann auch mit Herrn E. Schließlich befasse ich mich auch mit Frl. Z.

Dann erscheinen zwei Ärzte. Ich befinde mich jetzt im Militärdienst und leiste Dienst bei einer unbekannten Einheit. Der Dienst ist zu Ende. Ich bin schmutzig und durchnäßt vom Dienst. Da man mich zu diesem Dienst aufgeboten hatte, hoffe ich, nicht noch einmal einrücken zu müssen. Es wird mir nämlich bewußt, daß ich ja mein Pensum schon geleistet habe. Ich muß aber eine Art Test machen. Ein Papier wird mir über die Nase gelegt. Der Arzt sagt, das sei die Ankündi-

gung von hohem Fieber – es ist die Rede von 90 Grad – und man wisse noch nicht, um was für eine Krankheit es sich handeln würde. Ich habe Angst vor Fieberträumen und vor der Wirkung von unbekannten Medikamenten.

Der Traum, sagte der Patient, habe ihm große Angst gemacht. Er glaube, daß es sich bei den E's um die Eltern handle, da sich die Szenerie ja an der X-Straße abspiele und erst noch im Keller, also im Unbewußten. Zu «Keller» fielen ihm die ausgeschnittenen Schweinevaginen ein, die der Vater dort aufgehängt hatte. Man konnte also – sicher nicht zu Unrecht – annehmen, daß die Angst eine verdrängte Kastrationsangst war, wenn auch nicht ausschließlich. Die 2 Ärzte wollte der Patient als die 2 Psychiater ansehen, bei denen er früher Analysen gemacht hatte. Jetzt sollte er nochmals an den unglücklichen Ort der Kindheit zurückkehren, und es war begreiflich, daß er sich dagegen sträubte. (Im Traum hofft er, nicht noch einmal einrücken zu müssen.) Er wußte nicht, welches Papier man ihm «unter die Nase gehalten» hatte; sicher war er nur, daß etwas dann die Neurose ausgelöst habe und daß eine «Wendung um 90 Grad» erfolgt sei. Jetzt wisse man tatsächlich noch nicht, was der Grund dieser Krankheit sei, der eigentliche, wirkliche. Er habe Angst vor Träumen, die den Grund für das Fiebern angeben könnten. Dann fragte er sich: «Im Traum heißt es, ich hätte Angst. Wovor habe ich Angst? Ich glaube, ich habe keine Angst, verrückt zu werden, sondern *ich habe Angst vor Träumen, in denen die Affekte* durchbrechen. ...Ich habe Angst, daß die abscheuliche Angst, die ich hatte, als ich die Katzen erschoß, erneut hervorbrechen könnte. *Ich leide unter eingeklemmten Affekten.* Das ist der Sinn für den Begriff ‹Plattenklemmer›. Der Bruder schlug die Katzen auf dem Plattenboden tot, und die Affekte dort, die habe ich eingeklemmt.»

Damit hatte er recht. Es ging tatsächlich um eingeklemmte Affekte. Die Katzengeschichte spielte eine enorm wichtige Rolle, aber worum es im Kern ging, das wußte damals weder er noch ich. Hingegen bemerkte er richtig: «Die beiden Analysen vorher – ich rede von den 2 Ärzten – konnten mir nicht helfen, weil sie die *Affekte* nicht herausbrachten. Ich glaube, die Kerle hatten ganz einfach ‹Schiß›, sie getrauten sich nicht, und sie redeten deshalb um den Brei herum.» Ich sagte nur: «Ja, die Affekte müssen herauskommen, ein anderer Weg führt nicht zur Heilung.»

Der Patient äußerte sich nun zu einem weiteren Traum, der ebenso wichtig war wie die beiden vorherigen.

Traum 60

Ich bin mit Frl. X zusammen, evtl. spreche ich über sie. Sie ist sehr häßlich im Gesicht. Sie sagt etwas von Samen, evtl. von Unterbindung, evtl. von Geburt. Etwas ist auch mit einem Schema. Dann geht es um eine andere Frau. Sie hat einen Traum gebracht, und sie muß nun dazu assoziieren. Sie liegt zusammengekrümmt da. A. ist da. Seine Anwesenheit ist mir nicht besonders angenehm... Hernach ist Herr E. wieder da. Er muß einen Traum mitgebracht haben, den wir analysieren. Ich finde den Sinn nicht heraus. Plötzlich hat Herr E. den Sinn eines Satzes gefunden. Er sagt: «Im Sturm» – dabei sehe ich den fürchterlich aufgewühlten Wohlensee – «kenterte das Boot, und ein Kind ertrank.» Wir wissen, daß es sich um eine große Schuld handelt. Ich denke nach: «Was kümmert Herrn E. das Kind, er ist ja nicht verheiratet und hat keine Kinder?» Ich frage dann Herrn E., ob er weiter in die Analyse kommen wolle. Er bleibt mir die Antwort schuldig. Vorher war noch eine Szene mit einem Couvert und 5 Franken drin. Viele Pferde, die mich verfolgten. Dann sagen Sie: «Die Hauptsache ist noch nicht gefunden». Ich weiß das auch und bin deswegen deprimiert.

Zuerst brachte der Patient eine Berichtigung zum Traum. Er sagte, Herr E. sei verheiratet, aber er habe keine Kinder. Dann meinte er: «Ich bin verheiratet, und ich habe Kinder. Bin ich das? Ich glaube es.»

Das Wort «Samen» im Traum 60 führte ihn assoziativ zu der bekannten peinlichen Szene, als er von der Mutter gestellt worden war, weil sie das Kissen mit den Samenflecken entdeckt hatte. Zu «Geburt» erinnerte er die Geburt des ersten Kindes, als ihn der Anblick der Vagina so erschreckt hatte. Zu «Schema» fiel ihm «schämen» ein. Und er fragte sich, ob er sich seiner Geburt, also seiner Herkunft wegen schäme. Das Wort «zusammengekrümmt» bewirkte eine Stockung. Er erinnerte nach einer Schweigepause die Katzengeschichte. Dann sagte er: «Der Grund meiner Depression ist Schuld und Scham. Überall ist Schuld und Scham.» Schließlich kam er wieder ins Stocken. Als ich fragte, was sein Schweigen bedeute, antwortete er: «Ich bin so niedergeschlagen. Es muß mit der Mutter zusammenhängen. In meinen Träumen begegnete ich öfters dem

Onkel R. Das ist mir gerade jetzt aufgefallen. Diese Konfrontation deprimiert mich.» Für den ganzen Rest der Sitzung blieb er stumm, so daß wir den wichtigsten Teil des Traumes gar nicht analysieren konnten.

Er hatte unbewußt die Mutter mit dem Onkel in Verbindung gebracht, aber nicht geahnt und nicht gesagt, daß die außergewöhnlich lange Blockierung in diesem Zusammenhang stand. Er konnte gar nicht weiter kommen, denn im unanalysierten Abschnitt des Traumes 60 war so offenkundig von der Mutter die Rede, daß er die «Notbremse» ziehen mußte. Bekanntlich drohte ja die Mutter, mitsamt den Kindern in den Wohlensee zu springen. Und *das* war es, was ihn laut Traum aufgewühlt haben mußte. Dieser unbedachte Satz der Mutter: «ich springe mitsamt den Kindern in den See» mußte beim Patienten einen Sturm der Entrüstung ausgelöst und ihn seelisch bis ins Innerste aufgewühlt haben («fürchterlich aufgewühlter Wohlensee»). Das Kind, das ertrank, mußte eindeutig der Patient sein: er hatte Angst, die Mutter könnte ihn ertränken, eben mit ihm in den See springen. Ich begann zu ahnen, daß sich für dieses Kind damals ein furchtbares Drama abgespielt haben mußte. Mir kam der Traum 51 wieder in den Sinn, in dem es hieß: «Was in 1½ Jahren nicht geht, das geht dann in 1½ Stunden.» Wir nahmen an, daß der Patient ungefähr 1½jährig gewesen sein mußte – evtl. 2 –, als die Mutter diesen verhängnisvollen Satz ausgesprochen hatte. Kein Wunder also, daß der Patient sich sträubte, diese Szene *affektiv* nochmals durchzuleben.

[1] Der Patient hat als Kind eine Fürsorge erlebt, die es nicht mehr gibt. Modern ausgebildete Sozialarbeiter im Sozialdienst leisten gute Arbeit. Dennoch müssen die Äußerungen des Patienten zum Nachdenken Anlaß geben. Es bleiben viele Grundprobleme, die der Patient damals extrem negativ erlebt hat, im Kern bestehen.

10. Sitzung

Der Patient berichtete mir, daß er letztes Mal mit einem Gefühl größter Niedergeschlagenheit weggegangen sei. Deshalb habe er eine ganz schlechte Woche befürchtet, aber es sei ihm relativ gut gegangen. Die Mutter sei ihm mehrmals eingefallen, und er habe angefangen zu begreifen, wie gefährlich ihm die Mutter in der Neurose geworden sei. Es wundere ihn aber, wie wenig ich in der Analyse auf die Mutter eingehe. Ich entgegnete ihm: «Damit Sie um so mehr von ihr sprechen können.» Das quittierte er mit einem «Aha!»

Dann wollte er den Traum 62 bearbeiten.

Traum 62

Zum Jahresgedenktag des Todes meiner Mutter tragen mein Bruder und ich ihren Sarg in die … Kirche. Wir weinen, und doch scheint es nicht die echte Trauer zu sein. Dann bemerke ich mit Befriedigung, wie viele Personen zum Gedenktag erschienen sind. Dies paßt nicht so recht zur Trauer. Die Kirche ist voll von Leuten, die am Gedenkgottesdienst teilnehmen wollen. Beim Hineingehen in die Kirche entgleitet meinem Bruder der Sarg mit der Mutter – oder mir (?). Jedenfalls nehme ich ihn dann alleine auf – er hat jetzt eine längliche Form – und trage ihn weiter. Er dünkt mich ganz leicht.

Irgend etwas mit Vater. Er sagt, er habe 2000 Franken an den Grabstein bezahlt, davon 800 Franken (?) für das Leichenessen. Damit scheint für ihn die Sache erledigt zu sein.

Meine Frau und ich wollen unsere Küche verkaufen. Eine Eckbank ist da, die wir verkaufen wollen. Wir finden dann einen Käufer. In einem Schlafkistchen unter einem Fell streckt sich eine Katze.

Dann befinden sich meine Frau und ich in einem Auto, hinten. Vorne sind zwei Räuber. Ich habe eine Pistole, bestehend aus einem 2- und einem 1-Frankenstück. Tue so, als ob sie geladen wäre. Dann ergreife ich sie, will abdrücken, aber es geht nicht. Wir sind dann doch aus dem Auto herausgekommen. Einem der beiden Räuber werfe ich Trockeneis nach.

Meine Frau macht mich auf einen interessanten Artikel in der Zeitung aufmerksam und muß dann weggehen. Dort ist von einer Familienzusammenkunft in unserem Haus die Rede. Es geht um die Kinderfeindlichkeit des Abwartes (?). Alte Leute hätten reklamiert. Das alles geschah ohne unser Wissen. Es geht um 50 Kinder. Jemand scheint Klage zu führen. In der Zeitung steht viele Male der Familienname «B». Auch von einem «E» ist die Rede. Es interveniert eine Frau «B» – steht in der Zeitung –, dabei handelt es sich um eine Frau Sch. Sie hat zwei Kinder. Irgendwie kann eine Lösung gefunden werden, weil gesagt wird, das Haus sei erst halb vermietet. Später ändere sich das Kinderverhältnis.

Der Patient wollte zum gesamten Traum assoziieren, aber als ich ihn dazu ermunterte, schwieg er zuerst eine Weile. Dann sagte er, er erinnere sich jetzt an den Traum, in dem das große «R» vorgekommen sei (Traum 10). R sei gleich R für Rache. Große Rache für alles, was in der Kindheit vorgefallen sei (Schweigen). Dann kam er, gestützt auf den Initialsatz zum Traum 62, auf die Mutter zu sprechen. Er sagte: *«Der Tod der Mutter war eine wahnsinnige seelische Erschütterung von unvorstellbarem Ausmaß.* Als sie starb, als sie tot war, *konnte* ich sie nicht mehr anschauen. Eigentlich ist sie mir schon einmal gestorben: als sie den Vergasungsversuch machte. Rachegefühle gegenüber der Mutter, weil sie sich das Leben nehmen wollte. Was für eine schreckliche Sache war das, als ich vor die verschlossene Küchentüre kam. Ich hörte drinnen die Mutter weinen. Da sagte ich: ‹Mama, mach doch die Türe auf!› Aber sie machte nicht auf. Sie sagte, sie werde sich vergasen.» Ich wiederholte das Wort: «Vergasen». Er: (blockiert) «Rasende Wut. Schreien, schreien, schreien! Verräter! Haß.» Ich: «Verräter». Er: «Töten, kastrieren, Verräter! im Stich lassen. – Sie hat mich im Stich gelassen. Ich habe gerufen ‹mach auf›!, aber sie hat mir nicht aufgemacht. Schuld, Gewissen, Depression... Ich will Liebe!» Ich: «Ich will Liebe.» Er: «Als ich bei Dr. B in Behandlung war, bekam ich Liebe. Darum liebte ich ihn auch. Ich schenkte ihm meine Symptome. Dann ging er weg, fort, hat mich verlassen, genau wie die Mutter. Dann kam die Umdrehung, die Katastrophe.»

Der Patient hatte sich bei dieser Assoziationsfolge in eine solche Aufregung hineingesteigert, daß er richtig erschöpft war. Ich mußte also eine längere Weile warten, bis er sich wieder beruhigt hatte. Danach fragte ich ihn, wo er weiterfahren wolle. Er sagte, daß er lieber einen andern Traum anschauen möchte.

Traum 65

Eine Poch[1]-(Propaganda-)Einladung für eine Carfahrt. Der Zweck ist offensichtlich: die Poch-Leute wollen indirekt für ihre kommunistische Sache Propaganda machen. Köln. E.M. Carfahrt, wobei gefährliche Terroristen freigelassen werden. Empörung darüber bei mir. Einer der entkommenen Terroristen, ein Mann namens «Hinkelmann», versteckt sich unter einer Treppe.

Dann letzte Sitzung bei Dr. B. Ich gehe weg, ohne Applaus geerntet zu haben. Dr. B unterhält sich noch mit Frau Y. Ich gehe derweil noch auf die Toilette. Sage, Dr. B solle vorausgehen. Dann suche ich meine Mappe, die ich vergessen habe (mehrmals). Schließlich mache ich vor Dr. B's Haus Filmaufnahmen von Dr. B.

Zu diesem Traum sagte er, daß er nicht verstehen könne, was die Sache mit der Poch-Propaganda-Fahrt bedeuten solle. Eines sei aber sicher: schon beim Aufschreiben habe er gewußt, daß der Mann namens «Hinkelmann» die Mutter sein müsse, denn die Mutter habe gehinkt. Dann wörtlich: «Der Tod der Mutter ist Schuld. Es war für mich eine große Erschütterung. Schuld ist es, weil mich die Mutter in einer ungelösten Haßbeziehung verlassen hat. Weil ich ihr den Tod gewünscht habe. Weil ich verdrängte Aggressionen gegen sie habe, darum muß ich jetzt so leiden.»

Interessant war, daß er jetzt die Schuld in eine Verbindung mit der Mutter brachte; früher hatte er doch vielmehr behauptet, daß er wegen des Vaters (und Bruders) unter Schuldgefühlen leide. Was er hier äußerte, traf bestimmt zu, aber wie die Zusammenhänge wirklich waren, wußten wir nicht. Heute kann gesagt werden, daß wir uns damals weit entfernt von der richtigen Spur befanden.

Der Patient war nach diesen Assoziationen nicht mehr in der Lage, an den Träumen zu arbeiten. Ich sah, daß ihn alles sehr mitgenommen hatte. Irgendwie verstand ich plötzlich den ungeheuren Streß, den der Tod der Mutter bei ihm ausgelöst haben mußte. Da wurden Energien frei, die buchstäblich seelischen Terror bewirkten und, wie es der Traum 65 auch sagt, «gefährlich» waren.

Ersichtlich wurde auch, daß der Patient nicht nur eine ungelöste Beziehung zur verstorbenen Mutter mitbrachte, sondern eine ebensolche zum letzten Analytiker (Dr. B). Den Traum 65 (zweiter Abschnitt) verstand ich so, daß der Patient darin zugab, weggegangen zu sein, ohne dem Analytiker den «Applaus» d.h. Erfolg gegönnt zu haben. Deshalb suchte er nun wieder die Mappe (= Komplexe), die er «vergessen» (= verdrängt), in der «Übertragungsliebe» scheinbar «abgegeben» hatte. Da eben die Haßbeziehung dort nicht durchgearbeitet worden war – auch nicht die zum Vater und zum Bruder –, schlug die positive Übertragung nach dem Ende der (scheinbar erfolgreichen) Analyse ins Gegenteil um. Der Patient hatte sich für das Verlassenwerden von diesem Psychiater, der ja aus Bern weggezogen war (im Traum kommt «Köln» vor), insofern auch «gerächt», als er mit dem neuen Symptomausbruch dessen Arbeit, die nicht so schlecht war, wie der Patient meinte, als Fehlschlag hinstellte.

Mich stellte diese Verknüpfung vor ganz heikle Probleme, denn ich stand vor der ungemütlichen Aufgabe, die Übertragungsprobleme aus den Analysen 1 + 2 *und* jene aus der verdrängten Kindheit zu lösen.

Interessant war, daß der Patient auf die den Bruder betreffende Aussage im Traum 62 überhaupt nicht eingegangen war. Dabei konnte als gesichert gelten, daß der Bruder bei der Entstehung der Neurose eine entscheidende Rolle gespielt haben mußte. Die Frage blieb: Konnte der Patient auf diesen Traumteil nicht eingehen, weil ihn die Assoziationen zur Mutter so stark erschüttert hatten, daß er nun blockiert war, oder wollte er – aus Widerstand – nicht darauf eingehen?

Mir war aufgefallen, daß der Patient von Traum 62 auf Traum 65 übergeleitet hatte. Dort aber ließ der zweite Abschnitt erkennen, daß der Patient den Analytikern vor mir – genannt wurde zwar bloß Dr. B – den Behandlungserfolg nicht gegönnt hatte.

Im Traum 62 nimmt bekanntlich der Patient den Sarg mit der toten Mutter, welcher dem Bruder entglitten war, *allein* auf. Es schien mir, als wolle der Traum damit sagen, daß der Patient die tote Mutter als alleinigen Besitz betrachte. Traf dies zu, mußte ich damit rechnen, daß er sie mir in der Behandlung ebensowenig preisgeben würde wie den beiden Kollegen vor mir.

Die lebende Mutter hatte der Patient nicht für sich allein beanspruchen können. Er war gezwungen, sie mit dem Vater und dem Bruder zu teilen. Ich glaubte deshalb, daß der Traum 62 dem Patienten sagen wollte: «Die tote Mutter gehört jetzt allein dir, du brauchst sie mit niemandem mehr zu teilen noch jemandem zu geben.» Das aber wäre die Situation des totalen Ödipus gewesen.

Dem Patienten, der sichtlich mitgenommen aussah, sagte ich hievon nichts. Ich wollte den Ablauf der Behandlung nicht durch eine voreilige Deutung stören. Ich war aber gespannt, was für neue Träume mir der Patient bringen würde. Ein Traum allerdings – der Patient hatte ihn nur mitgebracht, aber nicht erwähnt – fand mein besonderes Interesse:

Traum 63

...Dann bin ich mit meiner Familie auf einem Kinder-Dreirad unterwegs. Es ist Winter. Wir fahren bereits auf aperen[2] und gepfadeten Straßen. Hinten stößt uns unser jüngstes Kind, das stoßen wollte. Ich habe deswegen ein schlechtes Gewissen. Dann kommen wir plötzlich auf einen ungepfadeten, mit hohem Schnee besetzten Weg. Das Kind hinten hat aber so viel Kraft, daß es uns auch durch diesen hohen Schnee hindurch vorwärtsbringt. Zwei Personen kommen uns entgegen. Auch da entstehen Schuldgefühle, weil sie sehen, daß dieses kleine Kind uns stößt. Ich bin erstaunt, wieviel Kraft dieses kleine Kind hat.

Was der Patient in diesem Traum mitteilte, war, daß die verdrängten Erlebnisse aus der Kindheit – kleines Kind, das hinten stößt – sich nun mit aller Kraft bemerkbar machten. Welcher Art die verdrängten Erlebnisse waren, zeigte der Traum noch nicht an. Er zeigte bloß an, daß das Verdrängte aus der Kindheit eine erstaunliche Kraft entfalten kann. Da es sich um schulderzeugende Erlebnisse handeln mußte, lag natürlich der Gedanke nahe, daß dem Patienten die Macht des verdrängten Ödipuskomplexes angezeigt wurde. Es kamen in dem Traum zwei Personen vor; waren es der Vater und der Bruder, denen in der Kindheit des Patienten sein Haß gegolten hatte und denen gegenüber er sich nun schuldig fühlte?

[1] Politische Partei: «Progressive Organisationen der Schweiz»

[2] Schweizerisch für «schneefrei und trocken»

11. Sitzung

Zu Beginn dieser Sitzung berichtete der Patient, daß es ihm im Anschluß an die letzte Sitzung sehr schlecht ergangen sei. Er habe am Abend frühzeitig ins Bett gehen müssen. Es sei ihm schlecht gegangen und schlecht gewesen, und er habe sich auf eine schlimme Nacht vorbereitet. Er habe an die Mutter denken müssen, und dabei sei ein starkes Zittern durch ihn hindurchgegangen, das immer mehr zugenommen habe, so daß er schließlich regelrecht mit den Zähnen geklappert habe. Am andern Tag habe ihn das neben dem Elternschlafzimmer schlafende Kind gefragt, was denn gestern so geklappert habe nebenan? Ihm sei es richtig elend zumute gewesen. Erst allmählich habe er sich beruhigen können, aber «mulmig» gewesen sei ihm noch anderntags.

Er berichtete, daß ihn ein Traum nicht mehr losgelassen habe:

Traum 71

Ich befinde mich mit X in unserer ehemaligen elterlichen Wohnung an der X-Straße. Mich von ihm abwendend, erkläre ich, daß ich mich mit ihm nicht versöhnen könne, weil ich nicht vergessen hätte, was er mir angetan habe. Ich sage ihm, daß ich mich ganz in seinen Dienst gestellt hätte, wenn er mich nicht so schmählich verraten hätte.

Dann ist etwas mit meinem Vater, der geschieden ist von der Mutter und jetzt eine zweite Frau hat. Die Mutter ist im Spital. Ich möchte sie besuchen, kann aber aus irgendeinem Grunde nicht oder versäume es.

Dann sehe ich, daß der Seelisberg-Autostraßentunnel durchschlagen ist. Er ist bereits betriebsbereit und vierspurig. Hingegen ist der Anschluß an ein bereits gebautes Autobahnstück – es wurde vor 6 Jahren erstellt – noch nicht vollzogen. Es schien, als ob dieses Autobahnstraßenstück nutzlos gebaut worden sei, was aber nicht stimmt. Erst mit dem Seelisberg-Autobahnstraßentunnel bekommt auch jenes Teilstück einen Sinn.

Jemand fragt mich, ob ich nicht auch nach L (?) kommen wolle. Ob ich konnte/wollte oder nicht, weiß ich nicht mehr.

X im Traum war eine Person, welcher der Patient einst vertraut und die er auch gerne gemocht hatte. Dann aber hatte sie ihn anläßlich einer Versammlung im Stich gelassen und ihn der Lächerlichkeit preisgegeben. Das hatte damals einen unerhörten seelischen Aufruhr beim Patienten bewirkt, weil er die Treuelosigkeit und Hinterlist des X nicht erwartet hatte. Er war von dem Mann furchtbar enttäuscht worden; um so mehr, als er ihm alles zuliebe getan hatte.

Auf diesen X eingehend, sagte der Patient, daß X, da er ja in der elterlichen Wohnung sei, etwas mit jener Zeit zu tun haben müsse. Ich exponierte: «X». Er: «Satan...Teufel, Rache, Wut, totschlagen, Widersacher...Mutter.» Ich: «Mutter». Er: «Mutter ist tot. Schuld, Berg, Trauer, Katzen, kastrieren».

Der Patient begann nun, seine Mutter zu beschreiben. Er erwähnte verschiedene Begebenheiten. Dann meinte er: «Da liegt der Hund begraben: daß sie *diesen* Vater geheiratet hat – darum möchte ich im Traum, daß sie geschieden wäre –, habe ich ihr nicht verziehen.» Er berichtete über die Schuldenmacherei der Mutter, darüber, daß sie ihn zur Großmutter geschickt hatte, um bei ihr Geld zu borgen. Das Fürsorgeamt kam ihm in den Sinn, mit den Szenen im Zusammenhang mit der Mutter. Ferner, daß er einmal einen Haufen blutgetränkter Lumpen am Boden gesehen hatte, erst später realisierend, daß es «Binden» waren von der Mutter. Damals habe er sich sehr geschämt wegen der Mutter. Das sei vorgefallen, als die Mutter im Spital gewesen sei, deshalb komme im Traum vielleicht auch Spital vor. Dann wörtlich: «Wenn X die Mutter ist und X mich so furchtbar enttäuscht hat, dann müßte doch eine entsetzliche Enttäuschung mit der Mutter gemeint sein. Ist es, weil sie bei der Onanie-Entdeckung sagte: ‹Mach es nur nicht wie der Bruder!›? Dieser Satz beschämte mich sehr damals. ... Jetzt ist mir gerade eingefallen, daß sie ja den Bruder auch auf die Welt stellte. Das ist...ich finde den Anschluß nicht.»

Nach einer Weile kam ihm das Ereignis in den Sinn, das sich an der X-Straße zugetragen hatte, als er noch ganz klein war. Damals habe ihn die Mutter gewaschen. Um ein Tuch zu holen, habe sie dem Bruder aufgetragen, auf ihn aufzupassen. Sobald die Mutter jedoch weggegangen sei, habe er sich absichtlich vom Tisch fallen lassen und dabei genau gewußt, daß der Bruder deswegen bestraft werden würde.

Der Patient hatte keinen Zweifel mehr darüber, daß mit X die Mutter, die ihn schwer enttäuscht hatte, gemeint sein mußte. Da im Traum der Vater von der Mutter geschieden ist und er eine andere Frau hat, fiel ihm der Vater ein, der seit dem Tod der Mutter tatsächlich eine andere Frau bei sich hatte. Wieder meinte er, daß er sich gewünscht habe, die Mutter würde sich vom Vater scheiden lassen. Daß sie es nicht getan habe, habe ihn vermutlich schwer enttäuscht. Er klagte, er finde trotzdem den Sinn des Traumes nicht heraus. Da exponierte ich ihm das Wort «Seelisberg-Autobahntunnel». Er: «Seelisberg? See... Die Mutter hat gesagt, sie springe mitsamt den Kindern in den See. Das ist der *See*lisberg-Tunnel! Berg, Last, drückende Last. Dieses Erlebnis mit der Mutter, als sie drohte, mit uns Kindern in den Wohlensee zu springen, hat mich total erdrückt, wie ein Berg. Die Mutter hat damals geweint, und ich habe geglaubt, sie mache wahr, was sie angedroht hatte. Ich konnte doch als Kind nicht wissen, daß sie verzweifelt war und diesen fatalen Satz in der Verzweiflung ausgesprochen hatte. Ich muß seit jenem Tag in einer entsetzlichen Angst drin gelebt haben. Wie war es bloß möglich, daß man diesen verhängnisvollen Sachverhalt in allen bisherigen Analysen glatt übersehen hat? Die Mutter wollte sich töten, *deshalb* kamen auch bei mir die Selbstmordgedanken hervor. Und die Mutter wollte uns Kinder töten, ertränken, *deshalb* erschien die verrückte Furcht, ich könnte den Kindern etwas antun. Deshalb, weil das geschehen ist, *kann* ich mich mit der Mutter nicht versöhnen, habe ich mich von ihr abgewendet. – Ich war noch ganz klein, als dies passierte. Ich war noch im Kinderwagen. Die Mutter hat mich, glaube ich, dort im Bankgebäude auf die Schalterbrüstung gesetzt. Ich sehe mich noch heute dort. 4spurig? 2spurig? Zwei Mal hat sie mit Selbstmord gedroht. Und das hat in mir tiefe Spuren hinterlassen. – Ich hasse die Mutter, weil sie mich umbringen, ertränken wollte. Erst jetzt verstehe ich den Traum, in dem von einem großen Sturm die Rede ist und vom fürchterlich aufgewühlten Wohlensee, in dem ein Kind ertrank (Traum 60). Als die Mutter sagte, sie springe mit den Kindern in den Wohlensee, da wurde *ich* in meiner Seele furchtbar aufgewühlt. Genau das alles habe ich dann in meinen Symptomen wiederholt. Glaub der Teufel, bin ich halb kaputtgegangen!» Darauf sagte ich: «Das war es also, was die beängstigenden Symptome bewirkt hat. Endlich ist ein Teil der Wahrheit ans

Tageslicht gekommen. Sie haben damals als Kleinkind die Szene mit der Mutter augenblicklich, ad hoc, in sich aufgenommen, introjiziert, und hernach, in den Symptomen, reproduziert. Deshalb also die furchtbare Angst, Sie könnten Selbstmord begehen, und die nicht minder furchtbare Angst, Sie könnten den Kindern etwas Böses antun. Nur wußten Sie nicht, daß Sie jenes schreckliche Erlebnis mit der Mutter in der Bank reproduzierten. Sie erlebten wieder den ‹Ton› (Angst, Affekte), erinnerten sich aber an das dazugehörige Bild nicht.»

Diese Szene aus der vergessenen Kindheit – vergessen nicht in bezug auf das Ereignis, vergessen nur in bezug auf die Ängste, die das Kind damals ausgestanden hatte – mußte der Patient in seiner schweren Neurose unbewußt wiederholen, ohne zu ahnen, was er eigentlich wiederholte. Die von ihm früher erinnerte Tante, die den Zwang verspürte, ins Wasser zu springen, war in Tat und Wahrheit die Mutter, die gedroht hatte, in den Wohlensee zu springen. Die furchtbaren Symptome, unter denen der Patient litt, ließen auf die schrecklichen Ängste schließen, die das Kind damals ausgestanden haben mußte. Mit dieser Erkenntnis war ein Schritt getan worden, aber wir waren bei weitem nicht am Ende angelangt. Was eben geschah, gab mir nur den Vorgeschmack dessen, was noch auf uns zukommen sollte.

Ich exponierte nun dem Patienten das Wort «Tunnel». Er assoziierte dazu: «Angst, Dunkelangst, schreckliche Dunkelangst. – Ich muß damals, nach der Szene mit der Mutter in der Bank, eine grauenhafte Angst vor meiner Mutter gehabt haben. Ich hatte ja geglaubt, was sie sagte. Ich war bestimmt seither nicht mehr sicher, ob sie mich nicht doch noch ertränken würde. Ich muß furchtbare Angst gehabt haben, mit dieser Mutter noch allein zusammenzusein. Ich hatte immer Angst, sie könnte mich töten. Hatte keine ruhige Nacht mehr (!) Na...cht. Da fällt mir ein, daß ich als Kleinkind Nacht für Nacht aufschrie. Ich war voller Angst, so daß ich am ganzen Leib zitterte. Ich bin rapide abgemagert, konnte mich nicht mehr auf den Beinen halten. Man glaubte, daß ich sterben müsse – immer wieder soll ich geschrien haben: ‹Houe, houe, chunnt, chunnt!› (Schlagen, schlagen; kommt, kommt). – Und jetzt, gerade jetzt, wird mir erklärt, was die Ursache dafür war: die schreckliche Angst vor der Mutter, die kommen und mich zum Ersäufen holen könnte. Sie (Mutter) sagte ja, daß ich mich nicht beruhigt hätte, auch wenn *sie* mich in die Arme genommen habe. Der Vater hatte zuerst geglaubt, ich ‹täubele› (trotze) und hat mich geschlagen. Ihm galt vielleicht auch das ‹Houe, houe, chunnt, chunnt›.»

Daß der Patient den Tunnel im Traum – es war ja der *Seelisbergtunnel* – mit dem Pavor nocturnus und diesen wieder mit der Angst vor der Mutter in Zusammenhang brachte, geschah sicher zu Recht. Das Kind hatte die Schreckensszene mit der Mutter, die drohte, in den Wohlensee zu springen, nicht verdaut und das Schreckliche Nacht für Nacht im Pavor nocturnus wiederholt. Dieser Pavor nocturnus war von den Eltern mißverstanden und als «Verhexung» gedeutet worden. Dabei war es die schreckliche Angst vor der Mutter, die das nächtliche Aufschreien bewirkt hatte. Das Rätsel des «Hexenmannes» hatte hier unverhofft eine Aufklärung gefunden. Es konnte kaum ein Zweifel darüber bestehen, daß im Pavor nocturnus das Kind die Angst vor der mit Tötung drohenden Mutter wiederholt hatte. Nicht umsonst hatte ja der Patient den Traum 60 erinnert und gedeutet. Die Aufwühlung, die dort erwähnt wird, war u.a. die Aufwühlung, die der Patient im Pavor nocturnus erlebt hatte und die ihn jetzt, Jahrzehnte danach, in grausamen neurotischen Symptomen wieder quälte. Ich erinnerte mich auch anderer Träume, und ich verstand, daß der Patient diese vergessene Seite der Vergangenheit nur unter hohem Symptomdruck preisgeben konnte. Im Traum 51 hatte es noch geheißen: «Was in 1½ Jahren nicht geht, geht dann in 1½ Std.» Als der Pavor nocturnus ausgebrochen war, hatte das Kind bereits einfache Sätze sprechen können; es hat also damals sicher verstanden, was die Mutter sagte. Der Patient hat ja zudem die Szene in der Bank mit der Mord- und Selbstmorddrohung der Mutter *erinnert;* dies wäre wohl kaum möglich ohne Kenntnis der Wortbedeutung und der dadurch ausgelösten Furcht vor der angedrohten Tat.

Der Patient sagte denn auch zum Abschluß: «Der Seelisbergtunnel ist heute durchbrochen worden. Jahrzehntelang habe ich diesen furchtbaren Schrecken in der Seele gefangen gehalten. Das hat tiefe Spuren hinterlassen. Aber jetzt geht es darum, die Anschlüsse herzustellen, die Verbindungen. Das gibt aber noch viel zu tun.»

Nach dieser aufschlußreichen Sitzung war ich sehr gespannt darauf, wie der Patient reagieren und wie er weiterfahren würde.

12. Sitzung

In dieser Sitzung berichtete der Patient, daß er das Gefühl habe, letztes Mal sei die wichtigste Sitzung – eingeschlossen auch die früheren Analysen – gewesen, die er jemals erlebt habe. Es sei ihm auch relativ gut gegangen seither. Einzig leicht depressiv sei er gewesen. Er hätte nie geglaubt, daß die ganze tragische Neurose durch die introjizierte Mutter verursacht worden sei. Alles, was er in jener schrecklichen Zeit des Pavor nocturnus erlitten habe, sei in dieser grausamen Neurose als unbewußte Wiederholung aufs Neue erschienen.

Dann berichtete der Patient folgende Szene: Es sei während des Krieges gewesen, als der Vater fort war. Da sei der Bruder einmal nicht nach Hause gekommen. Die Mutter habe ihn geweckt. Sie sei in großer Verzweiflung gewesen, sei auf den Boden gekniet und habe zu Gott gebetet, er möge ihr den Bruder zurückgeben. Gegen den Morgen hin sei sie mit ihm zum Polizeiposten gegangen und habe gefragt, ob etwas passiert sei. Dort habe man sie beruhigt, habe gesagt, es sei nichts vorgefallen, sonst wüßten sie es. Die Mutter, so wie sie vor dem Kreuz gekniet sei, habe er sicher auch introjiziert. Um so mehr, als er doch damals sicher dem Bruder den Tod gewünscht habe.

Wieder erinnerte er sich sodann an die Szene, als die Mutter ihn gewaschen hatte und er absichtlich vom Tisch gefallen war, damit der Bruder Schläge kriege. Schließlich sagte er wie beiläufig: «Daß sich die Mutter damals vergasen wollte, das nahm ich auch für bare Münze. Das konnte ich ihr auch nicht verzeihen. Diese Angst reproduzierte ich auch.»

Nun war das zweifellos richtig, aber dennoch waren die Zusammenhänge nicht ersichtlich. Höchstens konnte man erahnen, daß eine besonders starke Schuld entstanden sein mußte, als er den Bruder totwünschte, während die Mutter vor dem Kreuz kniete und ihn von Gott unversehrt zurückerbat. Oder war dies alles als Deckerinnerung aufzufassen, und waren die Zusammenhänge Mutter/Bruder ganz andere, verhängnisvollere als wir meinten? Wir hatten doch eine wichtige Aufklärung in der letzten

Sitzung gehabt, und jetzt brachte der Patient zur Hauptsache schuldbeladene Erlebnisse im Zusammenhang mit Mutter und Bruder. Ich hoffte, über die Träume Wichtiges erfahren zu können. Der Patient wollte den folgenden genauer betrachten:

Traum 79

In einem unbekannten Raum steige ich in einen Schacht, der in die Tiefe führt. Da werde ich plötzlich von hinten von einem Elefantenbaby mit dem Rüssel um den Hals gepackt, gewürgt und hinuntergerissen. Ich reiße mich los und werfe das Baby in den Schacht. Dort ist es nicht tot, es hinkt herum. Nun kommt aber die Elefantenmutter und will sich an mir für die Tat rächen. Dabei sehe ich jetzt eine breitschultrige stattliche Männerfigur. Der Mann ist mißtrauisch, äußert sich mißtrauisch andern gegenüber. Er ist bei der Feuerwehr. Ich sage – in Anspielung auf sein Mißtrauen –, er sollte einen andern Beruf haben, nämlich Detektiv sein.

Dann befinde ich mich in einem großen unbekannten Raum. Ein kleines Kind – evtl. bin ich es – sitzt auf einem Küchentisch. Gleichzeitig ist es die Analyse bei Kürsteiner. Das Kind und Leute – evtl. ist es die Tante E –, die in den Raum kommen, stören mich bei der Analyse. Wir assoziieren zu einem Traum. Kürsteiner meint, daß hinter einem Wort eine Ad-hoc-Introjektion versteckt sei. Ich gehe die Türe schließen. Als Kind (?).

Der Patient deutete den Schacht, der in die Tiefe führt, sicher zu Recht als die symbolische Darstellung des Zuganges zur Tiefenseele, zum Unbewußten. Im Elefantenbaby, das ihn mit dem Rüssel packt und hinunterreißt, wollte er sich selbst erkennen. Er sagte, es gehe da um die tief verdrängte Kindheit. Aber anstatt nun auch assoziativ in die Tiefe zu gehen, verweilte er die längste Zeit bei Belanglosem; es wollte ihm nicht gelingen, zu den vom Traum angesprochenen verdrängten Erlebnissen der Kindheit vorzustoßen.

Nicht einmal der naheliegende Zusammenhang, daß nämlich das Elefantenbaby mit dem Rüssel der verhaßte Bruder mit dem Penis sein könnte, kam ihm in den Sinn, obschon er doch am Anfang den Bruder und die Todeswünsche gegen ihn assoziiert hatte. Dann wäre die Elefantenmutter seine Mutter gewesen, die sich – als Gewissensfigur (Über-Ich) – für diesen Todeswunsch rächen wollte. Der Patient hatte außerdem seinerzeit Katzenbabys erschossen, und dic warcn auch nicht tot, sondern «hinkten» noch herum. Ich glaubte, der Traum wolle diese Geschichte erzählen und diese «Tat» solle nun gesühnt werden. Man hätte sagen können, das Gewissen (Über-Ich) – im Traum die rächende Elefantenmutter – habe eine totale Zensur verhängt. Ich hätte ihm diese Gedankengänge mitteilen können, aber ich zog es vor, angesichts der sehr delikaten psychischen Verfassung des Patienten zu schweigen. Ob der Patient eine solche Deutung zu diesem frühen Zeitpunkt schon ertragen hätte, schien mir fraglich. Da er außerdem selber unermüdlich suchte, hatte ich guten Grund zur Annahme, daß er eher früher als später auch auf diesen Sachverhalt stoßen würde.

Als er auch zum Traumteil mit dem «Feurwehrmann» keine brauchbaren Erinnerungen bringen konnte, sagte ich wie beiläufig, dieser Teil enthalte vermutlich eine vom Widerstand diktierte Kritik an mir: er habe mich zum «Feuerwehrmann» degradiert und lasse mir sagen, ich hätte den Beruf als Detektiv = Psychoanalytiker verfehlt, ich sollte einen andern haben. Das sei weiter nicht erstaunlich, habe er doch mit zwei Analytikern vor mir bereits Erfahrungen sammeln können. Meinerseits hatte ich gerade darum nicht den Ehrgeiz, ihm durch Deutungen zeigen zu wollen, daß ich mehr könne als die Vorgänger. Es hätte zu einem unnötigen – vielleicht für den Patienten gefährlichen – Machtkampf kommen können.

Interessant war, daß er auch beim letzten Teil des Traumes in abschweifenden Assoziationen verharrte. Dabei war der Traum hier – meiner Meinung nach – nun wirklich deutlich. Er hatte mir ja die Szene erzählt, wie er als Kind auf dem Tisch saß und sich absichtlich fallenließ, damit der Bruder von der Mutter Schläge erhielt. Weil er aber *nicht* auf die doch naheliegende Geschichte mit dem Bruder kam, begann ich zu ahnen, daß in der Beziehung zwischen dem Bruder und ihm gefährlicher Sprengstoff lag. Zugleich wurde mir bewußt, daß er – ohne es zu ahnen – in mir (wie vermutlich in meinen Vorgängern) ständig den verhaßten älteren Bruder bekämpfte; daß er eigentlich dieselbe «Hinterhältigkeit» anwendete wie seinerzeit, als er sich absichtlich vom Tisch fallenließ. Scheinbar war er bereitwillig, in Wirklichkeit aber dachte er nicht daran, mich gewinnen zu lassen. Der Traum selber schien die bereits bestehende Übertragung anzudeuten, weil die Geschichte vom Kind auf dem Tisch mit dem Assoziieren in der Analyse verbunden wurde.

Da der Patient, wie ich nun als gesichert annehmen zu können glaubte, in mir unbewußt den verhaßten Bruder bekämpfte, durfte ich ihm nicht durch Deutungsbemühungen Anlaß geben, mir das Gegenteil beweisen zu müssen. Andererseits stieg natürlich mit jeder Sitzung, in der er mich – wie seinerzeit den Bruder – desavouierte, das Schuldgefühl. Verdrängte Eifersucht auf den Bruder, die sich als verdrängte Eifersucht auf meinen Behandlungserfolg störend bemerkbar machte, sowie verdrängte Schuldgefühle mit negativer therapeutischer Reaktion ließen den in der letzten Sitzung entscheidenden Durchbruch – Deutung des «Seelisberg-Tunnels» – nicht wirksam werden. Wir, der Patient und ich, mußten uns vorläufig mit Geduld wappnen.

13. Sitzung

Kaum hatte sich der Patient auf der Couch zurechtgemacht, wollte er ohne Umschweife den Traum 80 in Angriff nehmen.

Traum 80

Ein Kindergartenkind – ich?, mein Sohn? – erhält von seiner Mutter Liebeszuwendungen. Dann ist die Frau schwanger – 7. Monat? –, und sie gibt dem Kinde deshalb eine besondere Zuwendung. Gleichzeitig ist es aber auch die letzte. Das Kind hält sein Kindergartenschürzchen hin, und die Frau schüttet grünen Reis hinein.

Dann bin ich in einem unbekannten, sehr alten Haus und stehe vor drei Türen. Ich soll im mittleren Zimmer übernachten/logieren. Ich komme betrunken nach Hause und gehe aus Versehen in die rechte Türe hinein. Während ich eintrete, läutet eine Alarmvorrichtung wie bei einer Ladentüre. Ich sehe im Zimmer eine Frau im Bett. Sie ist wegen des Läutens erwacht oder durch das Läuten gestört worden. Jedenfalls bewegt sie sich im Bett. Ich gerate zweimal in dieses Zimmer, und jedesmal läutet die Glocke.

Dann öffne ich das mittlere Zimmer beziehungsweise die dortige Türe. Da ist ein Knabe drin, der auch erwacht. Es hat auf jeder Zimmerseite drei Kinderbettchen, insgesamt sechs. Im linken untersten schlief der Knabe. Ich bin enttäuscht und böse darüber, daß ich nicht allein ein Zimmer habe, sondern es mit dem Knaben teilen muß. Dann erwarte ich, es an den andern Kinderbetten ablesend, daß noch mehr Personen kommen werden. Die dritte linke Türe ist noch zu. Vor der mittleren und der linken Türe liegt ein zusammengeklapptes Taschenmesser.

Dann muß ich mich erbrechen. Ich erbreche zuerst einzelne Stücke, merkwürdiges Zeug. (Plastikknöpfe, Medikamentenbestandteile usw.). Zwischendurch schaue ich in den Spiegel. Ich sehe furchtbar aus. Geschwollenes Gesicht, böse Augen, lange Nase. Das ist die Wirkung des genossenen Alkohols und der Medikamente. Das Gesicht ist jetzt aber am Abschwellen. Dann erbreche ich eine komische Form von Pille – «Munikaps». Sie ist zusammengesetzt aus mehreren kleinen Pillen, wie Schnupfenpillen mit Langzeitwirkung. Ich sehe jetzt, daß das, was ich zuerst erbrochen hatte, Einzelbestandteile dieser Pille gewesen sind.

Schließlich ist Donnerstag, und ich bin wieder bei Kürsteiner in Analyse. Zuerst gehe ich noch zu einer Frau. Dann bin ich in Analyse bei Kürsteiner. Dort ist jetzt eine kleine Katze. Sie hat die Kopfhaare verloren gehabt. Jetzt sieht man, daß ihr wieder neue nachwachsen. Ich streichle die Katze liebevoll.

Anstelle von Erinnerungen gab der Patient eine Erklärung ab über die Entstehungsgeschichte seiner Neurose. Mir schien in der Tat auch, daß der Traum 80 die Entstehungsgeschichte seiner Neurose enthielt, aber nicht so, wie der Patient es mir darlegte. Er sagte: «Es besteht eine Inzestbindung an die Mutter. Überall suche ich sie, so auch bei Dr. B. Als er dann wegzog, mich verließ wie die Mutter, schlug diese Beziehung in kalten Haß um. Ich haßte aber auch den Vater. Weil er dem Bruder, und damit auch mir, mit der Kastration drohte, als die Katzen kastriert wurden, und weil er im Keller die Schweinevaginen aufgehängt hatte; darum habe ich einen Schock bekommen. Ich haßte ihn, weil er trank und die Mutter, die ich so liebte, schlug und schlecht behandelte. Dann sehe ich aber auch einen Krankheitsgewinn: mit meiner Neurose räche ich mich für das, was mir angetan worden ist. Ich räche mich auch an Dr. B., weil er mich verlassen hat; das muß ich aufgeben.»

Zu «Frau schwanger» erinnerte er die erste Schwangerschaft seiner Frau, ferner den Schock, den die Anwesenheit bei der Geburt ausgelöst hatte. Es kam ihm auch sein Nevenzusammenbruch an jenem Sonntagmorgen in den Sinn; daraufhin die Heirat mit seiner Frau, die den Wegzug von den Eltern zur Folge hatte. Er sagte: «Als am Montagmorgen der Zügelwagen kam, die Möbel aufgeladen wurden und ich mich von der Mutter verabschiedete, brach sie in heftiges Schluchzen aus. Sie schluchzte genauso wie ich in letzter Zeit. Nie werde ich dieses Abschiedsbild vergessen. Vermutlich gab ich meiner Frau die Schuld, daß ich mich von der Mutter trennen mußte. Ich fühle mich schuldig, weil ich die Mutter verlassen habe, allein bei diesem Trinkervater.» Nach einer Weile sagte er: «Als Dr. B von Bern wegzog und ich ihm dann quasi einen Verabschiedungsbrief schrieb, schluchzte ich genauso wie damals die Mutter, als sie mich verabschiedete.»

In diesen Assoziationen wurde die Tragik der ungelösten Mutterbindung offenbar. Der Patient hatte die verstorbene Mutter seelisch nicht verabschiedet, wie er auch die unbewußte Übertragung der Mutterbeziehung auf Dr. B nicht gelöst hatte. Die ganze Tragik des Mutterschicksals hatte sich im Schicksal des Patienten wiederholt. Der Patient hatte wieder schwere Schuldgefühle geäußert, und ich glaubte, daß diese ihn daran hinderten, die Bedeutung der vorletzten Sitzung mit dem «Seelisberg-Tunnel» in ihrer ganzen Tragweite zu erkennen.

Interessant waren auch die folgenden Assoziationen: «Ich benutzte vorhin das Wort Krankheitsgewinn. Ich glaube, ich will verdrängen, daß ich die Mutter mit meiner Neurose bestrafen will, wie die Mutter mit ihrer Neurose den Vater bestrafte.» Dann berichtete er, wie damals, beim Abschied von der Mutter, der Vater, der beim Umzug geholfen hatte, im Verlaufe des Tages so viel Bier trank, daß er angetrunken war. Da habe er beschlossen, sich auch am Vater zu rächen dafür, was dieser der Mutter angetan habe und ihm selbst. Es kam ihm auch erneut die Geschichte mit der Mutter in den Sinn, die gedroht hatte, in den Wohlensee zu springen. Die Schuld hiefür schob er aber dem Vater in die Schuhe, der die Mutter so schlecht behandelt habe, daß sie tief verzweifelt gewesen sei. Schwere Vorwürfe erhob er nun gegen den Vater, weil dieser, kaum sei die Mutter gestorben, schon eine andere Frau zu sich ins Haus genommen habe. Der Vater habe das Andenken der Mutter entehrt, meinte er. Schließlich fiel ihm auch ein, daß der Vater kurz vor Ausbruch der Neurose bei ihnen auf Besuch geweilt und ihn zum Geburtstag noch reichlich beschenkt habe, daß dann aber der Autounfall passiert sei, worauf er den Vater furchtbar gehaßt habe, als er ihn so weinerlich im Bett vorfand. Dies sagte er im Hinblick auf den Traum, in dem das Kind eine besondere Zuwendung – Vaters Geburtstagsgeschenk – bekommt, was aber gleichzeitig die letzte gewesen ist (weil ja dann der Haß auf den Vater erschien).

Daß der Traum indes eindeutig in die Kindheit – und zwar in die frühe – zurückführte, kam dem Patienten nicht in den Sinn. Seine Erinnerungen mußten demnach als Deckerinnerungen gelten. Ich zog es aber vor, ihm dies nicht mitzuteilen. Wohl hatte er zwar die aus der Kindheit stammende und ganz wichtige Assoziation mit der «Wohlenseegeschichte» produziert, sie jedoch nicht mit dem Trauminhalt in Verbindung gebracht. Die Geschichte, die der Traum erzählte, blieb ihm fremd.

Zum zweiten Traumteil bemerkte er, daß sein Anblick im Spiegel furchtbar gewesen sei. So furchtbar sei aber auch sein Zustand gewesen seit Ausbruch der Neurose. Zum Haus mit den drei Türen erinnerte er die elterliche Wohnung an der X-Straße; dort seien drei solche Türen gewesen; ferner könnte es auch die Wohnung an der Y-Straße sein, weil im Traum eine Ladenglocke vorkomme und jene Wohnung sich damals über einem Laden befunden habe. Er sagte, betrunken sei er nie gewesen, indes der Vater, der sei öfter betrunken nach Hause gekommen. Dann glaubte er, den Traumteil: «Ich sehe furchtbar aus» so deuten zu können: «Weil der Vater betrunken nach Hause kam und mit der Mutter böse war, darum sehe ich heute so furchtbar aus». Er meinte, die furchtbare Wut auf den Vater habe die furchtbare Neurose hervorgebracht. Zu «Alarmvorrichtung» kam ihm «Phobie» in den Sinn, «Eingeschlossensein» und dazu: «Die Mutter hat sich in die Küche eingeschlossen und gedroht, sich zu vergasen. – Kastration; dieser Begriff kommt mir auch immer wieder in den Sinn». Ich exponierte: «Kastration». Er: «Die Hoden. Das sind die Pillen im Traum, die Munikaps. Dem Muni (= Stier) die Hoden kappen, Muni kastrieren». Ich exponierte wieder das Wort: «Alarmvorrichtung», und er antwortete: «Angst». Ich: «Alarm». Er: «Aufgeregt, Inzest». Ich: «Alarm». Er: «Zweimal». Ich: «Angst». Er: «Lachen, ha!». Ich: «Alarm». Er: «Kindergarten. Weihnachtsbescherung. Vor Angst in die Hose machen. Geschlagen werden vom Vater». Ich: «Alarm». Er: «Rache. Mord». Ich: «Alarm». Er: «Umbringen, der Vater will an die Gurgel der Mutter springen. Schlagen, schlagen». Ich: «Alarm». Er: «Koitus der Eltern. Vater. Die Szene in X, wo ich Vater sah mit dem verschissenen Arsch». Ich: «Alarm». Er: «Phobie. Das Messer. Kastrieren der zwei Katzen». Ich «Alarm». Er: «(Blockiert) Der Bruder, ersticken, Mord, Nervenzusammenbruch. Ich will den Vater ermorden, den Bruder ermorden. Ich bekomme eine Phobie, wenn ich an Mord denke. Die Szene an der X-Straße. Vater im Gang, Mutter in der Küche. Ich will zu ihr gehen. Die Türe geschlossen. Ich rufe: ‹Mama, mach doch auf!› Aber sie macht nicht auf, sie ruft, sie wolle sich vergasen. Furchtbar!»

Nun fragte ich ihn: «Was sagen Sie zu dieser Einfallskette?» Er antwortete: «Meine Phobie ist die Alarmvorrichtung für all diese verdrängten Gefühle. Mordswut, Mord.» – Es war verblüffend, wie viel er wußte, aber wie wenig er noch begriffen hatte. Ich fuhr weiter mit dem Assoziieren und begann mit dem Satz: «Ich sehe im Zimmer eine Frau im Bett.» Er sagte: «Eine schlimme Geschichte. Meine Frau nahm mir durch die Heirat die Mutter weg. Etwas ist von früher auf die Frau übertragen worden. Die Vagina der Frau, die mich schockierte, Kastration, die blutbefleckten Lumpen der Mutter. Kastration und Mord hängen zusammen. Aha, Onanie. Alarm. Der Bruder erwischte mich beim Onanieren. Ich war erschrocken und habe mich geschämt. In meiner Sexualfantasie wehre ich entsetzliche Kastrationsängste ab. Alle haben mich kastriert: der Vater, die Mutter, der Bruder. Kastrieren ist wie töten; anstatt daß man mich tötet, kastriert, kastriere ich die andern.»

Ich exponierte den Satz: «Dann öffne ich das mittlere Zimmer.» Er sagte, daß er an der X-Straße im mittleren Zimmer geschlafen habe. Deshalb müsse der schlafende Bub wohl er sein. Ich fuhr fort mit dem Satz: «Es hat auf jeder Zimmerseite je drei Kinderbettchen, insgesamt sechs.» Er antwortete: «Sechs, sechsjährig, Kindergarten. Dort sah ich zum ersten Mal eine Vagina. Kastrationsangst. Abwehr der Todesangst. Ich sah einmal ein Mädchen nackt, und da glaubte ich, daß ich bei ihr einen Penis gesehen hätte. Eindeutig eine Abwehr der Penislosigkeit. Unterschätze ich die Kastrationsangst, die das Resultat des Anblicks einer Vagina ist? Wer onaniert, wird kastriert, das unterschätze ich. Alles Sexuelle hängt mit dem Getötetwerden zusammen, und das ist Kastriertwerden. Taschenmesser, Penis abschneiden, Vagina herausschneiden; das löste bei mir das Kranksein aus. Ich habe Angst, ich sterbe an der Kastration. Kastrieren, ums Leben kommen. Zwei Katzen wurden kastriert. Das war der Alarm: als die zwei Katzen kastriert wurden» (Weinen).

Ich exponierte das Wort «Erbrechen». Er: «Als die Katzen kastriert wurden, bin ich in eine furchtbare Erregung hineingekommen. Penis. (Weint). Todesangst. Penisköpfe, Hoden herausschneiden... Hoden! Hoden!»

Was sich in dieser kurzen Zeit in der Behandlung abgespielt hatte, war die Preisgabe schrecklicher Kastrationsängste durch den Patienten. Kastrationsängste sind tatsächlich, wie es der Patient schilderte, «Todesängste». In der sexuellen Fantasie hatte der Patient diese furchtbaren Kastrationsängste abgewehrt: zuerst die Hoden zerschneidende Mutter – Vorstellung des Stieres, dem zwei Frauen die Hoden abschneiden –, dann mit dem Anblick der Vagina bei der Geburt die Steigerung der Angst und damit die Steigerung der Fantasie. Jetzt mußten Vaginen herausgeschnitten werden, also die kastrierenden Frauen (Mutter) wurden selber kastriert. Grunderlebnis der Kastration war wohl die Katzenkastration, bei welcher ja dem Bruder das Kastriertwerden angedroht worden war.

Ich fuhr weiter mit dem Satz: «Zwischendurch schaue ich in den Spiegel.» Er sagte: «Spiegel, Spiegelbild. Ich sah Furchtbares. Im Traum, wie in einem Spiegel.» Zu den weiteren Sätzen kam ihm der Vater in den Sinn, der ja bei der Katzenkastration eine maßgebliche Rolle gespielt hatte und der auch im Keller die herausgeschnittenen Schweinevaginen aufhängen ließ. Zu «Pille» kam ihm in den Sinn, daß die Fantasie die *Verhütungspille* der Kastrationsangst gewesen sei. Zu «Erbrechen» sagte er: «Ich erbrach jetzt die ganze Kastrationsgeschichte, habe alles, was mich jahrelang bedrückte, herausgekotzt. Die Pille war zusammengesetzt aus mehreren kleinen Stückchen: die bittere Pille der Kastration setzte sich zusammen aus mehreren Erinnerungen. Die Katzen, die kastriert wurden. Der Bruder, dem man die Kastration androhte. Die Mutter, die Stierhoden kochte. Das Gespräch mit der Metzgersfrau. Der Anblick der Vaginen. Die Mutter, die mich bei der Onanie ertappte und mir dasselbe androhte wie dem Bruder. Der Anblick der blutenden Vagina bei der Geburt; die blutigen Lumpen der Mutter… eine schreckliche Kette. Ich stand doch immer am dümmsten Ort! Der Traum sagt mir, daß das, was ich zuerst erbrochen hatte, Einzelbestandteile dieser Pille waren. Ich glaube, das heißt… ich habe doch schon einmal über die Kastration gesprochen, und ich sehe jetzt, daß das bloß Einzelbestandteile des Kastrationskomplexes waren… Heute habe ich erbrochen, und das ist: ich habe den Kastrationskomplex verbalisiert.»

Beim letzten Traumabschnitt fehlte leider die Zeit, die zum Analysieren nötig gewesen wäre. Der Patient machte bloß die Bemerkung, daß dort ja eine Katze vorkomme, die die Kopfhaare verloren habe. Dies sei sicher ein Hinweis auf Kastration. Die zwei Katzen hätten zwar keine Haare verloren, aber die Hoden. Und eben das müsse jetzt analysiert werden. Das war sicher keine falsche Traumübersetzung.

Die Frage blieb natürlich offen, ob wir alles, was der Traum uns mitteilen wollte, verstanden hatten. Immerhin hatte der Patient ja auch Erinnerungen assoziiert, die mit der Kastrationsproblematik direkt nichts zu tun hatten, die aber dennoch folgenschwer für ihn waren. Ein schönes Stück waren wir allerdings doch vorangekommen.

14. Sitzung

Zu Beginn dieser Sitzung klagte der Patient über Bauchschmerzen, Durchfall, Rückenschmerzen. Es fiel mir auf, daß er mit keinem Wort die letzte Sitzung erwähnte. Indirekt indessen setzte er die angefangene Arbeit fort, indem er wünschte, den Traum 92 zu analysieren.

Traum 92

Es ist die Rede von oder es geht um Kastration. Jedenfalls ist das Wort Kastration im Traum gefallen.

Dann befinde ich mich in einer Art Versammlung, wo Sie einen Vortrag hielten. Drei anwesende Personen stören die Versammlung. Sie weisen sie energisch hinaus. Evtl. sagen Sie, daß diese Personen eine «Spaltergruppe» bilden und gegen Sie seien. Dann fällt im Zusammenhang mit diesen drei Personen das Wort «Genscher».

Dann bin ich in einem unbekannten Raum, wo eine Bernerversammlung ist. Irgend jemand fordert die Versammlung auf zu beten. Es wird das «Unser Vater» gebetet, aber es klappt nicht ganz. Dann singen wir das Lied «Alles Leben strömt aus Dir», aber es ist vermutlich nicht dieses Lied, sondern das Lied «Großer Gott, wir loben Dich», das wir singen.

Bevor sich der Patient mit dem Traum beschäftigte, gab er mir zu verstehen, daß er sich in «einer ohnmächtigen Verstrickung» befinde. Manchmal mache sich ein Gefühl tiefer Niedergeschlagenheit breit. Der Eindruck, sich von Woche zu Woche «über Wasser» halten zu müssen, sei sehr stark. Den psychischen Druck, dem er ausgesetzt sei, empfinde er oftmals als fast unerträglich. Er habe das Gefühl, als müßte er gegen eine Hydra kämpfen: kaum sei etwas in der Analyse geklärt, würden gleich zwei andere, neue Probleme auftauchen.

Daraufhin sagte ich ihm: «Ihre Neurose ist in der Tat von einer beispiellosen Vielfalt. Sie haben so viele schwere und erschütternde Erlebnisse gehabt, daß die Neurose unausweichlich für Sie wurde. Schon jedes einzelne der Erlebnisse hätte zur Neurotisierung ausgereicht. Was Sie aber als ‹Kampf mit der Hydra› empfinden, ist – meiner Meinung nach – der Kampf mit dem Gewissen (Über-Ich). Der Behandlungsverlauf trägt alle Merkmale, die man bei der Analyse von unbewußten Schuldkomplexen antrifft. Das Gewissen (Über-Ich), das die Sühne will, wird uns noch einige Zeit den Behandlungserfolg streitig machen wollen».

Er antwortete: «Aha! Festhalten an der Selbstbestrafung. – Das sieht mir wieder ähnlich.» Tatsächlich bestrafte sich der Patient nicht nur mit ständig verändertem Symptomdruck, sondern auch damit, daß er sich um den therapeutischen Nutzen von Erkenntnissen brachte, die ihm die Analyse zugänglich gemacht hatte. Die unbewußte Absicht des – strafenden – Gewissens (Über-Ich) war, ihn in der Behandlung keine Ruhe vor den Symptomen finden zu lassen und ihn allmählich so zu zermürben, bis er die Psychoanalyse als zwecklos aufzugeben bereit wäre. Der Patient besaß – um ein aktuelles Bild zu gebrauchen – ein Gewissen (Über-Ich) mit der Gnadenlosigkeit eines Ayatollah Khomeiny. Es fehlte seinem Gewissen (Über-Ich) eindeutig an Liebe. Denn die strafenden Instanzen im Gewissen (Über-Ich) waren die in ihrer Lieblosigkeit introjizierten Mitglieder der Familie: Mutter, Vater, Bruder. Dann kamen hinzu wichtige Personen aus dem weiteren Erlebnisbereich des Patienten: der Pfarrer, der ihm wegen eines verlorenen Büchleins die «Hölle» prophezeit hatte, die Kindergärtnerin, die ihn in den Keller sperrte, die Fürsorgerin. Dies alles waren auch «lieblose» Personen im Augenblick der Introjektion durch den Patienten.[1]

Als der Patient zum Traum 92 zu assoziieren begann, sagte er als erstes, daß ihm scheine, dieser Traum sei die Fortsetzung der letzten Sitzung, in der es um die Kastration gegangen sei. Zum Begriff «Kastration» kam ihm die Szene mit den Katzen in den Sinn, als der Vater den Bruder gefragt hatte, ob man ihn auch kastrieren solle wie die Katzen. Daraufhin erinnerte er eine andere Szene mit dem Bruder, als dieser die Mutter zusammengeboxt hatte und als er ihn mit geladener, aber gesicherter Pistole bedrohte. Er sagte: «Der Bruder ist in mein Gewissen eingegangen.» Es stimmte natürlich, daß der bei verschiedenen Gelegenheiten introjizierte Bruder ihn über das Gewissen (Über-Ich) terrorisierte; der Bruder war tatsächlich ins Gewissen (Über-Ich) eingegangen, wie er es formulierte. In diesem Zusammenhang berichtete der Patient ein vergessenes Erlebnis: es war in der Küche an der X-Straße. Man saß am Tisch. Ein Streit zwischen Vater und Bruder war im Gange. Da hörte der Patient den Bruder schluchzend sagen, der Vater wolle ihn – den Bruder – in ein Heim stekken, dessen Name genannt wurde. Der Vater hatte dies ohne Wissen der Mutter zusammen mit der Fürsorgerin geplant, scheiterte dann aber am Widerstand der Mutter, die kein Kind weggeben wollte. Diese Szene habe ihn damals tief erschreckt. Dann sagte er dazu wörtlich: «Als der Bruder so schluchzte, bin ich erschrocken; ich weiß das noch ganz genau. Aber dann habe ich doch gehofft, daß man den Bruder einsperren würde; ich mochte es ihm gönnen. Ich hatte Schadenfreude. – Jetzt verstehe ich, warum mir in meiner schlimmsten Zeit immer der Gedanke auftauchte, *mich* müsse man einsperren. Das hatte mit dieser Szene zu tun.» Der Patient hatte beim Ausbruch seiner schweren Neurose immer den Gedanken gehabt, man müsse ihn verwahren, müsse die andern *vor ihm* schützen. Vermutlich hatte er gerade jetzt die Aufklärung dieses Symptoms gegeben. Hinzu kam, daß dieses «die andern vor *ihm* schützen» wohl mit dem anderen erwähnten Ereignis in einem Zusammenhang stand, als er den Bruder mit geladener, aber gesicherter Pistole bedroht hatte. Da hätte man doch sagen können, man müsse den Bruder vor ihm schützen, damit er ihm kein Leid antue.

Wie schwerwiegend die Beziehung zwischen ihm und seinem Bruder war, ging auch aus einer weiteren Mitteilung hervor, die er mir machte. Er sagte, daß der Bruder ihn immer Hilfsarbeiter geschimpft habe und er deswegen in eine rasende Wut geraten sei. Er habe ihm aber nicht beikommen können, weil der Bruder viel stärker war als er. Er habe sich von ihm fast alles gefallen lassen müssen und sei sich ewig ohnmächtig vorgekommen. Zweifellos hatte der Bruder des Patienten bei der Entstehung des Minderwertigkeitskomplexes durch sein ständig foppend vorgetragenes Wort «Hilfsarbeiter» einen wesentlichen Anteil. Der Bruder hatte ihn damit – ohne es zu wissen – auch «kastriert», und deshalb war es nicht zufällig, daß der Patient seinen gefährlichen Konflikt mit ihm in diesem Zusammenhang brachte. Die vom Patienten erwähnte Ohnmacht, die er dem Bruder gegenüber verspürte, schien mir bedeutungsvoll zu sein. Wenn sich dieses Ohnmachtsgefühl in der Übertragung übermäßig breitmachen sollte, wären die Folgen nicht abzusehen gewesen. Ich mußte also auch diesbezüglich durch Zurückhaltung in der Analyse zu erkennen geben, daß ich nicht gewillt war, die Rolle des Bruders zu spielen. Das unbewußte – verständliche – Bedürfnis eines dauernd Frustrierten ist es, endlich einmal zum «Gegenschlag» ausholen zu können und nun seinerseits die andern zu frustrieren. Dies konnte und tat er dadurch, daß er die andern mit seinen Symptomen schockierte. Er verschonte damit – wie es sich später zeigen sollte – auch mich nicht, was aber kaum anders zu erwarten gewesen war.

Die Assoziationen zum zweiten Abschnitt blieben in der Kindheit. Der Patient sagte, daß die drei Personen, welche die Versammlung störten, die Mutter, der Vater und der Bruder seien. Die Versammlung sei die Analyse, und hier versammelten sich auch diese «Störfiguren». Sie – die «Störfiguren» – wollten die Analyse spalten, also platzen lassen, meinte der Patient. Er sagte, daß ich wohl recht gehabt hätte, als ich ihm am Anfang die Sache mit dem Gewissen (Über-Ich) erklärte. Zu «Genscher» fiel ihm ein Mann gleichen Namens ein, und dieser Mann wiederum erinnerte ihn an seine Mutter. Wörtlich sagte er: «Ich bin sicher, daß die drei Störenfriede der Vater, der Bruder und die Mutter sind. Und wenn ‹Genscher› die Mutter ist, muß sie wahrscheinlich auch die Haupträdelsführerin im Gewissen (Über-Ich) sein. Sie will die Analyse spalten. Fragt sich jetzt nur: warum das?»

Der Schlußteil des Traumes führte ihn zum Beerdigungstag seiner Mutter. Dies sei eine «Bernerversammlung» gewesen. Auch sei man aufgefordert worden, für die Verstorbene zu beten. Aber offenbar klappe da etwas nicht. Das Lied: «Alles Leben strömt aus Dir» verstand er sinnbildlich. Im Lied meine man zwar, daß alles Leben von Gott komme, gemeint sei aber sicher, daß bei einem Sterbenden das Leben «ausströme». Jetzt glaubte er fest daran, daß mit dem Lied eine Anspielung auf die verstorbene Mutter gemeint sei, die das Leben «ausgehaucht» habe. Warum dann aber das Lied: «Großer Gott, wir loben Dich» gesungen wurde, vermochte der Patient nicht zu sagen. Er kam so stark ins Stocken, daß ein weiteres Assoziieren unmöglich wurde.

Mich wunderte dieses Stocken freilich nicht. Denn wenn es oben tatsächlich um die verstorbene Mutter ging, bei der das Beten nicht klappte, mußte man doch fast annehmen, daß dahinter ein verdrängter Todeswunsch stand. Anstatt zu beten und um die Mutter zu trauern, deren Leben «ausgeströmt» war, sang er «Großer Gott, wir loben Dich». Das mußte doch heißen: Großer Gott, wir loben Dich, daß die Mutter gestorben ist! Das aber durfte ich ihm damals noch nicht sagen.

[1] Es ist noch heute eine erschreckende Lieblosigkeit in der Gesellschaft anzutreffen. Solange das Talionsprinzip «Aug' um Aug', Zahn um Zahn» das Denken weitester Volkskreise beherrscht, wird es Niedergetrampelte und seelisch Verkrüppelte geben, die sich nie mehr werden erheben können.

15. Sitzung

Der Patient erwähnte anhaltende Rückenschmerzen, er berichtete auch von einer Magenschleimhautentzündung und von Schmerzen auf der Leber. Er habe innerhalb eines Monats etwa 3 kg abgenommen. Er sah wirklich schlecht aus.

In dieser Sitzung wollte er folgenden Traum behandeln:

Traum 98

Kürsteiner zeichnet an einer Wandtafel eine Ente und erklärt damit den Begriff «Schizophrenie». Er sagt, erst wenn die beiden Schnabelspitzen des offenen Entenmauls zusammenkommen, sei die Schizophrenie da. Er hat diese Kenntnisse von irgend jemand erhalten und gibt sie nun weiter. Mir leuchtet das ein. Ich denke, wenn die beiden Schnabelhälften zusammenkämen, dann wäre das ein «Überschnappen». Ich will dies Frau X. mitteilen.

Dann ist etwas mit Auto, Zoll, Abreise, was ich aber nicht detailliert weiß.

Dann befinde ich mich in einem unbekannten Haus. Eine unbekannte Frau, schlank, mit Umhängetasche ist da. Dann ist ein Sohn anwesend, dicklich, der offenbar geisteskrank ist, der sich aber nichts anmerken lassen will und es doch nicht verbergen kann. Zwischen Mutter und Sohn besteht eine Bindung, beziehungsweise der Sohn hat eine Mutterbindung. Ich gehe mit der Frau aus dem Haus. Dabei muß ich mich vor dem Sohn in acht nehmen, der mich (?) umbringen will/könnte, weil er ein Verrückter ist. Ich halte einen Schirm in meiner Hand, einen sogenannten Knirps. Ich weiß um die Absicht des Sohnes und kann mich deshalb vorsehen.

Zum Satz mit der «Ente» hatte der Patient folgende Assoziationen: «Ente, Zeitungsente... Ich wollte diesen Traum nicht drannehmen, hatte Widerstände... Zeitungsente. Etwas will man glauben machen, was nicht ist. Falschmeldung. Ente... Pati...ente. Ich bin der Patient... Die Geschichte mit dem Bruder letztes Mal, die ist richtig, keine Ente. Der Bruder hat mir mit seinem Schimpfwort ‹Hilfsarbeiter› einen schweren Minderwertigkeitskomplex angehängt.» Es sei ihm immer peinlich gewesen zu denken, daß der Vater auch eine minderwertige Arbeit verrichtet habe. Dann erinnerte er sich an eine Szene im Militärdienst, wo zufällig jemand anwesend war, der die Familie kannte, und wo er auffällig unruhig geworden sei aus Furcht, der Betreffende könnte verraten, daß er Hilfsarbeiter sei. Man spürte förmlich, wie der Patient von seinem Bruder unglaublich frustriert worden war, weil dieser ihn mit «Hilfsarbeiter» gehänselt hatte.

Zu «Schizophrenie» assoziierte er folgendes: «Es hat mir bisher nie etwas ausgemacht, wenn ich dieses Wort hörte oder las. Aber jetzt habe ich eine höllische Angst davor. Ich habe Angst, schizophren zu werden. Die Gefühlszustände, die ich schon erlebte, waren grauenhaft. Das ist nicht zum Lachen. Die Angst ist unbeschreiblich.»

Zu «Ente» kam ihm ferner in den Sinn: «Watschelente, watscheln; die hinkende Mutter, die deshalb einen watschelnden Gang hatte. Was ist dann die Zeitungsente? – Ich weiß da nicht mehr weiter.» Zum Satz mit den Schnabelspitzen sagte er, wenn diese zusammenkämen, sei das Maul geschlossen, d.h. dann sei Schweigen. Was das aber mit Schizophrenie zu tun habe, wisse er auch nicht.

Die Frau im Traum, der er diese Erkenntnis mitteilen wollte, erinnerte ihn wiederum an seine Mutter. Obschon der Patient aufgrund von zwei verschiedenen Traumquellen auf seine Mutter gestoßen war – Ente und Frau –, kam es ihm nicht in den Sinn, die Schizophrenieangst mit eben dieser Mutter in Verbindung zu bringen. Da er letztes Mal zum Traum 92 in eine assoziative Lochbildung geraten war (als er den Sinn des Liedes «Großer Gott, wir loben Dich» hätte begreifen sollen) und jetzt hier außerstande war, die Verbindung herzustellen: Ente, Watschelente, hinkende Mutter, geschlossenes Maul, schweigen, gestorben, entschloß ich mich, ebenfalls zu schweigen. Sonst hätte man aufgrund des Traumes sagen können: Erst wenn die Mutter, die «Ente», das Maul geschlossen hat, d.h. schweigt, also stumm und tot ist, dann ist die Schizophrenieangst da. Gesagt hatte er zwar, daß er früher nie Angst vor dem Begriff «Schizophrenie» gehabt habe, aber da lebte eben die Mutter noch. Warum die tote Mutter bei ihm Schizophrenieangst hervorrief, war mir zu diesem Zeitpunkt noch unklar. Ein «echter» Schizophrener war er sicher nicht, und der Traum selber sprach ja auch davon – über seine Assoziationen –, daß die Schizophrenie eine «Ente» (Zeitungsente, Irrtum) sei. Ich sagte ihm am Schluß dieses Abschnittes: «Wenn man den Traum und Ihre Einfälle zu einem Bild, einer Deutung zusammenzubringen sucht, könnte man sagen: es ist eine ‹Zeitungsente›, ein Irrtum zu glauben, Sie könnten schizophren werden; Sie haben zwar Angst vor der Schizophrenie, aber zu glauben, Sie könnten es werden, das ist eine ‹Ente›.» Vielleicht hätte ich das nicht sagen sollen.

Das Traumstück mit dem Auto, dem Zoll und der Abreise brachte den Patienten nicht weiter. Auch als ich ihm das Wort «Abreise» nochmals exponierte in der Hoffnung, er erinnere die «Abreise» seiner verstorbenen Mutter, war er assoziativ gesperrt. Besser ging es erst wieder, als wir den letzten Traumabschnitt behandelten. Dort erinnerte er sich des Elternhauses, und die unbekannte Frau wollte er als Großmutter oder seine eigene Frau dargestellt wissen. Die Mutter, die besser zum Elternhaus gepaßt hätte, erinnerte er bezeichnenderweise nicht. Im geisteskranken dicklichen Sohn wollte er sich erkannt haben. Als er dies gesagt hatte, fuhr ihm der Schrecken in die Knochen, weil er nun realisierte, daß es ja dann heißen würde, er *sei* geisteskrank, lasse es sich aber nicht anmerken. Gerade davor aber hatte er schrecklich Angst. Daß zwischen ihm und der Mutter, wie es der Traum deutlich machte, eine ungelöste Mutterbindung bestand, verleugnete der Patient nicht. Nur blieb er die Antwort schuldig, als er hätte sagen sollen, welcher Art denn diese ungelöste Mutterbindung sei.

Es wollte ihm auch nicht einleuchten, wieso er sich vor sich selber in acht nehmen solle (wenn er ja der Sohn war, von dem es im Traum hieß, er sei ein Verrückter).

Klärung brachte erst das ihm exponierte Wort «Knirps». Dazu sagte er, daß er in der Familie als der Jüngste immer nur «de Chli» (= der Kleine) gewesen sei, eben der «Knirps». Auch der Bruder habe ihn deswegen gehänselt, ihn nicht ernst genommen. Daß der Bruder ihn zum kleinen Knirps und zum Hilfsarbeiter gemacht hatte und er ihm ohnmächtig ausgeliefert war, hatte ihn so «verrückt» gemacht, daß er ihn hätte töten können. Er mußte sich also vor dem «kleinen Knirps», den der Bruder gedemütigt und gehänselt hatte und der eine Mordswut in sich trug, der zu allem fähig war, in acht nehmen. Dies verstand der Patient. Ich aber glaubte, daß hinter dieser Szene mehr als nur der Bruder stand. Was mir dieser Traum deutlich zu zeigen schien, war die ungelöste ödipale Bindung des Patienten zur Mutter; der «kleine Knirps» war demnach der «kleine Ödipus», der den Vater haßte, den Vater umbringen wollte, um die Mutter zu besitzen. Der «verdrängte Ödipuskomplex» in seiner ganzen machtvollen Erscheinung war in diesem Traum – meiner Meinung nach – aufgetreten. Der Bruder hatte den Patienten zwar auch minderwertig gemacht, aber die viel wichtigere Wurzel des verdrängten Minderwertigkeitskomplexes war die Kränkung des kleinen Ödipus.

Freuds Auffassung, nach welcher der Minderwertigkeitskomplex die narzißtische Narbe des Ödipuskomplexes ist, kann in diesem Fall vollkommen geteilt werden. Ich glaube, daß die Macht des verdrängten Ödipuskomplexes unterschätzt wird. Mir kam noch einmal Traum 63 in den Sinn, der nach meiner Meinung diese erstaunliche Macht des verdrängten Ödipuskomplexes bereits zum Ausdruck gebracht hatte.

Dem Patienten verschwieg ich diese Überlegungen. Hingegen bestärkte ich ihn in der – an sich richtigen – Auffassung, daß die Kränkungen, die der Bruder ihm zugefügt hatte, schwere Minderwertigkeitsgefühle bei ihm begünstigt hätten. Der Minderwertigkeitskomplex sei in jedem Fall ernst zu nehmen, weil die gekränkte Seele diesen Zustand auf die Dauer nicht aushalte und über oft sehr schwere Symptome – die einen dann in den Mittelpunkt stellten – Abhilfe zu schaffen trachte.

16. Sitzung

Kaum hatte der Patient auf der Couch Platz genommen, wünschte er ohne die sonst gewohnte Rapportierung, wie es ihm in der Zwischenzeit ergangen sei, zum Traum zu kommen.

Traum 103

Etwas ist mit Genscher.

Dann will ich zu Ihnen in die Analyse gehen. Es sind noch andere, mir bekannte Leute bei Ihnen. Etwas ist mit einer Namenliste, die wie eine Absenzenliste gilt. Ich möchte mit keiner der genannten Personen zusammentreffen. Denn es wäre mir peinlich, wenn diese wüßten, daß ich hier in der Analyse bin. Es läßt sich aber nicht vermeiden, daß ich trotzdem mit ihnen zusammenkomme.

Dann Polizeigebäude. Ich komme vom Fürsorgeamt. Hinter mir kommt Frau Dr. X. Rasch springe ich weg, damit sie mich nicht sieht. Sie überholt mich trotzdem und sagt, daß es mir nichts genützt habe wegzulaufen. Das ist mir nun doppelt peinlich.

Dann befinde ich mich in unbekanntem Gelände. Plötzlich greifen die Chinesen an. Chinesische Panzer kommen auf mich zu. Lebensgefahr. Ich falle zu Boden, in den Dreck, bleibe dort erstarrt liegen, damit man mich nicht bemerkt. Es ist Nacht. Dann höre ich eine Schar feindlicher Soldaten an mir vorbeilaufen. Sie entdecken mich nicht.

Der Patient nahm Bezug auf den früheren Traum 92, in dem er Genscher mit der Mutter gleichgesetzt hatte. «Etwas ist mit Genscher» wollte er übersetzt wissen als «etwas ist mit der Mutter». Er sagte über die Mutter folgendes: «Die Mutter war *die* Familie, Zentrum und Mitte. Ich erlebte sie immer als traurig; sie weinte viel, war ständig unglücklich. Sie hat viel gelitten. Gegen das Alter hin ist sie fröhlicher geworden. Die Mutter hat eine große Macht ausgeübt mit ihrer Neurose. Wenn der Vater weggehen wollte, bekam sie Angstzustände. Auch körperlich war sie nicht gut dran. Oft klagte sie über Schwindelanfälle. Hin und wieder hatte sie Kopfschmerzen. Sie hat mich in ihrer Krankheit – seelisch wie körperlich – enorm beeindruckt. – Es heißt also da im Traum zu Recht, daß etwas mit der Mutter sei. Sie ist eine zentrale Figur in meinem Schicksal geworden, eine verhängnisvolle, glaube ich.»

Zum Satz: «Dann will ich zu Ihnen in die Analyse gehen» fiel ihm spontan ein: «Weil etwas mit der Mutter nicht in Ordnung ist, deshalb muß ich zu Ihnen in die Analyse gehen. Das ist der Grund, deshalb bin ich hier». Die andern bekannten Leute sah er als die andern Mitglieder der Familie an, die nebst der Mutter auch analysiert werden müßten. Die Namenliste, welche als Absenzenliste galt, brachte er mit dem Begriff «Absenzen haben» in Verbindung. Er kam auf den Bruder zu sprechen, dessentwegen er einen Minderwertigkeitskomplex bekommen habe, weil dieser ihn zum «Knirps», zum «Hilfsarbeiter» machte. Er berichtete von seinem glühenden Haß auf den Bruder, verwies auch wieder auf das Ohnmachtsgefühl ihm gegenüber und meinte, er habe sicher immer und überall gegen diesen verhaßten Bruder gekämpft. Daraufhin antwortete ich ihm: «Dann kann man sagen, die Liste derer, die Sie wie den Bruder totwünschten, ist lang. Die Absenzenliste ist eine Liste mit Namen derjenigen, die Sie wegwünschten.» Er antwortete: «Aha! Darum ist es mir peinlich, mit denen zusammenzukommen, es ist mir peinlich, daß die wüßten, daß ich sie totgewünscht habe. – Aber es läßt sich nicht vermeiden, daß ich damit konfrontiert werde. Eine peinliche Namenliste!»

Zu «Polizeigebäude» assoziierte er in diesem Zusammenhang richtigerweise das Wort «Gewissen» (Über-Ich). Und er sagte: «Wenn ich eine so lange Liste mit Totgewünschten vor mir habe, ist es klar, daß sich das Gewissen regt.» Zum Satz: «Ich komme vom Fürsorgeamt» fielen ihm die peinlichen Erinnerungen mit der Fürsorgerin ein und auch der Minderwertigkeitskomplex, den er habe, weil er von Eltern stamme, die fürsorgebedürftig waren. Wörtlich meinte er: «Das Fürsorgeamt, d. h. diese Erfahrungen dort, verfolgen mich ständig. Wer einmal dort war, wird diesen Stempel kaum mehr los. Hätte nicht gedacht, daß das so prägend sein kann.» Dann kam er auf das Hilfsarbeiterdasein zu sprechen. Dies sei der zweite Stempel mit der Aufschrift «minderwertig». Unvermittelt erinnerte er sich nun an eine Episode, die bedeutsam war für ihn: Am Arbeitsplatz hatte man auf einen Mitarbeiter gewartet, und da bekam er wie ein

Blitz aus heiterem Himmel einen schweren Anfall von Klaustrophobie. Es war das letzte Sturmzeichen vor dem Nervenzusammenbruch. Er sagte dazu: «Dieser Panikzustand hat mit meinem Bruder zu tun. Der Selbstmordversuch der Mutter ist mir auch eingefallen. Der Bruder hat mich einmal mit der Decke zugedeckt, so daß ich beinahe erstickt wäre. So ein Gefühl hatte ich eigentlich auch in dem Panikzustand.» Auffällig war, daß er den verhaßten Bruder mit seiner Klaustrophobie zusammenbrachte, aber im gleichen Atemzug auch den Selbstmordversuch der Mutter nannte.

Ausgehend von der Erinnerung an die Klaustrophobie am Arbeitsplatz, kam der Patient noch auf ein weiteres wichtiges Ereignis zu sprechen. Er schilderte, wie damals im Gefängnis, als er den Arbeitskollegen besucht hatte, dem fahrlässige Tötung vorgeworfen wurde, im Moment des Zuschließens der Gefängnistüre die gleiche Panik zum *ersten Mal* ausgebrochen sei. Zwischen den beiden Erlebnissen müsse also ein Zusammenhang bestehen, meinte er. Daraufhin sagte ich ihm: «Der Symptomausbruch im Gefängnis hat nicht nur darum eine besondere Bedeutung, weil es zum ersten Mal geschah, daß Sie wegen einer geschlossenen Türe in Panik gerieten, sondern weil es im *Gefängnis* passierte. Daß dieses Symptom mit verdrängtem Haß – u. a. auf den Bruder – und mit verdrängten Todeswünschen zu tun hat, haben Sie selbst gesehen. Aber ich glaube, Sie haben damals im Gefängnis den verhängnisvollen Entschluß gefaßt, mit diesem Symptom zu büßen. Angesichts des eingesperrten Mannes, der wegen *fahrlässiger Tötung* angeklagt war, haben Sie sich selbst verurteilt.» Der Patient reagierte auf diese Mitteilung so, wie wenn ich überhaupt nichts gesagt hätte. Er nahm sie – scheinbar – gar nicht zur Kenntnis.

Frau Dr. X, die im Traum vorkam, erinnerte ihn ebenfalls an seine Mutter. Er konnte aber nicht erkennen, was ihm im Zusammenhang mit seiner Mutter so peinlich war, wie es der Traum schilderte. Immerhin anerkannte er, daß er offenbar im Zusammenhang mit der Mutter vor etwas davonzulaufen versucht habe. Es kam ihm dann ein Mann gleichen Namens wie Frau Dr. X in den Sinn. Auf den sei er neidisch gewesen, weil er eine schöne Frau gehabt habe.

Zum nächsten Traumabschnitt kamen ihm unbedeutende Ereignisse in den Sinn, die er selber als solche anerkannte, indem er sagte, daß das bloß «Makulatur» sei. Der Satz: «Ich falle zu Boden, in den Dreck, bleibe dort erstarrt liegen, damit man mich nicht bemerkt» brachte hingegen eine wichtige Erinnerung hervor. Er dachte an die Szene in X, wo er nachts erwachte, dabei den Vater «mit dem dreckigen Arsch» entdeckte. Jetzt verstand er auch die «Chinesen»: «Mein Vater lag im Bett, der Arsch verschissen, von gelblicher Farbe teilweise, gelb wie die Chinesen. Als ich den Vater so sah, bin ich tatsächlich wie erstarrt gewesen. Ich starrte auch auf den Vater. Das ist diese Geschichte.»

Nun konnte man auch den vorangehenden Traumteil besser verstehen, denn dort hatte er ja Neid auf einen Mann assoziiert, der eine schöne Frau besaß. Der Vater besaß seine Mutter, und in jener Nacht in X, als er den Vater zusammen mit der Mutter im Bett gesehen hatte, war er sicher auch sehr neidisch auf den Vater gewesen. Dieser ödipale Neid mit allen Folgen blieb, wie es auch der Traum sagte, «unbemerkt», verdrängt. Es schien, als wolle er vor dem verdrängten Ödipuskomplex «davonlaufen». Diese wichtigen Zusammenhänge sah er damals allerdings noch nicht; er assoziierte bloß die einzelnen Erlebnisse, ohne deren wirkliche Bedeutung zu kennen. Ich mußte warten, bis er – ungestört durch frühzeitige und damit voreilige Deutungen – selber auf diese Zusammenhänge kam. Mir schien auch, daß die verdrängte Schuld des Ödipus schwer wog, daß also auch deswegen das Schuldbewußtsein im Gefängnis – und damit das Strafbedürfnis – groß, sehr groß war.

17. Sitzung

Der Patient berichtete mir, daß er am Sonntag das Grab der Mutter besucht habe. Dann wollte er aber sofort zur Analyse des folgenden Traumes schreiten:

Traum 108

Sitzung bei Ihnen. Sie geben mir ein Rezept, wonach ich eine Flasche «Grappi», ein alkoholfreies Fruchtsaftgetränk, verschrieben bekomme. Sie geben mir einen Rezeptblock, und da steht nichts anderes drauf, als daß Sie Arzt seien.

Sie sagen mir dann etwas von Dr. B, der auch eine schlimme – oder noch die schlimmere – Neurose gehabt habe und den Sie auch heilten.

Dann bin ich am Arbeitsplatz. Der Raum, wo ich mich befinde, ist zwar eindeutig der Raum an der X-Straße bei den Eltern. Ich bin verspätet zur Arbeit gekommen. Ich hätte um 8 Uhr dort sein sollen. Ein Blick auf die Uhr – ist es jene des X-Schulhauses? – zeigt, daß es 8.30 Uhr ist. Ich öffne die Türe – sie hat ein Sicherheitsschloß – und versuche, das Verspätetsein zu verbergen. Ich sehe, daß jemand da ist – Pfandleiher? –, und auf dem Tisch steht ein Behälter mit vielen Krankenkassenbriefen, die man vergessen hat auszutragen.

Mit Familie bin ich auf dem Weg in den Militärdienst. Es ist in Burgdorf. (Elternhaus X-Straße?) Etwas ist mit Waschen. Mein Sohn hat Schmierseife im Auge. Meine Frau will sich waschen; es ist aber ein Soldat da.

Dann mache ich Aufnahmen von Schächten und Tunneleingängen. Jemand will mir das verbieten. Ich sage, wenn ein Brigadier Jeanmaire den Russen alles verraten habe, mache dieses aufgenommene «Loch» nichts aus. Wir täten besser, davon auszugehen, daß die Russen alles wüßten. Ein anderer bestärkt mich darin. Dann Angriff/Kampf der Russen. Wir vernichten eine Riesenzahl von den Angreifern. Etwas mit Betäubungsmitteln, die Dampf ausströmen.

Zum Satz mit dem Rezept sagte der Patient u. a. folgendes: «… Sie schreiben ein Rezept für meine Heilung. Mitteilung. Übertragungskonflikt. Wenn ich nur wüßte, warum ich an jenem Sonntag den Nervenzusammenbruch hatte! Dann? Ja, was dann? Der Vater war vorher da. Ich übertrage das auf Sie. Enttäuschung über Dr. B, weil er weggegangen ist. Warum habe ich diese schreckliche Neurose? Die Analyse bei Dr. B war in der Liebe abgelaufen. Ich suchte dort den Ersatzvater. Und wenn der Ersatzvater versagt, dann kommt die Rache.»

Ich antwortete dem Patienten: «Das Rezept für die Heilung bei Dr. B, den Sie liebten, war die Übertragungsliebe. Das will sagen: aus Liebe zu diesem Analytiker, der zu Ihnen wie ein Vater war, haben Sie auf sämtliche Symptome verzichtet. Sie waren ja nach dieser Analyse eine Zeitlang symptomfrei. Dann kränkte es Sie, daß der Arzt wegzog, und aufgrund von Umständen – Tod der Mutter –, die Ihnen schwere Enttäuschungen brachten, schlug die Liebe in Haß um. Jetzt glauben Sie, daß die Übertragungsliebe wieder das Rezept Ihrer Heilung sei. Wir müssen aber diesmal auch die Übertragung – die alte wie die jetzige – gründlich aufarbeiten.»

Zu «Grappi» kam dem Patienten das Wort «Papi» in den Sinn, und da wurde noch klarer, daß er eben einen *alkoholfreien* Papi, einen, der nicht trinkt wie sein eigener Vater, in der Analyse suchte. Zum Rezeptblock, auf dem nichts anderes stand, als daß ich Arzt sei, meinte der Patient: «Das Rezept meiner Heilung ist, daß Sie mir nichts anderes sein müssen als Arzt. Nur Arzt.» Ich entgegnete ihm: «Wenn Sie in mir einmal nur den Arzt sehen, denjenigen, der Sie gesund machen will, nichts anderes, dann können Sie auch geheilt werden. Wenn Sie mich aber mit dem ‹Papi› oder der ‹Mami› verwechseln, dann können Sie – scheinbar – die Symptome verlieren, aber geheilt sind Sie noch nicht.»

Eine ganz deutliche Anspielung auf die mißlungene Analyse bei Dr. B war der Satz im Traum: «Sie sagten mir dann etwas von Dr. B, der auch eine schlimme – oder noch die schlimmere – Neurose gehabt habe und den Sie auch heilten.» Er lautete übersetzt: «Dr. B hat meine schlimme Neurose *nicht* heilen können, also wird Kürsteiner das auch kaum gelingen.» Er mißgönnte mir den Behandlungserfolg wie schon dem Dr. B, und die Erklärung hierfür war u. a. der nicht verarbeitete Haß auf den Vater. Der Patient sagte: «...Meine Neurose ist auch wegen Vater entstanden. Ich glaube, ich übertrage vieles von Vater auch auf Sie. Vater hatte die Vaginen im Keller, und er war auch dabei bei der Katzenkastration. –

Ich war am Sonntag auf dem Grab der Mutter, aber den Vater habe ich nicht besucht. Ärzte sind auch Vaterfiguren, Analytiker auch.»

Interessantes brachten die Assoziationen zum Traumteil, wo es heißt, er sei verspätet zur Arbeit gekommen. Es fiel ihm nämlich die Szene am Arbeitsplatz ein, als der Arbeitskollege zu spät gekommen war und er dann einen schweren Klaustrophobie-Anfall bekommen hatte. Man hätte dort um 7.30 Uhr anfangen sollen, aber der Arbeitskollege war erst gegen 8 Uhr erschienen. Wörtlich sagte der Patient: «Die angegebenen Zeiten (im Traum) spielen auf diese Geschichte an. Dort am Arbeitsplatz ist die Neurose, die ich im Elternhaus erworben habe, mit großer Verspätung erschienen.» Tatsächlich war jenes Klaustrophobie-Erlebnis am Arbeitsplatz das «Sturmwarnzeichen» für den nur wenig später erfolgten Nervenzusammenbruch.

Den Grund für das verspätete Auftreten der Neurose wollte der Patient – gemäß Traum – noch nicht bekanntgeben. Er assoziierte zum Satz: «Ich öffne die Türe – sie hat ein Sicherheitsschloß – und versuche, das Verspätetsein zu verbergen» folgendes: «Als der X (Arbeitskollege, der zu spät kam) die Türe schloß, traf mich die Panik wie ein Keulenschlag. Ich sehe mich jetzt noch, wie ich vor Schrecken hilflos in die Runde schaute. Ganz erbärmlich war mir zumute, und so erbärmlich muß ich dort auch dreingeschaut haben. – Jetzt sind mir... ist mir die Katzenkastration eingefallen, die blutigen ‹Hudle› (= Lumpen), die die Mutter als Binden getragen hat. Panik, Angst, Mutter. Die Mutter schloß sich in der Küche ein, um sich zu vergasen. Und der Vater war schuld daran. Das wußte ich ganz genau. Ich muß... ich habe ihn damals entsetzlich gehaßt, als er mit mir draußen vor der verschlossenen Küchentüre wartete. So ohnmächtig wie ich dreinschaute, als mich die Panik ergriff am Arbeitsplatz, genauso muß ich mich gefühlt haben, als ich vor der Türe wartete und die Mutter mir nicht auftat.»

Damit hatte der Patient ein Stück seiner Neurose mit Hilfe des Traums aufgeklärt. In jener Klaustrophobie am Arbeitsplatz, ausgelöst durch das Warten auf den Kollegen, war mit Verspätung ein Stück der Neurose aus dem Elternhaus erschienen. Der Haß auf den Vater, dem er die Schuld für den Selbstmordversuch der Mutter gab, hatte also die Klaustrophobie am Arbeitsplatz bewirkt. Dies deckte sich mit dem Erlebnis im Gefängnis, als er den Arbeitskollegen besucht hatte, der wegen fahrlässiger Tötung angeklagt war. Jener war nämlich ein Trinker gewesen wie der Vater; die unbewußten Gedankengänge dort im Gefängnis mußten also ähnliche gewesen sein wie die, als man auf den Kollegen wartete. Daß der verhaßte Vater einen Anteil an seiner Neurose hatte, wurde hier unzweideutig aufgezeigt. Der Traum wollte sagen, daß dort am Arbeitsplatz, als die Klaustrophobie auftrat, ein Stück aus der Kindheit im Elternhaus reproduziert worden war. Nur hatte der Patient nicht gewußt, daß und was er reproduzierte. Er versuchte zu verbergen – hinter der Klaustrophobie –, daß in ihm ein schrecklicher Haß auf den Vater steckte. Diesen Vaterhaß hatte er erfolgreich gegenüber allen bisherigen Analytikern verborgen.

Nun verstand ich auch den Sinn des nächsten Satzes. Es hieß: «Ich sehe, daß jemand da ist – Pfandleiher? –, und auf dem Tisch steht ein Behälter mit vielen Krankenkassenbriefen, die man vergessen hat auszutragen.» Den Haß auf den Vater, der ihn dermaßen krank gemacht hatte, behielt er wie ein Pfandleiher für sich; er hatte vergessen, diesen Haß in der Analyse *gegenüber dem Analytiker auszutragen.* Die Übertragung war nie bis zum verdrängten Haß vorgestoßen, sondern, wie er es gegenüber Dr. B sagte, in der Übertragungsliebe steckengeblieben. Die Neurose verbarg also ein Stück verdrängten Vaterhasses; was verbarg sie aber in bezug auf die Mutter? Diese ungelöste Frage machte mir schwere Sorgen. Jetzt war aber noch nicht der Zeitpunkt gekommen, um den Patienten auch noch damit zu konfrontieren.

Zum Satz: «Mit Familie bin ich auf dem Weg in den Militärdienst; es ist in Burgdorf» fiel ihm ein, daß dort das Schloß sei. Dort sei auch die bernische Gerichtsbarkeit (?). Es gehe um Schuld und Sühne, meinte er weiter. Zu «Waschen» fiel ihm die Szene ein, wie er an der X-Straße absichtlich vom Tisch gefallen war, als die Mutter ihn wusch, nur damit der Bruder – was er aus Eifersucht gewünscht hatte – Schläge bekam. Dieser Haß aus Eifersucht auf den Bruder sei dann dem eigenen Sohn ins Auge gegangen, d.h. auf ihn unbewußt übertragen worden. Er sei ganz sicher, daß es damals, als der fremde Bub bei ihnen in der Wohnung auf Besuch gewesen und er in einen schrecklichen Zustand geraten sei, mit dem verdrängten Haß auf den Bruder zu tun gehabt haben müsse. Er habe, ohne es zu wissen, in dem fremden Kind seinen Bruder gehaßt und abgewehrt.

Dies war zweifellos richtig. Aber der Patient dachte nicht daran, daß, wenn er den verdrängten Haß auf den Bruder bei jenem Kinde so heftig erlebt hatte, die Geschichte mit dem Bruder doch ein Gewicht haben mußte, welches auch nicht annähernd in der bisherigen Analyse von ihm erkannt worden war.

Der Haß auf den Vater wie auch der Haß auf den Bruder waren bisher in der Analyse nicht ausgetragen worden. Bruder und Vater gehörten diesbezüglich eindeutig zusammen.

Der letzte Traumabschnitt, den wir damals in seiner richtigen Bedeutung gar nicht erkannten, weil die Assoziationen des Patienten weitab von dem waren, was der Traum hätte sagen können, brachte kaum brauchbares Einfallsmaterial hervor. Es schien, als würde der Patient abschweifen. Daß es um die Mutter ging, leuchtete dem Patienten ein, weil er zu Jeanmaire die Mutter assoziierte. Wenn aber Jeanmaire die Mutter war, die den Russen alles verraten hatte, konnte mit den Russen nur der Vater gemeint sein. Um welchen «Verrat» es hierbei ging, wußte der Patient nicht zu sagen. Es mußte sich aber um etwas gehandelt haben, das den Patienten sehr erbost hatte. Ich verstand den Satz: «Wir täten besser, davon auszugehen, daß die Russen alles wüßten» so, daß ich ihn übersetzte mit: «Wenn wir in der Analyse wüßten, was die Mutter in den Augen des Patienten den ‹Russen›, dem Vater, verraten hatte, dann wären wir besser dran». Die Empörung des Patienten über die «Verräterin Mutter» mußte enorm groß sein, wenn man an den Traum 5 dachte, in dem er für den «Verräter Jeanmaire» die Todesstrafe gefordert hatte! Im Traum 108 hatte der Patient den Russen, die angriffen, einen vernichtenden Kampf geliefert. Der Patient meinte dazu: «... Da greife ich an und vernichte. Aber wie? Mit der Neurose, mit den Symptomen vernichte ich und greife ich an. Aber wen? Die Russen, das sei der Vater, sagten Sie. Dann würde ich den angreifen. *Analytikervater* ist mir gerade eingefallen. Aha! Ich habe gegen die Analytikerväter – die Russen, darum Mehrzahl – mit den Symptomen gekämpft und sie ‹vernichtet›, weil ich mit meiner Neurose stärker war als sie. Den verhaßten Vater in der Neurose besiegt.» Da sagte ich ihm: «Ich habe den Eindruck, daß genau das Ihre Absicht war.»

Der Patient hatte also den «Russen», dem Vater und den ihn in der Übertragung vertretenden Analytikern, einen vernichtenden Kampf geliefert. Den Vater haßte er, wie wir heute gehört hatten, weil er ihn für den Selbstmordversuch der Mutter verantwortlich machte. Dies wollte auch der Traum mit dem Schlußsatz sagen: «Etwas mit Betäubungsmitteln, die Dampf ausströmen.» Damit war das Gas gemeint, das die Mutter ausströmen lassen wollte. Sie hatte sich mit Gas (= Dampf), das die Betäubung und den Tod herbeiführt, das Leben nehmen wollen. Dies kreidete der Patient dem Vater an. Aber was war mit der Mutter, die den «Russen», dem Vater, dem «Feind» alles verraten hatte?

18. Sitzung

Zu Beginn der Sitzung kam der Patient auf die letzte Stunde zu sprechen, und er sagte, es habe ihn beeindruckt zu sehen, wie er gegen die «Analytikerväter» in den Kampf gezogen sei. Nie wieder werde er so gegen einen Analytiker in den Kampf ziehen.

Der Patient wünschte, den folgenden Traum vorzulesen:

Traum 113

Ich befinde mich in der elterlichen Wohnung an der X-Straße. Ich oder wir werden beschossen von einem Minenwerfer, der sich bei einem Schießstand befindet.

X überschreitet die Bahnschranke und wird vom unbekannten Schützen auch beschossen. Dann sagt er etwas von Patienten und daß er nichts mehr mache, wenn er riskieren müsse, beschossen zu werden.

Ich wage nun, mich aus dem Haus zu begeben. Aber prompt schießt der Schütze oben auch auf mich. Ich kann den Geschoßeinschlägen nur mit Mühe entkommen, u. a. indem ich ins Wasser tauche. Irgendwie spricht der Schütze mit mir, vielleicht warnt er mich sogar vor dem nächsten Schuß.

Es wird gesagt, daß die Polizei ihn oben kontrolliert habe, aber er habe sich als Clochard (?) verkleidet, so daß man ihm nichts anhaben könne.

Dann ist etwas mit einer Operation. Ich sollte mich operieren lassen. Dr. X gibt mir eine Narkosespritze. Aber ich wehre mich wie verrückt gegen das Eingeschläfertwerden, so daß die Spritze unwirksam ist. Dann stellt sich aber heraus, daß nicht narkotisiert werden konnte, weil die Gasflasche leer war.

Eine bunte Szene auf dem Bahnareal soll gefilmt werden. Meine Kinder sind auch da. Es hat auch einen oder mehrere Bahnarbeiter. Ich kann wegen der Dämmerung keine Aufnahmen machen, da die Sicht schlecht ist. Deshalb kann ich auch die Distanz schlecht einstellen, und das würde zu verschwommenen Bildern führen. Später, als es hell ist, kann ich die Distanz richtig einstellen und einige klare Aufnahmen machen.

Dann ein Spaziergang in Indien, zusammen mit unbekannten Leuten. Der

Machtwechsel ist schon vollzogen. Die Zwangssterilisationen sind aufgehoben worden. Man sieht einen zwangssterilisierten Inder.

Da springt plötzlich ein winzig kleiner Mann die Treppe hinauf. Ich, evtl. mein Bruder, hinter ihm her. Er ist der, den ich seinerzeit gerettet hatte. Er erkannte mich aber nicht als Retter. Irgendein Gespräch mit Leuten – Bekannte vom Kleinen – und der Versuch, ein Mißverständnis aufzuklären.

Daß der Traum, der sich ja an der X-Straße, also am ehemaligen Domizil der Eltern abspielte, ihn in die Kindheit zurückführen wollte, erkannte und anerkannte auch der Patient. Und es war ihm auch klar, daß der Beschuß mit dem Minenwerfer von dort her kam. Er sagte: «Ich wurde beschossen, und wenn ich Beschuß höre, denke ich automatisch an Symptombeschuß. Das geschah laut Traum mit Minenwerfern. Das ist irgendwie noch ziemlich starkes Geschütz.» Die vom Traum gewählte Wohnung stellte das letzte elterliche Domizil dar; dort war die Mutter gestorben. Diese Tatsache schien dem Patienten wichtig zu sein. Die Gegend, wo laut Traum der Schießstand liegt, war nach seiner Meinung jene des Friedhofes, wo sich das Grab seiner Mutter befand. Von dort her kam die Beschießung. Der Patient sagte, daß nach Mutters Tod die schwere Neurose ausgebrochen sei, deshalb komme der Beschuß aus der Gegend des Friedhofes.

Zum Traumabschnitt, wo Herr X vorkommt – dieser spielte schon im Traum 71 eine Rolle –, fiel dem Patienten eine Präzisierung ein. Er erklärte, daß Herr X gesagt habe: «Ich werde keinen Patienten mehr einladen, wenn ich riskieren muß, beschossen zu werden.» Über Herrn X äußerte sich der Patient wiederum äußerst negativ. Er sei ein Heuchler, ein hinterlistiger falscher Kerl, dem er früher vertraut, der ihn aber schwer enttäuscht habe. Er glaubte, in Herrn X seinen Bruder sehen zu müssen, und er wußte offensichtlich nicht mehr, daß er ihn früher in den Assoziationen zum Traum 71 als Symbol für die Mutter gesehen hatte. Das war an sich damals einleuchtend gewesen, weil der Patient im Traum seiner Mutter öfter «Verrat» vorwarf. Von der Mutter war er im übrigen schwer enttäuscht worden, genauso wie er dies von Herrn X berichtete. Jetzt behauptete er, X sei sein Bruder; er gleiche ihm auch. Dann kam er auf den Besuch seines Freundes zu sprechen, als an jenem verhängnisvollen Sonntagmorgen mit Wucht die Neurose losgebrochen war. Dieser Freund erinnerte ihn, wie er sagte, ebenfalls an seinen Bruder. Eventuell sei Herr X gar nicht der Herr X, sondern eben dieser andere Freund. Seine Gedanken, meinte er, blieben aber beim Wort «Minenwerfer» hängen. Deshalb exponierte ich ihm dieses Wort. Seine Einfälle dazu waren die folgenden: «Mine, Sprengstoff, gefährlich. Eine Miene machen, saure Miene, gute Miene. Aha! Der Vater hat eine andere Frau zu sich genommen, da mußte ich gute Miene zum bösen Spiel machen. Und ‹Werfer?› – Wurf, werfen. Katzenwurf. Die Katzen, die habe ich erschossen. Vorwerfen, sich etwas vorwerfen, Selbstvorwurf.» Ich exponierte: «Katzenwurf». Er antwortete: «Eine schreckliche Sache war das damals, als ich die Katzen erschoß. Da rannte ich auch zum Bruder; der hat sie dann totgeschlagen.» Ich exponierte: «Totschlagen». Seine Assoziationen waren: «Haß, jemanden totschlagen. – Den Bruder haßte ich wie die Pest, weil er mir immer ‹Hilfsarbeiter› sagte. Den hätte ich auch totschlagen können. Mehrmals. (Schweigen). In den Katzen habe ich symbolisch den Bruder erschossen. Darum Schießstand – und Friedhof. Und jetzt mache ich mir heftige Selbstvorwürfe.» Dann nach einer geraumen Weile: «An jenem Sonntagmorgen, als der Freund bei mir war, habe ich den ganzen Schrecken mit der Katzenerschießung erlebt. Alles wurde wiederholt. Ich *mimte* – jetzt verstehe ich Minenwerfer – die Szene, die sich bei der Katzenerschießung abgespielt hatte. Ich schoß, der Knall gab den Druck auf die Ohren. Ich hatte ja das Druckgefühl in den Ohren damals. Dann sah ich, daß die Katzen nicht tot waren, sie fingen an zu schreien. Fürchterlich. (Schluchzt heftig). Da rannte ich aus der Küche in die Stube, wo sich der Bruder befand. Ich habe geschrien. – Und dann kam der Bruder und schlug die Katzen tot. – So verwirrt, wie ich damals gewesen war, rannte ich auch am Sonntagmorgen zur Küche; und ich hätte laut schreien können. Als das mit den Katzen passierte, muß ich kreidebleich gewesen sein. Jedenfalls habe ich vor Entsetzen gemeint, ich werde noch verrückt.» (Schluchzt heftig).

Dieser Traumteil schilderte also die Katzenerschießung beziehungsweise lieferte die Erklärung für die schrecklichen Symptome, die der Patient an jenem Sonntagmorgen, nach Ankunft des Freundes, der ihn an den Bruder erinnerte, gehabt hatte. Für mich war ohne Zweifel: Schießstand hatte mit der Katzenerschießung zu tun, Mine bedeutete «mimen»;

diese Szene mit den Katzen mimte der Patient, als der Freund da war, aber er wußte nichts davon. Die ganze Panik von damals, die der Patient als so schlimm empfand, daß er glaubte, er werde noch verrückt, war in den Symptomen erschienen. Das also war es, was er damals erlebt hatte. Der Ohrendruck, das Herumrennen von der Stube zur Küche, das Gefühl schreien zu müssen, all dies war in der Katzenerschießungsszene «verpackt» gewesen, und der Patient hatte es unwissentlich wiederholt. Daß er in den Katzen den verhaßten Bruder «erschossen» hatte, wie er sagte, war nicht unwahrscheinlich. Die Katzen konnte er erschießen, den Bruder aber nicht.

Nachdem sich der Patient etwas erholt hatte, lieferte er mir die Erklärung für den Satz: «Ich werde keinen Patienten mehr einladen, wenn ich riskieren muß, beschossen zu werden.» Er sagte dazu nämlich folgendes: «Eingeladen war damals nicht ein Patient, sondern der Freund. Ich wurde dann aber Patient. Vermutlich bedeutet der Satz, daß ich dachte: ‹Ich werde niemanden mehr einladen, der dem Bruder gleicht, wenn ich dann riskieren muß, von Symptomen beschossen zu werden und als Patient ins Spital zu kommen›.» Ich antwortete ihm: «Da ist aber eine ‹böse› Geschichte ans Tageslicht gekommen! Jetzt verstehe ich Ihren Zustand von damals, wenn Sie jenes Erlebnis wiederholt, ‹gemimt› haben, mitsamt der ganzen Panik›.»

In dem Traum machte mich aber stutzig, daß nach der Beschießung des X auch der Patient selber unter Beschuß geriet. Er hatte zwar in den Katzen – unbewußt – den Bruder «erschossen» (das war die Beschießung des Herrn X), aber in den Symptomen, in der Wiederholung der Szene, wurde er selbst von den Symptomen «beschossen». Im Traum war jetzt aber die Rede von einer weiteren Beschießung, er selber geriet unter Beschuß. Das konnte nichts anderes bedeuten, als daß hier zwei Sachen, die vielleicht miteinander zu tun hatten, erwähnt wurden. Man mußte also hinter der eben erinnerten Szene mit den Katzen – und der Aufklärung der Symptome an dem Sonntagmorgen, als der Freund da war – noch nach weiterem Material suchen.

Zum Traumteil, in dem gesagt wird, daß der Schütze oben auch auf ihn schieße, so daß er sich nur mit Mühe retten könne, sagte der Patient, nebst anderem, folgendes: «... Ich kam dann in einen Symptomwirbel hinein, wie man ihn sich schlimmer kaum vorstellen kann. Bis vor die Türen der Psychiatrie bin ich gekommen. Viel hätte nicht mehr gefehlt, und ich wäre drin gewesen. Man kann sagen, daß ich buchstäblich nur mit Mühe dem schweren Symptombeschuß entrinnen konnte ... Ich hatte gefährlich hohes Fieber, hat es früher doch geheißen. Ich glaube, ich wußte selbst nicht, *wie* gefährlich krank ich war. Unter Wasser tauchen? Untergehen, versinken. Jetzt ist mir eine komische Idee eingefallen: ich konnte dem Symptombeschuß nur entrinnen, weil ich unter Wasser tauchte, weil ich in der Analyse ins Unbewußte tauchte. Dort nachsah, was mich denn so ‹verreckt› plagte. Das ist es.» Zum Satz: «Irgendwie spricht der Schütze mit mir, vielleicht warnt er mich sogar vor dem nächsten Schuß» wollte ihm nichts einfallen. Stattdessen ging er zum nächsten Satz und sagte, daß ihm schon beim Aufschreiben zu «Polizei» das Gewissen (Über-Ich) eingefallen sei. Dazu wörtlich: «Das Gewissen kontrolliert *mich*, nicht den Schützen. Ich glaube nicht, daß ich da vor dem nächsten Schuß gewarnt werde. Eher umgekehrt: das Gewissen schlägt ohne Warnung zu. So war es bisher. Die Symptomschüsse kamen immer unerwartet.» Gar nichts wußte er mit dem «Clochard» anzufangen; dieser war von der Zensur tatsächlich so «verkleidet» worden, daß wir ihm analytisch «nichts antun» konnten. Ich sagte ihm dazu: «Der Schütze, also der Symptomverursacher, tritt im Traum als Clochard verkleidet auf. Es handelt sich also um eine Tarnfigur. Wir sollen glauben, diese sei der ‹Schütze›, damit *wir* uns von der wirklichen Figur ablenken lassen.» Ich glaubte, daß der Clochard den Alkohol trinkenden Vater verkörpere; wir sollten demnach glauben, er habe den Patienten am meisten neurotisiert. Sahen wir in ihm die Hauptfigur, konnte die wirkliche Nummer 1 auf der Bühne der Neurose unbehelligt bleiben. Die Person, die den Patienten am meisten neurotisiert hatte, war nach meiner Meinung seine Mutter. Die Schüsse kamen ja auch vom Friedhof, und dort war sie beerdigt. Aus irgendeinem gewichtigen Grund konnte aber der Patient die *Mutter* nicht preisgeben; er deckte sie ganz offenkundig. Darum hielt ich es nicht für angezeigt, ihm mehr zu sagen als das, was ich oben beschrieben habe. Die Symptome, die die Mutter selber produziert und die der Patient unbewußt wiederholt hatte – die Angst, andern und sich selbst etwas anzutun –, brachten ihn vor die Tore der Psychiatrie. Die wahre und verheerende Rolle, die diese Mutterfigur im Schicksal des Patienten spielte, hatte ich zu diesem Zeitpunkt der Analyse trotz allem noch nicht begriffen.

Wie heftig sich der Patient gegen die Analyse der Mutter wehrte, zeigte der folgende Traumabschnitt. Da war von einem Dr. X, einem *Frauenarzt*, die Rede, und gegen die «Einschläferungs-Spritze» dieses Arztes wehrte sich der Patient im Traum «wie verrückt». Und es stellte sich heraus, daß er nicht narkotisiert werden konnte, weil die *Gas*flasche leer war. Der Patient assoziierte zwar zu diesem Traumstück die Mutter, ebenso die Vergasungsgeschichte, aber er begriff nicht, daß er sich gegen die verdrängten Affekte «wie verrückt» zur Wehr setzen mußte. Es ging nicht um die Einschläferung, sondern um das Gegenteil: die Erinnerung, um das Wiedererleben der verdrängten Affekte. In sämtlichen Analysen vorher war die Geschichte mit der Gas-Selbstmorddrohung der Mutter bekannt; der Patient hatte diese Szene erinnert. Dennoch konnte diese Erinnerung keine Befreiung bringen, weil das Hauptstück dazu, die verdrängten Affekte, gefehlt hatte. Mit andern Worten: der Patient hatte diese Gasszene praktisch immer erinnert, aber er hatte sie in der Behandlung nicht *wiederholt* und somit auch nicht durcharbeiten können. Auch jetzt wieder war bloß das Bild mit der Mutter da, die sich in der Küche eingeschlossen hatte, nicht die dazugehörigen Affekte. Gegen die Wiederholung der *ganzen* Szene wehrte sich der Patient wie verrückt: sie war die Katastrophe seines Lebens gewesen. Die Gasflasche war eben noch *nicht* leer.

Die Schreckensnacht, in der der Patient die Mutter in der Küche gehört hatte, wo diese sich einschloß und mit Vergasen drohte, war auch das Thema des nächsten Abschnittes im Traum. Das Bahnareal im Traum bekam aufgrund seiner Einfälle den Sinn eines sehr wichtigen *Knotenpunktes* – gemeint im Schicksal des Patienten –, und der Bahnarbeiter war der Vater, der damals im Halbdunkel im Korridor stand und ebenfalls nicht in die Küche konnte. Was er damals in sich aufgenommen hatte und was ihm jetzt im Bewußtsein «verschwommen», nicht richtig bekannt war, war eben diese Szene; er konnte deren verhängnisvolle Wirkung nicht richtig einschätzen, er war zu fest damit verbunden, hatte noch keine Distanz und keinen Abstand, denn er hatte ja bis vor kurzem die suizidale Mutter in den Symptomen wiederholt und nicht gewußt, daß er *sie* wiederholte.

Erst wenn alles hell (= bewußt gemacht) und klar (= begriffen) war, dann konnte er die richtige Distanz, die richtige Einstellung zur ganzen Angelegenheit haben.

Der Traumabschnitt mit den Indern schließlich zeigte uns die ihm sehr gefährlich gewordene Mutter noch in einer andern Rolle: sie war mit ihren ungeschickten Äußerungen und mit ihrem ungeschickten Verhalten auch die gefürchtete Kastrationsfigur. In Indien war Indira Gandhi, eine Frau, an der Macht, und gerade kamen die ersten Mutmaßungen auf, *sie* habe die Zwangssterilisation befohlen. Die Parallele zur Mutter, die ihm ja bei der Entdeckung der Onanie ganz offen – wie dem Bruder – die Kastration angedroht hatte, war nicht zu übersehen. D.h. der Patient glaubte, das Kastrationsproblem sei «aufgehoben», der «Machtwechsel» vollzogen. Ich sagte ihm dazu nur: «Das werden wir sehen.»

Leider konnten wir aus Zeitmangel den letzten Traumabschnitt nicht mehr analysieren. Dennoch war in dieser Sitzung unwahrscheinlich vieles in Bewegung geraten.

19. Sitzung

In dieser Sitzung berichtete der Patient, daß ihn nach dem letzten Mal schon auf dem Heimweg «die schiere Verzweiflung» gepackt habe. Bei dieser Gelegenheit gestand er mir, daß er jeweils zwischen den Sitzungen, besonders am Anfang der Behandlung, schrecklich gelitten habe. So sei er z.B. schon am Morgen in einem elenden Zustand aufgewacht, habe ins Kissen geschluchzt, und wenn er zur Morgentoilette gegangen sei, habe er das ganze Elend erneut herausheulen müssen. Diese Phase (Depression) sei dann abgeklungen, bis es ihn eben jetzt wieder so gepackt habe. Es sei ihm auch übel gewesen, und er habe einen schlimmen Migräneanfall bekommen. Dieser habe Tage gedauert, kein Kopfwehmittel habe etwas genützt. Der Appetit sei ihm vergangen, und er sei «wie ein geschlagener Hund» herumgeschlichen. Das Kopfweh plage ihn übrigens schon seit der Kindheit, wann genau es angefangen habe, wisse er nicht mehr. Inzwischen sei eine eindeutige Steigerung eingetreten, so daß man nicht mehr von Kopfweh, sondern von Migräne sprechen müsse, oft begleitet von Erbrechen. Er habe davon bisher in der Behandlung nichts erwähnt, weil das Kopfweh und die Migräneanfälle schon bald zum Alltag gehörten. Das Kopfweh sei schon ärztlich abgeklärt worden, aber man habe nichts gefunden.

Als mir der wahrhaft leidgeprüfte Mann diese Kopfweh- und Migräneanfallgeschichte erzählte, ahnte ich noch nicht, daß die Neurose mit diesem Symptom einen zähen Widerstand leisten würde. Dem Patienten sagte ich in bezug auf seine Ausführungen, daß seine Reaktion auf die letzte Analysenstunde mir nicht unverständlich sei. Das Gewissen (Über-Ich) gestehe ihm offensichtlich noch keine Erleichterung zu. Er solle sich indessen davon nicht irreleiten lassen. Daß eine so heftige Symptomreaktion erfolgt sei, könne man nach der Analyse des letzten Traumes, wo ja der «Symptomschütze» vorgekommen sei, gut verstehen. Indirekt könne dies auch als Beweis dafür angesehen werden, daß wir auf der richtigen Spur suchten.

Nach diesen Erläuterungen sagte mir der Patient, daß die letzte Sitzung schon Wesentliches gebracht habe. Ihm sei bewußt geworden, daß die Mutter ihm mehr geschadet habe, als er bisher habe zugeben wollen. Die Gasgeschichte (Gasflasche im Traum) habe sich verheerend auf ihn ausgewirkt.

Der Patient wollte sodann den folgenden Traum analysieren:

Traum 118

Ich befinde mich in einem nicht ganz hellen Raum mit Ihnen. Sie sind Arzt und untersuchen mich am Oberkörper sorgfältig mit dem Stethoskop, besonders in der Herzgegend.

Dann ist etwas mit Frau X.

Danach befinde ich mich offenbar in der Firma X. Eine Unmenge leerer Kisten und Schachteln müssen abtransportiert werden. Frl. E. ist da. Zu ihr sage ich etwas wegen des Lohnes. Sie wird deswegen unwirsch und sagt, wenn es mir nicht passe, könne ich ja gehen. Ich antworte, ich hätte nicht gesagt, ich sei mit dem Lohn unzufrieden, ich hätte nur ausdrücken wollen, daß andere Firmen auch gute Löhne zahlen würden. Dann sage ich noch, daß es mich am meisten getroffen habe, daß X gestorben sei.

Dann bin ich bei der Schwiegermutter. Ich befinde mich in deren Einzimmerwohnung, wo noch nicht aufgeräumt ist. Es geht darum, daß man die Wohnung räumt.

Zum Satz mit dem nicht ganz hellen Raum assoziierte der Patient die elterliche Wohnung an der X-Straße. Insbesondere kam er auf jene Nacht zu sprechen, als die Mutter sich in der Küche eingeschlossen hatte und mit dem Vergasen drohte. Er sagte u.a.: «... Das war eine erschreckende, wahnsinnige, grauenhafte Nacht. Ich war grauenhaft enttäuscht, als sich die Mutter in der Küche eingeschlossen hatte und als sie mir nicht auftat. ‹Mama, mach doch auf›, rief ich, aber sie tat nicht auf. Ich höre sie noch in der Küche weinen und sagen: ‹Ich mache nicht auf, ich vergas' mich!› Ich konnte diese Worte nicht hören. *Deshalb habe ich den Druck in den Ohren verspürt, weil ich diese Worte nicht hören konnte.* Phobie, auch nicht geheilt. Eine grauenhafte Enttäuschung, daß die Mutter mir das antat.» Ich antwortete ihm: «Sie haben einen schweren Schock erlitten damals.» Er erwiderte: «Ja, unfaßbar. Wenn irgend jemandem etwas fehlt, befürchte ich immer gleich das Schlimmste.»

Interessant war, daß der Patient hiermit eine zweite Erklärungsversion für den Druck in den Ohren gegeben hatte. In der letzten Sitzung mutmaßte er ja, dieser Druck komme vom Knall, den die Erschießung der Katzen verursacht hatte. Jetzt brachte er den Ohrendruck mit der Tatsache in Verbindung, daß er die Worte der Mutter buchstäblich in den Ohren nicht hatte ertragen können, als sie sagte, sie vergase sich. Ich dachte, daß wohl beides zusammengehöre; beides zusammen hatte diesen Ohrendruck verursacht.

Nun erwähnte der Patient auch seine Tante, die an Selbstmordzwängen litt und glaubte, ins Wasser springen zu müssen. Der Zusammenhang mit der Mutter, die früher gedroht hatte, mitsamt den Kindern ins Wasser zu springen, war hier offensichtlich. Diese zweimalige Introjektion (Einverleibung) der mit Suizid drohenden Mutter war in der Tat für den Patienten eine Katastrophe größten Ausmaßes gewesen; sie hatte ihn an den Rand des Wahnsinns getrieben.

Der Patient glaubte, daß der Traum sagen wolle, die Geschichte mit der Mutter, die sich vergasen wollte, sei noch nicht restlos geklärt. Deshalb sei es im Traum nicht ganz hell; das heiße, es sei ihm noch nicht alles bewußt, und dahin zurück müsse er mit mir gehen. Über diese Nacht äußerte er sich hier nochmals so: «Ich muß diese Schreckensnacht analysieren mit Ihnen. Eine Bombennacht, ein fürchterlicher Schlag; ich reproduzierte meine Mutter in den Symptomen… ein Bombenschock. Im Traum vorher (117) geht es darum, daß ein Selbstmord vorkommt. Jemand kehrt zurück. Ich muß auf die Szene zurückkommen, als die Mutter Selbstmord machen wollte.»

Traum 117, Teil I

Herr Emmy ist aus Wohlen zurückgekehrt. Er will auch in die Analyse kommen. Evtl. will er eine unterbrochene Analyse fortsetzen. Er begrüßt mich strahlend und winkend…

Der Herr Emmy erschien, wie wir bald begriffen, für die Mutter, die Emma geheißen hatte. Und wenn dieser Herr Emmy, alias die Mutter

Emma, aus Wohlen zurückgekehrt war, dann war nur zu verständlich, daß in den Krankheitssymptomen das Erlebnis mit der Mutter «zurückgekehrt» war, die gedroht hatte, in den Wohlensee zu springen, wie wir es im Seelisberg-Tunnel-Traum (71) erfahren hatten. Diese suizidale Mutter war bei den Psychiatern Dr. A und Dr. B nicht analysiert worden, und das sollte jetzt «fortgesetzt», vollendet werden. Der Traum gab ihm – und mir – einen eindeutigen Wink. Zum ersten Mal nach dem Seelisberg-Tunnel-Traum (71) war wieder die suizidale Mutter erschienen, die in den Wohlensee hatte springen wollen. Sie war, wie der Patient richtig sagte, in den schrecklichen Symptomen zurückgekehrt, als der Patient befürchtet hatte, er werde sich oder andern etwas antun. *Das* war die Mutter, die damals gedroht hatte, sich (Selbstmord) und andern (den Kindern) etwas anzutun. Eine bedrückende Sache.

Nun kam der Patient wieder auf den Traum 118 zu sprechen, und zwar auf den Satz, wo ich ihn als Arzt am Oberkörper untersuche. Er machte deutlich, daß der Traum hier beabsichtigt habe, mich in der Rolle eines Mediziners – nicht Analytikers – zu zeigen. Wörtlich führte er aus: «Wenn Sie hier als Mediziner kommen, kann das nur heißen, *daß sich die Mutter auch in körperlichen Symptomen* äußerte. Die Mutter litt jahrelang an Durchfall, und ich mußte auch wegen Durchfall zum Arzt. Warum hat die Mutter nach 40 Jahren immer noch diese Wirkung auf mich? Sonderbar: ich hasse den Vater, aber ich hasse nicht die Mutter. Ich war mit ihr herzlich verbunden. Herzensangelegenheit. Darum Untersuchung am Herzen. Ich war aber wahnsinnig empört, als die Mutter mir nicht öffnete (Gasgeschichte). Da ist die Liebe zur Mutter kaputtgegangen.» Daß er damals, als der Nervenzusammenbruch auftrat, auch glaubte, einen Herzinfarkt zu haben – die Mutter war an Herzschwäche gestorben –, sagte er nicht. Er wußte also offensichtlich nicht, daß er in dem Nervenzusammenbruch auch die Mutter wiederholt hatte. Zwar waren die Erklärungen letztes Mal nicht falsch, hier war nur ausgesagt, daß gleichzeitig *auch* die schwer kranke Mutter agiert worden war.

Ich exponierte ihm das Wort «Stethoskop», und er sagte, nach einer Weile des Schweigens: «*Hören.* Mutter, vergasen. Depression. Ich *hörte* ja alles. Der Vater schlug die Mutter. – Was hörte ich? Das Schluchzen der Mutter in der Küche. Und: ‹Nein, ich mach' nicht auf, ich vergas' mich.›

Vergasen. Daß sie sagte, sie springe mit den Kindern ins Wasser. Die Mutter wollte die Kinder, uns, töten, und das habe ich dann als *Angst*, den andern was anzutun, wieder erlebt.» Darauf sagte ich ihm: «Stethoskop ist ein Hörrohr; Sie wurden krank, schwer krank, weil Sie soviel gehört haben, was Sie nicht hätten hören sollen. Und das haben Sie sich damals sehr zu Herzen genommen, deshalb ist die Untersuchung in der Gegend des Herzens; es ist Ihnen ins Herz gegangen.»

Die nächste Traumpassage, in der Frau X vorkommt, führte nochmals zur suizidalen Mutter. Jene Frau hatte, so der Patient, ebenfalls schon mit Selbstmord gedroht. Er war aber auf diese Frau nicht gut zu sprechen. Hier wurde deutlich, daß der Patient seiner Mutter gegenüber, die ihn so schwer enttäuscht hatte, auch einen fürchterlichen Groll haben mußte, aber er wollte ihn, wie der heutige Verlauf zeigte, einfach nicht zugeben. Für ihn war der Vater die Haßfigur und der Bruder; die Mutter aber schonte er ganz offenkundig. Die Kritik an ihr war nur verschwommen, vage, er mied es, dem Haß auf die Mutter in die Augen zu schauen. Ich konnte ihm diesbezüglich noch nicht die Wahrheit sagen.

Der letzte Abschnitt des Traumes 118 führte den Patienten geradewegs zu seinem tiefsitzenden Minderwertigkeitskomplex. In der Firma X hatte er als Hilfsarbeiter 10 Jahre lang ausgeharrt; sie war das Symbol der Demütigung für ihn. Mir schien – und ich sagte es ihm auch –, daß diese Firma im Traum u.a. deswegen gezeigt wurde, weil dargelegt werden sollte, daß die schweren Traumata in der Kindheit eine maximale Entwicklungshemmung bewirkt hatten. Niemals wäre dieser hochintelligente Mann Hilfsarbeiter geworden, wenn nicht die bedrückende Kindheit ihn zu einem solchen Schicksal direkt «verdammt» hätte. Die vielen Kisten und Schachteln, die ihm im Wege standen, waren die vielen Erlebnisse, die ihn hinderten, ein anderes Schicksal als dasjenige eines Hilfsarbeiters zu haben.

Symbolisch gesehen war die Firma X natürlich auch die elterliche Familie des Patienten, dies nicht nur deswegen, weil der Firmeninhaber denselben Namen trug wie sein Vater. Mit dieser «Familien-Firma» war der Patient noch nicht fertig geworden, da galt es Schachteln und Kisten wegzuräumen, also unnützen Ballast aus der Kindheit.

Das Frl. E. im Traum war eine Verwandte des Firmeninhabers. Man konnte hier ebenfalls annehmen, daß die Mutter gemeint sei. Dies verstand auch der Patient so, indem er sagte: «Die E., das ist die Schwester von X (Firmeninhaber), der hat den gleichen Namen wie der Vater. Es müßte also die Mutter sein.» Ich exponierte: «Zu ihr sage ich etwas wegen des Lohnes. Sie wird unwirsch und sagt, wenn es mir nicht passe, könne ich ja gehen.» Er assoziierte dazu das folgende: «Lohn? Der Lohn der Kindheit sind meine Symptome. Ich bin also mit den Symptomen aus der Kindheit nicht zufrieden. – Der Vater sagte immer zur Mutter: ‹Wenn's dir nicht paßt, paßt's mir.› Das sagte der immer, wenn er betrunken war. Warum sagt sie so etwas im Traum? Ich weiß es nicht.» Da machte ich die – vielleicht vorschnelle – Bemerkung: «Ihnen paßt die Mutter nicht; Sie sind mit der Mutter unzufrieden, so wie es der Vater ausdrückte, wenn er betrunken war.» Er tat aber so, als hätte er gar nicht gehört, was ich eben mitteilte. Statt dessen ging er von sich aus zum nächsten Satz über und meinte: «Es heißt da doch im Traum, am meisten habe es mich getroffen, daß Herr X (Firmeninhaber) gestorben sei. Der ist zwar tot, gestorben … wie die Mutter. – Und *das* hat mich am meisten getroffen.» Ich entgegnete: «Den Tod der Mutter haben Sie sehr tragisch genommen, das stimmt. Sie sind auch noch nicht darüber hinweggekommen.» Damit war er einverstanden, und er sah in den letzten Sätzen des vorliegenden Traumes eine Bestätigung dieser Aussage. Die Schwiegermutter war ja auch gestorben, gleich wie die Mutter, und das Aufräumen der Wohnung – in der Realität längst vollzogen – sah er als eine Aufforderung des Traumes, die Beziehung zur Mutter in der Analyse so aufzuräumen, wie seinerzeit die Wohnung der Schwiegermutter.

Für mich war dieser Traum besonders wichtig, weil er dem Patienten zeigte, wie die Mutter, die er seelisch noch nicht «beerdigt», verabschiedet hatte, in den Symptomen zurückkam. Nicht zufällig hatte er zum Begriff «Stethoskop» als erstes das Wort «hören» erwähnt; er war vor allem deshalb fast zugrunde gegangen, weil er zweimal von der Mutter verhängnisvolle Sätze *gehört* hatte: mit den Kindern ins Wasser zu springen; und: nicht aufzutun, sondern sich zu vergasen. Diese suizidale Mutter war total introjiziert und später in den Symptomen reproduziert worden. Der Patient zeigte nicht nur diese beiden – für ihn lebensgefährlichen – Szenen in den kinderneurotischen Symptomen (ohne es zu wissen), sondern *auch* die Folgeschäden aus der Frühkindheit in Gestalt der *aktuellen* Neurose. Der Pavor nocturnus war bereits schon die unbewußte Wiederholung der Szene mit der Mutter gewesen, die in den Wohlensee springen wollte, also eine Reproduktion. Wie das Kind damals seelisch gelitten hatte, wußten wir aus der Schilderung; wir wußten nur nicht, daß er auch dies in der Neurose wieder aktualisiert hatte. Er war in jene Zeit *regrediert*, und darum sah es so erschreckend aus, was er symptomatisch erlebte und wir zu sehen bekamen.

Er wußte schon vieles, aber er war nicht über den Berg. Soviel begriff ich damals schon. Ich konnte ihm aber auch nicht mehr sagen, als ich es tat. Ich hatte jedoch großes Vertrauen in den Genesungswillen des Patienten, und ich sollte mich nicht getäuscht haben.

20. Sitzung

Zu Beginn dieser Sitzung schilderte der Patient – für mich überraschend –, daß es ihm diese Woche gut gegangen sei. Er habe die neurotische Krise überwunden. Gerade aufgrund der letzten Sitzung sei ihm klar geworden, was es heiße, zu regredieren. Er sei mit seinen Symptomen in die Kindheit zurückgeglitten, habe das ganze Elend wieder erlebt und durchlitten. Genauso elend wie in der Neurose sei einmal sein Zustand in der Kindheit gewesen.

Nun stimmte es zwar, daß der Patient mit seiner Neurose tief in die Zeit der frühesten Kindheit regrediert war, bedenklich tief. Jetzt war er wieder herausgekommen und fühlte sich wie neugeboren. Dabei war aber nicht zu übersehen, daß die Neurose keinesfalls, wie er glaubte, überwunden sein konnte, wenn auch wichtige Teile davon nach Ursache und Entstehungsgeschichte in der Analyse bewußtgemacht worden waren. Aber das war noch nicht die Heilung.

Voller Optimismus wollte der Patient den Traum 124 angehen:

Traum 124

Direktor X, der gar nicht er ist, gibt mir einen Wink, ihm zu folgen. Er zeigt mir dann eine Abrechnung, wo verschiedene Zahlengruppen zu finden sind. Auf dieser Abrechnung steht z. B. für mich ein Betrag von 100000 Franken, daneben sind die Worte zu lesen: «für den Mann».

Dann geht es in einen Raum hinunter, über eine Wendeltreppe, sehr tief. Meine Familie ist dabei. Ich rufe meiner Tochter, sie solle kommen. Oben wird geschossen beziehungsweise ist ein Knall eines Schusses zu hören.

Dann bin ich mit der Familie in X. Wir gehen einkaufen. In einem Warenhaus sehe ich ein Magen-Medikament. Ich besorge es. Auf der Packung, die ich lesen will, ist die Gebrauchsanweisung. Ich weiß nicht ganz genau, wofür das Medikament ist. Ich sehe die französische Textseite, suche dann nach der deutschen. Es heißt etwas von 2 Medikamenten aufs Mal nehmen und am Abend, da es schläfrig mache. Dann verlieren wir unterwegs ein Kind aus den Augen, finden es aber wieder. Es geht um eine Parkiermöglichkeit fürs Auto. Auch die finden wir, da gerade jemand wegfährt.

Dann in einem Ort mit Leuten. Rechenschaftsbericht des Fürsorgeamtes. Es wird gesagt, daß 67 … Leute unterstützt würden. Man sieht eine Zeichnung: zwei Panzer unterdrücken Leute. Auf der einen Seite sind Lebende, auf der andern Tote.

Der im Traum vorkommende Direktor war dem Patienten, wie er sagte, weder dem Namen noch der Person nach bekannt. Er präzisierte den Traum aber und sagte, der Direktor habe etwas mit der Polizei zu tun gehabt. Er habe es vergessen aufzuschreiben. Die Person, die der Traum zeigen wollte, war also mehrfach zensuriert: weil sie nämlich unbekannt und erst noch nicht die war, die sie darstellte. Der Patient suchte auf assoziativem Weg nach der ihm verborgen gebliebenen Figur, als er plötzlich anfing, mir vom ersten Teil des Traumes 120 zu erzählen:

Traum 120, I. Teil

Der Bruder kommt und überfällt mich von hinten mit einer Decke. Ich habe zwar Angst, nicht herauszukommen und keine Luft zu kriegen, aber es macht mir jetzt weniger, weil ich die Zusammenhänge kenne. Dann macht der Bruder zum zweiten Mal etwas, was ich vergessen habe. Ich denke: «Auch das noch!» Aber ich kann's auch ertragen …

Wer nun annimmt, der Patient habe aufgrund dieses Einfalles begreifen können, daß der Direktor von Traum 124 der Bruder sein müsse, hat sich getäuscht. Es kam ihm gar nicht in den Sinn, diesen Zusammenhang herzustellen. Vielmehr verließ er sich gutgläubig auf den Text des Traumes, der ihn glauben machen wollte, er kenne die Zusammenhänge mit dem Bruder, während in Wirklichkeit die Traumzensur eine Verkehrung ins Gegenteil vorgenommen hatte. Eben die Zusammenhänge mit dem Bruder waren ihm total unbekannt. Mich ließ aufhorchen, daß es im Traum 120 hieß: «Dann macht der Bruder zum *zweiten* Mal etwas, was ich vergessen habe». Zweimal hatte die Mutter Suizidversuche unternommen, und mir schien, der Patient habe ihr das *nicht* vergessen. Hinter dem Bruder mußte demnach die Mutter stehen. Sie war letztlich der Direktor von Traum 124, den der Traum so zensuriert zeigte. («Direktor X, der gar nicht er ist.») Ebensogut hätte man sagen können: der Bruder, der gar nicht der Bruder, sondern in Wirklichkeit die Mutter ist. Herausragendes Merkmal in der gestörten Patient-Bruder-Beziehung war ein grenzenloser Haß. Für mich war es naheliegend, daß der Patient einen ebenso großen Haß wie auf den Bruder auch auf die Mutter haben mußte, die ihn so schwer enttäuscht hatte. Zweimal war es vorgekommen, daß sie vor dem Kind damit gedroht hatte, sich das Leben zu nehmen – das bestätigt Traum 120 –, und dies konnte er ihr nicht verzeihen. Daß der Patient, wie ich annehmen mußte, die Mutter genauso haßte wie den Bruder, war ihm freilich noch nicht bewußt. Ich sah aber vorläufig keinen Grund, ihn jetzt schon darauf aufmerksam zu machen.

Der Traum 124 war tatsächlich ein «Wink» für den Patienten, hinter dem Direktor X eine andere Person, eben die Mutter, zu suchen. Ich sagte ihm dies auch – wen ich meinte, verschwieg ich –, aber er ging nicht darauf ein.

Ich exponierte ihm das Wort «Abrechnung», und dazu meinte er, daß ihm das «sehr nach Gewissen» töne. Wörtlich sagte er: «Das Gewissen plagt mich, das ist mir klar. Wenn da 100 000 Franken vorkommen, fällt mir natürlich schon ein, daß mir das Gewissen 100 000fache Vergeltung angedroht hat. Aber für was? Im Traum heißt es weiter: ‹für den Mann›. Das bin sicher ich. Für den Mann, der was gemacht hat? Was habe ich gemacht, daß mir das Gewissen 100 000fache Vergeltung androht? – Das ist ja schrecklich!» Ich fragte mich, warum er so schlecht begreifen konnte, daß hinter dem Haß auf den Bruder der Haß auf die Mutter stand und daß er wegen des Hasses auf die Mutter vom Gewissen (Über-Ich) diese Vergeltung angedroht bekam. Aber es war nichts zu machen. Er kam nicht drauf.

Daß der nächste Teil des Traumes ihn noch tiefer ins Unbewußte hinunterführte, erkannte der Patient bald. Schon nach dem Exponieren des Satzes: «Dann geht es in einen Raum hinunter, über eine Wendeltreppe, sehr tief», fand er den richtigen Sinn heraus: «Jetzt geht es ins Unbewußte, noch tiefer, wie eine Schraubenbewegung.» Die Familie im Traum sah er – sicher nicht zu Unrecht – als die elterliche Familie an; deshalb mußte die Tochter – es war die jüngste – wohl er selber sein. Er sagte dies so: «Wenn ich die Familie als die anschaue, in der ich Kind war, dann ist die jüngste Tochter eine Symbolfigur für mich selber. Ich bin auch der Jüngste gewesen. Ich glaube, ich sollte mir die Dinge in Erinnerung rufen, die ich als Kind erlebt habe». (Traum: «Ich rufe meine Tochter, sie solle kommen.») – Daß oben geschossen wurde bzw. der Knall eines Schusses zu hören war, brachte er nicht etwa mit der Katzenerschießung in Verbindung, wie man es hätte erwarten mögen. Wieder einmal wich er aus, und er erinnerte sich an den Onkel R., der sich erschossen hatte. Was schon lange nicht mehr vorgekommen war und was ich als ad acta gelegt betrachtete, brachte er mir nun hier erneut wieder vor. Er behauptete, daß ihm mit dem erinnerten Onkel R., der sich erschossen hatte, sicher ein Erbproblem gezeigt werde. Ich sagte ihm: «Lieber Herr X, glauben Sie mir, in Ihrer Neurose spielen die Erlebnisse eine bedeutendere Rolle als Ihre Ahnen. Ich bin der letzte, der die Bedeutung krankmachender Ahnen bestreiten würde, aber hier müssen wir doch zuerst einmal die unbestreitbaren, schweren Frustrationserlebnisse aus der Kindheit bearbeiten, bevor an die Ahnen als krankmachender Faktor zu denken ist. Sie haben ja selber mit der Tochter die Kindheitserlebnisse anvisiert.» Er ging nicht auf meine Äußerungen ein, sondern sagte: «Aha! Oben. Wir wohnten an der X-Straße oben, zuoberst. Sie wohnen auch zuoberst. Oben? Da hört man den Knall eines Schusses. – An der X-Straße, oben, da habe ich die Katzen erschossen!» Ich antwortete: «Genau das meint der Traum.» Er erwiderte darauf: «Muß ich etwa deswegen 100000fach büßen, weil ich die Katzen erschoß? Ist die Neurose die Abrechnung für das? Aha! Die Abrechnung, *‹für den Mann›*, der die Katzen erschoß.»

Der Traum wollte ihm buchstäblich den «Wink» geben, sich zu erinnern, ihm in Erinnerung rufen, daß er wegen der Katzenerschießung unbewußt «100000fach» büßen wollte.

Zum Traumteil mit dem Einkauf im Warenhaus fiel ihm ein, daß er in einem Warenhaus, welches er zusammen mit der Familie besucht hatte, von einem neurotischen Zustand überfallen worden war. Dazu berichtete er: «In dem Warenhaus bekam ich wie angeworfen ein ohnmächtiges Gefühl. Ich kann das jetzt gar nicht richtig beschreiben. Es machte mir Angst, und es war sehr ungemütlich.» Dann erinnerte er sich daran, daß er in Begleitung seiner Frau in die Stadt gegangen sei und dort Schaufenster betrachtet habe. Und zwar habe er «klobige» Schmuckstücke gesehen. Dies habe ihn an Vaters Kritik, der Grabstein der Mutter sei ein Klotz, also klobig, erinnert, und im selben Augenblick sei ein heftiges Gefühl von unten heraufgestiegen, und er habe ernsthaft gemeint, jetzt sei er nahe daran, eine Psychose zu bekommen. Er sei vor Schreck halb erstarrt, habe überhaupt nicht mehr wahrgenommen, was um ihn herum vorgehe, nur noch die Furcht, jetzt dann den Verstand zu verlieren, habe ihn beherrscht. Er sagte weiter: «Sie können gar nicht wissen, was ich damals erlebt habe. Das war so seltsam, so sonderbar, diese Gefühle. Als wäre ich nicht mehr ich. Es war, wie wenn ich mich allmählich in nichts aufzulösen begonnen hätte. Und dabei eine rasende Angst: Jetzt bist du dann ‹hinüber› und kommst nicht mehr zurück.» Ich hatte allen Grund anzunehmen, daß der Patient wirklich in eine Art psychotischen Zustand geraten war und sich dagegen wehren mußte, ganz «hinüberzugleiten». Die Frage stellte sich, ob dieser Traum hier die Geschichte erzählte, warum er in seiner seelischen Krankheit auch noch gegen die Gefahr einer Psychose anzukämpfen hatte. Ich glaubte ihm, daß er bereits mehrmals gefährlich nahe daran gewesen war, in den Strudel der geistigen Umnachtung zu geraten. Seine Neurose war die gnadenloseste, die mir in meiner ganzen langjährigen Praxis jemals begegnete. Er mußte entsetzlich viel durchgemacht haben. Da er das Gegenteil von einem Aufschneider und Schwätzer war, hatte er sicher mehr gelitten, als er sagte.

Die Hauptfigur, welche dies alles bewirkt haben konnte, war in der Mutter zu suchen. Wenn da im Traum 124 von seiner Tochter bzw. Familie die Rede war, mußte man an die Eltern denken und an die Kindheit. Die lag ihm so auf dem Magen. Zu den Magenmedikamenten, die im Traum vorkommen, sagte er: «Da habe ich schon beim Aufschreiben gedacht, daß das bedeute, es gehe um etwas, was mir auf dem Magen liege. Ich weiß ja auch noch nicht genau, was mir fehlt, darum sagt der Traum, ich wisse nicht, wofür das Medikament ist. Die Psychoanalyse ist ein Medikament. Wissen wir noch nicht, was sie kurieren soll? – Ich hatte nur den französischen Text. Text, Traumtext, und der ist noch französisch. Ich brauche aber die deutsche Übersetzung dieses Textes.» Ich ließ ihn zum Satz: «Es heißt etwas von 2 Medikamenten aufs Mal nehmen und am Abend, da es schläfrig mache» assoziieren. Seine Assoziationen hierzu waren zunächst enttäuschend. Deshalb legte ich ihm den Teilsatz: «2 Medikamente aufs Mal nehmen» nochmals vor. Da sagte er u.a.: «… zwei Mal? Immer zwei Mal. 2 Medikamente aufs Mal, also zweimal einmal. Was ist das bloß für … Aha! Die Mutter hat zweimal mit Selbstmord gedroht. Mit Gas. Da schläft man doch ein, wenn man das einatmet. Und das geschah an einem Abend, das ist wahr.» Ich entgegnete ihm: «Ja, die Mutter, die zweimal mit Selbstmord drohte, die liegt Ihnen auf dem Magen. Die hat einen größeren Schaden angerichtet, als wir glauben.»

Nun war dem Patienten zwar nicht unbewußt, daß die Mutter zweimal einen Selbstmordversuch unternommen und er sie in den Symptomen reproduziert hatte. Aber die *Affekte* – und sie mußten gewaltig gewesen sein –, die zu diesen Szenen gehörten, waren in der Analyse noch nicht erschienen. Eine Analyse, die dies nicht hervorbringen kann – also bloß Erinnerungen, keine Affekte –, taugt nichts. Lange konnte es meiner Meinung nach allerdings nicht mehr dauern, bis der Patient auch diese Hürde überspringen würde.

Wir fuhren also weiter in der Traumanalyse mit dem Satz: «Dann verlieren wir unterwegs ein Kind aus den Augen, finden es aber wieder.» Er antwortete, wohl im Hinblick auf die eben erörterten *zwei* Suizidversuche der Mutter: «Ich glaube, wir haben das Kind aus den Augen verloren, das ich war, als die Mutter drohte, mitsamt den Kindern in den Wohlensee zu springen. Wir haben jetzt häufig von dem Gasselbstmordversuch der Mutter gesprochen und aus den Augen verloren, daß ich als ganz kleines Kind die Mutter schon einmal als verdammt gefährliche Frau erlebt hatte! Und jetzt, heute, haben wir es wiedergefunden.» Damit hatte der Patient sicher recht, denn diese erste Selbstmorddrohung der Mutter hatte ja den Pavor nocturnus heraufbeschworen; ein Beweis dafür, welch unbeschreibliche Ängste der Patient als Kind vor seiner Mutter entwickelt hatte.

Ich exponierte nun den nächsten Satz: «Es geht um eine Parkiermöglichkeit fürs Auto; auch die finden wir, da gerade jemand wegfährt.» Er assoziierte dazu wörtlich folgendes: «Jemand ist gerade weggefahren, als wir eine Parkiergelegenheit suchten. Alles war besetzt, wir konnten nur parkieren, weil da jemand weggefahren ist. – Wissen Sie, was mir eben eingefallen ist?» Ich: «Natürlich nicht.» Er: «Die Mutter. Die Mutter ist weggefahren, gestorben, gegangen, sie hat Platz gemacht.» Da erwiderte ich ihm: «Das stimmt sicher. Sie konnten seelisch gesehen nicht zur Ruhe kommen – also keinen Parkplatz finden –, solange die Mutter noch lebte. Sie mußte zuerst sterben, Platz machen, bis Sie zur Ruhe kommen konnten. Wäre die Mutter nicht gestorben, würden Sie diese Probleme nicht in die Behandlung gebracht haben. Wie schon in den früheren Analysen.»

Zum letzten Traumabschnitt machte der Patient Äußerungen, die mit der Unterstützungsbedürftigkeit seiner Eltern zusammenhingen. Man sah, wie sehr der Patient darunter gelitten hatte, daß die Eltern fürsorgebedürftig waren: «... Rechenschaftsbericht? Ich muß mir auch Rechenschaft darüber abgeben, welchen Einfluß die Fürsorgeabhängigkeit der Eltern auf mich hatte. Das hat mich auch eindeutig gezeichnet. Eindeutig. Ich wurde quasi von zwei Seiten erdrückt wie von einem Panzer: auf der einen Seite von der Fürsorge, auf der andern von der Mutter. Die Toten ... die Mutter, die sich töten wollte und die mich fast erdrückte. – Die Mutter war ja auch dabei, als ich die Szene mit den 20 Franken erlebte. Auch darüber muß ich mir Rechenschaft geben.»

Man sah ganz genau, daß den Patienten die Erfahrungen mit der Fürsorge traumatisiert hatten. Selbstverständlich mußte er sich auch darüber Rechenschaft geben.

21. Sitzung

Die letzte Sitzung, so berichtete der Patient zu Beginn der Stunde, habe ihm vor allem einer Sache wegen sehr Eindruck gemacht: daß die Mutter zuerst habe sterben müssen, bevor er die Ruhe finden könne. Das stimme hundertprozentig.

Dann wollte er den folgenden Traum analysieren:

Traum 130

Im Elternhaus. Ein unbekannter Mann liegt auf der Straße. Ich meine, er sei bewußtlos, und will ihm 1. Hilfe leisten. Bewußtlosenlagerung. Um festzustellen, ob er tatsächlich bewußtlos sei, stelle ich ihm eine Frage – vielleicht, wie er heiße. Er gibt sinngemäß Antwort. Dann sage ich ihm, er solle das Bein heben, um festzustellen, ob er rückenmarkverletzt sei. Er kann auch das. Dann prüfe ich, ob er blaue Lippen und blaue Fingernägel habe. Der Mann ist offensichtlich nicht so schwer verletzt, wie ich annahm. Es stehen noch 2 (?) Menschen neben ihm, die sich auch um ihn kümmern.

Dann verliere ich in einer Masse von Leuten meine Frau. Wir waren zu dritt. Meine Tochter ist nun auch noch bei mir. Ich denke, daß nun eingetreten sei, was ich schon immer befürchtete. Ich suche überall nach meiner Frau, kann sie aber in der Masse von Leuten nicht finden. Schließlich kommt mir in den Sinn – oder meine Tochter macht mich darauf aufmerksam –, daß ich mit ihr zum Auto gehen könnte, daß meine Frau sicher dort auf mich warten würde. Oder dort zu finden wäre. Ich habe ja den Schlüssel bei mir, so daß meine Frau warten muß und nicht wegfahren kann.

Zu diesem Traum wollte er zu meiner Verwunderung nur global Stellung nehmen. Er sagte, daß der Mann auf der Straße sein Vater sei. Es gehe um den Vater, und da sage der Traum kurz und bündig, daß ihn der Vater weniger schwer verletzt habe als die Mutter. Der Satz im Traum: «Der Mann ist offensichtlich nicht so schwer verletzt, wie ich annahm», heiße in der Übersetzung: «Der Vater hat mich offensichtlich seelisch nicht so stark verletzt, wie ich annahm.» Auf den zweiten Teil dieses Traumes ging er überhaupt erst gar nicht ein. Er sagte statt dessen, daß er mir noch einen anderen Traum erzählen wolle:

Traum 134

Nach einem Banküberfall verstecke ich mich mit zwei unbekannten Personen in unserem Auto. Wir sind vermutlich am Wohlensee. Wir sind ganz zusammengekrümmt und versuchen, nicht gesehen zu werden. Es ist dunkel.

Dann befinde ich mich in einer großen Küche. Es herrscht eine Unordnung. Dann hätten wir gehen sollen, evtl. nach Wallisellen (?). Ich gehe dann in einen andern Raum. Wie ich zurückkomme, ist zu meiner Verblüffung die Küche im wesentlichen aufgeräumt worden. Es ist alles naß. Die Küche ist noch nicht blitzblank (geputzt), aber der gröbste Unrat ist weggeschafft worden. Eine Ausländerin hat geputzt, ferner hat auch meine Frau, die nun auch da ist, mitgeholfen. Eine Oranginaflasche ist ihr beim Wegräumen zerbrochen. Wir müssen die Scherben aufräumen. Es pressiert uns, von hier wegzukommen.

Auch zu diesem Traum wollte er nur generell Stellung nehmen. Er sagte, daß er bei diesem Traum zur Überlegung gekommen sei, daß er die Liebe, die er für die Mutter empfunden habe, in sich zurückgezogen habe, «denn dann kann sie mich auch nicht mehr verlassen». Weiter wollte sich der Patient auf den Traum gar nicht einlassen.

Dies kam mir verdächtig vor, denn gerade dieser Traum war so eindeutig auf die Geschehnisse der frühen Kindheit ausgerichtet wie kaum einer der Träume zuvor. Der «Banküberfall» mußte doch eindeutig die Szene mit der Mutter in der Bank schildern, wo die Mutter völlig überraschend den verhängnisvollen Satz gesagt hatte, sie springe mitsamt den Kindern in den Wohlensee. (Der übrigens in dem Traum auch vorkam.) Offensichtlich versuchte also der Patient, etwas zu verbergen. (Laut Traum: «Wir sind ganz zusammengekrümmt und versuchen, nicht gesehen zu werden. Es ist dunkel.»)

Dann kam noch die «Küche», wo scheinbar aufgeräumt war. In die Küche hatte sich die Mutter eingeschlossen und den zweiten verhängnisvollen Satz gesprochen, nämlich: sie mache nicht auf und wolle sich vergasen. Sicher schien mir, daß der Patient, wie er es zu diesem Traum bereits geäußert hatte, wegen der zwei Suizidszenen mit der Mutter enttäuscht die Liebe, die für die Mutter bestimmt war, abgezogen und dem eigenen Ich einverleibt hatte. Es war also ein narzißtisches Problem entstanden.

Noch bevor ich Zeit hatte, richtig darüber nachzudenken, wieso nun der Patient auf diese offensichtliche Traumaussage nicht näher eingehen wollte, berichtete er mir bereits den nächsten Traum:

Traum 135

Schluß des letzten Militärdienstes. Eigentlich sollte ich jetzt entlassen werden, aber Hauptmann X sagt mir, daß ich noch hierbleiben müsse, weil auch er dableibe, bis der nächste Kurs komme.

Dann kommt der neue Kurs. Es wird den Soldaten das Magenheilmittel «Paspertin» abgegeben, evtl. 2 Stück. Ich sammle ein Stück davon wieder ein. Man sagt, daß man das Medikament 1 Jahr lang abgeben kann. Ferner, daß sich Medikamentenrückstände in den Knochen bilden, was zu einer typischen «Paspertin-Krankheit» führe, bis es abgebaut sei. Man könne aber dagegen nichts unternehmen. Dann wird gesagt, daß «Paspertin» ein hervorragendes Heilmittel auch gegen Nierenkrankheit sei, ja daß es nichts Besseres gebe, weil es die Nieren gut vertrügen.

Wir müssen dann mit den Soldaten Erdbeeren sammeln. Schließlich kann ich entlassen werden.

Dann ist etwas mit Tieren, die geschlachtet werden. Ein Tiger (?) ist da.

Dieser Traum, das zeigten die Assoziationen des Patienten ziemlich rasch, nahm auf die Analyse Bezug, genauer auf die letzte Analyse bei Dr. B. Der Patient erinnerte sich, daß in der vorletzten Sitzung bei Dr. B ein Traum analysiert worden war, der mit dem Satz: «Etwas ist mit meinen Eltern» angefangen hatte. Kaum hatte Dr. B dem Patienten diesen Satz zum Assoziieren vorgelegt, begann dieser – vulkanartig, wie er sagte – zu weinen. Dieser Weinkrampf auf der Couch habe lange gedauert, «eine Ewigkeit», wie es ihm jetzt schien. Allerdings wußte der Patient nicht, warum er so geweint hatte; die verdrängten Affekte waren wohl erschienen, aber es fehlten die Bilder, die Erinnerungen dazu. Man wußte damals nur, daß dieser Affektausbruch in einem Zusammenhang mit den Eltern stehen mußte.

Schon in der nächsten Sitzung, die ebenfalls einen Militärdienstentlassungstraum bearbeitete, kündigte der Patient seinem Analytiker an, daß er die Analyse beenden wolle. Beide waren sie der Meinung, daß der vorangegangene Affektausbruch den Abschluß der Analyse rechtfertige.

Nun sprach also der Patient im Traum auch hier von Entlassung. Allerdings war diesmal der «Hauptmann» dagegen, wollte er doch, daß der Patient hierbleibe, bis der neue Kurs komme. Diesen Hauptmann schilderte der Patient als das «wandelnde *Gewissen*». Ein Dienstkollege habe den Hauptmann instinktsicher als jemand bezeichnet, der so gewissenhaft sei, daß man immer das Gefühl habe, er müsse handeln, «als wäre ständig jemand hinter ihm und kontrolliere ihn». Wenn also dieser Hauptmann im Traum – gemäß den Assoziationen – das den Patienten «ständig kontrollierende» Gewissen (Über-Ich) war, konnte man nichts Gutes ahnen. Deshalb nahm ich wie folgt Stellung: «Der Traum will Ihnen mitteilen, daß Sie schon die letzte Analyse aus Gewissensgründen beendet haben und daß das Gewissen möchte, daß Sie den neuen Kurs – die jetzige Analyse – ebenfalls so beenden. Das Gewissen (Über-Ich), das Sie ständig kontrolliert, will Ihre ‹Entlassung› aus der Analyse, aber nicht Ihre Heilung! Ungeheilt sind Sie aus der Analyse bei Dr. B gegangen, ungeheilt sollen Sie nach der Meinung des Gewissens (Über-Ich) auch aus dieser Behandlung entlassen werden. Wir müssen sehr aufpassen.»[1]

Er antwortete erschrocken: «Aha. Darum sagt Hauptmann X, er bleibe auch da, bis der neue Kurs komme. Er bleibt in der neuen Analyse auch da.» Ich entgegnete: «Ich glaube ja, leider.»

Zum Satz: «Dann kommt der neue Kurs», meinte der Patient: «Natürlich, die neue Analyse kommt, weil die alte nicht mit dem Gewissen fertig geworden ist. Es mußte zur neuen Analyse kommen.» Ich sagte ihm: «Sie mußten u. a. in die neue Analyse kommen, weil die unbewußte Schuld nicht getilgt war, weil das Gewissen (Über-Ich) Ihre Bestrafung forderte, weil Ihr Gewissen (Über-Ich) will, daß Sie nicht gesund werden.»

Zum nächsten Satz: «Es wird den Soldaten das Magenheilmittel ‹Paspertin› abgegeben, evtl. 2 Stück», sagte er, daß er das Mittel schon einmal bekommen habe. Es sei ein Antikrampf-Mittel (?). Ich exponierte: «Paspertin». Seine Assoziationen waren: «Paspertin? Pas, französisch für ‹vorbei›, per, für das französische Vater; in? Inhaliert, in …?» Ich sagte: «Introjiziert». Er: «Aha.» Ich fuhr weiter mit: «2 Stück», und er antwortete: «2 Stück? Zwei? Die Mutter hat zweimal mit Selbstmord gedroht.» Schließlich fiel ihm noch der wichtige Zusatz ein, daß das Paspertin in der Realität auch ein Heilmittel gegen Migräne sei, daß man es bei Migräne abgebe. Deshalb sagte ich ihm: «Was Ihnen auf dem Magen liegt, ist auch, was Ihnen Migräne verursacht.»

Zum Traumsatzteil: «Ich sammle ein Stück davon wieder ein», wollte ihm nichts einfallen. Ich half ihm mit der Deutung: «Es scheint, Ihre Neurose bestehe aus zwei Stücken; ein Stück davon sind die zweimaligen Selbstmorddrohungen der Mutter, und das andere Stück haben Sie wieder ‹eingesammelt›; Sie wollen es anders ausgedrückt gar noch nicht preisgeben.» Er antwortete: «Hat dieses andere Stück meiner Neurose mit der Schuld zu tun? Weil ja oben das Gewissen kommt.» Ich sagte ihm, daß dies vermutlich so sei. Man müsse aber auch bedenken, daß das neurotische Gewissen (Über-Ich) auf Vergeltung aus sei; es verlange Bestrafung nach dem Prinzip: «Auge um Auge, Zahn um Zahn.» Man müsse deshalb unbedingt auch die Wiedergutmachung auf eine andere Basis stellen.

Interessantes assoziierte er zum Satz: «Man sagt, daß man das Medikament 1 Jahr lang abgeben kann.» Aus seinen Einfällen ging eindeutig hervor, daß damit gemeint war, das Medikament bleibe *wirkungslos.* Mit andern Worten: Das auf Sühne bedachte Gewissen (Über-Ich) des Patienten wollte die analytische Arbeit, auch wenn sie Jahre dauerte – eine Medikamentenabgabe für 1 Jahr wäre eine langfristige Sache –, wirkungslos machen. Deshalb übersetzte ich ihm diesen Satz so: «Der Traum will aufgrund Ihrer Assoziationen sagen: Auch wenn ich jahrelang in die Analyse gehe, wird sie doch wirkungslos bleiben, so wie die 2 andern vorher auch. So argumentiert aber eindeutig das Gewissen (Über-Ich). Deshalb sage ich nochmals: wir müssen sehr aufpassen.» Ihm entfuhr spontan: «Das (Gewissen) ist aber schon ein zähes Miststück!»

Der Satz: «Daß sich Medikamentenrückstände in den Knochen bilden, was zu einer typischen Paspertin-Krankheit führe, bis es abgebaut sei», führte zu einer vorübergehenden Stockung. Ich exponierte «Knochen», und er sagte dazu: «Totenschädel. Der Onkel R, der sich in den Kopf schoß. – Das Erlebnis – welches? – ging mir bis in die Knochen. Das muß ein Schock gewesen sein. Und dieser Schock hat Rückstände hinterlassen.» Ich: «Schock». Er: «Schock? Als die Mutter mit Vergasen drohte, war das natürlich ein Schock, der mir bis in die Knochen ging. Auch das mit dem Wohlensee. Und das hat ‹Rückstände› hinterlassen. Ich glaube, das sind die Symptome. Die sind die Rückstände des Schocks. Man muß das abtragen, ‹abbauen›.» Ich exponierte: «Typische Paspertin-Krankheit». Er erwiderte: «Was ist da typisch? Typische Schockkrankheit? Ich habe natürlich schon die typischen Symptome der Mutter. Meine Symptome waren typisch dieselben, die mir die Mutter vordemonstriert hat.» Mit andern Worten sprach der Patient von den typischen Krankheitssymptomen, die bei einer Ad-hoc-Introjektion, einer blitzartigen Aufnahme des Schockerlebnisses, entstehen (L. Szondi).

Nun kann man natürlich diese tiefen Erinnerungsspuren nicht einfach «löschen» wie bei einem Tonband. Damit sie unwirksam werden – sie haben die Tendenz, den Träger zu veranlassen, die introjizierte Szene beständig «original» zu wiederholen –, bedarf es der Bewußtmachung und der Stellungnahme. Die Schritte zur Heilung sind, wie schon Freud sagte: Erinnern, Wiederholen, Durcharbeiten. Dabei muß die ganze introjizierte Szene wiederholt werden; es genügt niemals das bloße, affektlose Erinnern. Daß das bloße Wissen um das traumatisierende Ereignis nutzlos ist, zeigt gerade dieser Patient. Er hatte praktisch alle diese schrecklichen Erlebnisse im Bewußtsein – Ausnahme: Pavor nocturnus –, aber er hatte nicht die geringste Ahnung, daß er sie in den neurotischen Symptomen *affektiv* agierte.

Wir fuhren weiter mit der Bearbeitung des Traums. Zum Satz: «Man könne aber dagegen nichts unternehmen», meinte der Patient u. a.: «Man *konnte* dagegen nichts unternehmen, solange die Mutter noch gelebt hat. Ich war in einer schrecklichen Weise an die Mutter gekettet. Als ich vor der Küchentüre stand, da hat sie nicht aufgemacht, sondern noch gesagt, sie wolle sich vergasen. Dort bin ich schlagartig so fest an die Mutter gebunden worden, als wäre ich mit ihr zusammengeschweißt. Und dagegen konnte man nichts machen, bis sie starb. – Ich bin nach ihrem Tod wie aus einer grauenhaften Betäubung erwacht. Und jetzt sehe ich, daß ich eine Erschütterung erlebt habe … ja … ich … das hat Dimensionen, die ich noch jetzt nicht durchschaue.»

Ich antwortete: «Daß Sie die Mutter mitsamt allen Affekten, mit der ganzen Todesangst, in Ihrem Ich wie eingemauert haben, gegen diese Tatsache kann man nichts unternehmen. Das ist so geschehen. Aber man kann sehr wohl etwas unternehmen, um die Wirkung dieser Blitzaufnahmen zu unterbinden. Sie sind nicht wehrlos dazu verurteilt, jene Schockerlebnisse zu repetieren in den Symptomen. Die Stellungnahme Ihres Ichs kann dies verhindern.» Er antwortete: «Zu einem Teil ist dies schon geschehen. Der Würgegriff der Neurose ist lockerer geworden.»

Wir fuhren weiter mit der Passage: «Dann wird gesagt, daß Paspertin ein hervorragendes Heilmittel auch gegen Nierenkrankheit sei, daß es nichts Besseres gebe, weil es die Nieren gut vertrügen.» Nach mehr allgemeinen Äußerungen (daß er noch nie nierenkrank gewesen sei, daß man sage, es gehe einem etwas auf die Nieren usf.) fiel ihm der Begriff «Hoden» (für Nieren) ein. Zu Nieren: ‹Stieren› (= hinschauen), Stiere, die Mutter, die Hoden gekocht hatte». Da die Mutter – wie schon Traum 113 mit der Zwangssterilisation des Inders gezeigt hatte – auch als schwer kastrierend wirkende Figur in Erscheinung getreten war, schien mir, hier werde gesagt, daß die Schockerlebnisse mit der *suizidalen* Mutter wie eine Verstärkung der *kastrierenden* Mutter gewirkt hatten. Die Angst vor dieser tragischen Mutterfigur stieg ins Unermeßliche.

Der Patient blieb im Bereiche des verdrängten Kastrationserlebnisses, als er zu den Soldaten, die Erdbeeren sammelten, assoziierte. Er äußerte sich dazu u.a. wie folgt: «… Erdbeeren sind rot, knollenartig … kleine Erdbeeren, Walderdbeeren … die sind *winzig*, aber *kräftig*. – Au! Jetzt sind mir gerade die beiden kastrierten Katzen eingefallen. Die hatten doch so blutende, rote kleine Formen wie Walderdbeeren. – Sammeln? Was muß ich sammeln? Ich habe Kastrationserlebnisse gesammelt wie andere Erdbeeren.» Ich entgegnete: «Kann schon sein – sehr wahrscheinlich –, daß mit den Erdbeeren die Katzenhoden gemeint sind. Wenn es diese Geschichte ist, müßte man den Traum so übersetzen: Die Kastrationserlebnisse, die Sie gesammelt, d.h. aufgelesen, erworben haben, die müssen Sie auch noch analysieren, dann können Sie entlassen werden aus der Analyse. Zuerst die suizidale, dann die kastrierende Mutter analysieren.»

Zum letzten Traumsatz erinnerte der Patient seine sexuellen Fantasien, und er sagte mit Recht, daß er in der Fantasie die bedrohende, kastrierende Mutter abgewehrt, daß sich hinter dieser Fantasie der schwere Kastrationskomplex verborgen habe. Interessant war der Einfall zum Begriff: «Tiger». Da fiel ihm «Katze» ein, und zu Katze erinnerte er nochmals das Erlebnis mit den kastrierten Katzen. Deshalb sagte ich ihm: «In der sexuellen Fantasie mit dem Schlachten haben Sie anscheinend in erster Linie die Geschichte mit den kastrierten Katzen untergebracht. Das zeigt mir, wie erschrocken Sie damals gewesen sein müssen.»

Der Patient hatte in dieser Sitzung gute Arbeit geleistet. Dennoch blieb bei mir – nicht bei ihm – ein Unbehagen zurück. Er hatte geträumt, daß den Soldaten zwei Stück Paspertin abgegeben worden seien, wovon er eines wieder einsammelte. Was war das zweite Stück? Es mußte das wichtigere gewesen sein, jenes, das er der Analyse nicht ohne weiteres preiszugeben gewillt war. Waren diese zwei Stücke zwei verschiedene Wurzeln seiner Neurose – verschiedene Erlebnisse –, oder waren die zwei Stücke eine Einheit, bestehend aus Erinnerung und Affekt? Ich war gespannt auf die nächste Sitzung.

[1] Man unterschätzt in psychoanalytischen Behandlungen oft die Macht des Gewissens. Das unbewußte Sühnebedürfnis eines Patienten kann so groß sein, daß die Behandlung daran zerbricht. Es gibt hierfür nur ein wirksames Mittel: Deutung des Gewissenswiderstandes, verbunden mit der gleichzeitigen Suche nach dem verdrängten Ereignis, welches das unbewußte Sühnebedürfnis beständig nährt.

22. Sitzung

Als ich den Patienten zu dieser Sitzung empfing, fiel mir auf, daß er irgendwie verändert war. Ich konnte es nicht genau sagen, aber irgend etwas war diesmal nicht wie sonst.

Er begann die Sitzung mit folgenden Worten: «Ja, also, aufgrund der letzten Sitzung ist ein furchtbarer Donnerschlag gekommen.» Mit diesem «furchtbaren Donnerschlag» meinte er einen furchtbaren Symptomrückfall oder Symptomschlag. Und das hatte sich so zugetragen:

Am Dienstag, in der Nacht, habe er gemeint, er stehe vor einer Psychose. Mit allergrößter Mühe habe er die aufsteigende schwere Angst niederkämpfen können. Schlafen sei nur mit Schlaftabletten – ein Rezept besaß er vom Psychiater – möglich gewesen. Er habe am Mittwoch über die hier besprochene *Wiedergutmachung* nachgedacht, daß er sie nämlich auf eine andere Basis stellen sollte, und beim Nachdenken habe er bemerkt, wie er immer mehr in eine gefährliche Lage gerate. Er habe gedacht: «Halt! Jetzt mußt du aufhören, sofort aufhören. Wenn du da weiter grübelst, dann fängst du noch an zu spinnen.» – Dieser Beschreibung zufolge war er wieder in einen psychosenahen Zustand geraten. Er hatte sich vermutlich bis an die Grenze zur Psychose vorgewagt. Von da an, erzählte er weiter, sei er auf sehr wackligem Boden gestanden. Über das Wochenende habe er zu Bekannten gehen können bzw. hätten Bekannte der Familie eine Hütte zur Verfügung gestellt. *Auf der Fahrt* dorthin sei er plötzlich von schweren Ängsten überfallen worden. Gedanken folgender Art hätten sich ihm unaufhörlich aufgedrängt, seien nicht abzuschütteln gewesen: «Du stehst vor der Psychose! Du weißt, daß du verrückt wirst. Also so ist es, wenn man vor dem ‹Übereschnappe› (= Verrücktwerden) steht: man weiß: jetzt kommt die Psychose, jetzt geht's hinunter ins Loch, ab, aus!» Die dabei aufkommende Angst sei so schwer gewesen, daß er gemeint habe, er müsse laut schreien, schreien, schreien. Er umschrieb seinen Zustand mit dem Begriff «teuflisch».

Der Angst sei eine starke Depression gefolgt, eine Niedergeschlagenheit von einer unbeschreiblichen Tiefe. Bevor er ins Bett gegangen sei, hätten ihn wieder schwere Ängste geplagt, er könnte verrückt werden. Gräßliche Vorstellungen seien aufgetaucht: «Ich dachte: im Wahn wirst du eine entsetzliche Bluttat anrichten. Diese Schreckensbilder verfolgten mich. Ich war verwirrt. Gefühle der Angst und des Entsetzens... Schwer angeschlagen... nie so etwas erlebt.» In seiner schweren Not und aus Angst, nachts im Wahn etwas anzurichten, habe er Schlaftabletten und ein anderes Medikament, das er vom Psychiater bekommen hatte, geschluckt. Zu seinem Erstaunen habe er eine gute, traumlose Nacht gehabt, aber am Morgen sei die Depression wieder dagewesen, bleischwer. Die Familie habe einen Spaziergang gemacht; er sei mitgegangen, habe die Gegend überhaupt nicht realisiert. Er habe sich in einem Zustand größter Bedrükkung, ja der Verzweiflung befunden.[1]

Das Schlimmste sei aber beim Weggehen passiert. Nachdem er drei Tage und Nächte (Freitag, Samstag, Sonntag?) gegen das Verrücktwerden gekämpft habe, sei folgendes passiert: «Ich war in einer tiefen Verzweiflung. Wir waren eben im Begriff, die Hütte zu verlassen. Da überfiel mich vor dem Haus die Psychoseangst wieder mit einer solch großen Wucht, daß ich das Portemonnaie öffnete, wo ich die Pillen vom Psychiater drin hatte, um eine zu nehmen. Sie fiel mir zu Boden. Alle sahen es. Da dachte ich: mit dir ist es aus! Jetzt gehe ich in die ‹Waldau› (= Psychiatrische Universitätsklinik)». Dieser Sturm sei ausgebrochen, als er bei der Suche nach dem Warum seines Zustandes auf jenen älteren Kollegen aus seiner früheren Firma gestoßen sei, dem er sein Vertrauen geschenkt hatte, von dem er dann aber schmählich im Stich gelassen worden war. (In den Traumanalysen hatte er diesen Mann vorerst als Symbolfigur für die Mutter betrachtet; später sah er in ihm den Bruder.) Nachdem er gedacht habe: «jetzt gehe ich in die Waldau», sei der Druck etwas verschwunden, aber dafür die Depression wieder zurückgekehrt. Es gehe ihm auch jetzt noch nicht gut.

Er berichtete von den Träumen, die er inzwischen gehabt hatte. Ich werde alle wiedergeben, obwohl wir sie aus Zeitmangel nicht analysieren konnten:

Traum 142

Frau X mit Tochter ist bei uns zu Besuch. Es wird gesagt, daß die Tochter nicht so wichtig sei. Dann verwandelt sich plötzlich das Gesicht der Frau X: Es ist zuerst die Großmutter, dann eindeutig die Tante X.

Dann bin ich mit meiner Mutter zusammen. Ich frage sie, ob sie auch solche Zustände gehabt habe wie ich über das vergangene Wochenende. Sie bejaht es und sagt, sie habe das gehabt, als sie 41jährig gewesen sei und in Dietikon war. Weiter frage ich sie, ob ich als Kind «Mumps» gehabt hätte. Sie zögert zuerst, weil sie nachdenkt, dann sagt sie: ja, ich hätte «Mumps» gehabt, mit Erbrechen. Wir sind froh, daß ich das schon gehabt habe, weil wir wissen, daß es für Erwachsene eine gefährliche Krankheit werden kann. Dann überfällt mich ein Gefühl der Liebe zur Mutter. Von Liebe erfüllt, gehe ich hin und küsse sie.

Dann fällt mitten im Juli (?) Schnee. Ich fahre mit dem Auto. Die Freundin meiner Frau ist auch dabei oder fährt mit. Ich habe Langlaufskis und Übung im Fahren auf dem Schnee. Ich kann das gut.

Traum 143

Irgend etwas mit X. Es sollten Fahrzeuge umgestellt werden. X sagt, schwierig werde es, wenn ein alter Zittergreis, der nicht gut sehe, das tun müsse anstatt Leute mit Fahr-Erfahrung. Ich sage etwas von einer Brille kaufen.

Dann in einem Zoo. Hinter einem Käfig schlägt ein Gorilla-Affe hinterrücks Leute nieder. Evtl. hat er auch mich niedergeschlagen. Man sagt, daß man etwas dagegen tun müsse oder unternehmen werde.

Dann befinde ich mich in einem Raum. Ein unsichtbarer, neurotischer Kranker ist da – ein «Geist» –, mit dem ich mich unterhalte. Er kann die Rolläden hinauftun, wenn ich es sage. Es ist vom Gewissen die Rede.

Dann kommt der Direktor der «Waldau» (=Psychiatrische Universitätsklinik) zu uns. Er ist ein alter Mann. Er hat etwas am Gesicht. Er ist lebendig und lustig und führt vor, wie er mit den Patienten umgeht. Er sagt etwas von Morgenessen und von «Sexlädeli». Dies in dem Sinn, daß die Patienten am Morgen essen sollen, dann wirke das sexuell belebend.

Traum 144

Für meinen Sohn möchte ich eine Schreibmaschine kaufen. Wir kommen in ein uraltes Geschäft. Es wird uns eine Hermes-Baby-Schreibmaschine gezeigt. Diese möchten wir, weil zu klein, nicht kaufen. Ich denke an eine Maschine vom Typ Hermes 3000. Dieser Typ ist aber nicht vorrätig. Es wird ein anderes, größeres Modell vorgeführt, ebenfalls uralt. Meine Frau hat die Maschine zur Auswahl nach Hause gebracht. Sie gefällt mir aber auch nicht.

Traum 145

In einem ziemlich überfüllten Bahnhofrestaurant. Wir – Vater, Bruder, ich mit meiner Frau (?) und eine schlanke, unbekannte Engländerin – sitzen an einem Tisch. Die Engländerin ist die Geliebte meines Vaters, aber sie hat auch meinen Bruder becirct. Sie ist eine Schwindlerin und Betrügerin, will nur meinen Vater ausnützen; auch meinen Bruder und mich. Der Vater merkt nicht, daß er von ihr hintergangen wird, während ich den «Pfeffer» rieche. Die Frau will mich animieren, unter betrügerischen Vorspielungen ein Hotel zu beschwindeln. Sie möchte sich, wie sie auf meine Frage hin sagt, 200 Dollar ergaunern. Ich greife an ihre Brüste und merke sofort, daß sie mit mir ins Bett ginge, mich aber auch hintergehen würde. Und zwar wollte sie mit mir in einem kleinen Hotel ins Bett. Da ich aber den Betrug erkenne, gehe ich mit der Frau nach draußen, sage ihr, was sie ist und was sie will. Drinnen sagt man mir, ich hätte die Polizei holen und die Frau übergeben sollen. Ich studiere, wie ich es in diesem Falle hätte anstellen müssen, damit die Frau nichts gemerkt hätte. Dann sehe ich einen oder mehrere Freiluftballons langsam vom Himmel kommen, da ihnen die Luft ausgegangen ist.

Traum 146

Ich bin bei Ihnen in der Analyse, aber an einem andern Ort und in einem andern Raum. Ich berichte Ihnen von den Ereignissen der letzten Woche, als mit Krach ein Velofahrer, der betrunken ist, in die Scheibe des großen Fensters fährt und sie zerstört. Ich muß den Mann wegschaffen. Da wir auch sonst durch andere Anwesende belästigt werden, können wir die Analyse nicht fortführen.

Dann in unserem Haus. Unten wird «gezügelt» (= umziehen). Ein Fernsehfachmann ist da, und ich frage ihn wegen der neuen Programme I + II. Er ist bereit, uns den Anschluß jetzt einzustellen, und kommt deshalb zu uns herauf. Wir müssen einen alten, elektrischen 4-Platten-Herd mitnehmen und eine Waschmaschine. Oben im Bad will er einen Durchlauferhitzer montieren, aber alles ist etwas eng, der Rauch kann nicht abziehen. Der Fachmann sagt, es wäre schon gut, wenn wir einen Adapter hätten.

Dann bin ich an einem Dienstag bei Dr. B. Es regnet. Ich gehe hinauf, aber seine Frau sagt mir, er sei nicht da. Vielleicht hat er mich vergessen, nicht mehr daran gedacht, daß ich heute komme, denke ich. Ich gehe nach draußen, denn man sagt, er sei spazierengegangen. Jetzt ist Winter. Ich sehe ihn dann kommen, in einem hellgrauen Anzug. Er sieht sich nach einer andern Wohnung um, wird gesagt, er will umziehen. Dann bei Ihnen in der Analyse. Diesmal ist Ihre junge Frau mit einem kleinen Kind auf der Couch.

Dann sehe ich Frl. K. Ich habe sie zuerst nicht wiedererkannt. Ich biete ihr an, meinen Lebenslauf zu lesen, den ich ihr gebe. Militärdienst. Ich bin schon wieder ohne Sturmgewehr eingerückt, habe es einfach vergessen, weil es mir zu ungewohnt ist, es mitzunehmen. Nun muß ich halt zum Schießen ein Sturmgewehr oder einen Karabiner entlehnen, da ich ja selber kein Gewehr habe.

Dann eine undeutliche Szene mit meinem Auto, grünen Matten (= Wiesen) und etwas von einem Fußmarsch mit den Kindern.

Traum 147

Mein Vater sandte mir ein großes Paket. Ich öffnete es. Zum Vorschein kam ein Militarrucksack. Als ich auch diesen öffnete, befanden sich darin Lebensmittel: mehrere Brote, und zwar Schwarzbrot, ferner 2 Schüblinge (= Würste).

Dann war ich mit meiner jüngsten Tochter unterwegs. Mühsam durchquerten wir verschiedene Hindernisse, u. a. eisenbewehrte, höhlenartige Passagen. Wir kamen fast nicht hindurch, aber schließlich gelang es uns doch.

Der Patient wählte sich aus der Reihe dieser Träume den letzten, Text 147, zur Bearbeitung aus. Ich las die übrigen erst nach der Sitzung. Es schien mir, als ob der Patient sich in allen diesen Träumen fast ununterbrochen mit seiner Mutter auseinandergesetzt hatte. Aus der Rückschau sind die Träume natürlich lesbar geworden wie ein offenes Buch. Die Versuchung ist verlockend, sie heute mit dem Wissen zu erklären, welches mir nach Abschluß der Behandlung zur Verfügung steht; dennoch tue ich es nicht.

Der Verlauf der Sitzung ging so vor sich, daß der Patient wünschte, zum Traum 147 zu assoziieren. Ich begann deshalb mit dem Vorlegen des Satzes: «Mein Vater sandte mir ein großes Paket.» Er sagte dazu: «Vater! Vater! – Von dem habe ich das Paket. – Paket, Last, Komplex, Kastrationskomplex. – Im Traum ist der Vater … ich glaube, daß der Ausbruch meiner Neurose aus dem Haß gegen den Vater stammt. Die Geschichte mit der Mutter in der Küche. Vater stand mit mir vor der verschlossenen Türe. Ich wußte, er ist der Schuldige, er hat die Mutter in die Verzweiflung getrieben. Ich haßte ihn! In diesem Moment, da vor der Küche, habe ich beschlossen … habe ich dem Vater bittere Rache geschworen. Sie stehen an Stelle des Vaters. – Das Elend der Mutter kommt vom Vater. Ich habe den Haß ihm gegenüber übertragen auf Sie. ‹Schübling›, Schub, Schubgefühle, Psychose. Das schickt mir der Vater. Ich habe nie gemerkt, daß Sie an Stelle des Vaters stehen. Der Haß und der Drang, mich furchtbar zu rächen, ist auf Sie übertragen worden.» Ich exponierte: «Haß auf Kürsteiner.» Er antwortete: «Unbewußt, Übertragungshaß, Analytiker-Vater, Vaterfigur, Eifersucht, Erfolg, Neid, ich hasse Sie, weil Sie gesund sind und ich krank. Ohnmacht, abhängig von Ihnen, vernichten, Mordgedanken gegen Sie. Schuld und Scham.» Ich exponierte: «Vaterhaß.» Seine Einfälle: «Dreckkerl, Schwein. Oh! – Diese verfluchten Psychiater! Diese Nullen! Wenn ich da in die Waldau gekommen wäre, diese verdammten Idioten hätten nicht einmal gemerkt, daß die Psychose ein einziges Produkt meines *Minderwertigkeitskomplexes* gewesen wäre. Die hätten mich glatt für einen Verrückten gehalten und nicht gemerkt, daß ich einen ohnmächtigen, verdammten Minderwertigkeitskomplex habe.»

Der Patient hatte sich immer mehr in eine Erregung hineingesteigert, seine Worte waren schneidend, die Atmosphäre so ungemütlich, daß ich sie physisch spürte, mit einem Druckgefühl auf dem Magen. Dennoch mußte dieser jahrelang aufgestaute Haß auf den Vater endlich formuliert werden. Ich setzte die Konfrontation fort mit dem Reizwort «Psychiater.» Er antwortete: «Dieses arrogante Saupack! – Diese Pseudo-Freuds, diese verdrehten Affen, die so tun, als hätten sie die Weisheit mit Löffeln gefressen. Ach! Wer sich denen anvertraut, der ist verloren. Nehmen Sie denen die Tabletten weg; die sind hilfloser als die Kinder.» Ich: «Paket.» Er: «Pak … Pack, Psychiaterpack, Lumpenpack. Ich war ja einmal in einer solchen Gruppe dort. Die freuten sich an ihren technischen Einrichtungen … wie … Reine Spielerei ist das in den Gruppen dort. Kinderei. Blödsinniger Massenstriptease. Die konnten sich wegen jedem Dreck kindisch freuen, was Ihnen nicht einmal ein müdes Lächeln abringen könnte. Das haben die Affen dort … die freuten sich über jeden ‹Seich› (= Blödsinn) wie ein Kind an seinem Scheißdreck. – Diese Gruppe dort kam mir vor wie ein Narrenspiel.»

Ich: «Psychiater»

Er: (Blockiert)

Ich: «Psychiater»

Er: (giftig und widerwillig): «Ach, was!»

Ich: «Psychiater»

Er: (jetzt sehr gereizt): «Was wollen Sie hören? Soll ich Ihnen von Dr. A erzählen? Ja, ja, hören Sie nur! Wissen Sie, was der während der Analysenstunde gemacht hat? Der hat ein Buch gelesen. Und ich hab' die Stunde bezahlt. – Das war auch so einer, der hat immer die neuesten Bücher auf dem Pult gehabt; die Regale waren voll, immer fein abgestaubt, damit man glaubt, er weiß Bescheid. Über alles wußte der etwas, man glaubte, der kennt sämtliche Schulen in- und auswendig. – Und bei mir, da … da hat der dann plötzlich nichts gewußt. Nicht ‹papp› konnte der sagen. Doch, am Schluß, da hat er gesagt: ‹ich habe Sie geheilt!› Das ist ja gelacht. Geheilt! – Als ich den später einmal aufsuchte, da hat sich dieser Affe so arrogant benommen … Also nachher habe ich richtige Mordgedanken gegen den gehabt. – War ein FMH … F … Freudianer … mit Hohlkopf. Wenn dann solche Analysen verrecken, weil diese Nullen … Man kann sich doch nicht auf Freud berufen, dem den Scheißdreck in die Schuhe schieben. Wenn diese Pfuscher … Freud würde sich im Grab umdrehen, wenn er wüßte, welchen Pfusch man ihm anlastet. (Nachäffend.) ‹Ich habe Sie geheilt›, schöne Heilung, das!» (Schweigt.)

Ich: «Psychiater»

Er: «Hören Sie endlich auf mit denen» (Blockiert)

Ich: «Psychiater»

Er: (Schweigt) – «Und der andere … Dr. B. Ja, … Der ist ewig auf seiner Methode herumgeritten. Nicht abzubringen war der. Was nicht in sein Schema hineinpaßte, hat der einfach unter den Tisch gewischt. Ich wußte mit der Zeit genau, was der haben wollte; da habe ich dem halt in Gottes Namen gebracht, was er wollte. Das war auch ein Versager. (Heftig): Und ich bin fast verreckt deswegen! Der hat zwar hundertmal mehr gewußt als der A, aber der war in seine Methode vernarrt. Der suchte die Probleme am Arsch der Welt, anstatt dort, wo sie waren. Ich habe ihm einmal gesagt: ‹Sie sehen nur das und das, aber das Schreckliche in der Kindheit sehen Sie nicht.› Da hat der doch ein Buch geholt und es mir unter die Nase gehalten. Ich solle darin lesen. Und da stand dann, daß er doch recht hatte. Er glaubte auch, er habe mich geheilt.»

Ich: «Psychiater»

Er: (Blockiert)

Ich: «Psychiater»

Er: (Blockiert)

Ich: «Psychiater»

Er: «Bruder – Vater»

Ich: «Ja. Sie haben auf die Psychiater Ihren ganzen Haß gegen Ihren Bruder und den Vater übertragen. Diese Pauschalverdammung von heute mußte ja einmal kommen. Der Haß war so schrecklich und so zerstörerisch, daß er die Psychoseangst erzeugen konnte. Sie sprachen zwar von den Psychiatern, von der Gruppe, von Dr. A und Dr. B, aber Sie schlugen damit gewissermaßen das Pferd und meinten den Reiter: mich. Dies alles ist ja während *dieser* Analyse passiert.» Er erwiderte: «Am Anfang heute sagte ich, daß ich den Haß auf den Vater auch auf Sie übertragen habe. Ich habe nur nicht gemerkt, wie! Es ging da schon um eine gewaltige Vaterzerstörung. Hätte man mich eingewiesen, wären Sie nicht besser dagestanden als die andern. Ich hätte Ihnen einen Schlag versetzen können. (Nach einer Weile): Und mich getroffen.»

Es war hier tatsächlich um eine «Vatervernichtung» gegangen, eine «Vatertötung» gewissermaßen, wobei die Generalabrechnung mit dem Bruder gleich miteinbezogen worden war. Der Minderwertigkeitskomplex, den er in diesem Zusammenhang erwähnte, wurde von ihm immer schon dem Bruder angelastet, der ihn «Hilfsarbeiter» geschimpft und damit minderwertig gemacht hatte. In den Psychiatern – und in mir – sah und bekämpfte er den verhaßten Vater und Bruder. Die Ohnmacht, die er diesen gegenüber verspürt hatte, setzte er um in die Macht der Krankheit. Damit wollte er die Haßobjekte – wenn auch um den schrecklichen Preis der Psychose – vernichten. Er wollte den verhaßten Vater und den Bruder total demontieren. Mir wurde klar, daß der enorme psychische Druck, den er übers Wochenende in der Form von schweren Ängsten und Depressionen ausgestanden hatte, purer Haß war, daß das Ich von diesem Haß überschwemmt zu werden drohte. Der Haß hätte ihn beinahe «verrückt» gemacht, im wahrsten Sinn des Wortes.

Solcher Haß – er galt beileibe nicht nur den vom Patienten genannten Personen, wie Vater und Bruder – mußte jedoch auch schwere Schuldgefühle erzeugen. Der Patient sagte mir, ihm sei nachher in den Sinn gekommen, daß das Gewissen einen solchen Druck auf ihn auszuüben versucht habe, weil es ihn zwingen wollte, in die psychiatrische Klinik einzutreten. Wörtlich: «Ob ich ins Gefängnis gehe und dort büße oder ob ich in die Psychiatrische gehe, macht keinen Unterschied. Man ist auch eingesperrt.»

Zum ersten Mal war die schwere Klaustrophobie ausgebrochen, als er im Gefängnis den Kollegen besucht hatte. Zu dieser Geschichte hatte er schon den Haß auf den Vater assoziiert, ebenso wie ihm der Haß eingefallen war zu der späteren Szene, als die Klaustrophobie wieder mit Wucht erschien, nachdem man am Arbeitsplatz auf einen Kollegen lange, lange warten mußte. (Wie der Patient als Kind zusammen mit der Mutter auf den Vater!) In dieser Phobie war der Haß auf den Vater – besonders weil er ihm die Schuld dafür gab, daß die Mutter sich in der Küche einschloß –, aber gleichzeitig auch die Schuld und der Versuch der Sühne für den Haß verborgen. Es war nicht zufällig, daß dieses Symptom das erste Mal im Gefängnis auftrat. Vermutlich hatte der Patient damals – ohne es zu wissen – beschlossen zu sühnen; und so war es nicht unverständlich, wenn er sagte, daß das Gewissen (Über-Ich) ihn in die Psychiatrie habe bringen wollen. Dort wäre er ja auch eingeschlossen gewesen. Übrigens hatte er – wie berichtet – die Angst, psychotisch zu werden, nach der letzten Sitzung beim Nachdenken über das Problem der Wiedergutmachung bekommen! Das Gewissen (Über-Ich) wollte keine andere Wiedergutmachung akzeptieren als die, zu der er sich – vermutlich – damals im Gefängnis entschlossen hatte: Unter allen Umständen eingesperrt zu werden, notfalls eben in der psychiatrischen Klinik.

Natürlich konnte man ein so schweres Symptom wie die Klaustrophobie nicht einfach bloß auf den Vaterhaß und auf das Sühnebedürfnis hiefür reduzieren. Hinter diesem Symptom war noch anderes versteckt, wie wir später erfahren sollten. Gegenwärtig war aber der Patient nicht bereit, weiterzugehen und sein Geheimnis preiszugeben.

Die haßerfüllten Äußerungen des Patienten während dieser Analysenstunde hatten soviel Zeit beansprucht, daß es nicht mehr zum Analysieren des restlichen Traumes reichte. Ich glaubte aber, daß diese Sitzung, in der der ganze Haß unverhohlen hervorgekommen war und der Patient erkannt hatte, daß er ja auch mich hatte «vernichten» wollen, ihm eindrücklich in Erinnerung bleiben würde. Das Erleben dieses Vater-Bruder-Hasses in der Projektion auf die Psychiater und mich war eine wichtige Bedingung für seine Heilung.

Am Schluß der Sitzung – er war schon am Aufstehen – erwähnte er nochmals, wie er überfallartig eine entsetzliche Psychoseangst während der (Auto-)Fahrt bekommen habe. Ich fragte ihn deshalb: «Warum gerade im Auto?» Da kam ihm ganz spontan in den Sinn, daß der Kollege, der im Gefängnis saß, der fahrlässigen Tötung angeklagt worden sei, weil er mit dem *Auto* einen Mann zu Tode gefahren habe! Daß beim Besuch im Gefängnis die Klaustrophobie erstmals mit Wucht erschien, sei kein Zufall. Der Vater sei ja auch Zeuge eines Autounfalls gewesen. Er habe ihn ja dann so gehaßt, weil er im Gefolge davon sich dumm benahm. Es fiel ihm auch ein, daß er vor Jahren einmal in der Zeitung gelesen habe, ein Mann habe im Zustand der *Geistesverwirrtheit* jemanden in Tötungsabsicht angefallen. Dieser Mann sei dann laut Zeitungsnotiz *deswegen* in die «Waldau» eingewiesen worden. Ich fragte ihn: «Wen wollte der Mann töten? Stand auch das in der Zeitung?» Er antwortete: «Er wollte seine Mutter (!) töten. – Aber ich hasse den Vater. Es ist nicht dasselbe.»

Jetzt wußte ich – aber nicht der Patient –, warum er in die «Waldau» wollte. Wie tief dieser unbewußte Wunsch war und wie gefährlich, das hatten die Ereignisse eindrücklich belegt.

[1] Der Patient berichtete mir später, daß er lange nach diesem Vorfall den Spaziergang nochmals gemacht habe. Dabei sei es ihm vorgekommen, wie wenn er überhaupt noch nie da durchspaziert wäre. Er hatte also in seinem damaligen Zustand rein nichts von der Gegend wahrgenommen.

23. Sitzung

Ohne Umschweife kam der Patient auf den Traum 154 zu sprechen, den er analysieren wollte.

Traum 154

Mehrwertsteuer, evtl. Ablehnung derselben. Dann eine Szene in einem unbekannten Haus, 1. Stock. Dort geht es um «Ernst-Teigwaren», um Spaghetti, die unbemerkt (?) in den Laden der Großmutter hineingeschmuggelt werden sollen.

Jemand gibt jemandem – einem Steuerfachmann – eine beinahe ausgefüllte Steuererklärung ab. Die Bilanz, sagt er, könne er nicht selber machen. Ich schaue auf das Steuerformular und sehe viele eingetragene Zahlen. Ich selber ziehe mit roter Farbe 5½ und 5¼ nach. Auf dem Bogen versuche ich auch, den Einkommens- und Vermögenswert des Mannes herauszufinden. Ich kann es nicht richtig abschätzen, vermute aber, daß der Mann ein kleines Vermögen besitzt.

Zum Initialsatz machte der Patient folgende Assoziationsschritte: «Mehrwertsteuer? Mehr – Wert – Steuer. Ich will mehr wert sein, als? Als Sie? Steuer? Etwas wird gesteuert, was steuert was? Ich glaube, es ist unverkennbar: das Mehr-wert-sein-Wollen verursachte die Bombensymptome.» Ich sagte ihm: «Meiner Meinung nach ist die ‹Mehrwertsteuer› das Gegenteil: eine *Minder*wertsteuer, also der Minderwertigkeitskomplex. Und den lehnen Sie ab, d.h. Sie haben ihn verdrängt.»

Er antwortete: «Aha! So! Der Minderwertigkeitskomplex steuert die Neurose, die Art der Symptome.» Ich exponierte: «Minderwertigkeitskomplex», und er assoziierte: «Was hat mich minderwertig gemacht? Mir fällt die Geschichte in X ein, als ich in der Nacht den Vater mit dem drekkigen Arsch gesehen habe. Dann der Vater, wie er die Mutter schlug. Das Trinken des Vaters; seine Betrunkenheit. Die Sache mit der Mutter in der Bank, als sie sagte, sie springe mit uns Kindern in den Wohlensee. – Natürlich darf ich auch die Fürsorge nicht vergessen, die hat mich auch minderwertig gemacht. Ich kann einfach nicht vergessen, wie die Mutter weinte und wie die Fürsorgerin voller Verachtung im Gesicht der Mutter die 20 Franken gab.» Ich erwähnte das Wort «Ablehnung», und er erwiderte: «Der Vater. Haß auf den Vater, den ich ablehne. Und das habe ich auf die Psychiater und auch auf Sie übertragen. – Weil ich mich minderwertig fühle, lehne ich alles ab, was Sie mir über mich sagen.» Ich antwortete: «Sie übertragen die Ablehnung des Vaters und des Bruders, gegenüber dem Sie sich so minderwertig fühlten, auf mich, indem Sie ablehnen, was ich Ihnen mitteile.» Seine Antwort darauf war: «Ich traue mir das zu.» Daß der Patient unter einem schweren Minderwertigkeitskomplex litt, war kaum zu bestreiten. Nicht zuletzt aus diesem Grunde hatte er mit seiner Neurose auch so verbissen gegen meine Vorgänger, die Psychiater, gekämpft und gewonnen. Dieser Sieg war ihm auch mehr wert – eine andere Nuance von «Mehrwertsteuer» – als die Gesundheit. Der wichtigste Anhaltspunkt in bezug auf die Entstehung des Minderwertigkeitskomplexes schien mir jedoch zu sein, daß sich der Patient an den Vater erinnert hatte, den er nackt mit schmutzigem Hintern bei der Mutter liegend gesehen hatte.

Der Patient verweilte assoziativ beim Problem «Vater». Er sagte, die Ablehnung des Vaters sei nach dem Tod der Mutter sprunghaft gestiegen. Dabei dachte er insbesondere an den Symptomschlag am Arbeitsplatz, den er als «Warnschuß» für den unmittelbar bevorstehenden Nervenzusammenbruch ansah. Er erinnerte sich, wie er zu Hause, wenn der Vater zur Frühschicht aufstand, Angst vor Einbrechern und deshalb eine geladene Pistole bei sich auf dem Nachttischchen bereitgehalten hatte. Es sei ihm bewußt gewesen, daß der Vater in der Küche hantiere – kein Einbrecher –, und dennoch habe er panische Angst gehabt. Heute sei ihm klar, daß jene Angst vor Einbrechern die verdrängte Angst vor der Vatertötung gewesen sei. Das habe natürlich schwere Gewissensbisse abgesetzt, und das Gewissen habe ihn mit dem kürzlichen Symptomrückfall eindeutig an die Wand drücken wollen. Er sei ständig in der Erwartung eines nächsten Schlages. Die Tötung der Katzen sei der größte Schock gewesen, deswegen plage ihn das Gewissen so. Die Erschütterung wegen der Katzentötung sei groß gewesen. Er berichtete nochmals, wie es damals bei der Tötung der Katzen gewesen war, wie er sie in den Kopf geschossen, aber nicht tödlich getroffen hatte, wie er in die Stube zum Bruder rannte, der dann die Katzen totgeschlagen habe. Die Katzen hätten noch geschrien; es sei furchtbar gewesen. Das habe ihm das Gewissen nie verziehen. Ich sagte ihm dazu: «Die Katzentötung war die Vater-Bruder-Tötung. Und das – nicht die Katzentötung als solche – haben Sie sich nie verziehen, das belastet Ihr Gewissen (Über-Ich) so.»

Zum Satz mit der «Szene in einem unbekannten Haus, 1. Stock» fiel ihm u.a. ein, daß seinerzeit bei den Eltern ein Mädchen zu Besuch gewesen war, das nackt auf dem Boden herumrutschte und bei welchem er – zum ersten Mal? – die Vagina sah. Später sei er bei der Familie jenes Mädchens auf Besuch gewesen. Dort habe eines der Kinder gerade ein Mädchen, ein kleineres Schwesterchen, ausgezogen. Er habe hingeschaut und dabei gesehen, daß das Mädchen einen Penis habe. Das sei natürlich eine Täuschung gewesen, aber er könnte noch heute schwören, bei dem Mädchen einen Penis gesehen zu haben.

Die wesentlichste Erinnerung hatte er aber, als es um das Problem mit den «Ernst-Teigwaren» ging. Ernst, so sagte er, heiße ein Bruder seines Vaters. «Teig» habe in der Mundart die Bedeutung von «müde sein». Spaghetti seien Teigwaren, die die Mutter gerne gegessen habe. Da erinnerte er sich, daß in jener Nacht, als er den Vater nackt im Bett der Mutter sah, die Eltern im ersten Stock jenes Hauses übernachteten. Und es rutschten ihm die Worte heraus: «Der ‹teige› (= müde, schläfrige) Vater hat sich ins Bett der Mutter (anstatt: Großmutter) geschmuggelt, und das war für mich eine ernste Angelegenheit.» Es ging also um den verdrängten Ödipuskomplex, aber an den dachte der Patient nicht im entferntesten. Er assoziierte zwar die «ernste» Geschichte mit dem nackten Vater im Bett der Mutter, aber er erkannte ihre Bedeutung nicht. Ich sagte ihm bloß wie nebenbei: «Daher kommt also der Vaterhaß.» Man hätte ganz gut sagen können, daß er damals als kleiner Ödipus gerne «mehr wert» gewesen wäre als der Vater, den die Mutter bevorzugte; daß er sich aber deswegen auch als «weniger wert», eben als minderwertig, vorkam. Darum sagt ja auch Freud, der Minderwertigkeitskomplex sei die narzißtische Narbe des Ödipuskomplexes. Es war aber beim Patienten wieder einmal so, wie man es öfter in den Analysen antrifft: die Patienten erzählen die Erlebnisse, die sie neurotisierten, aber sie kennen die Bedeutung nicht. Der Patient wußte ganz offenkundig nicht, was jene Nacht mit dem nackten Vater alles bewirkt hatte. Er sprach zwar von den Folgen (Vaterhaß, Vatertötung etc.), ohne jedoch die Ursache zu begreifen.

Im nächsten Traumabschnitt sah der Patient in der «Steuererklärung» das Symbol für die Rekonstruktionen in der Analyse. Im Steuerfachmann erblickte er mich, der die Bilanz ziehen, die Zusammenhänge herstellen könne, er könne das eben nicht. Zu den nachgezogenen Zahlen kam ihm in den Sinn: «Etwas nachvollziehen, nachmachen, wiederholen». Ich antwortete: «Demnach hätten Sie etwas nachvollzogen, wiederholt, was mit 5½ und 5¼ zu tun haben muß.» Diese Zahlen begriff er als Altersangaben. 5¼jährig sei er gewesen, als er die Szene mit dem nackten Vater erlebt habe. Ich sagte ihm: «Wenn das so ist, wenn Ihnen der Traum diese Geschichte erzählen will, müßte man sagen, daß Sie die Bilanz nicht aus diesem Ereignis zu ziehen vermögen. Mit andern Worten: es blieb Ihnen bis heute unbewußt, welche Bedeutung das für Sie hatte.»

Zum Satz: «Auf dem Bogen versuche ich auch, den Einkommens- und Vermögenswert des Mannes herauszufinden», fiel ihm spontan ein: «Ich mache einen Bogen um dieses Problem herum.» Dann fiel ihm ein, daß es auch Papierbogen gebe, daß er auf solche Bogen die Träume schreibe und mir bringe. Wörtlich sagte er: «Wenn das die Träume sind, versuche ich herauszufinden ... was? Den Wert von wem? Vom Vater? Vielleicht wieviel Wert der Vater der Mutter war? – Ich kann es ja laut Traum nicht richtig abschätzen. Wenn's so ist, wie Sie mir sagten, kann ich nicht richtig abschätzen, was das Erlebnis (mit dem nackten Vater) für einen Wert für mich hat. – Vielleicht ist mir das die Neurose wert. Triumph über den Vater? Ist mir der soviel wert? Man könnte es meinen, wenn man an das schreckliche Wochenende denkt.» Ich antwortete ihm so: «Der Anteil Ihres Vaters an der Neurose ist unbestritten, d.h. von ihm haben Sie, wie's der letzte Traum sagte, auch Komplexe bekommen. Wir kennen aber die Zusammenhänge noch zu wenig. Wir wissen schon viel, aber eben doch noch nicht genug.»

Der unbewußte Wunsch, über den Vater zu triumphieren, war zweifellos groß. Aus diesem Grunde hatte er ja alle bisherigen Analytiker – Vater-Stellvertreter – «ausgetrickst», ihnen den Erfolg mißgönnt. Wenn er feststellte, daß er den Vater gehaßt habe, weil er ihm die Schuld für den Vergasungsversuch der Mutter gab, mußte er ihn auch gehaßt haben, als er ihn in jener Lage bei der Mutter zu sehen bekam. Aber davon hatte er heute nicht gesprochen. Man sollte jedoch nicht den Fehler begehen, die Macht des Ödipuskomplexes zu unterschätzen.

24. Sitzung

Auch in dieser Sitzung ging der Patient sofort zum Analysieren eines Traumes über:

Traum 160

Meine Frau will in Bern einen einzelnen Schuh umtauschen. Dabei geht sie aber in ein Automobilgeschäft. Dort begeistert sie sich für teure Autos: solche für 36 000 und 45 000 Franken. Unter anderem für einen Volvo und für einen Mercedes. Ich bin erstaunt.

Später sehe ich eine Katze in der Küche, wie sie mit den Pfoten Teig/Brät in einem Geschirr umrührt. Daß die Katze das macht, erstaunt mich sehr.

Dann ist eine weitere Geschichte mit einer Katze. Man hat bei einer Spielzeugeisenbahn die Spur bereits vergrößert, um die Katze zu finden. Die Katze fällt in einem alten Haus, im 1. Stock, eine Frau an.

Dann bin ich bei einem Arzt. Er stellt mir auf einem unüblichen Papier die Schlußabrechnung aus. Ich sehe, wie er verschiedene Positionen verrechnet, und stelle dabei fest, daß er mir wohlgesinnt ist und günstige Tarife macht. Unter anderem verrechnet er mir 3 Tabletten Psychopharmaka. Dann vermischt er meine Rechnung mit einer Rechnung meiner Frau vom Frauenarzt.

Schließlich bin ich in einer Art Versammlung. Es wird gegessen. Feine Pommes frites sind aufgestellt. Viele Leute sind da. Ein Mann – er ist Sozialdemokrat in einer katholischen Versammlung – setzt sich zu meiner Verwunderung für das Christentum ein. Er empfiehlt den Leuten, christlich zu leben. Er trägt dies mit großem Ernst vor. Dann geht die Versammlung auseinander. Ich stelle fest, daß die Leute nicht viel Pommes frites gegessen haben, über die auch eine braune Sauce gegossen worden ist.

Zum Initialsatz kam ihm seine Mutter in den Sinn (Frau = Mutter). Er sei immer auf der Suche nach seiner Mutter gewesen, und als sie gestorben sei, habe er sie mit ihren Symptomen ersetzt. In den neurotischen Symptomen habe er der Mutter ein Denkmal gesetzt. Erstmals sprach er auch vom Haß auf die Mutter. Wörtlich dazu: «Ich haßte die Mutter, weil sie uns Kinder töten wollte, als sie sagte, sie springe in den Wohlensee; ich haßte sie, weil sie mich vor der geschlossenen Küchentüre warten ließ.» Die Mutter sei für ihn eine außerordentlich tragische Figur, weil er an sie inzestuös gebunden gewesen sei. Ich sagte ihm: «Dann muß man diesen ersten Traumsatz aber so verstehen: weil Sie inzestuös an der Mutter hingen, wollten Sie Ihre Frau ‹umtauschen› – gegen die Mutter, wollten Sie Ihrer Frau ‹den Schuh geben›, sie loswerden.» Er nickte dazu und sagte: «Die Mutter ist die Hauptursache meiner Neurose.» Und weiter: «Ich frage mich, warum gehen alle meine Gedanken in die Nacht zurück, in der sich die Mutter vergasen wollte? In dieser Nacht bin ich selber gestorben. Eine grauenhafte Frustration. Nie habe ich ihr das verzeihen können. Das hat mich nie losgelassen, auch als sie dann starb. Es war für mich wie ein Selbstmord, dieser Tod. Sie war schon gestorben (für mich), als sie sich in der Küche einschloß. Am Samstag ist mir plötzlich bewußt geworden, daß ich einen Haß auf die Mutter habe. Daraufhin war ich erleichtert. Der Haß auf die Mutter, das ist die ‹Steuererklärung› dafür, warum ich die Symptome nicht losgeworden bin. Eindrücklich ist, daß ich ein schreckliches Schicksalsbündnis mit meiner Mutter eingegangen bin... Die Szene mit der Vergasung, die Szene in der Bank; hundertmal erlebte ich die schreckliche Situation. Ruhelos suchte ich die Mutter und fand sie in den Symptomen; solange ich die hatte, konnte sie nicht sterben, war sie weder tot noch am Leben. – Als die Mutter gestorben war, konnte ich sie nicht anschauen. Warum? – Dauernd hat sie mich frustriert, sie war (für mich) eine seelische Folter. Und trotzdem bin ich ihr in den Symptomen über den Tod hinaus treu geblieben.» Ich fragte ihn: «Warum haben Sie den Haß auf die Mutter erst jetzt entdeckt?» Er erwiderte: «Sie mußte zuerst sterben. Ihr Tod war der zweite Schock. Es wirkte, wie wenn sie jetzt tatsächlich einen *erfolgreichen* Selbstmord gemacht hätte. So wirkte ihr Tod auf mich. Und darum konnte ich sie nicht anschauen. Ich war an sie gebunden und klebte an ihr.»

Ich exponierte den nächsten Satz: «Dabei geht sie aber in ein Automobilgeschäft.» Der Patient sprach davon, daß er nur ein kleines Auto habe, kein so teures wie im Traum. Aber dennoch hänge er sehr an dem Vehikel. Die Liebe zur teuren Mutter, so deuteten wir den Traum, war in die

Liebe zu dem ihm «teuren» Automobil «untergetaucht». Da machte ich die Bemerkung: «So wie ich es sehe, ging die Liebe zur Mutter in die Liebe zum Automobil über, der Haß auf die Mutter aber auf Ihre Frau, die Sie umtauschen möchten.» Er sagte verblüfft: «Aha! Das ist es, was (im Traum) mein Erstaunen bewirkt.»

Beim zweiten Traumabschnitt kam er auf die Mutter zu sprechen und sagte dann bestimmt, daß er glaube, die «Katze» sei die Mutter. Wörtlich fuhr er weiter: «Die Katze rührt mit den Pfoten Teig/Brät. Wenn's die Mutter ist... Man sagt, etwas ‹anteigen›, anrichten, Schaden anrichten... Was hat da die Mutter ‹angeteigt›? – Die Katzenkastration geschah auch in der Küche. Aber das war nicht die Mutter.» Ich exponierte: «Brät.» Er sagte: «Brät, Fleisch, zerhacktes Fleisch, man braucht's für Würste. Penis. – Ah! Die Hoden, die die Mutter geschnetzelt hat.» Darauf meinte ich: «Daß die Mutter, als sie in der Küche Hoden zerhackte, Sie kastriert hat, wie der Vater bei der Katzenkastration den Bruder, das erstaunt Sie laut Traum sehr.» (Im Traum: «Daß die Katze das macht, erstaunt mich sehr.»)

Ich fuhr mit der Traumbearbeitung fort, indem ich sagte: «Jetzt kommt noch eine Katzengeschichte. Es heißt: ‹Dann ist eine weitere Geschichte mit einer Katze›.» Nun war es – bezeichnenderweise – vorerst mit dem Assoziieren vorbei. Es wollte ihm nichts einfallen. Da exponierte ich ihm den Satz: «Die Katze fällt in einem alten Haus im ersten Stock eine Frau an.» Zuerst kamen auch da keine Assoziationen. Erst als ich ihn darauf aufmerksam machte, daß in Traum 154 mit den «Ernst-Teigwaren» ebenfalls der 1. Stock eine Rolle gespielt hatte, ging ihm ein Licht auf. Er sagte: «Aha! In X (wo er den nackten Vater sah) spielt noch eine Katzengeschichte eine Rolle. Nach dem letzten Mal kann man gut sagen, daß die Spur zu dieser Sache bereits gelegt worden ist. Eisenbahn? Mit der Eisenbahn, dann mit dem Postauto sind wir jeweils dorthin gefahren. Spielzeugeisenbahn? Ich als Kind in der richtigen Eisenbahn? Vater hat mir mal eine Spielzeugeisenbahn an Weihnachten kaputtgemacht, bevor ich sie geschenkt bekam. Er hatte selber damit gespielt und den Zug kaputtgemacht.» Als er nicht weiter kam, sagte ich: «Man kann es auch so sehen: Nicht die Katze hat eine Frau, sondern eine Frau, Ihre Mutter, wurde von einem Kater, also dem Vater, angefallen. Sie haben vermutlich den Koitus der Eltern erlebt.» Er reagierte nicht auf diese Deutung.

Der vierte Traumabschnitt, wo er bei einem Arzt ist, wurde vom Patienten mit der Analyse in Verbindung gebracht. Da ich von ihm nur einen symbolischen Beitrag verlangte – er war Patient des Fürsorgeamtes –, konnte man schon davon sprechen, daß ich auf unüblichem Papier eine Rechnung gestellt hatte und daß der Tarif günstig war. Immerhin war aber auch ein Vorwurf an mich enthalten, denn er warf mir ja im Traum vor, seine Rechnung mit der seiner Frau vermischt zu haben. Schließlich brachten neue Einfälle das Verständnis. Er sagte: «Bin mit dem Gefundenen nicht zufrieden. Nein, Sie sind nicht der Arzt im Traum, es ist Dr. B. Der hat sich bei mir gründlich verrechnet; seine Analyse stand nur auf dem Papier, sie war nichts wert. Darum kam sie mich nicht billig, sondern teuer zu stehen, in mehrfachem Sinn. Weil sie (diese Analyse) nichts taugte, mußte ich Psychopharmaka schlucken. Er suchte bei mir, nicht bei meiner Mutter, die Ursache meiner Neurose. Wie heißt es jetzt noch? Ah! Wegen verschiedenen Positionen, die er verrechnet hat. Da möchte ich sagen: er hat sich in verschiedenen Positionen gründlich verrechnet. 3? Das ist jetzt die dritte Analyse, in die ich gehe. Und das, weil er sich verrechnet hat.» Ich entgegnete ihm: «Jetzt haben Sie aber gründlich mit ihm abgerechnet, nicht?» Was der Patient deutete, war zwar verblüffend, aber ich hatte den Eindruck, daß der anvisierte Arzt nicht so schlecht gewesen sein konnte, wie er es darstellte.

Beim fünften und letzten Traumabschnitt kam der Patient rasch auf den Todestag der Mutter, auf die Beerdigung. Dort sei eine große Versammlung von Leuten gewesen, die der Mutter die letzte Ehre erwiesen hätten. Er erinnerte sich auch an das Essen am Begräbnistag; soviel er sich erinnerte, hatte es tatsächlich Pommes frites gegeben. Der Mann, der sich so auffällig für das Christentum einsetzt, wurde von ihm mit dem Vater verglichen. Viele im Traum erwähnte Details trafen auf ihn zu. Aber schließlich wurde er doch stutzig und sagte: «Da wird von Christentum geredet; das wird den Leuten empfohlen. Irgendwie ist es mir plötzlich nicht wohl bei der Sache. Heuchlerisch. – Es ist verkehrt. Es beschämt mich zwar, aber ich glaube, am Todestag, bei der Beerdigung der Mutter, da habe ich dem Vater Haß geschworen. Und die Quittung habe ich bekommen. Auf Heller und Pfennig. Ich redete christlich, und im Herzen war der blanke Haß, tiefe Feindschaft. Ich schwor ihm bittere Rache. Und das habe ich ja dann auch gemacht. Da ist auch noch einiges nicht erledigt worden.» Ich sagte dazu: «Ja, so könnte es gewesen sein. Wie stark der Haß war, haben wir ja gesehen.»

25. Sitzung

Der Patient berichtete, daß er sich in letzter Zeit deutlich besser fühle; im Vergleich zum Anfang könne er sich geradezu als «gesund» bezeichnen. Es sei ihm eigentlich erst nach der letzten Sitzung aufgefallen, in welch kurzer Zeit ihm die Analyse Einsichten in den Mechanismus seiner Neurose vermittelt habe. Es möge zwar paradox scheinen, wenn er das sage, habe er doch er erst kürzlich noch einen so schweren Symptomsturm über sich ergehen lassen müssen, daß er gar für einen Moment entschlossen gewesen sei, in die «Waldau» einzutreten. Daß er sich damals am Rande der Psychose gefühlt habe – und es wohl auch wirklich gewesen sei –, sei allerdings ein derartiger Schock, daß es ihm noch jetzt eiskalt den Rücken hinunterlaufe, wenn er daran denke.

Aus verschiedenen Gründen war ich solchem Optimismus gegenüber skeptisch eingestellt. Schon die kurze Analysendauer hatte eindrücklich gezeigt, daß der Patient so anhaltend und so schwer durch die Umgebung geschädigt worden war, daß die Gesundung, wenn sie von Dauer sein sollte, noch schwere Arbeit erforderte. Die Symptome, die der Patient zeigte, waren in ihrer Auswirkung gewaltig wie die Ereignisse, von welchen sie verursacht worden waren. Die Neurose war in der Tat dermaßen komplex und verwoben, der Patient so vielfältig in ihr verstrickt, daß die Analyse nur mühsam Schicht um Schicht aufdecken konnte. Dennoch durfte man mit dem Resultat mehr als zufrieden sein. Was bisher erreicht wurde, war mehr, als man bei diesem schwierigen Fall erwarten durfte.

In dieser Sitzung wollte der Patient den folgenden Traum bearbeiten:

Traum 167

Durch Herrn X bekomme ich es mit einem gefährlichen, geisteskranken Querulanten zu tun, mit dem ich mich lieber nicht einlassen würde. Evtl. sage ich es ihm auch. Ich komme dann mit dem betreffenden Mann doch ins Gespräch. Wir reden darüber, daß es viele Hundert Medikamente gibt, daß aber nach einer Statistik nur etwa 30 von den Ärzten gebraucht werden. Die Namen Ciba-Geigy und

Hoffmann-La Roche fallen. Der Mann trinkt eine klare Flüssigkeit, die ein Medikament – Betäubungsmittel? – ist.

Dann ein Militärgerichtsprozeß. Angeklagt ist ein Offizier. Ich sehe einen Verteidiger. Ferner soll eine Mutter als Zeugin zum Prozeß erscheinen. Das Delikt scheint nicht schwerwiegender Natur zu sein.

Dann will mir ein Herr Keller zu mehr Freiheit verhelfen. Irgend etwas ist mit Dr. X, den man durchschaut hat. Es mache nicht viel aus, wenn Leute, die viel arbeiteten, zweimal in der Woche einen Kaffee trinken würden.

Wir fahren dann mit einem Tram eine Straße hinunter. Ziemlich unten versperren Demonstranten dem Tram den Weg, indem ein Segelschiff in die Schienen gestellt wurde. Auf dem Schiff ist ein Transparent: «Freiheit den Menschenrechten» aufgemacht. Ich entferne das Schiff, damit wir weiterfahren können.

Zum ersten Traumsatz erklärte er, daß Herr X ein schwerer Neurotiker sei. Er habe Probleme mit der Mutter; schwere Aggressionen gegen sie. Dann wörtlich: «Als ich das geträumt hatte, glaubte ich, daß mich die Mutter in Gefahr gebracht hat. Weil sie mit Selbstmord drohte… Jetzt setze ich mich hier mit der Mutter auseinander. Sie erdrückte mich seelisch. Mit ihrer Selbstmorddrohung kettete sie mich jahrzehntelang an sich. Ich wiederholte die Mutter, ohne es zu wissen. Als sie starb, stand ich unter großer Schockwirkung… Von mir erzählt man, daß ich in der Nacht aufgeschrien habe (Pavor nocturnus). ‹Houe, houe› (= hauen, schlagen), soll ich gerufen haben. Das war die Reaktion auf die Geschichte mit der Mutter in der Bank, als sie sagte, sie springe mitsamt den Kindern ins Wasser. Alles war verdrängt; die Furcht vor ihr, und daß sie mir so schwere Ängste gemacht hat. Ich habe die Mutter damals verschluckt und dann mitsamt der ganzen Angst in dem Symptom, ich könnte mir und andern etwas antun, wieder ausgespuckt. Das hielt ich früher nicht für möglich, daß man das nächtliche Schreien hierauf zurückführen kann. Da drin (im Pavor nocturnus) war die Angst, die Mutter könnte mich und sich töten. Schrecklich! Jetzt bin ich sicher, daß die Angst von der sehr gefährlichen Mutter kam. Alles war verdrängt worden, und der Tod der Mutter war dann wie ein Hammerschlag, der alles wieder herausgeschlagen hat.» Ich antwortete ihm: «Sie konnten als Kind die Angst vor der Mutter, die mit Ertränken gedroht hat, gar nicht im Bewußtsein behalten; Sie mußten verdrängen. Ein Wunder ist, daß die Szene, das Bild – nicht die Affekte –, im Bewußtsein erhalten geblieben ist. Man kann sagen, daß die Mutter die Verursacherin des Pavor nocturnus und der späteren Angst war, sich und andern etwas anzutun. Jetzt gilt es, dazu neu Stellung zu nehmen.»

Der Patient glaubte aufgrund dieser Assoziationskette, daß der «gefährliche, geisteskranke Querulant» die Mutter sei, geisteskrank deshalb, weil es, wie der Patient formulierte, «einfach verrückt war, was die Mutter da vor einem Kind sagte». (In den Wohlensee springen.) Ich exponierte den nächsten Satz: «Ich komme dann mit dem betreffenden Mann doch ins Gespräch.» Er antwortete: «Der Mann ist die Mutter, und über diese Mutter kann ich mich hier aussprechen. Das Wort ‹doch› hat eine Bedeutung: ich war schon zweimal in Analyse, da ging das nicht. Jetzt kann ich mich aber doch noch darüber äußern.» Darauf erwiderte ich: «Damals war aber die Mutter noch nicht gestorben, darum konnten Sie nicht über sie sprechen.»

Es ging weiter mit dem Satz: «Wir reden darüber, daß es viele Hundert Medikamente gibt, daß aber nach einer Statistik nur etwa 30 von den Ärzten gebraucht werden.» Dazu sagte er, daß es viele Hundert Therapiemethoden gebe, daß 30 für 3 stehen könnte, daß dies die 3. Analyse sei. Wörtlich: «Es gibt Hunderte von Heilverfahren, aber anscheinend sind nur 3 brauchbar; eines davon ist bestimmt die Psychoanalyse.» Man hätte das als Lob auf die Psychoanalyse auffassen können, wenn der Patient nicht noch einen Einfall gehabt hätte, der in eine ganz andere Richtung wies. Er sagte: «Jetzt kommt mir in den Sinn... wegen dem Wort Statistik... irgendwie dämmert es mir, daß ich einmal gelesen oder gehört habe, jemand habe statistisch nachgewiesen, daß die größte Zahl aller Psychoanalysen erfolglos geblieben sei. Wer hat jetzt das bloß gesagt?» Damit war natürlich eine andere Sinngebung erfolgt, indem der Patient eigentlich mitteilen ließ, daß es Hunderte von Heilverfahren gebe, die aber alle nichts taugten, auch die Psychoanalyse nicht, auch wenn er sie zum dritten Mal benütze. Zwei von drei Analysen endeten mit Mißerfolg, und die dritte, so der Traum, werde ebenso enden. Ich übersetzte das dem Patienten, und ich sagte ihm, daß diese Einstellung für mich ganz eindeutig die Handschrift des Gewissens (Über-Ich) trage. Er war zwar zunächst erschrocken über den Pessimismus, den der Traum verbreitete, aber da er selber gesagt hatte, daß das Gewissen (Über-Ich) ihn in die Psychiatrie habe bringen wollen, war ihm doch diese verborgene Gewissensabsicht nicht so fremd. Er fügte hinzu: «... Dann wird mir jetzt auch klar, was Ciba-Geigy und Hoffmann-La Roche bedeuten: das sind Chemiegiganten, Psychopharmakaproduzenten, und die beliefern die Psychiatrie... Das Gewissen will mich also dort drin sehen, das soll meine Heilung sein. Eingesperrt. Also doch!» Ich sagte noch nichts, sondern fuhr fort mit dem Satz: «Der Mann trinkt eine klare Flüssigkeit, die ein Medikament – Betäubungsmittel? – ist.» Er antwortete: «Wir sagten, der Mann sei die Mutter. Flüssigkeit? Wasser. See, Wohlensee, ein klarer Fall. Betäubungsmittel soll das sein?... Ja, ich war wie betäubt, als die Mutter das mit dem Ins-Wasser-Springen sagte. Betäubt... Mit Gas hat sie gesagt, will sie sich vergiften; wenn man das einatmet, ist man auch betäubt, ein Betäubungstod. – Aber wieso Heilmittel? Das hat mich nicht geheilt, kaputt gemacht eher. Klar, ich muß das heilen, die Mutter auskurieren, dann bin ich geheilt. Nicht vorher.» Ich exponierte nochmals: «Betäubungsmittel.» Er schien überrascht zu sein, daß das nochmals kam und schwieg zunächst. Dann sagte er: «Betäubungsmittel? Man kann betäubt sein, betäubt werden... Die Katzen. Als ich schoß, waren sie betäubt, dann erwachten sie und haben geschrien. Darum Schuld. Und diese Prognose im Traum.»

Einen näheren Zusammenhang konnte der Patient damals noch nicht herstellen, obschon ein solcher sich aufgrund seiner Assoziationen geradezu aufdrängte. Mir genügte aber, was er bislang gesagt hatte, insbesondere daß er die Macht des Gewissens (Über-Ich) nicht unterschätzte.

Der im Traum erwähnte Militärgerichtsprozeß – ich dachte unvermittelt an seinen Traum (5) von «Jeanmaire» – hätte ihn eigentlich erneut auf das Gewissen (Über-Ich) aufmerksam machen sollen. Statt dessen assoziierte er Dinge wie: «Ablösungsprozeß von der Mutter, Heilungsprozeß, Selbstfindungsprozeß». – Der Traum schien mir in Tat und Wahrheit die ganze Rigidität des Gewissens (Über-Ich) zu entlarven, das «kurzen Prozeß machen» wollte, weil es um eine Schuld ging, die keine Verteidigung zuließ. Die Mutter war sicher nicht die «Zeugin», sondern die Anklägerin, und das Delikt keinesfalls «nicht schwerwiegender Natur». Ich wollte ihn im Moment nicht darauf aufmerksam machen, daß der von ihm zwar jüngst auch zugegebene Haß auf die Mutter Schuld bewirkt haben mußte, weil er dann vielleicht einen Zusammenhang gesehen hätte, den ich ihm jetzt nicht zumuten konnte. Ich sagte ihm nur, daß ein Gerichtsprozeß meist die Schuldfrage klären wolle, daß es hier also um das Gewissen (Über-Ich) gehe, welches ihn u.a. der Katzentötung anklage, wie er vorhin gesagt habe. Er meinte dazu: «Ja, daß ich das tat, kann ich nicht leugnen. – Aber soll ich denn dafür ewig büßen?»

Ich entgegnete: «Das Gewissen scheint dies als ein Delikt von schwerwiegender Natur einzustufen, und eben das, diesen Irrtum, müssen wir korrigieren.»

Zum Satz mit «Herrn Keller» erklärte der Patient, er kenne keinen Herrn Keller. Er kenne aber einen Kellermeister, der kenne sich erstklassig aus. Ob ich der Kellermeister sei, also einer, der sich im Keller, im Unbewußten, bestens auskenne? Ich wolle ihm sicher zu mehr Freiheit verhelfen; und, wenn er an das Gewissen denke, auch zu mehr Freiheit im Gegensatz zum Kerker-Keller des Gewissens. Gerade das im Traum erwähnte Kaffee-Trinken wäre ja mehr Freiheit im Sinne von Lebens- und Genußfähigkeit, wozu die Analyse verhelfen wolle. Dann wörtlich: «Wenn ich hier viel arbeite, dann winkt mir eben die versprochene Freiheit von der Neurose.»

Der letzte Traumabschnitt wurde von ihm mit der Analyse in Verbindung gebracht. (Tramfahren = analysieren). Die «Demonstranten» bedeuteten das Wiederholen der verschiedenen Figuren aus der Familie – vor allem der Mutter. Er meinte damit das Agieren, Ausleben der ad hoc introjizierten Szenen aus der Vergangenheit. Zu «Segelschiff» assoziierte er: «... See-Ge-Schichte, die Geschichte mit dem Wohlensee, die eine gesehene Geschichte gewesen ist, der tiefste Schlag.» Die Mutter, die ihm «die Freiheit und Menschenwürde» (= «Menschenrecht») genommen habe, die auch die «Panikmacherin» (= Pavor nocturnus) gewesen sei, die «Schlagzeilen» gemacht habe (= «Transparent»), müsse entfernt werden. Wörtlich: «Wir müssen weiterfahren mit der Analyse der Mutter, die mich krank gemacht hat; die See-Geschichte muß entfernt werden. Nur so kann ich gesund werden und gesund bleiben.»

Das stimmte nun voll und ganz. Aber so leicht, wie sich der Patient dies – optimistisch, wie er heute gekommen war – vorstellte, konnte es nach meiner Einschätzung nicht gehen.

26. Sitzung

Die Analyse war inzwischen durch einige Wochen Ferien unterbrochen worden. Als der Patient jetzt zum ersten Mal nach den Ferien wieder zu mir kam, berichtete er kurz darüber, wie es ihm inzwischen ergangen war. Er gab an, gelegentlich an Depressionen gelitten zu haben, zum Teil von recht heftiger Art. Aber, und das sei das Erstaunliche, dafür sei er die ganze Zeit von Kopfweh und Migräne verschont geblieben. Darüber habe er sich gewundert. Jetzt sei das Kopfweh wieder da. (Also war das Kopfweh eine larvierte Depression.)

Er wollte mit der Schilderung der vergangenen Wochen keine Zeit verlieren, sondern gleich einen Traum analysieren:

Traum 171

Ein Aktionär, der auf fragwürdige Weise in den Besitz von Aktien kam, muß diese wieder zurückgeben. Dies stand in der Zeitung. Jemand sagt, daß die Zeitung ihr Erscheinen einstellen müsse. Das sei unmittelbar bevorstehend. Er übt heftige Kritik an der Zeitung, insbesondere wegen Artikel zu Beginn. Man könne nicht alle Regeln außer acht lassen, heißt es. Ich frage, ob es sicher sei, daß diese Zeitung nicht mehr erscheine. Es heißt: «ja», außer es unterstütze sie im letzten Moment jemand, was man nie wisse zum voraus.

Dann befinde ich mich mit meiner Familie in der elterlichen Wohnung an der X-Straße. Ich dränge auf raschen Aufbruch und auf die Heimfahrt. Wir müssen aber zuerst noch eine Katze am Wohlensee abholen, die wir dort zurückgelassen haben. Ich sage meinem Sohn, er solle kommen und die Katze zurücklocken. Während wir im Gespräch sind und uns zum Abreisen bereitmachen, läutet Herr X an. Erst jetzt gehen wir hinaus und sehen, daß wir bereits weggehen können. Die Sonne bricht durch die Wolken, und es scheint schönes Wetter für die Heimfahrt zu geben.

Dann bin ich mit der Familie im Tessin. Wir wandern durch alte Gassen. Ich gehe über eine Bogenbrücke, bei der das letzte Stück zum andern Ufer fehlt beziehungsweise wacklig ist. In dem Moment, als ich darauf trete, bricht es ab. Ich drohe in den zwar nicht tiefen, aber weit unten liegenden Fluß zu fallen. Ich kann mich noch im letzten Moment am Geländer des andern Ufers festhalten und emporziehen. Dann bin ich gerettet. Die Familie kommt nach, und sie überwindet das fehlende Brückenstück durch einen Sprung, was mühelos gelingt.

Dann bringt uns eine Frau unsere älteste Tochter. Diese ist aber bedeutend jünger als in Wirklichkeit, und außerdem hat sie ganz kurzgeschnittene Haare. Das macht mich hellhörig, und ich schöpfe Verdacht, daß sie es nicht ist. Ich frage – zur Kontrolle – das Mädchen nach dem Namen einer Katze, und als sie ihn nicht sagen kann, bin ich sicher, daß das nicht meine Tochter ist. Ich sehe, wie sich der Boden hebt. Wie aus einer Schachtel schaut der Kopf der Frau heraus, welche uns das Mädchen übergab. Blitzschnell gehe ich ihr nach. Ich knie auf sie, um ihr das Geheimnis wegen meiner Tochter zu entlocken. Sie sagt, daß man sie würgen müsse wie die SS (?). Ich tue das, und sie sagt, wo meine Tochter ist: in einem Restaurant ist ein Mann mit ihr da. Ich kann ihn stellen und ihm die Tochter wegnehmen.

Die Assoziationen zum «Aktionär», der auf fragwürdig Weise zu Aktien kam und sie wieder abgeben muß, führten den Patienten zunächst zum Onkel, der sich erschossen hatte, dann zum Bruder, den er – symbolisch – in den Katzen erschoß. Dann sagte er: «Wut, Neid und Eifersucht gegenüber dem Bruder habe ich auf Sie übertragen, und mit der Psychose wollte ich Ihnen beweisen, daß Sie nichts können und nicht im Recht sind. Das warf mir aber keinen Gewinn ab, d.h. es brachte mir keinen Gewinn ein. Diese Wut muß ich in der Übertragung aufgeben.» Der Patient hatte also die Sitzung nicht vergessen, in der zum Vorschein gekommen war, daß er ja auch mich «vernichten» wollte, als er drohte, psychotisch zu werden. Wenn er auch den Vater, dem der Haß ebenso galt, nicht ausdrücklich genannt hatte, war dieser doch mitgemeint.

Zur Zeitung, die ihr Erscheinen einstellen soll, kam ihm der «Blick» in den Sinn, die Boulevardzeitung mit der reißerischen Aufmachung: «Wenn's der ‹Blick› ist, der das Erscheinen einstellen muß, kann's nur bedeuten: ich muß die reißerischen Symptome im Stil der Psychose einstellen. Muß aufhören, den Neid, die Eifersucht, den Haß auf Sie zu übertragen, anstatt ihn seriös zu bearbeiten.» Demnach war der «Blick» synonym für das «Agieren» erschienen, und der Traum gab ihm zu verstehen, daß er das Agieren in bezug auf den Vater-Bruder einstellen sollte. Ich exponierte den Satz: «Er übt heftige Kritik an der Zeitung, insbesondere wegen Artikel zu Beginn.» Seine Stellungnahme dazu war: «Zu Beginn... da ist mir der Beginn der Neurose eingefallen. Übe ich Kritik an meinem Verhalten zu Beginn der Neurose? Als der Freund bei mir war, da habe ich natürlich den ganzen Haß gegen den Bruder auf ihn, den Freund, übertragen. Was ich dort geleistet habe, muß ich wirklich kritisieren; alle Leute waren ja informiert, wenn man so spektakulär mit Blaulicht abtransportiert wird. Es hätte ebensogut in der Zeitung stehen können.» Ich antwortete: «Dann wird der nächste Satz verständlich, wo es heißt: ‹Man könne nicht alle Regeln außer acht lassen.› Sie haben damals beim Nervenzusammenbruch alle Regeln der Vernunft außer acht gelassen. Es war unvernünftig, den Konflikt mit dem Bruder neurotisch auszutragen.» Er reagierte darauf mit einem «Aha!» und fuhr fort: «Blöd ist in dem Fall nur, daß es nicht 100% sicher ist, daß die Zeitung ihr Erscheinen einstellt. Wer könnte aber am Fortbestand ein Interesse haben?» Ich entgegnete: «Sobald Sie das Bewußtgemachte wieder verdrängen, ist auch die ‹Zeitung›, sprich Neurose, erneut finanziert. Das muß man auch wissen.» Der nächste Abschnitt führte ihn in die Kindheit zurück. An der hier im Traum vorkommenden Straße war die Mutter gestorben. Der Patient sagte, solange er dort an jener Straße verweile, sei er immer noch auf der Suche nach der verlorenen Mutter. Jetzt dränge es ihn aber, diesen Ort zu verlassen; allerdings gehe das laut Traum nicht, ohne die Katze zu holen. Ich exponierte: «Katze.» Seine Einfälle waren: «Die Katze am Wohlensee, da ist natürlich die Sache mit der Mutter, die in den See springen wollte. Kann ich ihr das nicht verzeihen? Zurückholen, das... in die Erinnerung zurückholen, ist mir eingefallen. Aber das Ereignis kenne ich doch. Auch was es bewirkte.» Ich sagte: «Vielleicht hilft der Traum weiter mit dem Satz: ‹Ich sage meinem Sohn, er solle kommen und die Katze zurücklokken.›» Seine Antwort war: «Also das verstehe ich überhaupt nicht. Hm! – Er soll die Katze zurücklocken können? Ist sein Alter ausschlaggebend? – Nein, ich kann nichts finden, nein!»

Ich fuhr fort mit dem nächsten Satz: «Während wir im Gespräch sind und uns zum Abreisen bereitmachen, läutet Herr X an.» Er berichtete, daß dieser Mann ein Bekannter sei, der an *Migräneanfällen* leide. Als er zur Zeit der schlimmsten Neurose mit ihm einmal zusammengewesen sei, habe ihn ein Panikzustand überfallen, genau gleich wie im Gefängnis. Ich machte geltend, daß offenbar der Herr X im Traum erscheine, weil er Migräne habe wie er selber auch. Seine Reaktion war ein «Aha!» Dann sagte er: «Gerade ist mir eingefallen: ‹während wir hier im Gespräch sind› oder die Mutter hier im Gespräch ist, kommen die Migräneanfälle häufiger vor. – Und das stimmt ja auch, das ist mir aufgefallen. Als wir nicht analysierten, in den Ferien, hatte ich keinen einzigen.» Ich hätte ihm nun den Hinweis geben können, daß offenbar die Migräneanfälle etwas mit der gesuchten Katze zu tun haben mußten, aber ich konnte das gerade noch rechtzeitig «hinunterschlucken». In Migräneanfällen muß man – wenn sie psychisch bedingt sind – immer auch eine unbewußte Selbstbestrafung sehen, und ich wollte das Gewissen (Über-Ich) nicht vorzeitig mit einer Deutung aufschrecken. Kurz und gut: Der Patient brachte zu diesem Teil des Traumes keine verwertbaren Assoziationen mehr. Einig waren wir uns in bezug auf den Schlußteil, indem wir beide fanden, daß erst an ein «Heimfahren» zu denken sei, wenn auch die «Katze» gefunden werde und mitkommen könne. Erst wenn auch die Ursache der Migräneanfälle geklärt war, konnte man an das Ende der Analyse denken.

Auch der dritte Traumabschnitt war dem Patienten rätselhaft. Daß das Tessin eine Lieblingsgegend der Mutter gewesen war, fiel ihm rasch ein. Und zu «Brücke» assoziierte er: «Brücke ins Jenseits, über die die Mutter gegangen ist.» Treffend stellte er fest, daß der Tod der Mutter ihn fast in die Tiefe gerissen hätte. Aber irgendwie war er mit dem Gefundenen unzufrieden, so daß er bemerkte: «... Etwas fehlt noch. Ein Stück fehlt noch, wie bei dieser Brücke.» Dazu äußerte ich mich so: «Was uns ganz offenkundig fehlt, ist ein Erinnerungsstück; ein Stück Erinnerung, das mit diesem Traumteil zusammenhängen muß.» Nun begann er erneut zu suchen, aber wie er sich auch anstrengte, es wollte ihm einfach nichts in den Sinn kommen, was ihn – und mich – zufriedengestellt hätte. Damit wurde natürlich ersichtlich, daß das im Traum angebotene Erlebnisstück besonders hartnäckiger Verdrängung unterworfen war.

Leider hatte er mit dem Suchen so viel Zeit verloren, daß wir nicht mehr dazu kamen, den vierten Teil des Traumes zu analysieren. Er ging sichtlich unzufrieden aus der Stunde fort.

27. Sitzung

Zu Beginn berichtete er mir, daß er letztes Mal sehr unzufrieden mit sich selber gewesen sei. Er habe auch nach der Stunde – fast die ganze Woche – gesucht, aber nichts finden können. Da sei ihm klar geworden: «Irgend etwas verbirgst du; auch vor dir.» Wiederholt habe er sich gefragt: «Was kann ich nicht sehen?» Eine Antwort könne er mir nicht geben; vielleicht die Träume? Von den mitgebrachten Träumen wollte er den folgenden bearbeiten:

Traum 177

Ich schlafe – evtl. im Kinderzimmer X-Straße – und werde mehrmals von einer Schwester in Nonnentracht geweckt, die dann aber eine Fürsorgerin vom Jugendamt ist. Ich soll aufwachen, um zu helfen, bin aber noch schlaftrunken.

Später stellt sich heraus, daß ich helfen sollte, eine Speise aus einem Backofen zu nehmen. Ein Stück alter Zopf ist dort drin vergessen worden, so daß nun die zubereitete Speise diesen Geschmack angenommen hat. Es ist Reis an Sauce. Ich koste davon, bemerke den Geschmack des alten Zopfes, finde aber die Speise nicht ungenießbar. Evtl. hat meine Frau die Speise gekocht.

Dann bin ich vor einem flachen Haus, Neubau, und jemand läßt eine Knallpetarde los. Gleich darauf wird es aber ernst, denn es explodiert mit großem Krach eine Bombe, die das flache Haus beschädigt und rauchgeschwärzt macht. Das Haus hat zwei Eingänge; beide sind beschädigt.

Draußen ist Herr X mit seinem Opel. Ich soll etwas in meinen Autokofferraum nehmen. Und zwar einen Rucksack (?). Auf jeden Fall einen dunkelgrauen Hasen. Dieser hat mir den Kofferraum und Rucksack verschissen, und jetzt muß ich das ausleeren.

Dann fährt meine Frau mit den Kindern in unserem Auto weg, eine Straße hinauf. Sie hat aber eine Frau an einem Schirm oder einer Schnur mitgezogen. Ich denke: «Merkt denn die das nicht?», weil sie unbekümmert weiterfährt, während sie doch die Frau bemerken müßte, wenn sie in den Rückspiegel schaute.

Zum ersten Teil des Traumes fielen ihm, wegen der dort vorkommenden Schwester in Nonnentracht, Erinnerungen aus der Kindergartenzeit ein. Er berichtete über die Kindergärtnerin, gegen die er einmal böse gewesen sei und die er sogar geschlagen habe. Dazu brachte er die Erinnerung aus der Geschichte des Pavor nocturnus, wonach er gerufen haben soll: «Houe, houe, chunnt, chunnt!» (= Schlagen, schlagen, kommt, kommt). In der Kindergärtnerin habe er bestimmt die Mutter geschlagen, meinte er. (Womit indirekt mit seiner Assoziation vom Pavor nocturnus zugegeben wurde, daß er damals mit dem «Houe» wirklich die bedrohende Mutter gemeint hatte, vor der er sich wegen der Wohlensee-Geschichte fürchtete. Ein wichtiges Detail.)

Das Schlagen der «Nonne» (Kindergärtnerin) hatte Folgen: erstens sei er zur Strafe in den dortigen dunklen Keller gesperrt worden, zweitens habe man ihn an der zu einer späteren Zeit stattfindenden Weihnachtsbescherung als letzten aufgerufen und ihm nur eine Nuß oder etwas Ähnliches geschenkt. Die Weihnachtsgabenverteilung sei so abgelaufen, daß ein St. Nikolaus zuerst die Musterkinder aufgerufen, sie gelobt und ihnen größere Geschenke gegeben habe. Immer habe er gehofft, jetzt werde dann er aufgerufen, aber alle seien drangekommen, die Geschenke immer kleiner geworden, und erst am Schluß habe man dann ihm die Nuß ausgehändigt. Vor Angst habe er in die Hose gemacht. Später, beim Nachhausekommen, habe er das Malheur verschwiegen. Beim Ausziehen sei dann alles ans Tageslicht gekommen, und da habe ihn der Vater mit größter Wut geschlagen. Wörtlich sagte er: «Ich bin für die gleiche Sache dreimal bestraft worden: man sperrte mich in den Keller, man stellte mich bloß bei der Weihnachtsbescherung, und der Vater schlug mich am Schluß noch zusammen.» Daß der Patient als Kind vor Angst in die Hose machte, zeigt, wie rabiat das Gewissen (Über-Ich) schon damals gewesen sein muß; es zeigt aber auch, wie tief ihm das alles gegangen war. Er sagte, daß er mehr als 20 Jahre später, als die Familie für die eigenen Kinder einen St. Nikolaus (Weihnachtsmann) bestellte, mit schwerem Herzklopfen reagiert habe, als dieser in die Wohnung trat.

Weitere Erinnerungen waren: daß er einmal im Spital, das von Nonnen geleitet wurde, in der Nacht aufgeweckt worden sei, um bei einem Kind zu helfen, welches stark blutete. Als der Bruder eine Nacht lang nicht nach Hause gekommen sei, habe ihn die Mutter auch geweckt, und er habe das ganze Drama miterleben müssen. Im *Pavor nocturnus* sei er auch aufgewacht, mehrmals. Die Nonne in der Tracht könne ja die Mutter im Nachtkleid sein, meinte er. Natürlich sei er aufgewacht, als er im Bett den Vater mit dem dreckigen Hintern gesehen habe. Ebenfalls sei er aufgewacht, als die Mutter sich in die Küche eingesperrt und mit Vergasen gedroht habe.

Da sagte ich ihm: «Wenn man Ihren Assoziationen folgt, sieht man, daß Sie in diesem Traum sagen, wie es zwischen Ihnen und Ihrer Mutter bestellt ist: Sie schlugen die Kindergärtnerin, weil Sie eine Wut auf sie hatten; man muß annehmen, daß Sie die gleiche Wut auf die Mutter hatten, weil diese a) die Wohlensee-Drohung, b) die Vergasungs-Drohung, c) die Bettgeschichte mit dem Vater und d) die Szene um den Bruder gemacht hatte. Für die Wut auf die Mutter erwarten Sie Strafe, wie Sie Strafe bekommen haben, als Sie die Kindergärtnerin schlugen.» Er antwortete: «Ah! Darum die Fürsorgerin vom Jugendamt. Die Fürsorgerin hat ja den Bruder in ein (Erziehungs-)Heim stecken wollen. – Ich hatte doch in meiner Neurose immer die Idee, man müsse mich einsperren.» Ich entgegnete: «Sie sind da im Traum ‹noch schlaftrunken›, d.h. die ganze Tragik dieser erinnerten Ereignisse ist Ihnen nicht voll bewußt; das muß aber aufwachen, ins Bewußtsein kommen.»

Man ersah aus diesem Traumstück gut einen Teil der kindlichen Gewissensbildung (Über-Ich). Der Patient hatte die strafende Kindergartennonne, die bedrohliche Mutter (Wohlensee, vergasen), den strafenden Vater und die mit Heimeinweisung drohende Fürsorgerin ins Gewissen (Über-Ich) aufgenommen; das Gewissen (Über-Ich) war quasi bevölkert mit lauter Personen, denen es an Liebe mangelte. Genauso brutal trat es dann später in der Neurose in Aktion: wie ein Scharfrichter. Solange dieses Gewissen (Über-Ich) nicht analysiert war, hatte der Patient in der Tat nichts Gutes zu erwarten. Darum stimmte schon, was er zum Traum 167 in bezug auf «Ciba-Geigy/Hoffmann-La Roche» assoziiert hatte. Mit einer Mutter im Gewissen (Über-Ich), die sich und die Kinder umzubringen drohte, die demnach auch die Vernichtung forderte, hatte der Patient nichts zu lachen. Wenn ich mich an den Anfang zurückerinnerte und mir vor Augen führte, in welch bedenklichem, elenden Zustand der Patient damals gewesen war, hatte ich keinerlei Mühe, in dieser Neurose die Handschrift des Gewissens (Über-Ich) zu erkennen. Ich kann am Gewissen (Über-Ich) nichts Gutes finden. Ich weiß, daß ich mich damit in Widerspruch zu jenen setze, die das Gewissen (Über-Ich) besonders hochhalten. Was ich aber in der Praxis zu sehen bekomme, sind «Gewissenskrüppel», Leute, die von ihrem Gewissen (Über-Ich) derart geschunden werden, daß es ihnen erbärmlich geht. Nicht das Gewissen (Über-Ich) ist wichtig, sondern ein Ich, das die Realitätsprüfung gelernt hat, das Stellung nehmen kann und sich zur Humanität bekennt. Kann es gut sein, wenn das Gewissen (Über-Ich) einen Menschen für «Jugendsünden» psychisch derart niederschlägt, daß er sich nur noch mittels der Chemie aufrecht halten kann? Was bringt ein Gewissen (Über-Ich), das einen solchen Zermürbungskrieg führt, bis der Betroffene unter seiner «Schuld» zusammenbricht und in die Klinik geht? Ich sagte an früherer Stelle, daß diesem Gewissen (Über-Ich) die Liebe fehle. Weil die Liebe fehlt, ist auch die Wiedergutmachung der Schuld, zu der ein gesundes, stellungnehmendes Ich fähig ist, völlig nutzlos.

Zum Traumabschnitt mit dem Backofen, aus dem eine Speise geholt werden sollte, kam dem Patienten die Onaniegeschichte in den Sinn. Am heißen Kachelofen (Backofen) hatte er jeweils ein Kissen erwärmt und darauf onaniert mit der Vorstellung, er wäre ein Stier, den zwei Frauen schlachteten und dem sie die Hoden abschnitten. Zum Satz: «Ein Stück alter Zopf ist dort drin vergessen worden, so daß nun die zubereitete Speise diesen Geschmack angenommen hat», assoziierte er folgendes: «Alter Zopf... im Traum war ein Zopf (Brotgebäck) gemeint, aber ich sehe es symbolisch. Man sagt doch, ‹einen alten Zopf abschneiden›, also etwas Überflüssiges entfernen. Abschneiden, kastrieren. Katzen kastrieren. Die herausgeschnittenen Schweinevaginen in Vaters Keller. Die Mutter, die Hoden zerschnitt... Alles sieht nach Kastration aus.» Ich sagte ihm: «Der alte Zopf – man kann ihn der Form nach als Penissymbol sehen –, der abgeschnitten und im Ofen drin ist, ist Ihre verdrängte Kastration. Wo ist das entscheidende Erlebnis?» Er antwortete: «Wo muß ich suchen? Vieles über Kastrationserlebnisse erinnerte ich. Der Zopf ist im Ofen. – Jetzt ist mir ein Einfall gekommen: Frauenzopf. Die Frauen trugen früher Zöpfe. Die Tante E. z. B., die hatte einen. Dazu kommt mir natürlich die Nacht in den Sinn, wo ich Vaters dreckigen Arsch sah. – Frauenzopf? Abgeschnitten? Frauen mit abgeschnittenem Penis, ohne Zopf. – Meine Kastrationsproblematik kommt vom Anblick einer Vagina. Das Mädchen, das ich bei uns auf dem Nachttopf sah, die Kindergartenfreundin, die sich vor dem größeren Buben ausziehen mußte, das Mädchen, dem ich beim Pissen zuschaute. – Aber das war nach dem Ofen... nach der Geschichte. – Ich weiß nicht, welche Vagina mich erschreckt hat, aber daß der Anblick einer Vagina... der abgeschnittene Zopf, Frau ohne Penis... das ist verdrängt worden, aber ein alter Zopf.» Ich sagte ihm: «Sie haben Ihre Kastrationsproblematik – man könnte sagen, den Kastrationskomplex – u.a. deshalb, weil Sie eine Vagina sahen. Wichtig ist, was Sie gedacht haben, nämlich: man habe dem Mädchen den Penis abgeschnitten. Als dann die Mutter die Hoden zerschnitt, haben Sie die Mutter als die Kastrierende angesehen und in Ihrer Fantasie mit dem Stier, dem zwei Frauen die Hoden abschneiden, abgewehrt. Quasi mit der Fantasie also, die Sie beim Onanieren am Ofen entwickelten, haben Sie den ‹alten Zopf› Ihrer früheren Kastrationsangst abgewehrt.» Seine Antwort war: «Dann verstehe ich auch den nächsten Satz. Meine ganze Sexualität hat dann diesen Geschmack angenommen, sie ist von diesem unbewußten Kastrations...dings beherrscht.» Ich erwiderte: «Das muß man annehmen.» Ich exponierte: «Es ist Reis an Sauce.» Seine Einfälle: «Reis, Fruchtbarkeitssymbol, so viel ich weiß; man streut es über das Hochzeitspaar... Das ist der Geschlechtsverkehr. Und er hat bei mir eindeutig den alten Geschmack gehabt; ich verkehrte mit meiner Frau nach diesem Geschmack. Das war einfach mein Geschmack. – Darum fand ich das nicht ungenießbar.» Ich fuhr weiter mit dem Satz: «Evtl. hat meine Frau die Speise gekocht.» Er erinnerte sich an die Geburt des ersten Kindes, nach welcher dann eine Veränderung in der Sexualfantasie eingetreten war. Fortan stellte er sich vor, den Frauen die Vagina herauszuschneiden, sie zu «metzgen». Die Kastrationsangst hatte durch den Anblick der Vagina bei der Geburt eine Verschärfung erfahren; die Abwehr der starken Angst erfolgte dadurch, daß er nun der Kastrierende war. Die ganze Szene von früher – er der Stier, den man «metzgete», die Frauen, die ihm die Hoden abschnitten – wurde umgedreht: Er war der «Metzger», der die Frauen kastrierte. Wenn der alte Zopf im Backofen den Kastrationsschock symbolisierte, der verdrängt (= «vergessen») worden war, mußte der Anblick der Vagina anläßlich der Geburt unwahrscheinliche Ängste mobilisiert haben. Diesen begegnete er durch die «Verschärfung» der Fantasie, denn nur so war es ihm noch möglich zu koitieren. Die Frau, die dies alles «gekocht» hatte, war aber wohl die Hoden kochende Mutter. Was er nicht wußte, war, daß er im Bett beim Koitus vermittels seiner Sexualfantasie eigentlich die ihn kastrierende Mutter «kastrierte». Das war der alte Zopf, der im Ofen vergessen worden war.

Zum Abschnitt mit dem Neubau erinnerte er einen Bekannten, dessen Mutter ihn beim Onanieren erwischt habe. Sie habe dem Bekannten eine «Bombenszene» gemacht. Sein Onanieren habe die Mutter auch entdeckt, und was sie dann da dem Vater gesagt habe, habe gewirkt wie ein «Knalleffekt». Zu «Bombe» assoziierte er «Symptombombe, Bombensymptome». Die Onaniegeschichte, mit dem Entdecktwerden durch die Mutter, hatte demnach beim Patienten den Symptomausbruch mitbewirkt. Ich wollte aber noch Näheres wissen und exponierte: «rauchgeschwärzt». Er sagte: «Rauchgeschwärzt? Rauch? Einen Rauch, eine Wut haben, Stinkwut. Geschwärzt? Schwarz, Ruß, rußen (Geschlechtsverkehr haben), Selbstbefriedigung, Mutter… Sie hat mich beim Onanieren erwischt und mich dann beim Vater ange…schwärzt.» Da sagte ich ihm: «Weil die Mutter Sie wegen der Onanie beim Vater angeschwärzt hat, haben Sie eine Bombenwut gekriegt und später, als sie starb, Bombensymptome gemacht. Sie müssen ihr dieses Erlebnis nie verziehen haben.» Er fragte: «Aber warum hat das Haus *zwei* Eingänge? Beide sind beschädigt. Zwei Selbstmorddrohungen der Mutter… Aha! Die Mutter, die mich angeschwärzt hat beim Vater, und die Mutter, die Selbstmorddrohungen machte, beide Sachen haben mich beschädigt.» Ich entgegnete: «Man kann sagen, Ihre Neurose, soweit sie von der Mutter her kommt, habe zwei ‹Eingänge›, zwei ‹Wurzeln›, nämlich: daß die Mutter unglücklich in bezug auf die Sexualität und unglücklich in bezug auf die Selbstmordgeschichte agiert hat. Beides verursachte bei Ihnen ‹Bombenschäden› und später ‹Bombensymptome›. Eindeutig ist, daß die Mutter Sie schwer geschädigt hat.»

Nun kamen wir zu «Herrn X mit seinem Opel». Dieser Herr erinnerte ihn zuerst an seinen Bruder, weil er einen ähnlichen Beruf ausübte wie dieser. Dann kam er auf seinen Vater, und zwar wegen des Hasens, der sich im Kofferraum befand. Der Vater hatte nämlich Hasen, Kaninchen, gezüchtet, und der Patient sah mehrmals zu, wie der Vater die Kaninchen tötete. Der Vater hatte im Zusammenhang mit dem Hasen, der im Traum den «Kofferraum verschiß», insoferne eine Bedeutung, als der Patient seinen Vater mit «verschissenem» Hintern gesehen hatte. Zu «Autokofferraum» fiel ihm ein: «Koffer, Komplex, Komplexraum... Auto... automatisch, Autoerotik, Selbstbefriedigung.» Ich sagte ihm: «Aufgrund Ihrer Einfälle muß man annehmen, daß auch der Vater, den Sie mit beschmutztem – im Traum ‹verschissenem› – Hintern bei der Mutter sahen, in Ihrer Fantasie Platz gefunden hat. Da der Vater, wie Sie sagten, Hasen *schlachtete*, Sie aber in Ihrer Fantasie ebenfalls ‹schlachten›, ist klar, daß *da* der Vater drin ist.» Die Sexualfantasie hatte also einen mehrfachen Bezug: zur Nacht, als der Patient den Vater bei der Mutter sah, zum Kaninchentöten und zur Mutter, die Hoden kochte. Das alles mußte nun «ausgeleert», d. h. analysiert werden.

Dieser Patient war wahrhaftig von seinen Eltern mit einer derartigen Last beladen worden, daß die Analyse alle Hände voll zu tun hatte, um alles zu beseitigen. Wo man auch hinschaute, wurden Schäden sichtbar.

Der letzte Traumabschnitt zeigte die unbewußte Mutterübertragung auf die Frau des Patienten. Und zwar vor allem in der sexuellen Beziehung. Zunächst assoziierte er zur Traumsequenz, wo eine Frau an einer Schnur oder einem Schirm mitgezogen wird, daß es in Strömen geregnet habe, als die Mutter beerdigt worden sei. Alle Leute hätten die Schirme offen gehalten, und da viele gekommen seien, habe es ausgesehen wie ein riesiges «Schirmmeer». Dieser assoziative Bezug zur verstorbenen Mutter brachte ihn dann darauf, daß seine Frau nicht merke, wie sie die Bindung zur Mutter («Schnur») an sich ziehe. Er merkte es allerdings auch nicht. Vor allem merkte er nicht, daß er im sexuellen Bereich die Bindung an die Mutter auf die Frau übertragen hatte, mit ihr dasselbe machte, was er – in der Fantasie – beim Onanieren mit der Mutter gemacht hatte. Daß insbesondere der sexuelle Teil dieser Mutterbindung angesprochen war, hatte sich eben gerade erst in der Analyse des zweiten Abschnittes von Traum 177 gezeigt. Der Patient merkte bald, daß der «Rückspiegel» die Psychoanalyse war, in der eben diese ungelöste Mutterbeziehung und die ebenso unbewußte Übertragung auf die Frau aufgezeigt werden konnten.

Diese Übertragung mußte unbedingt aufgelöst werden; sie war eine schwere Belastung für die Ehe, weil die Mutter als Frustrations- und Haßfigur in der Ehe gefährlicher Sprengstoff war. Die vom Patienten erwähnten Symptomanfälle, die er in Begleitung seiner Frau erlitt, zeigten den Ernst der Situation ganz drastisch. Das alles mußte im «Rückspiegel» gesehen, «bemerkt» werden, wenn die Ehe wirklich glücklich werden sollte.

28. Sitzung

Der Patient berichtete, daß er die letzte Sitzung als sehr aufschlußreich empfunden habe. Besonders die Gewissensproblematik sei ihm nahegegangen. Es sei ihm auch wieder eingefallen, wie er als ganz kleines Kind zu Hause bewußt vom Tisch heruntergefallen sei, nur damit der Bruder Schläge bekomme. Auch die Szene, als man eine Nacht lang auf den Bruder gewartet habe, sei noch intensiver hervorgekommen als in der Sitzung. Damals habe er sich sicher gewünscht, der Bruder solle gar nicht mehr heimkommen. Wörtlich: «Meine Depressionen sind eine Selbstbestrafung; ich klebe an der Neurose, weil ich unbewußt meine, ich verdiene gar nicht, daß ich gesund werde.» Sicher spiele auch die Onanieschuld eine große Rolle, das sei ihm nach dem letzten Mal auch bewußter geworden, «bei dieser kastrierenden Mutter»!

Daß er damals wegen des Schlagens der Kindergärtnerin gleich dreimal bestraft worden sei, für anderes aber nicht, habe bewirkt, daß er eine «ganz verdrehte Einstellung» der Sühneleistung gegenüber bekommen habe. Er finde, daß der Traum 181 wichtig sei, er möchte dazu assoziieren.

Traum 181

Ich befinde mich in einem Kleiderladen. Da kommt Frl. X mit Hund. Sie beklagt sich darüber, daß der Hund Dummheiten angestellt habe und daß die Versicherung deswegen bezahlen müsse. Der Hund habe schon den vierten Bonusverlust.

Später sehe ich eine Hauptstraße – Elternhaus –, die aber gezeichnet ist wie eine Fahrspur in einem Bahnhof. Der Hund von vorhin läuft, weil ich immer noch im Kleiderladen drin bin, draußen vorbei und will herein. Ich will ihn nicht hereinlassen. Da kommt ein riesiger Löwe mit Mähne daher, und der bewirkt, daß ich den Hund doch hereinlassen muß.

Schließlich am selben Ort, oben. In einem ganz schmalen Schaufenster liegt eine Knabenhose aus schwarzem Stoff, gestreift (Kreidestrich). Eine Frau, ebenfalls in schwarzer Trauerkleidung, ist dort. Ich frage, ob sie dasselbe Modell für Erwachsene habe. Zuerst mißverstehe ich ihre Antwort und glaube, daß es das nicht gibt. Dann aber verstehe ich, daß das Kleid für mich unten im Keller/Lager vorhanden ist. Ich gehe hinunter und sehe dort eine Menge solcher Kleider an Stangen hängen.

Als ich ihn zum ersten Satz mit dem Kleiderladen assoziieren ließ, brachte er eine überraschende Erinnerung. Er erzählte, daß der Vater, der Kaninchen gezüchtet und geschlachtet habe, im Keller die Felle der Tiere jeweils zum Trocknen aufhängte. Manchmal habe man beim Kopf die blutverkrusteten Fellstücke gesehen; es habe ihn jedesmal innerlich gefroren bei diesem Anblick. Dann brachte er die Erinnerung an den nackten Vater, und er meinte, damals habe er ihn sicher gehaßt. Zu «Laden» kam ihm «Pistole laden, Hosenladen, Geschlechtsverkehr haben, eine Frau ‹laden›, geladen sein, nackter Vater» in den Sinn. Das «Fräulein» mit dem Hund, der Dummheiten macht, deutete er als eine Bekannte, die einen Hund besessen habe. Sie sei einmal mit dem Freund im Auto spazierengefahren, da habe es Streit gegeben; aus Wut habe sie den Freund samt Hund aus dem Auto geworfen, und dabei sei dann leider der Hund überfahren worden. Nun war aber, wie sich bald einmal herausstellte, auch der Name der Person wichtig. Er sei hier mit «Bachwald» angegeben. Ich ließ ihn also zum Namen «Bachwald» assoziieren. Da schilderte er, nach einigem Hin und Her, folgende Begebenheit: Schätzungsweise mit 12 Jahren sei er in Begleitung eines kleinen Mädchens und dessen Schwester aufs Land hinaus gegangen, Kirschen holen. Auf dem Weg dorthin habe das kleine Mädchen gesagt, es müsse pissen. Er sei mit ihm in den Wald hineingegangen und habe ihm dann beim Pissen zugeschaut. Ihn habe die Vagina interessiert, aber er habe leider nichts gesehen. Auf dem Rückweg sei ihm das Malheur passiert, daß er das kleine Mädchen (welches er auf seinen Schultern über einen Bach trug) habe fallen lassen, weil er auf einem Stein im Bach ausgerutscht sei. Das Mädchen habe eine blutende Wunde an der Schläfe davongetragen. Ihn habe das helle Entsetzen gepackt, er habe geglaubt, das Kind verblute, und er habe gedacht: «Das ist die Strafe Gottes.» Voller Schrecken sei er dann mit dem Mädchen in ein Restaurant gegangen und habe dort die Wunde verbinden lassen. Zu Hause habe er natürlich nichts davon erzählt, daß der Vagina des Mädchens sein eigentliches Interesse gegolten hatte.

Ich sagte ihm: «Wenn man den Traum mit dieser Geschichte in Verbindung bringt, zeigt sich, daß Ihr Gewissen (Über-Ich) Ihnen diese ‹Dummheit› mit dem Mädchen ankreidet wie einen Mord. Denn: der Hund ist ja überfahren worden, also tot. Ihre Schuld belastet Sie, wie wenn das Mädchen an der Schläfenwunde gestorben wäre, gleich wie jener Hund.» Da entfuhr es ihm: «Das ist ja furchtbar!» Und weiter: «Dafür soll ich jetzt bezahlen – die Versicherung im Traum – mit... mit? Ja, mit der Neurose.» Ich entgegnete: «Ja, die unbewußte Selbstbestrafung hält Ihre Neurose am Leben.»

Zum Satz: «Der Hund habe schon den vierten Bonusverlust», wollte ihm zunächst nichts einfallen. Als ich ihm das Wort «Bonusverlust» exponierte, sagte er nach längerem Nachdenken: «Bonus? ‹bon› ist ‹gut›, und da ist Verlust. – Bonusverlust heißt: Glückverlust. Ich darf im Leben kein Glück haben, ich bin des Glücks verlustig gegangen.» Da erinnerte ich mich, daß er mir einmal in einer Phase der Niedergeschlagenheit gesagt hatte: «Mir geht es nur gut, wenn es mir schlecht geht.» Nach diesem unbewußten Motto schien er zu handeln, deshalb hatten ihm die bisherigen Analysen auch «kein Glück» bringen dürfen. Ich fragte ihn: «Warum, glauben Sie, wählen Sie gerade den Mißerfolg, die Glücklosigkeit als Strafmittel?» Da stieß er einen so schweren Seufzer aus, daß ich erschrokken zu ihm hinschaute. Schließlich sagte er: «Ich gebe dem Bruder recht. Er nannte mich ‹Hilfsarbeiter›, das ist einer, der nicht einmal im Beruf Erfolg hat. Ich darf mich nicht über den Bruder hinausschwingen.» Nach einer Weile: «Die *Katzen*, die blöden Katzen! Der überfahrene Hund... Hund = Katze. Als ich die 2 Katzen erschoß, habe ich jeden Bonus verloren. Und damit tötete ich ja unbewußt den Bruder.» Da war nun eine richtige Tragik zum Vorschein gekommen. Unbewußt hatte sich der Patient vorgenommen, nie mehr glücklich sein zu dürfen im Leben, unbewußt hatte er sich eine Strafe ausgesucht, die in der Konsequenz schrecklich war.

Ich exponierte nochmals: «4. Bonusverlust.» Er sagte, das töne so wie: «Letzte Chance verpaßt, alles verpaßt, keine Gnade mehr erwarten». Nach einer Weile: «Sie hatten immer Recht, als Sie mir die Macht des Gewissens schilderten, wenn so etwas in den Träumen vorkam. Die ganze Zeit hatten Sie recht.»

Ich exponierte: «4.» Er sagte: «4.? Erstens, zweitens, drittens, viertens. War ich vier, als die Mutter so um den Bruder bangte, daß sie vors Kreuz in der Stube kniete und sagte: ‹Herrgott, gib mir den Buben wieder zurück!›? Und ich dachte, wenn der nur nie mehr nach Hause kommt. – 4.? 4. Gebot: ‹Du sollst Vater und Mutter ehren, damit es dir gut geht.› Mir geht es nicht gut. Bonusverlust.» Daß er das 4. Gebot assoziiert hatte, schien mir wichtig, weil ja darin das eigene Wohlergehen mit dem Ehren von Vater und Mutter in Zusammenhang gebracht wird. Da mußte man suchen. Ich sagte ihm davon noch nichts, denn er hatte bereits einen schweren Brocken zu verdauen bekommen.

Wir gingen weiter zum Satz: «Später sehe ich eine Hauptstraße – Elternhaus –, die aber gezeichnet ist wie eine Fahrspur in einem Bahnhof.» Er glaubte, daß der Vorfall mit den Katzen wie aber auch das Erlebnis mit dem Mädchen, dem er beim Urinieren zusah, tiefe Spuren («Fahrspur») hinterlassen hätten, aus denen er nie herausgekommen sei, wie ein Zug nicht aus der Schiene («Bahnhof»). Die Geschichte mit den Katzen wolle «herein» ins Bewußtsein. Dazu sagte ich ihm: «Im nächsten Satz heißt es aber, daß Sie den Hund nicht hereinlassen wollen. Demnach wollen Sie etwas im Zusammenhang mit der Katzenerschießung nicht ins Bewußtsein lassen.» Er antwortete: «Ich weiß auch nicht wieso, aber gerade jetzt hatte ich das Gefühl: etwas ist da noch mit den Katzen.» Er suchte, aber er fand nichts mehr, so daß ich ihm den Satz mit dem Löwen exponierte. Seine Assoziationen: «Löwe, riesig, Mutter, lange Mähne, lange Haare der Mutter; Vater hatte kurzgeschnittene Haare. Gewissen. Es wollte nicht, daß diese Geschichte ins Bewußtsein gelassen werde. Büßen, Bonusverlust!»

Zum nächsten Traumteil mit der Knabenhose aus schwarzem Stoff, gestreift, fiel ihm spontan ein: «Sträflingskleider. Der Knabe, der den Bruder nicht mochte, muß ins Gefängnis kommen. Fahrlässige Tötung! Der Panikanfall, dort im Gefängnis.» Ich entgegnete: «Ja, dort im Gefängnis haben Sie beschlossen, daß der Knabe, der den Bruder – in der Katze – ‹totschoß›, ins Gefängnis gehöre. Und das hätten Sie ja beinahe gemacht mit dem Eintritt in die ‹Waldau› (= Psychiatrische Universitätsklinik).» Dazu schwieg er. Ich fuhr weiter mit dem Satz: «Eine Frau, ebenfalls in schwarzer Trauerkleidung, ist dort.» Er hatte folgende Einfälle: «Die Frau ist die tote Mutter; als sie starb, trugen alle Trauerkleider. – Aber warum frage ich sie nach dem Modell für Erwachsene?» Ich antwortete: «Das ist nicht schwer zu sagen: Die Schuld, die Sie sich bezüglich des Bruders als Kind – das ist die Knabenhose – aufgeladen haben, diente Ihnen als Erwachsener als Modell. Nach diesem unbewußten Modell haben Sie sich bestrafen wollen.» Da machte er die bemerkenswerte Feststellung: «Die Kindergartenschwester hat mich ja schon in den Keller gesperrt; das ist mein Ur-Modell geworden. Dort im Gefängnis, das war dann nur noch die Bestätigung.» Meine Antwort war: «Aha! Da geht's hinaus. Aber dann ist das ‹Mißverständnis› im Traum klar: Diese Einsperrung in den Keller durch die Kindergärtnerin haben Sie mißverstanden; Sie meinten danach, sich für alles und jedes einsperren zu müssen. Und das ist falsch.» Er sagte: «Darum dann die vielen Sträflingskleider an Stangen. Für alles habe ich mich dann so bestrafen wollen wie die Kindergartenschwester.» Ich machte die Bemerkung: «Da sieht man, wie das infantile Gewissen (Über-Ich) schrecklich ist.»

Daß die Kindergartengeschichte mit dem Eingesperrtwerden ihm als Modell für die Bestrafungsvorstellung gedient hatte, war für mich – wie für ihn – eine richtige Überraschung. Das also waren die «Fahrspuren», die der Traum meinte: das Erlebnis im Kindergarten hatte auf ihn einen tiefen Eindruck gemacht.

29. Sitzung

Der Patient wollte heute sofort auf einen Traum eingehen.

Traum 186

Ich bin – mit meiner Familie? – in einem Raum zusammen mit einer Gruppe von kuriosen Leuten, die auch an Verblödung zu leiden scheinen. Ich will mich von ihnen lösen, aber das geht nur mühsam, da sie so anhänglich-klebrig sind. Sie wollen mich fast nicht loslassen. Schließlich gelingt es mir aber doch.

Dann bin ich am Wohlensee, Bootshafen. Ich bin im See und möchte hinaus. Im Bootshafen ist eine Schmutzschicht, die auf der Oberfläche schwimmt und sich ausbreitet. Eine Art Meßboot mit Antenne mißt dauernd die Verschmutzung. Die Daten werden per Funk an irgendein Kommando weitergeleitet, vielleicht damit man das reinige. Ich sehe auch das Wasser steigen und über die Ufer treten.

Dann bin ich mit meinem Sohn in einer nächtlichen Stadt. Es ist Weihnachten. Ich gehe mit dem Kind nach Hause. Auf dem Weg überfällt mich ein Gefühl starker Trauer. Ich möchte weinen und muß das Weinen verbeißen.

Schließlich bin ich in einem Raum, in dem man von oben nach unten ging. Unten ist ein eher kahler Wohnraum. Es hat einen Kachelofen mit Ofentüre. Ein Tisch und Stühle sind auch da. Auf dem Weg nach unten finde ich eine kleine Jungkatze. Ich hebe sie auf. Zuerst will ich schauen, ob sie männlich ist, getraue mich aber nicht – oder kann nicht – hinschauen. Dann schaue ich aber doch nach, denn ich stelle die Frage, ob sie schon kastriert sei. Als ich schaue, stelle ich fest, daß es eine unkastrierte Katze ist, die aber Hoden und Glied hat wie ein Kleinkind. Auf der Treppe kommen Leute mit einem Dackelhund daher. Dieser hat die Katze gerochen. Evtl. will er sie angreifen und zerbeißen. Ich bekomme Angst. Ich gehe mit der Katze, die ich vor dem Hund verberge, hinunter. Zu den Leuten sage ich: «Nehmt doch den Hund weg.» Unten ist Vater am Tisch. Ich habe enorm Mühe mit der Katze, kann sie fast nicht festhalten; immer versucht sie zu entwischen. Tee kocht. Ein Eisenblech, das ich anfasse, ist heiß. Ich glaube, ich wußte nicht, wohin mit der Katze.

Sodann sehe ich, immer noch unten, einen langen Güterzug vorbeirollen. Die

Güterwagen sind alle offen. Drinnen sind vermutlich lauter Frauen. Es sei eine Revolte ausgebrochen, höre ich. Die Frauen im Zug sind alle lungenkrank. Ich sehe die leidenden Gestalten – eine Vielzahl – in den Wagen vorbeifahren. Es ist ein Zug des Elends. Es hat evtl. auch eine Tote darunter. Ich wundere mich, daß man die kranken Frauen wie Vieh im Güterwagen transportiert, denke dann aber, das habe man evtl. gemacht wegen der Ansteckungsgefahr.

Wir konnten diesen langen Traum nicht Satz für Satz analysieren. Wir behalfen uns so, daß wir ihn gesamthaft und abschnittweise analysierten.

Der erste Abschnitt stellte sich uns in der Übersetzung so dar, daß der Patient seine Eltern und den Bruder als eine Gruppe kurioser Leute empfand, die aus Dummheit (= Verblödung) ihm soviel Schaden zugefügt hatte. Aber diese Erlebnisse «klebten» richtiggehend an ihm, er war auf sie «fixiert», und er konnte sich, weil er viele Szenen «ad hoc» aufgenommen und in der Seele festzementiert hatte, fast nicht davon lösen. Vieles hatte ihn so immens beschäftigt, daß ihn die Erlebnisse fast nicht mehr losließen.

Der zweite Teil berichtete von einem solchen Erlebnis, dessen Tragweite groß gewesen war und das sich auch bildlich ausgebreitet hatte: die Drohung der Mutter, in den Wohlensee zu springen mitsamt den Kindern.

Ebenso war es mit dem nächsten Abschnitt: die Einfälle zeigten deutlich, daß in dem Alter, in welchem der Sohn im Traum ist, er selber gewesen war damals, als die Mutter sich in die Küche einschloß mit der Drohung, sich zu vergasen. Damals hatte er eigentlich schon die Mutter verloren; sie war für ihn gestorben, aber er konnte nicht weinen. Er konnte auch nicht um die Mutter trauern, als sie dann wirklich starb. Diese nie ausgelebte Trauer sollte uns dann später noch, als er in der Krisis war, in der Analyse begegnen – auf eine bisher nie erlebte Weise.

Der nächste Traumteil ging auf die Onaniegeschichte mit dem Kachelofen ein, ferner auf die Katzenkastration, als ja, wie schon erwähnt, der Vater dem Bruder sagte: «Soll man dich auch kastrieren?» Darum war die Katze im Traum schließlich eine mit den Genitalien eines Kindes. Als die Mutter ihn auf die Onanie ansprach, hat sie ihm gegenüber mit den Worten: «mach es nur nicht so wie der Bruder» genauso kastrierend gewirkt.

Er mußte eben immer nachschauen, sich vergewissern, ob er nicht doch kastriert worden sei.

Schließlich die Sache mit dem Dackel, der die Katze zerbeißen will: Da erinnerte der Patient die Szene, als er den nackten Vater gesehen hatte, der bei der Mutter war. Der Traum sagte, daß er damals verhindern wollte, daß der Vater (= Dackel, weil der Vater klein von Statur war) zur Mutter gehen konnte. Das aber war ein heißes Eisen, das der Patient fast nicht anzufassen wagte.

Daß der letzte Traumabschnitt (Güterzug) etwas mit der Mutter zu tun haben mußte, verstand der Patient. Um so mehr, als darin ja eine Tote vorkommt: die Mutter. Aber dann versagten die Assoziationen. Er verstand weder, was der Traum mit der ausgebrochenen Revolte meinte, noch was der Zug mit lungenkranken Frauen bedeutete. Es war aber gesamthaft gesehen ein Traum, der Abschnitt für Abschnitt die Tragik seiner Kindheit aufrollte; ein Traum auch, der zeigte, daß *alle* Erlebnisse so gravierend gewesen waren, daß er wegen der starken Affekte mit den traumatisierenden Erlebnissen verschmolz, so daß er sich fast nicht davon lösen konnte.

Der Patient wußte bereits sehr viel, und man hätte meinen können, daß dieses Wissen die Loslösung von der Vergangenheit erlaubt hätte. Dem war aber nicht so. Wissen allein genügt in einer Analyse nicht. Die wichtige Arbeit besteht in der ständigen Auseinandersetzung mit dieser Vergangenheit, im Erleiden (Wiederholen) der Vergangenheit. Hier kam ein Gewissen (Über-Ich) hinzu, das derart grausame Züge trug, daß es sich dem Fortschritt in der Behandlung widersetzte und ihm den «Bonus» des analytischen Erfolges nicht gönnte.

Dennoch bestand große, berechtigte Hoffnung, da dieser Patient alle Voraussetzungen mitbrachte, die es von seiten des Analysanden braucht, um zum Erfolg zu kommen. Er war offen, er war mutig, und er war vor allem bereit, die Arbeit der Auseinandersetzung mit sich selber zu leisten. Ich erlebte ihn die ganze Zeit über – trotz massiver Widerstände, die auch ihm nicht erspart blieben – als einen analytischen «Schwerarbeiter», der die Anstrengung nicht scheute. Sie ist der Garant dafür, daß die zum Erfolg gekommene Analyse nicht später durch einen neurotischen Rückfall zunichte gemacht wird. Sicher gibt es Analysen, die eindeutig scheiterten, weil der Analytiker versagte; es gibt aber auch solche, die scheiterten, weil der Patient den Teil der Arbeit nicht zu leisten vermochte, den nur er leisten kann: die Auseinandersetzung mit sich selber.

30. Sitzung

Zu dieser Sitzung brachte der Patient folgenden Traum:

Traum 190

Papst Pius, der Heilige Vater, zelebriert eine Messe (?). Er trägt aber eine rote Zipfelmütze mit «Zottel», dann eine ebensolche, aber grau-schwarz gestreift. Dann wird ihm ein Überhang umgelegt. Schließlich sind wir auf einer Art Empore. Meine Mutter ist da. (Oder meine Frau?) Ich gebe dem Papst die Hand. Es ist Weihnachten. Meine Mutter sagt: «Ihm – dem Hl. Vater – gebe ich die Hand, wenn's persönlich ist, aber gegen die Kirche habe ich etwas.»

Vorher war noch folgende Szene: Mit den vier Mädchen der Familie X versuche ich etwa dreimal vor dem grausamen Vater zu fliehen. Beim letzten Versuch gelingt die Flucht. Aber da haben wir Schwierigkeiten beim türkischen Zoll. Dort glauben sie nicht, daß wir Schweizer sind, sondern meinen, wir seien Ausländer, Gastarbeiter. Dann eine Zeremonie (?), vielleicht eben an diesem Zoll. Ich weiß nicht, ob wir wegen dieser Verzögerung dem Vater der Familie X entkommen können.

Schließlich bin ich in der Firma X. Die Arbeit ist fertig; wir machen Rapport. X.Y. hat schon die Liste – 3 Blätter – zusammengestellt; es muß nur noch zusammengezählt werden. Ich soll noch etwas hinzufügen für einen gewissen «Hefti», mit Zahlen für Material von 5, 10 usw.

Eine Szene bei einer Chilbi (= Kirchweih), evtl. in der Gegend des Elternhauses. Ein Katzentiger läuft herum, der die Hunde zerbeißt. Dann wieder zerbeißen die Hunde Katzen. Ich habe Angst. In einem Haus – Elternhaus X-Straße – erscheinen die zwei Kinder der Frau X. Etwas ist mit Sägeblättern. Frau X telefoniert und sagt, daß sie in die Analyse kommen möchte. Und zwar die nächsten paar Male. Das gehe nicht, sage ich, weil ich ja bei Ihnen sei. Wir müssen um eine Woche verschieben.

Der Patient sagte zum Initialsatz des Traumes, daß er glaube, dieser Traum hier sei die Folge der letzten Sitzung. Er vermute, daß ich der

Papst sei, der die Analyse «zelebriere». Da sei zwar von einer «Messe» die Rede, und er habe sich gefragt, ob er sich in der Analyse mit mir messen wolle. Das stimme vermutlich schon. Dann machte er einen Assoziationssprung, indem er unvermittelt sagte: «Die Eltern können einem sehr gefährlich werden. Meine unglaubliche Angst vor Mord und Selbstmord, das war die (unbewußte) Wiederholung der Szene mit der Mutter in der Bank. Das ist mir doch sehr gefährlich geworden. – Ist der Papst die Mutter? – Ich habe den Eindruck, die Analyse gehe zu Ende (!). In diesem Traum kommt ja so etwas wie ein Abschluß vor; es heißt, die Arbeit sei zu Ende, fertig. Ankündigung des Analysenendes? Die Symptome ... wahnsinnige, wenn ich zurückdenke ... die kann man auf die Mutter zurückführen. Nie hätte ich geahnt, daß die Bankgeschichte in mir wie eine Zeitbombe tickte ... Die platzte, als die Mutter gestorben war. Und daß ... die schweren Angstzustände (Pavor nocturnus) dort als Kind ... daß ich mich da vor der eigenen Mutter gefürchtet habe, weil sie drohte, uns Kinder und sich selber zu ersäufen. – Ich habe immer gewußt: das mußt du herausbekommen, was das verursacht hat ... man sagt ja, ich sei fast zugrundegegangen ... ja, das wäre ich ja vor ein paar Monaten auch beinahe ... also das mußte ich wissen, was das bewirkt hat. Daß die Mutter dahintersteckte, das hätte ich allerdings nie gedacht.»

Ich fuhr weiter mit dem Satz: «Er trägt aber eine rote Zipfelmütze mit ‹Zottel›.» Dazu fiel ihm ein, daß er mit 1½ Jahren eine solche Mütze gehabt habe – es gebe ein Foto davon –, und das sei doch die Zeit gewesen, als das in der Bank passiert sei. Ich exponierte den Satzteil: «Dann eine ebensolche, aber grau-schwarz gestreift.» Dazu sagte er, das habe etwas mit Bettdecke zu tun; gestreifte Bettdecke. Zu «Bettdecke» kam ihm «Bettszene» in den Sinn, und zu «Bettszene» jene Geschichte in X, als er den nackten Vater zu Gesicht bekam. Der Satz: «Schließlich sind wir auf einer Art Empore», veranlaßte ihn u.a. zum Einfall: «... Empore, dazu ist mir empören eingefallen. Wenn's in X ist, wo ich den Vater gesehen habe, das war ja auch oben; man sagte diesem Raum einen bestimmten Namen.» Ich fuhr weiter mit dem Satz: «Die Mutter ist auch da.» Er assoziierte: «Der ‹Heilige Vater› – der verhaßte Vater ist mir gerade eingefallen – und die Mutter. Die auch da ... Zipfelmütze ... Zipfel, kleiner Zipfel ... Penis, Zottel ... der hängt an der Mütze, ‹bambelt› (baumelt) ... das ...

Hoden.» Da sagte ich ihm: «Wenn Sie das so sehen, müßte man den Traum folgendermaßen übersetzen: In X, oben, ‹zelebrierten› Vater und Mutter den Koitus. Vater hatte einen roten Penis mit Hoden, das sah ich, weil die Bettdecke weggestreift war. Das aber hat mich sehr empört.» Er antwortete: «Da habe ich keine solche Erinnerung. Ich erinnere den nackten Vater – da war die Bettdecke allerdings auch weggestreift, aber an einen Geschlechtsverkehr kann ich mich nicht erinnern. Könnte ja sein. Das hätte mich schon empört, glaube ich. – Wieso erinnere ich aber das eine und das andere nicht? Ist doch auch kurios.» Ich antwortete nicht darauf, sondern legte ihm den nächsten Satz vor: «Ich gebe dem Papst die Hand.» «Papst, Papa, Hand geben, versöhnen, sich die Hand geben, einig sein, gleicher Meinung. Über wen?», kam von ihm zurück. Ich exponierte: «Es ist Weihnachten», und er sagte, das sei das Fest der Versöhnung. Aber Nacht komme da auch vor. Dann wörtlich folgendes: «Das Lied: ‹Stille Nacht, heilige Nacht› … Der Vater schläft … mit wem? … und ich erwacht.» So war es gewesen, als er erwachte und dann den nackten Vater sah, der die Bettdecke weggestreift hatte. Ich kam mit dem nächsten Satz: «Meine Mutter sagt: ‹Ihm – dem Hl. Vater – gebe ich die Hand, wenn's persönlich ist, aber gegen die Kirche habe ich etwas.›» Er sagte dazu: «Kurios. Hand geben, versöhnen wieder. Mutter sagt das. Das wäre ja völlig überflüssig. Was ist die Kirche? Unversöhnlich da. Kann man sagen. Hm!» Da sagte ich ihm: «Mit dem Vater könnten Sie sich noch versöhnen, aber nicht mit der Kirche, der Mutter, weil sie sich mit dem Vater eingelassen hat. Das empörte Sie so.» Da fauchte er mich an: «Nein, nein, niemals! Das kann nicht stimmen! Umgekehrt. Mit dem Vater kann ich mich nicht versöhnen, den haßte ich ja. Sagen Sie so einen Blödsinn nie wieder, verstehen Sie!»

Diese unangemessene Reaktion machte mich stutzig, denn wenn die Traumübersetzung, die ich ihm gegeben hatte, nicht stimmte, wäre diese Aufregung doch gar nicht nötig gewesen. Ich vermutete, daß er sich wirklich über die Mutter mehr empört hatte als über den Vater, daß er aber diese Kränkung nicht zugeben konnte. Deshalb ging ich ohne jeden Kommentar zum nächsten Traumabschnitt über.

Die Familie mit den vier Mädchen war ihm bekannt, weil sie in der Nähe wohnte und weil man wußte, daß dort der Vater sehr brutal mit den

Kindern umging. Die Parallele zur Familie der Eltern, wo der Vater brutal mit der Mutter umging, war offenkundig. Als ich ihm den Satzteil exponiert hatte: «... versuche ich etwa dreimal vor dem grausamen Vater zu fliehen», sagte er, nicht ohne Schadenfreude: «Da sehen Sie, ich muß die Mutter vor dem Vater retten. Das ist doch klar, daß ich über den *Vater* empört war, nicht über die Mutter. Und dreimal? Die Bank, das mit dem Gas, da haßte ich ihn besonders, und? vielleicht damals, als er mit der Mutter im Bett lag, da wollte ich sie vor ihm schützen.» Ich exponierte: «Beim letzten Versuch gelingt die Flucht.» Er sagte: «Beim letzten Versuch? Selbstmordversuch. Der letzte war der mit dem Gas. Da flüchtete die Mutter vor dem Vater in die Küche. Da gelang die Flucht. Er konnte auch nicht hinein. (Schweigepause.) Jetzt dachte ich gerade: als sie starb, da ist wirklich die Flucht gelungen; das war der letzte Versuch. Da wurde sie ihn los. Jetzt muß ich sie nicht mehr vor ihm schützen – Ich bin betroffen.»

Ich sagte nach einer Weile: «Da wäre noch die Sache mit dem türkischen Zoll, was sagen Sie dazu?» Er erwiderte: «Türkisch, ... tückisch, der tückische Zoll, heimtückisch. Zoll, Zensur. Gewissen. Schwierigkeiten mit dem Gewissen; das stimmt ja.» Ich fuhr weiter: «Sie glauben nicht, daß wir Schweizer sind, sondern meinen, wir seien Ausländer, Gastarbeiter.» Da machte er eine überraschende Aussage: «Jetzt ist mir etwas ganz Merkwürdiges eingefallen. Sie sind doch Ostschweizer, und wir Berner sagen ... nein, ich hörte einmal sagen, die Ostschweizer seien ‹angeschwemmte Schwaben›, eben keine Schweizer. Ausländer. Eigenartig das.» Ich ging wie folgt darauf ein: «So eigenartig ist das gar nicht. Sie sagen im Traum, Kürsteiner ist gar kein Schweizer/Berner, er ist ein Ausländer, und was ein Ausländer sagt, das muß man gar nicht glauben. Das Gewissen (Über-Ich) sagt: ich glaube Kürsteiner, diesem Ausländer, gar nicht, der versteht uns Berner nicht.» Das Gewissen (Über-Ich) machte also Schwierigkeiten, indem es das, was ich dem Patienten sagte, einfach nicht zur Kenntnis nahm, indem es meine Aussagen entwertete.

Ich exponierte: «Dann eine Zeremonie (?), vielleicht eben an diesem Zoll.» Dazu fiel ihm das «Zeremoniell» der analytischen Sitzung ein, mit dem Exponieren der Traumsätze und dem Assoziieren. Es war eben der Beweis dafür, daß das Gewissen (Über-Ich) – «türkischer Zoll» – in der

Analyse Widerstand leistete. Deshalb präzisierte ich den Traum und sagte: «Das heimtückische Gewissen leistet in der Analyse Widerstand.» Seine Antwort war: «Es will nicht, daß ich der Neurose entkomme; die plagt mich so wie der Vater die Mutter. Ich versuchte auch zu entkommen, mit Selbstmord.»

Zum dritten Traumabschnitt meinte er, daß die Firma X, wie schon früher, das Elternhaus darstelle. Der Rapport sei die Analyse hier; er rapportiere das, was in der «Firma» passiert sei. X.Y. war schon früher im Traum 23 erschienen; er war der Mann, der an einem Herzinfarkt verstorben war wie die Mutter. Ich sagte ihm: «Ihre Einfälle zeigen, daß es um die Analyse der Mutter geht. Diese Arbeit ist aber noch *nicht* fertig.» Er erwiderte: «Nicht fertig? Zusammenzählen muß man noch. Ich bin mit Mutter nicht fertig geworden. Noch nicht alles aufgezählt, was da war. Was muß man hinzufügen? Hefti? ... heftig. 5¼jährig, da war die Nacht in X, mit Vater. 10jährig ... Gaszwischenfall. M-hm!» Er kam nicht weiter. Ich dachte für mich, die heftigen Affekte – die Empörung über die Mutter – seien noch nicht in der Analyse erschienen; das mußte man noch «hinzufügen». Ich sagte es ihm aber nicht, denn zu stark war die Abwehr erschienen, als ich ihm heute diese Möglichkeit der Empörung über die Mutter mitgeteilt hatte. Die Reaktion kam dann später und sehr heftig (= «Hefti»).

Im letzten Teil, wo die Angst im Traum erschien, ging es, wie wir assoziativ erfuhren, wieder um ein Gewissensproblem. Den Katzentiger, der herumläuft, sah er als das «brüllende Gewissen» an. Es kamen Erinnerungen zum Vorschein, die mit der Katzenerschießung zu tun hatten; und es waren Tigerkätzchen gewesen! Die Katzentötung hatte im Haus stattgefunden, das der Traum angab. Im Traum zerbissen Katzen Hunde, und Hunde wurden wiederum von Katzen zerbissen. Als ich ihm «zerbissen, beißen» vorlegte, assoziierte er u.a.: «... das machte mir Angst. Beißen. Man sagt, den letzten beißen die Hunde. Ich bin der letzte. Beißen, es beißt mich, ... gebissen, ... geschissen ... Bisse ... Gewissensbisse, aha.» Er wurde wegen der Katzenerschießung von heftigen Gewissensbissen geplagt. Die Frau mit den zwei Kindern erkannte er als die Mutter, die zwei Kinder hatte – den Bruder und ihn. Aber es kamen ihm zu den zwei Kindern auch die «Katzenkinder» – zwei an der Zahl – in den Sinn, die er getötet hatte. Die Sägeblätter spielten eindeutig auf den Vater und die von ihm im Keller aufgehängten Schweinevaginen an, da der Vater diese Vaginen angeblich brauchte, um Sägeblätter einzuschmieren. Jedenfalls wurde uns soviel klar: die *Mutter* – eben die Frau mit den zwei Kindern – sollte in die Analyse kommen, sollte noch gründlicher analysiert werden. Aber schon im Traum zeigte sich Widerstand. Deshalb übersetzte ich ihm die letzten zwei Sätze des Traumes so: «Es heißt – im Traum –, man könne die Frau, alias Ihre Mutter, nicht in die Analyse nehmen, weil Sie da seien. Ich glaube, der Widerstand sagt: Solange ich in der Analyse bin, kommt dieses Problem nicht in die Analyse. Sie schieben das Problem nicht *eine* Woche, sondern *von Woche zu Woche* hinaus. Aber warum eigentlich? Das sollten Sie überprüfen.» Als er das hörte, war er doch betroffen, denn er glaubte von sich – zu Recht übrigens –, daß er sich den Problemen bisher mutig gestellt habe. Aber die heftigen Affekte, um die es ging – und was er noch nicht wußte –, machten ihm Angst. Er schob die Auseinandersetzung von Woche zu Woche hinaus. Mit Schiller hätte man ihm zurufen können: «Durch diese hohle Gasse müssen Sie aber kommen.»

31. Sitzung

Der Patient wollte sofort zum Traum 200 assoziieren:

Traum 200

Vermutlich auf dem Platz vor unserem Haus befinden sich Herr X und noch eine oder zwei Personen. Es geht um schweren Neid. Herr X macht mir schwere Vorwürfe aus barem Neid. Er wirft mir Verschiedenes vor. Alles Dinge, wo ich erfolgreich war. Er mag mir den Erfolg nicht gönnen. Ich entgegne ihm – in bösartiger Weise, um ihn zu treffen –, er sei oder werde geisteskrank und solle einen Psychiater aufsuchen. Daraufhin wirft er mir mein Einkommen vor. Ich wehre mich, indem ich sage, daß ich ja bloß 6 Franken verdiene, während er sicher 120 Franken kassiere. Dabei schaue ich auf das inzwischen weggeräumte Luwasa-Arrangement. Ich sehe viele verdorrte, abgestorbene Pflanzen. Einige sind noch grün.

Danach bin ich mit jemand Unbekanntem in einer Küche. Ein anderer Mann, jünger, ist noch da. Er hat fleißig aufgeräumt, geputzt. Ich sollte nun auch meinen Anteil putzen – es ist nicht mehr viel –, aber ich zögere es irgendwie immer wieder hinaus. Eine Teigschüssel ist u.a. zu putzen. Schließlich scheint es soweit zu sein, daß wir zügeln können.

Dann folgt eine Szene an einem Ort, den ich nicht mehr erinnere. Mein Sohn kommt darin vor; ebenfalls ist etwas mit einem Besuch. Wir ziehen dann auch von dort weg – Elternhaus? – in zwei Autos. Wir fahren – ich im vorderen Auto – einen schmalen Naturweg entlang. Es kommt eine Bodenwelle, die ich mit Tempo 40 befahre. Der Wagen hinter uns nimmt sie mit Tempo 30. Da sagt jemand – evtl. X.Y. –, ich sei ein wenig zu schnell gefahren.

Dann bin ich bei Ihnen in der Analyse. Ich erzähle Ihnen die Geschichte mit dem Neid. Ich sage, daß ich auf Sie auch neidisch gewesen sei. Ich sei auf alles neidisch gewesen. Dann sagen Sie, daß ich in dem Fall auch Sie um den Behandlungserfolg beneidet habe. Dann sage ich noch, daß ich so neidisch gewesen sei, daß ich Symptome produziert habe von solcher Wucht, um Ihr Können zu übertrumpfen. Alles aus Neid.

Als ich den Traum gehört hatte, sagte ich ihm: «Das ist ein Geständnis. Ihnen war das alles aber völlig unbewußt. Unbewußt ist aber auch die Quelle für diesen schweren Neid; die müssen wir nun herausfinden.» Ich ging gleich zum Exponieren des ersten Satzes über. Da begann der Patient, vorerst einmal die Erlebnisse der vergangenen Woche zu schildern (ging also nicht direkt auf den Traum ein). Er habe einen Traum gehabt, der ihn in große innere Erregung versetzt habe. Am anderen Tag sei er schwer depressiv gewesen. Dieser Traum habe so ausgesehen:

Traum 201

Irgend etwas ist mit einer Frau, die eine Maske auszieht, quasi Stück um Stück.

Dann bin ich in einem Raum und sehe, wie ein Mann mit einem Messer drei (?) weißen Schäfchen/Lämmchen den Hals (?) durchschneidet, sie also schlachtet. Ich sehe, wie das Blut die weißen Schäfchen/Lämmchen rot färbt, und kann fast nicht mehr zuschauen. Dann kommt die jüngste Tochter im Nachthemdchen und sieht dasselbe auch. Ich habe Angst, daß das Kind Schaden nehmen könnte, weil es das gesehen hat. Das Kind weint deswegen. Es sagt, es habe drinnen, wo das passierte, erbrechen müssen.

Dann bin ich bei Herrn X. Es kommt eine Frau, auffallend leicht bekleidet, den Rock irgendwie so, wie ich ihn bei meiner Mutter schon gesehen hatte. Ich entdecke, daß sie am Oberschenkel eine häßliche, dunkle Warze (?) hat. Schließlich kommt auch ein Mann, der sich als Herr Achill vorstellt. Ich will ihm die Hand geben, kann aber nicht, weil ich durch den Regenschutz eingeengt bin. Es geht um die Reparatur eines Ofens. Schließlich sage ich, man solle es nicht von Bern aus reparieren, lieber den Schreiner machen lassen.

Dieser Traum, den der Patient *nicht* bearbeiten wollte, obschon er doch eine starke innere Erregung und am Tag darauf eine Depression ausgelöst hatte, war meiner Meinung nach die klassische Schilderung der erlebten und verdrängten Urszene. Glücklicherweise erinnerte ich zwei Sachen, die mir der Patient früher erzählt hatte: erstens, daß die Tochter, die jetzt im Traum erschien, den Patienten und seine Frau einmal während des Koitus überrascht hatte; damals war das Kind im Nachthemd unvermutet ins Elternschlafzimmer gekommen; zweitens hatte mir der Patient berichtet, daß er in X, wo er den Vater nackt sah, am andern Morgen hatte erbrechen müssen. Im Traum sagt die Tochter, daß sie an dem Ort, «wo das passierte» (das Schreckliche, weswegen sie weint), habe *erbrechen* müssen. Der Zusammenhang war für mich offensichtlich. Jetzt verstand ich auch, warum sich der Patient beim Traum 190 so erbittert über mich gezeigt hatte, als ich ihm sagte, er sei über die Mutter empört gewesen. Diese Mutter sollte – so der Initialsatz zum Traum 201 – demaskiert, entlarvt werden. Ich hütete mich aber – wegen seiner heftigen Reaktion vom letzten Mal –, ihm meine Überlegungen bekanntzugeben. Mir war jetzt klar, woher er den schweren Neid hatte, den er im Traum 200 preisgab. Er stammte aus der Quelle des verdrängten Ödipuskomplexes und war mit der Szene in X, wo er morgens hatte erbrechen müssen, verbunden. Der Patient hatte ganz offensichtlich die Schwere seines verdrängten Ödipuskomplexes nicht begriffen.

Der Patient war also schwer neidisch und eifersüchtig auf seinen mit der Mutter schlafenden Vater gewesen, und diesen schweren, verdrängten Neid – mitsamt dem ganzen Haß auch – hatte er auf die früheren Analytiker und auch auf mich übertragen. Das Wichtigste für ihn war, diese alle nicht zum Erfolg kommen zu lassen. (Neid auf den Erfolg des Vaters bei der Mutter.)

Zum Traum 200 assoziierte der Patient den Bruder, nicht den Vater. Auf den sei er schwer neidisch gewesen, weil er eine Berufslehre habe absolvieren können, während er Hilfsarbeiter geblieben sei. Diesem Bruder möge er den Erfolg nicht gönnen, und diesen Erfolgsneid übertrage er auch auf mich. Aus diesem Erfolgsneid heraus habe er – laut Traum und in der Realität – in unbewußt böswilliger Absicht das Symptom der Geisteskrankheit produziert. Er habe ja ein ganzes Wochenende lang gegen das Verrücktwerden kämpfen müssen (in der Psychoseangst). Darum heiße es im Traum: «... in bösartiger Weise, um ihn zu treffen – (sage ich), er sei oder werde *geisteskrank* und solle einen Psychiater aufsuchen.» Das heiße doch im Klartext: «Aus Neid gegenüber dem erfolgreichen Bruder habe ich in bösartiger Absicht die Symptome der Geisteskrankheit produziert, um zum Psychiater in die Klinik gehen zu können – und Sie lächerlich zu machen.» Ich entgegnete ihm: «Und gleichzeitig wollten Sie sich für diese ‹Tat› bestrafen, darum auch die heftigen Gewissensbisse.» Interessant war, daß er diesmal den Vater, dem der tiefe Haß galt, gar nicht erwähnte, obschon er ihn früher, als ich ihm das Wort «Psychiater» mehrfach exponierte, auch genannt hatte. Wie neidisch er auch auf mich war – es war wichtig, es ihm zu sagen –, zeigte die Traumpassage mit dem Verdienst. Er neidete mir – und den Psychiatern – den Verdienst; er wollte im Traum sagen, er verdiene wenig oder nichts und ich viel zuviel. 120 Franken war nämlich, seiner Meinung nach, der Verdienst, den ich für 1½ Std. Sitzung als Lohn bekomme. Er hatte also schon ausgerechnet, welchen Lohn ich von der Stadt Bern für meine Tätigkeit bekommen könnte.

Das Luwasa-Arrangement im Traum (Pflanzen, die ohne Erdreich in flüssiger Nährstofflösung gezogen werden) schilderte der Patient richtigerweise als das Arrangement mit der Neurose. Luwasa sei «eine künstliche Angelegenheit», meinte der Patient, was er mit «krank» gleichsetzte, dem Natürlichen entrissen. Da waren tatsächlich einige Zweige der Neurose verdorrt, aber andere – wie die Triebe, die der Neid hervorbrachte – «grünten» eben noch weiter.

Nun kamen wir zum zweiten Abschnitt des Traumes 200. Der Satz, in dem die Küche vorkommt, führte ihn assoziativ zu den vielen Erlebnissen, die sich in der Küche des Elternhauses abgespielt hatten: die Katzen, die er dort erschoß, die Katzen, die dort kastriert wurden, die Mutter, die sich in die Küche einsperrte und mit Vergasen drohte, wie auch die Mitteilung des Vaters an den Bruder, man werde ihn in ein Heim stecken. Doch dann nahmen die Assoziationen einen anderen Verlauf. Nach kurzem Schweigen sagte er: «Jetzt ein ganz anderer Gedankengang. Ich sah mich eben in X, dort die Nacht mit dem Vater; die Mutter, die auch im Bett lag. Am andern Morgen das Erbrechen. (Schweigen.) Das ist der verdrängte Ödipuskomplex!» Diese Begriffe kannte er aus den früheren Analysen; sie hatten ihm freilich nicht weitergeholfen. Da erwiderte ich: «Wenn uns im Traum der verdrängte Ödipuskomplex begegnet, müssen wir den Traumsatz: ‹Ich sollte nun auch meinen Anteil putzen ... aber ich zögere es hinaus› so verstehen, daß Sie den Ödipuskomplex aufarbeiten sollten, aber es bisher immer hinausgezögert haben.» Er antwortete: «Es geht um den Ödipuskomplex. Eindeutig. Mutter und Vater im Bett. Neid, Eifersucht, furchtbar. Früh. – Die Nacht dort, mit Vater.» Dann erwähnte er, daß ihn das damals ziemlich erschüttert haben müsse, aber er habe keine Erinnerung an Neid und Eifersucht auf den Vater. (Von den empörten Gefühlen, die noch wichtiger waren, sprach er erst gar nicht.) Ich entgegnete: «Sie haben keine Erinnerungen. Das entspricht dem Traum, in dem es heißt: ‹Dann folgt eine Szene an einem Ort, den ich nicht mehr erinnere.› Jetzt wissen wir die Szene und den Ort: es war in X, jene Nacht, als Sie den nackten Vater sahen. Was Sie nicht erinnern, ist der Neid und die Eifersucht auf den Vater. Beides agierten, reproduzierten Sie; Sie demonstrierten, was Sie für Gefühle auf den Vater hatten, aber Sie erinnerten sie nicht. Als Sie glaubten, psychotisch zu werden – das ist der Hinweis ‹geisteskrank werden› im Traum –, wußten Sie nicht, daß der ganze, verdrängte ödipale Neid, die Eifersucht und der Haß auf den Vater agiert wurden.» Dazu meinte er: «So wie ich es *wieder* (!) erlebt habe, muß das grauenhaft gewesen sein, die Wut ... und ... auf den Vater. – Jetzt kommt mir der Traum (63) in den Sinn, in dem – die jüngste Tochter, glaube ich – einen Kinderwagen stößt und wie ich erstaunt bin, welche Kraft die hatte.» Ich antwortete: «Ja, da kann man schon staunen über die infantile Macht des Ödipuskomplexes.»

Zum Begriff der Teigschüssel, die laut Traum zu putzen war, assoziierte er Traum 154 mit den «Ernst Teigwaren». Dort war als Lösung ja gefunden worden, der «teige» (= müde, schläfrige) Vater habe sich ins Bett der Mutter geschmuggelt. Die Teigschüssel – so der Patient – «stellt die Mutter dar, der der Vater ‹beischlafen› kam». Ich sagte dazu: «Eher würde ich – wenn Sie's so sehen – die Teigschüssel als die Vagina der Mutter ansehen; dort hat der Vater den Beischlaf vollzogen. Und eben diese Geschichte muß analysiert werden.» Das nahm er ohne Widerspruch auf, denn bezüglich der Annahme des Hasses auf den Vater war er mit mir einig, nicht aber bezüglich der Annahme, daß er auch auf die Mutter einen schweren Zorn hatte.

Das Umziehen («Zügeln») im Traum wie auch die Szene mit dem Besuch verstanden wir als die Darstellung der Ortsveränderung: die Nacht mit dem nackten Vater war nicht im Elternhaus passiert; man war zu Besuch gewesen, hatte quasi in den Augen des Kindes «gezügelt», war umgezogen. Der Traum 200 wollte meiner Meinung nach deutlich machen, daß die im darauffolgenden Traum vorkommende Urszene wirklich dort in X und nicht im Elternhaus geschehen war. (Die jüngste Tochter im Traum 201, die real seinen eigenen Koitus beobachtet hatte und dann im

Traum sagt, daß sie dort, «wo das passierte», habe erbrechen müssen, ließ überhaupt keinen Zweifel darüber aufkommen, daß der Ort, wo ein Koitus stattfand, *nur* X gewesen sein konnte, wo der Patient als Kind hatte erbrechen müssen. Deutlicher konnte man es nicht sagen.) Dies war bedeutsam auch aus dem Grunde, weil man sonst evtl. den Pavor nocturnus auf die beobachtete Urszene hätte zurückführen können. Der Pavor nocturnus war aber im Alter von ca. 1½- bis höchstens 2jährig erfolgt – im Alter nämlich der schockierenden Szene in der Bank; die analytisch nun erschlossene Beobachtung des elterlichen Koitus *mußte* in X stattgefunden haben, als der Knabe 5¼ Jahre zählte.

Die Szene mit den zwei Autos im Traum und dem Naturweg brachte interessante Einfälle: «... 2 Autos sind da. Naturweg. Dazu fällt mir der Weg in den Friedhof zum Grab der Mutter ein. 30? 30jährig? Was war da? – Da war ich von zu Hause weg. Aha, als ich 30 war, ungefähr, begann die 1. Analyse bei Dr. A. Dann ... können zwei Autos ... müssen das die zwei Analysen sein. Mit 40 war ich auch bei Dr. B fertig. Und dann kam die Bodenwelle: der Tod der Mutter. Die liegt ja unter dem Boden, Grabhügel ist so eine ‹Bodenwelle›, ist ja erhöht, wenn man frisch beerdigt.» Ich sagte ihm: «Der Traum will Ihnen sagen, Sie hätten den Ödipuskomplex schon in der 1. Analyse, mit 30 Jahren, bearbeiten sollen, nicht erst jetzt, nach 40.» Er war verblüfft und meinte: «Ich wundere mich selber, daß ich so lange brauchte, um das zu begreifen.»

Wir konnten den letzten Traumteil aus Zeitgründen leider nicht mehr bearbeiten. Man hätte aber formulieren können: Weil er den Ödipuskomplex – die ganze Familie überhaupt – nicht in den früheren zwei Analysen bearbeitet hatte, darum war er jetzt bei mir, in der 3. Analyse, gelandet. Neid und Eifersucht brachten ihn, gezwungen durch die schrecklichen Symptome seiner Neurose, zu mir. Hier endlich legte er das «Geständnis» seiner Krankheit ab. Der schwere ödipale Neid hatte nicht nur den Erfolg bei den Vorgängern verhindert, sondern ihm auch beängstigende Symptome verursacht, wie z.B. die Furcht, psychotisch zu werden. Dies geschah – in der Übertragung – «alles aus Neid». Daß mit dem Ödipus auch Schuld verbunden ist – schwere Bestrafung für die «Vatertötung» –, war leicht zu verstehen. Nur durfte man nicht den Fehler machen, bei dieser schwer frustrierenden Kindheit *nur* den verdrängten Ödipuskomplex als «den Kern der Neurose» anzusehen. Eine Mutter, die zweimal mit Selbstmord droht, ist – besonders wenn das Kind ödipal an sie gebunden ist – eine so gefährliche Figur, daß man einen großen Fehler machen würde, wenn man dies nicht beachtete.

32. Sitzung

Diese Stunde eröffnete der Patient mit der Bemerkung, daß er noch lange über die letzte Sitzung nachgedacht habe. Ihm sei eingefallen, daß der Ödipusneid und Ödipushaß vom Vater auf den Bruder übergegangen sei (Übertragung), und von dort auf alle, die Konkurrenten hätten sein können (Generalisierung). Darum sei der Neid, der Haß, sofort auch auf mich übergesprungen (Übertragung), kaum sei er bei mir in Behandlung gewesen. Ich hätte schon recht gehabt mit der Bemerkung, er meine den Reiter und schlage das Pferd. Beim Nachdenken sei ihm plötzlich eingefallen: «Minderwertigkeitskomplex». (S. Freud: Der Minderwertigkeitskomplex ist die narzißtische Narbe des Ödipuskomplexes.) Man müsse also auch den Minderwertigkeitskomplex gründlich analysieren. Dann zählte er wieder auf, was ihn alles minderwertig gemacht habe: « ... daß die Mutter sich einschloß, mich nicht einließ; der Bruder, der mir Hilfsarbeiter sagte; der Vater, der trank; die Fürsorge; daß man sich schämen mußte, wenn man mit Gutscheinen Lebensmittel einkaufen ging; die Fürsorgerin, die die Mutter so verächtlich behandelt und damit mich ‹zerstört› hat; der Vater, der im Bett mit der Mutter schlafen konnte, und der Bruder, der den größeren Penis besaß ... » Auch erwähnte er wieder die Geschichte mit dem Mädchen, dem er beim Pissen zuschaute, weil er die Vagina sehen wollte. Da sei er sich so elend schlecht vorgekommen, daß er sich böse Schuldgefühle aufgeladen habe. Ich sagte ihm: «Sie haben recht, man kann nicht über den Ödipuskomplex sprechen, ohne über Schuld und Minderwertigkeit zu sprechen.»

Er wollte hierauf folgenden Traum analysieren:

Traum 205

Ich liege auf dem Kanapee und habe eine Wolldecke über mich gezogen, die nach dem Durchfall der Mutter riecht. Die Eltern sind anwesend. Mein Vater (?) sagt, daß es gut gewesen sei, daß man nachgeschaut habe, als der Großvater gestorben sei. Er meint, damit man sehe, was er hinterlassen habe. Dann sehe ich die Mutter in unserem (?) Badezimmer; sie trägt nur ein dünnes Kleid, das vorne mit Durchfallkot beschmutzt ist. Ich habe Erbarmen mit ihr und denke, daß ich ihr ein neues kaufen werde. Die Mutter sagt, daß sie nie oder nicht mehr mit dem Sessellift nach X fahren werde. Dann verwandelt sie sich in meine Schwiegermutter. Diese sagt mir, sie habe mir doch Geld gegeben. Sie scheint Schuldgefühle zu haben.

Ein Pfarrer berichtet von Terroristen, die sich umgebracht haben. Diese hätten die Pistole, mit der sie sich umbrachten, in einem Geburtstagskuchen, der viele Kerzen hatte, eingeschmuggelt. Es werden Fragen gestellt. Ich will fragen, ob sie sich nun selber erschossen hätten oder ob sie erschossen worden seien, also umgebracht wurden. Ich komme nicht dazu, weil jemand anderes eine andere Frage stellt.

Dann steht Herr X vor mir. Hinter mir ist meine Frau. Herr X berichtet von einer Autofahrt. Dort begegnete ihm eine Frau in Trauerkleidern. Sie habe aber gewirkt wie eine Polizistin. Er spricht von ihr als von der «Futz» (= vulgär für Vagina). Dabei schaue ich meine Frau vielsagend an. Ich schreibe in ein Heft. Ich schreibe aber «quer», was mir auffällt. Dabei stelle ich fest, daß die Heftseiten naß und rötlich gefärbt sind.

Fahrt nach X, die mich langweilt. Waschen des Autos. Hinten sitzt der Bruder. Es geht eine leichte Neigung hinunter. Zurückfahren. Wolken sind da. Irgendwie denke ich, ob ich doch vor einer Psychose stehe und es nicht merke.

Der letzte Abschnitt dieses Traumes machte mich stutzig. Da wurde von Psychose gesprochen, obwohl wir inzwischen mehrmals uns eingehend damit auseinandergesetzt hatten. Zumindest den Übertragungsanteil wollte ich bearbeiten, und so schlug ich dem Patienten vor – im Sinne einer Ausnahme von der Regel, wonach der Patient den Traum bestimmt, den er bearbeiten will –, den letzten Traumabschnitt zuerst aufs Tapet zu bringen. Es paßte ihm nicht ganz, aber schließlich sah er doch ein, daß dieser Traumabschnitt sehr wichtig war.

Die Fahrt nach X, die ihn «langweilt», hatte er tatsächlich einmal zusammen mit dem Bruder unternommen. Ebenso war es Realität, daß er damals ein ziemlich kritisches Rückwärtsfahrmanöver mit dem Auto hatte ausführen müssen. Dann kam ihm die Fahrt zur Beerdigung der Mutter in den Sinn, aber die habe ihn nicht gelangweilt. Dazu meinte ich: «Sie langweilten sich nicht, aber Sie zeigten auch keine Trauer.» Zum Waschen des Autos kam ihm – im Zusammenhang mit dem Bruder – das Waschen als Kind in den Sinn, als er sich aus Eifersucht vom Tisch fallen ließ, damit der Bruder Schläge bekam. Assoziativ ging er wieder zum Initialsatz zurück und sagte, eben sei ihm eingefallen, daß die Fahrt nach X die Fahrt in die Analyse bedeuten könne. Aber die Analyse langweile ihn auch nicht. Ich exponierte: «Hinten sitzt der Bruder.» Dazu sagte er, damals, bei der tatsächlichen Fahrt nach X, sei der Bruder hinten gesessen. Auch habe er den Bruder im Auto zum Friedhof gefahren, als die Mutter beerdigt wurde. Anschließend verweilte er dabei, daß er im Auto die Psychoseangst bekommen habe, und, wie ich jetzt erfuhr, dies nicht nur einmal. Ich exponierte erneut: «Hinten sitzt der Bruder.» Dabei betonte ich «hinten». Da leuchtete ihm ein, daß ich ja in der Analyse hinten, hinter ihm, sitze. Jetzt konnte ich den Traum zu einem Teil übersetzen und sagen: «Sie haben schon einmal das Auto als Symbol für die Analyse gebracht (Traum 200). Wir können sagen, daß der Traum Ihnen folgendes mitteilen will: Ich fahre zu Kürsteiner in die Analyse, und das langweilt mich. Denn: hinten in der Analyse sitzt ja der Bruder, den ich so hasse, auf den ich so neidisch bin. Mit andern Worten: Sie übertragen den ganzen Groll gegenüber dem Bruder auf mich. Sie sind so eifersüchtig und neiden mir den Erfolg, wie Sie eifersüchtig waren, als Sie sich damals absichtlich vom Tisch fallen ließen, damit der Bruder Schläge erhielt. Dahin fahren Sie zurück. – Ich kann es auch so sagen: das Rückwärts- und Hinunterfahren ist ein Regredieren. Sie regredieren in den Neid und die Rivalität zurück, die Sie damals gegenüber dem Bruder hatten.» Nun war er platt. Zunächst konnte er kein Wort herausbringen. Dann stammelte er mehr, als er es sagte: «Ich … Psychose … aus Rache … aha». Ich kam ihm zu Hilfe und sagte: «Wir müssen die Übertragung analysieren. Die verdrängte Rivalität mit Ihrem Bruder wirkt sich so aus, daß Sie sich unbewußt – das ist das ‹nicht merken› im Traum – überlegen, ob Sie den Konflikt mit dem Bruder in der Psychose ausagieren oder bearbeiten sollen.» Er schwieg wieder. Schließlich sagte er: «Der Preis ist mir zu hoch.»

Die Übertragung mußte vorrangig bearbeitet werden, denn der Affektstau, der mit dem Todesfall der Mutter verbunden war – er hatte die Beerdigung assoziiert, aber noch keine Trauer zeigen können –, hätte sich sonst, parallel zu einer negativen Übertragung, katastrophal ausgewirkt.

Nun konnte er sich auch mit dem Bruderproblem auseinandersetzen. Er stellte sich die Frage: «Warum bin ich mit dem Bruder so verfeindet? Warum? Was ich da bei Ihnen zu sehen bekomme … in dieser wahnsinnig kurzen Zeit … da tun sich Abgründe auf. Aber ich muß über diesen Graben springen. Ich muß. Denn, nämlich, wenn Sie mich nicht konfrontiert hätten … ja, wo wäre ich gelandet? Ich kann den Bruder nicht einfach verleugnen, wenn er mich auf Schritt und Tritt doch verfolgt. – Wissen Sie: die Psychoanalyse ist eine wahnsinnig brutale Methode – aber die einzige, die hilft. Das sehe ich allmählich ein.»

Wie es manchmal ist: der Traum war sehr konsequent, und so mußte er sich auch beim Initialteil wieder mit seinem Rivalitätsproblem auseinandersetzen. Dort fiel ihm nämlich folgendes ein: «Kanapee? Couch hier. Sie haben eine Wolldecke, eine saubere. Mutter hatte oft Durchfall, das ekelte mich. Durchfall … verschissen. Der Vater in X, der einen verschissenen Arsch hatte. – Ich muß den ganzen Dreck von damals hier analysieren. Die verschissene Mutter und den verschissenen Vater.» Ich fuhr weiter mit dem Satz: «Die Eltern sind anwesend.» Dazu meinte er, das könne man wörtlich nehmen: in der Analyse seien die Eltern anwesend. Alle Erlebnisse mit ihnen. Ich entgegnete: «Die müssen anwesend sein, sonst werden Sie die Kindheit mit der ganzen Schrecklichkeit nicht los.»

Wir kamen zum nächsten Satz: «Mein Vater (?) sagt, daß es gut gewesen sei, daß man nachgeschaut habe, als der Großvater gestorben sei; damit man sehe, was er hinterlassen habe.» Hier brachte er zuerst einen Nachtrag zur Wolldecke im Traum. Seine Ansicht war: «Zu Wolldecke ist mir gerade noch etwas eingefallen. Damals in X, als ich den Vater sah, da ist ihm ja die Decke hinuntergerutscht. Dadurch sah ich seinen Arsch. Das möchte ich am liebsten zudecken. Die ganze Analyse hier – dachte ich gerade jetzt – ‹stinkt› nach diesem Erlebnis.» Schließlich ging er auf den eben exponierten Traumsatz ein und erklärte: «Es ist sehr gut gewesen, daß wir endlich die Geschichte in X (mit dem nackten Vater) hier analysierten. Nur so können wir nachsehen, was dieses Erlebnis bei mir für Folgen hinterlassen hat.» Da konnte man ihm nur beipflichten. Während er aber nur den Vater «im Visier» hatte, dachte ich mit nicht ganz guten Gefühlen an den versteckten Haß auf die Mutter. Er hatte ja gesagt, daß der Durchfall der Mutter ihn angeekelt habe. Was lag da näher, als zu vermuten, die Mutter selber, die sich mit dem «verschissenen Vater» einließ, habe ihn angeekelt, angewidert? Was mochte da noch an Übertragung auf mich zukommen? Was war überhaupt schon da? War der Bruder am Schluß dieses Traumes bloß die «Deckfigur»? Brachte er den verhaßten Bruder *an Stelle* der verhaßten Mutter? Deshalb war ich froh, ihm in bezug auf den Bruder die unbewußte Übertragung aufgezeigt zu haben. Dann war es viel leichter, ihm später auch die unverdaute Mutterübertragung aufzuzeigen.

Wir gingen weiter, und ich legte ihm den folgenden Satz vor: «Dann sehe ich die Mutter in unserem (?) Badezimmer; sie trägt nur ein dünnes Kleid, das vorne mit Durchfallkot beschmutzt ist.» Dazu sagte er u.a.: «Badezimmer? Im Badezimmer weinte ich jeweils am Morgen. Badezimmer? – Aha! Einmal beim Waschen, an einem Freitag, da glaubte ich, ich werde verrückt, schnappe über, ganz verrückt war das. Mutter? Nein!» Ich hätte ihm gerne übersetzt: «Damals im Badezimmer, als ich glaubte ‹verrückt› zu werden, war die verhaßte Mutter anwesend. Weil ich die Mutter hasse, glaube ich, ‹verrückt› werden zu müssen.» Allein, ich konnte ihm das noch nicht sagen. Statt dessen ging ich weiter im Traum und exponierte den nächsten Satz: «Ich habe Erbarmen mit ihr und denke, daß ich ihr ein neues kaufen werde.» Er antwortete: «Weil die Mutter immer an Durchfall litt, hatte ich schon Erbarmen mit ihr. Vielleicht wollte ich eine neue Mutter haben?» Daß sich hinter diesem Erbarmen etwas ganz anderes, nämlich grenzenloser Haß versteckte, vermutete er nicht, und ich schwieg mich aus. Er haßte sie und wollte sie tothaben. Das war die Wahrheit. Und die ertrug er nicht. Noch nicht.

So fuhr ich weiter und legte ihm den nächsten Satz vor: «Die Mutter sagt, daß sie nie oder nicht mehr mit dem Sessellift nach X fahren werde.» Dazu erinnerte er eine ihm peinliche Szene: Er hatte seinerzeit aus seinen bescheidenen Mitteln einen Polstersessel gekauft. Die Mutter wurde eingeladen, sich hineinzusetzen, um ihn auszuprobieren. Das tat sie auch. Als sie wieder aufstand, war der Sessel rot von Menstruationsblut. Peinliches, betretenes Schweigen. Da sagte die Mutter, sie werde sich nie mehr in den Sessel setzen. Daß sie ihm den schönen Stuhl verunreinigt hatte, war für ihn eine Kränkung. Deshalb sagte ich: «Das haben Sie der Mutter nie vergessen können.» Diese Deckerinnerung – sie repräsentierte andere, verdrängte Reminiszenzen an die Mutter, die er ihr auch nie verzeihen konnte – war annehmbar für ihn; er widersprach meiner Deutung nicht.

Nun kam der Satz mit der Schwiegermutter. Dazu sagte er, er habe sie immer gehaßt. Einmal sei er mit ihr irgendwo gewesen, habe sie auf Drängen der Frau zu einer Fahrt mitnehmen müssen. Am Abend habe er einen gräßlichen Migräneanfall gehabt, den ersten ganz schlimmen. Es sei ihm wahnsinnig schlecht gewesen, er sei in der Wohnung herumgeirrt, der Kopf habe wehgetan, und dann habe er erbrechen müssen. Sterbenselend sei ihm zumute gewesen. – Der gute Mann merkte die naheliegendste Erklärung des Traumes nicht: Die Mutter verwandelt sich in die Schwiegermutter, und die haßte er. Die frühere Liebe zur Mutter mußte sich in Haß verwandelt haben. Aber wo? Die Erklärung kam vom Migräneanfall. Er hatte ja nach dem Ausflug mit der Schwiegermutter erbrechen müssen. Erbrechen mußte er sich aber, als er den nackten Vater – und die verdrängte Koitusszene – gesehen hatte. Es war also doch die «Empörung», die ich ihm schon einmal gedeutet, die aber heftigen Protest ausgelöst hatte. Nun war *endlich* ein Hinweis gegeben, warum der Patient solche Kopfweh- und Migräneanfälle hatte: sie mußten mit dem Haß auf die Mutter zusammenhängen und waren auch eine Form der Selbstbestrafung.

Die Szene mit der Schwiegermutter blieb also ungeklärt für den Patienten. Deshalb konnte er auch die nächsten Sätze des Traumes nicht verstehen: «Diese sagt mir, sie habe mir doch Geld gegeben; sie scheint Schuldgefühle zu haben.» Richtig übersetzt hätte man sagen müssen: «Deshalb mußte ich Geld für die Analysen ausgeben» – die Analysen vorher mußten ja vom Patienten berappt werden –, «denn der Haß auf die Mutter verursacht mir Schuldgefühle, und diese machten mich auch neurotisch.»

Wir kamen nicht mehr dazu, auch die andern Traumabschnitte noch zu analysieren, aber ich fand es gut so, denn der Patient hatte heute ziemlich viel zu hören bekommen, und ich wartete gespannt darauf, wie er nun reagieren würde.

33. Sitzung

Der Patient berichtete mir, daß er seit der letzten Sitzung auffällig viel geträumt habe, mehr als sonst. Fasziniert habe ihn der folgende Traum.

Traum 216

Ich befinde mich im Parterre eines kleinen Hauses, in welchem ein Antiquitätenhändler seinen alten Laden hat. Dieser Mann hat besonders schöne Kupfersachen. Ich möchte einen Kupfergegenstand, den ich besitze, umtauschen gegen einen kupfernen Schirmständer. Wie wir nun meinen Gegenstand näher anschauen, erkenne ich, daß hinter einem Bild auf einer Zündholzschachtel ein wunderschön ziselierter Grund erscheint. Das macht diesen Kupfergegenstand sehr wertvoll. Da will ich plötzlich nicht mehr tauschen. Hingegen möchte ich nach wie vor einen kupfernen Schirmständer haben. Es hat verschiedene Kupfergegenstände, alles längliche Gebilde. Teilweise öffne ich oben die Deckel, aber ich sehe, daß es inwendig nur eine dünne Röhre hat, zuwenig, um darin einen Schirm zu verstauen. Eine Art flacher Baumstamm, ausgehöhlt, liegt auch dort als Schirmständer. Er kostet entweder 85 oder 185 Franken. Aber er gefällt mir nicht. Dann verläßt der Händler den Raum. Ich wundere mich, daß alles offen ist, alle Türen, und ich beginne zu schließen. An der Türe finde ich abgefallene Buchstaben «Fd» und «Id». Ich versuche herauszufinden, was es einmal geheißen haben könnte. Da fällt es mir ein: Fd für Freud, und Id für Jude. Dahinter ist noch ein Wort, das ich nicht lesen kann. Jetzt weiß ich aber, daß in dem Haus ein «Freudianer» wohnt.

Dann kommt jemand und sagt, daß Freud längst gestorben sei oder gestorben ist. Und zwar, weil er sich mit «Thermofax» beschäftigt habe. Jemand sagt aber, er (Freud) halte sich noch am Leben, weil er befürchte, daß nach seinem Tod ein Zweigespann zerbreche. Irgend etwas ist mit einer langen Stange, die man mir gibt (?). Später erzähle ich diesen Traum meiner Frau. Sie meint, ich solle es Kürsteiner nicht sagen, weil sie befürchtet, er könnte negativ über sie reden. Ich aber antworte, das sei ein ganz wichtiger Traum, weil er erkläre, warum sich meine Neurose noch am Leben erhalte. Ich müsse ihn deshalb Kürsteiner bringen. Im üb-

rigen schimpfe Kürsteiner nicht über eine Frau. Wenn der Patient das tue, höre er es einfach kommentarlos an.

Dann gehe ich auf einem nassen Boden – wie in der Firma X – in die Toilette. Sie ist nicht dunkel. Aber als ich elektrisches Licht machen will, brennt die Birne nicht. Die Toilette hat ein viereckiges Loch, und der Boden ist schwankend. Die Toilette ist voll Urin. Ich gehe dann weiter. Da treffe ich zwei Knaben an. Ich bin auf dem Weg in die Analyse.

Als ich ihn zum ersten Satz des vorliegenden Traumes assoziieren lassen wollte, sprach er vorerst einmal über die letzte Sitzung. Es habe ihn die ganze Woche beschäftigt, was ich ihm zum Problem mit dem Bruder mitgeteilt hätte. Jetzt endlich begreife er, was das sei: Übertragung. In den andern Analysen sei immer davon gesprochen worden, aber gemerkt habe er nie etwas davon. Die andern hätten nur den «Honig der Analyse geschleckt», aber ganz einfach «Schiß gehabt, den verdammten Haß durchzustehen». Er hätte nie geglaubt, daß eine Übertragung so zerstörerisch sein könne, so vernichtend, und vor allem sei er richtiggehend erschrokken, als er gemerkt habe, was so ein Minderwertigkeitskomplex an Kräften (Energie) binde. Weil ihn der Bruder immer gehänselt, ihn Hilfsarbeiter geschimpft habe, sei allmählich eine Lage entstanden, die er nicht mehr ausgehalten habe. Jetzt sei ich der Übertragungsblitzableiter geworden, denn die Zerstörungskräfte der drohenden Psychose habe er ganz klar gegen mich gerichtet gehabt. Die beabsichtigte totale Vernichtung von Vater und Bruder habe ihn an den Rand des Wahnsinns gebracht. Ich sagte dazu nur: «Es ist gut, daß Sie den Minderwertigkeitskomplex und die Übertragungskräfte mit ihrer Vernichtungsgewalt zu durchschauen beginnen. Sie mußten alles *erleben*, sonst würde es Ihnen nichts nützen.»

Nach dieser wichtigen Mitteilung des Patienten, die zeigte, daß er sich mit der Übertragung beschäftigte – und daß er sie auch zu begreifen begann –, gingen wir zum Traum über. Zum Initialsatz sagte er: «Beim Hinfahren habe ich gedacht, die Analyse nähert sich dem Abschluß.» Er habe sich an ein Traumstück vom Anfang erinnert (Traum 12), wo er den Dr. B mit «Sauschwabe» betitelt habe, und sei sich bewußt geworden, daß Dr. A sich immer als «Freudianer» bezeichnete. Und den habe er ja so gehaßt, auf ihn habe er eine solche Mordswut entwickelt, daß er ihn hätte umbringen können. Da sei ihm bewußt geworden, daß er auf *alle* Analytiker den Ödipushaß übertragen habe. In der Analyse sei aber bei Dr. A und Dr. B die Übertragung «total stumm» gewesen. Besonders bei Dr. B sei es das «reinste Honiglecken» gewesen. Ich antwortete: «Dort haben Sie vor allem die positiven Gefühle der Mutter gegenüber übertragen und sind darin steckengeblieben, und als der Doktor wegzog, d.h. sie verließ wie die Mutter, kippte die Übertragung um.» Kurz und gut: der Antiquitätenhändler, meinte er, sei der Analytiker, der mit «Antiquitäten», also mit Sachen aus der frühen Kindheit, «handle». Das Haus, in welchem sich dies abspielt, erinnerte ihn stark an eine bestimmte Wohnung von früher, wo er die schlimmste Zeit der Kindheit erlebt habe.

Ich fuhr weiter mit dem Satz: «Dieser Mann hat besonders schöne Kupfersachen.» Er äußerte, daß er ein Liebhaber alter Kupfersachen sei, er könne nur keine sammeln, da er zuwenig Geld habe. Ein Freund habe ihm vor Jahren einmal einen Kupfergegenstand geschenkt. Damals habe er noch bei den Eltern gewohnt. Vielleicht sei das ein Hinweis auf die Zeit, die der Traum meine. Er könne aber nicht sagen, wann genau er den Kupfergegenstand bekommen habe. Ich fuhr weiter mit dem Satz: «Ich möchte einen Kupfergegenstand, den ich besitze, umtauschen gegen einen kupfernen Schirmständer.» Hier äußerte er sich über die Sexualfantasie, die er früher gehabt habe und die jetzt verschwunden sei. Wörtlich: «Eine Änderung im Sexuellen ist eingetreten. Ich habe die sexuellen Gedanken umgetauscht, vertauscht, ausgewechselt.» Ich exponierte das Wort «Schirm». Dazu fiel ihm die Nacht in X ein, mit dem Vater, den er nackt sah. Darauf legte ich ihm den Begriff «Ständer» (von Schirm-Ständer) vor. Seine Assoziationen waren: «Ständer ... das ist der Primitivausdruck für einen erigierten Penis.» Da knüpfte ich rasch den Traumtext zusammen und sagte: «Sie möchten etwas, was Sie besitzen, umtauschen gegen den Schirmständer. Was fällt Ihnen dazu ein?» Er antwortete: «Was sagte ich? Schirm = Penis, Ständer = erigierter Penis. Die Nacht in X. – Aha! Ich glaube, das ist so: in X muß ich Vaters erigierten Penis gesehen haben – Kupfer ... Fleischfarbe ... Und da wollte ich den kleinen Penis, den ich hatte, umtauschen gegen den großen des Vaters. – Damit ich mit der Mutter schlafen könnte.» Nun ging es weiter im Traum mit dem nächsten Satz: «Wie wir nun meinen Gegenstand näher anschauen, erkenne ich, daß hinter einem Bild auf einer Zündholzschachtel ein wunderschön ziselierter Grund erscheint. Das macht diesen Kupfergegenstand sehr wertvoll.» Er kam wieder auf das Erlebnis in X zu sprechen, als er den Vater gesehen hatte. Das habe er sicher als Bild in sich aufgenommen. Die Zündholzschachtel betrachtete er als Symbol für Vagina, an der sich der Penis entzünde. Aber irgendwie brachte ihn alles nicht viel weiter. Da sagte ich ihm: «Wenn der Gegenstand, den Sie tauschen wollten, Ihr kleiner Penis ist, dann müssen Sie einen Grund haben, warum er Ihnen jetzt auf einmal so wertvoll ist, daß Sie auf den Tausch verzichten. Ich glaube: der Grund ist das ‹Bild›, die *Vorstellung*, die wundervolle, mit der Mutter zu schlafen – wie der Vater in X. Sie möchten den verdrängten Ödipuskomplex nicht tauschen; er ist Ihnen zu wertvoll. Die Frage für Sie ist: Soll ich ein Mann werden oder der kleine Knabe bleiben, der die Mutter begehrt?» Seine Reaktion darauf war Schweigen. Dann fragte er: «Im Traum will ich ja den Schirmständer auch haben. Nicht tauschen, doch den Schirmständer haben. – Die Mutter haben und den Penis des Vaters, beides. Schöne Sache das! Den Fünfer und das Weggli. ‹Weggli› ist gut!» (Dies fügte er bei, weil «Weggli» ein Brotgebäck ist, welches mit Vagina assoziiert werden kann.)

Zu den nächsten zwei Traumsätzen: «Es hat verschiedene Kupfergegenstände, alles längliche Gebilde» und «Teilweise öffne ich oben die Deckel, aber ich sehe, daß es inwendig nur eine dünne Röhre hat, zuwenig, um einen Schirm darin zu verstauen», sagte er u.a. folgendes: «... dünne Röhre ... dünner Penis, kleiner Penis. Da geht es eindeutig um das Problem, daß es heißt, der dünne, kleine Penis sei zu schwach, um ihn in die Vagina zu verstauen. – Bin ich in X sauwütend geworden, weil ich einen zu dünnen Penis hatte, um ihn in die Vagina der Mutter zu verstauen? Das ist das Problem. – Das ärgerte mich; maßlos. Glaube ich.» Ich entgegnete: «Der Traum erzählt die Geschichte des kleinen Ödipus, der sich vorstellt, mit der Mutter zu schlafen, der aber realisiert, daß er einen zu ‹dünnen› Penis hat, um mit der Mutter zu verkehren. Darum aber auch der maximale Vaterhaß.» Nun kamen wir zu dem flachen Baumstamm, der als Schirmständer dalag. Im Baumstamm sah er erneut das Symbol für einen Penis, und zu «flach» meinte er: «Da bin ich ‹flach herausgekommen› mit meinem kleinen Penis.» Zu 85 kam ihm das Pauschalhonorar in den Sinn, das er bei mir bezahlen und der Stadt abliefern mußte. Er meinte: «85 Franken machten wir miteinander als Honorar ab. Ich bezahlte dann später freiwillig mehr, 100 Franken, darum die 185 Franken. Das spielt auf Sie an. Ich glaube, das will im Zusammenhang mit oben sagen, daß ich den ganzen ‹Ödipusseich›[2] auf Sie übertragen habe, Sie sollten ‹flach herauskommen› – wie der Vater. Aber jetzt gefällt mir das nicht mehr. – Oder hat es mir gefallen? Sollte es heißen, gerade das – Sie als Vater ‹flach› machen – gefällt mir?» Ich erwiderte: «Vielleicht ist es beides. Zuerst gefiel es Ihnen, mich ‹flach› zu machen, aber jetzt, wo Sie sehen, wie teuer das für Sie wird, gefällt es Ihnen nicht mehr.» Damit konnte er sich einverstanden erklären. Wir gingen zur nächsten Traumpassage über: «Dann verläßt der Händler den Raum; ich wundere mich, daß alles offen ist, alle Türen, und ich beginne zu schließen.» Zu «Händler» fiel ihm «Händel suchen, Streit suchen» ein. Daran anknüpfend, meinte er: «Der in die Mutter verliebte Ödipus suchte mit dem Analytiker-Vater ‹Händel›, Streit, in der Übertragung. Er mochte ihm den Erfolg nicht gönnen. Wenn das Problem weggeht, dann kann man die Analyse abschließen. Also die Türen abschließen. Vielleicht ist da gemeint: ich bin schon am Abschließen der Behandlung. Wundere ich mich, daß ich nicht schon lange abgeschlossen habe? Türen offen? In die Freiheit.» Ich exponierte ihm daraufhin den Satz: «An der Türe finde ich abgefallene Buchstaben ‹Fd› und ‹Id›.» Unter anderem assoziierte er dazu folgendes: «... ich muß zuerst noch nach dem Wort suchen, das ich nicht lesen konnte im Traum. Wenn ‹Fd› = Freud ist und ‹Id› = Jude ... Freud war ein Jude. Der Dr. A nannte sich immer einen ‹Freudianer›. – Da ist ja die Analyse schiefgegangen. Abgefallene Buchstaben? – Freud ist der Entdecker des Ödipuskomplexes ... Bei diesem ‹Freudianer› ist mir entfallen – ‹abgefallene Buchstaben› –, daß ich den Ödipuskomplex ausgelebt habe. Da den Haß, dort die Liebe – keinem den Erfolg gegönnt. Das Wort, das ich vergaß, war der verdrängte Ödipuskomplex. Ich habe komplett vergessen, daß ich ein Ödipus bin. Die Rache des Ödipus. Weil ich doch nicht angenommen wurde.»

Nun fiel ihm freilich etwas Wichtiges *nicht* ein: «Türe» erinnerte mich an die Szene mit der verschlossenen Türe, als sich die Mutter zu vergasen drohte! Der Traum wollte wohl sagen: Als sich die Mutter in die Küche einschloß, nicht öffnete, da ist der Ödipus, die Liebe zur Mutter, zerbrochen, «abgefallen». Meiner Meinung nach konnte die Analyse nicht abgeschlossen werden, solange das nicht ins Bewußtsein gekommen war. Noch schien mir der Zeitpunkt für die Bewußtmachung dieses wichtigen Stückes seiner Neurosengeschichte nicht gekommen zu sein.[1]

Ich bestätigte also seine Erklärungen zum Traum und fragte: «Was mag bedeuten, daß Sie im Traum sagen: ‹Jetzt weiß ich aber, daß in dem Haus ein ‚Freudianer' wohnt›?» Er antwortete: «Wenn ich daran denke, was ich zum andern assoziierte, könnte ich sagen, es heißt: jetzt weiß ich, daß Freud mit dem Ödipuskomplex doch recht hatte.» Das stimmte zwar, aber viel wichtiger wäre folgendes gewesen: Den «Freudianer» haßte er ja dermaßen, daß er ihn hätte umbringen wollen. Nach der Vergasungsszene mit der Mutter zerbrach der Ödipus, die Ödipusliebe, und man hätte übersetzen müssen: Jetzt weiß ich aber *nicht*, daß ich die Mutter damals *ebenso* haßte wie später den «Freudianer», als sie die Türe zusperrte und mich nicht einließ. Auf den «Freudianer» hatte er, weil er von ihm enttäuscht worden war, auch den Haß auf die enttäuschende Mutter übertragen, und das wußte er nicht.

Der nächste Traumabschnitt bestätigte die ödipale Bindung des Patienten an seine Mutter. Er sagte u.a.: «... Die Mutter ist längst gestorben, aber ich habe sie in mir drin am Leben erhalten. Sie lebte weiter in den Symptomen. Ich kann sie nicht sterben lassen, weil ich sie liebe. (!)» Ich exponierte «Thermofax», und da brachte er erstaunliche Einfälle: «Thermofax? weiß nicht, woher das Wort kommt. Thermo ... heiß ... thermisch ... fax? fox ... Revox (gemeint war eine Tonbandgerätefirma) Vox ... Stimme ... Thermo. Aha, das ist eine Herdfabrik; wir hatten zu Hause einen Gas ... Mutter. Gasherd. Ihre Stimme: ‹ich mache nicht auf, ich vergase mich›.» Da antwortete ich: «Die Mutter ist noch am Leben, weil Sie sich noch nicht genügend mit der Vergasungsgeschichte beschäftigt haben. Sie sind auf diesen Gasherd, auf die Stimme der Mutter in der Küche, fixiert. Thermo = Herd, fax = Vox, Stimme der Mutter. Thermofax-vox könnte man sagen.» Er sagte: «Ich bin wie betäubt.» (Schweigen) Dann fuhr er fort: «Befürchte ich, ja, wenn ich sie (Mutter) sterben lasse, ... dann ist auch der Ödipus zerbrochen, dieses ‹Zweigespann›?» Es kam ihm nicht in den Sinn, daß der Traum eigentlich meinte, er befürchte in der Analyse zu erinnern, daß mit der Gasherdaffäre das «Zweigespann» Sohn–Mutter bereits zerbrochen war; mit andern Worten: er fürchtete sich vor dem Haß auf die Mutter, und darum ließ er sie «am Leben». Das war, wie der Traum es mit «Thermofax» ausdrückte, eine gräßliche Fixierung an die Mutter, eine so haßgeladene, verhängnisvolle, daß er sich – verständlicherweise – fürchtete, sie analytisch aufzuarbeiten. Lieber wollte er vorläufig die Fixierung am Leben erhalten, als sie durchzuarbeiten. Interessanterweise sagte er zum Schlußsatz dieses Traumabschnittes: «Es ist mir eingefallen: jemanden bei der Stange halten, hinhalten, ihm die Stirne bieten. Weswegen biete ich Ihnen – Freud sind doch Sie – in der Analyse die Stirne?» Ich antwortete: «Wegen der Fixierung an die Mutter. Sie können seelisch gesehen die Mutter nicht sterben lassen.» Vom Haß, der die Fixierung aufrechterhielt, sagte ich nichts. Er antwortete: «Da habe ich ... das wird doch immer klarer jetzt ... einen grandiosen Ödipuskomplex. – Dr. B hat einmal gesagt, als ich so etwas bei mir vermutete, ich werde doch nicht so naiv sein zu glauben, daß der Ödipuskomplex der Kern der Neurose sei. – Wenn der wüßte, was er für einen Riesenblödsinn erzählte! Das war doch für den Widerstand damals ein gefundenes Fressen. – Jetzt kommt mir gerade noch in den Sinn, der hat mir aufgrund eines Traumes auch einmal gesagt: ‹Jetzt sind Sie schon so alt und haben immer noch einen Kastrationskomplex.› Klar, daß ich dem dann nichts mehr in der Richtung sagte. Dabei, mit meinen Erlebnissen ... das lag doch auf der Hand.» Ich antwortete ihm: «Ich überlegte gerade, warum Sie das *mir* sagen und *was* Sie mir damit sagen wollen?» Er reagierte darauf nur mit einem «Aha!» – (Schweigen) Dann: «Der Reiter und das Pferd. – Also doch auch Widerstand. – Perfid ... Ich hätte genausogut sagen können ... es ist *allen* nicht zu trauen.» Die Absicht des ihm verborgenen Widerstandes war – so hatte er begriffen – sich zu sagen: «Wenn der B sich irrte, warum soll ich dann Kürsteiner trauen? Da kann ich mir die Auseinandersetzung ersparen.»

Den nächsten Traumteil, einen wichtigen, verstand der Patient nur auf der Objektebene. Seine Frau, so meinte er, könnte mit Recht befürchten, daß er zu mir eine ähnliche Übertragungsliebe eingehe wie zu Dr. B. Wenn er aber mich – an Stelle der Frau – liebe, wäre sie nicht einverstanden. Sie sei demnach dagegen, daß er mir Träume bringe, weil ja dann die

Analyse immer weitergehe. Wenn er mich liebe, wäre ja das «über die Frau schlecht denken»; davor habe sie Angst. Er müsse die Neurose am Leben erhalten, damit er zu mir kommen könne. Im übrigen stimme auch, daß ein Analytiker nicht schlecht über die Ehefrau des Patienten rede, und wenn der Patient das tue, höre der Analytiker es sich einfach an.

Was er sagte, war aber nur ein Teil der Wahrheit. Tatsächlich strebte er bei mir auch die Wiederholung der Übertragungsliebe an, wie sie zu Dr. B bestanden hatte. Davon konnte ich profitieren. Ohne sie wären wir nicht so zügig vorangekommen. Aber der Traum wollte viel mehr sagen. Da ging es um nicht mehr und um nicht weniger als um das Problem des schwer verdrängten Hasses auf die Mutter. Er hatte Angst, über die Mutter negativ zu reden, diese negative Übertragung auszuhalten. Und der Haß auf die Mutter war der tiefste Grund, warum diese Neurose noch am Leben erhalten blieb. Der Haß hielt die Neurose aufrecht. Der Analytiker schimpfte zwar sicher nicht über die Frau, alias Mutter, sehr wohl aber der Patient, in der negativen Übertragung, auf den Analytiker. Seine Furcht war, ob ich diese negative Mutterübertragung verkraften und den auf mich projizierten Haß «kommentarlos» (= ohne für ihn gefährliche Gegenübertragung) aushalten würde. Vielleicht war das Schimpfen auf Dr. B eine unbewußt inszenierte Kostprobe gewesen. Vorläufig übersetzte ich ihm diese Traumaussage nicht.

Interessante Einfälle lieferte er zum letzten Traumabschnitt. Zum Satz mit dem nassen Boden fiel ihm u. a. folgendes ein: «... nasser Boden, das sah aus wie ein See. See ... ah, Wohlensee. Mutter. Ist da noch nicht genügend Licht? Licht ist ja, aber nicht genügend. Die Birne brennt nicht ... Birne sagt man auch für Kopf: ‹Bire›. Es ist mir also wegen irgend ... noch nicht ein Licht aufgegangen.» Ich exponierte: «Viereckiges Loch, der Boden schwankend.» Dazu fiel ihm ein: «Loch, Vagina, aber die ist nicht viereckig ... Grube ... Grab ... Man hat die Mutter ins Loch, ins Grab versenkt ... Bösartig spricht man von jemanden ‹verlochen›. Das sagte Mutter, glaube ich, auch. – Als die Mutter starb, da begann für mich schon der Boden unter den Füßen zu schwanken, zünftig; wäre beinahe draufgegangen.» Ich fuhr weiter mit dem Satz: «Die Toilette ist voll Urin.» Da platzte er auf berndeutsch heraus: «E schöne Seich!»[2] (Schweigen) Dann weiter: «Die Mutter hat da einen schönen ‹Seich› angerichtet.» Zu den beiden Knaben kam ihm sein Bruder und er in den Sinn. Ich sagte ihm: «Weil die Mutter ‹Seich› gemacht hat, als sie drohte, mit den Kindern – mit Ihnen und dem Bruder – in den Wohlensee zu springen, darum sind Sie jetzt in der Analyse; oder das brachte Sie auf den Weg der Analyse. – Da sieht man aber, wie dieses frühe Ereignis tiefe Spuren hinterlassen hat.» Er sagte: «Das hat mich so niedergeschmettert, daß ich vor Angst nächtelang schrie.» (Pavor nocturnus.) Ich erwiderte: «Aha, darum sagten Sie eben, Sie wären beinahe draufgegangen; das war doch damals genauso, als Sie den Pavor nocturnus hatten, also in der Nacht aufschrien.» Er sagte: «Die Mutter hat mir mehr geschadet, als ich angenommen habe; so viel ist sicher. – Bombensicher!» Demnach sagte dieser Traum auch, daß der Tod der Mutter eben den Pavor nocturnus aufs neue heraufgebracht hatte, daß dieser mit der Wohlenseegeschichte verknüpft war und daß ihm die *Bedeutung* noch nicht eingeleuchtet hatte. Er wußte darum, aber das «Licht» war ihm noch nicht aufgegangen.

[1] Ich habe mehrere solche Fälle erlebt, wo eine Mutter mit Gasselbstmord drohte, sich einschloß, nicht öffnete. Ein Fall war so, daß die Mutter dem Kind einen Zettel aufs Radio legte, sie sei in der Küche und vergase sich. Immer waren die Folgen ganz furchtbar.

[2] «Seich» = Harn/«Mist». – «Seich anrichten» – Dummheit anrichten, «Mist bauen».

34. Sitzung

Diese Sitzung wurde vom Patienten mit dem Hinweis eröffnet, daß er am Samstag einen schweren Migräneanfall erlitten habe: «Einen von der schlimmsten Sorte.» Es habe mit einem dumpfen Gefühl im Kopf angefangen, sich gesteigert, zugenommen bis zu rasenden Kopfschmerzen, so als *zerspringe* der Kopf. Er habe angefangen, *ruhelos in der Wohnung herumzulaufen, sei ins Zittern gekommen;* ihm sei sterbenselend gewesen. Schließlich sei er in die Toilette gegangen, und dort habe er sich übergeben müssen. Nach einiger Zeit sei der «Spuk» vorbeigewesen. Es sei ihm so elend zumute gewesen wie damals, als der Migräneanfall nach dem Ausflug mit der Schwiegermutter plötzlich auftrat. Er könne sich den neuen Migräneanfall nicht erklären, habe aber fast die Gewißheit, daß er eine Folge der letzten Sitzung sein müsse. – Ich sagte ihm: «Sofern dieser Migräneanfall – wie Sie glauben – tatsächlich mit der letzten Sitzung zusammenhängt, müßte man sagen, er sei auch das Markenzeichen für gute Arbeit in der Analyse: sie (die Analyse) hat etwas in Gang gesetzt, was uns behilflich sein kann, an den Kern der Neurose heranzukommen.» Begreiflicherweise machte er die Bemerkung: «Wenn das nur nicht zu oft vorkommt.» Ich entgegnete: «Wenn Sie gründlich an sich arbeiten, nicht.» – Wie beiläufig erwähnte er nun: «Am Sonntag war ja Bettag.» (Eidgenössischer Dank-, *Buß-*, [!] Bitt- und Bettag.)

Er wollte dann den Traum 221 kurz erwähnen, jedoch nicht ihn, sondern den nächsten bearbeiten.

Traum 221

Reise auf einem Schiff. Dann irgendwo. Bin krank geworden. Meine Frau sagt, ob sie schreiben solle «Lungenentzündung»?

Dann sehe ich zu meinem Erstaunen, daß meine abgeschlossene Krankengeschichte vorliegt. Ich lese darin. Da vernehme ich zu meiner Verwunderung, daß mich meine Mutter evtl. einmal zu fremden Leuten gegeben habe. Damals, als ich das Aufschreien in der Nacht hatte. Ich denke, daß ich dies Kürsteiner sagen sollte.

Diesen Traum hielt der Patient mit Recht für einen direkten Hinweis auf die Krankengeschichte des Pavor nocturnus. – Es war ihm aufgefallen, daß hier von «Lungenentzündung» die Rede war und daß er einen früheren Traum (186) hatte, in welchem in Güterwagen lungenkranke Frauen vorkamen. Es war ihm damals nicht gelungen, jenen Traumteil zu entziffern. Hier hatte ich einen Einfall, den ich glaubte, ihm mitteilen zu können. Ich sagte: «Ich glaube, ich weiß, was ‹Lungenentzündung› und ‹lungenkrank› bedeuten: Der Traum will Ihnen sagen, Sie seien krank geworden, weil sich die Mutter mit *Gas* die *Lungen* vergiften wollte.» Da sah ich, wie er auf der Couch zusammenzuckte. Er sagte aber gar nichts dazu. Da fuhr ich weiter und erklärte: «Die ‹abgeschlossene Krankengeschichte›, das ist die Geschichte mit der abgeschlossenen Türe, die hat Sie krank gemacht.» Er erwiderte: «Das vorhin … ich weiß auch nicht warum … das hat gewirkt wie ein Schlag. Wieder wie betäubt.» Ich sagte: «Der Schlag, das war der Schock; den haben Sie erlitten, als die Mutter sie aussperrte.» Ich glaubte, daß der Traum einen Wink gab, diese Sache zum Abschluß zu bringen. Die Wirkung, die dieses deutende Vorgehen haben sollte, ahnte ich nicht, vielleicht hätte ich es sonst unterlassen. Jetzt jedenfalls geschah nichts. Der Patient begann sich zu fragen, was es bedeuten könnte, daß es im Traum hieß, die Mutter habe ihn – im Zusammenhang mit dem Pavor nocturnus – zu fremden Leuten gebracht. Davon sei nie die Rede gewesen, meinte er. Das sei eine Erfindung des Traums. Da ich aber die Geschichte des Pavor nocturnus zu kennen glaubte, übersetzte ich: «Der Traum sagt: Die Mutter ging mit mir (‹gab mich›) zu fremden Leuten, nämlich in die Bank, dann sagte sie das mit dem Wohlensee, und darauf ist das nächtliche Aufschreien losgegangen. Die fremden Leute, zu denen Sie die Mutter brachte, das waren die fremden Leute dort in der Bank. Die hatten Sie ja nie gesehen vorher, die waren fremd.»

Die Überraschung war total: er lag da mit offenem Munde und konnte kein Wort herausbringen. Nach einiger Zeit sagte er: «Der letzte Traum. Ich wußte es, der Raum war ja nicht dunkel. Die Birne. Kein Licht aufgegangen.» Ich sagte: «Das ist die Auflösung des Pavor nocturnus.»

Nun fiel mir aber auf, daß dies alles bei ihm keine Erleichterungsgefühle auslöste. Er war offensichtlich erstaunt, aber irgendwie nicht erleichtert. Das kam mir seltsam vor. An der Richtigkeit der Deutung war nicht zu zweifeln, zu viele Träume und Erinnerungen zeigten in diese Richtung: er war – wie es der Traum 221 sagte – krank geworden, weil die Mutter zweimal mit Suizid gedroht hatte. Schwer krank sogar. Die anderen frustrierenden Erlebnisse hatten nicht so zerschmetternd gewirkt wie diese zweimalige Selbstmorddrohung. Nicht daß sie unwichtig oder gar unbedeutend gewesen wären, aber als Schock waren diese zwei Erlebnisse die bedeutendsten. Da war ich mir ganz sicher.

Als der Patient so ohne Elan blieb, fragte ich ihn, wie er jetzt weiterfahren wolle. Er zuckte die Schultern, dann meinte er, er habe eigentlich den nächsten Traum drannehmen wollen. Dies könnten wir tun.

Traum 222

In Begleitung meiner Frau versuche ich, in einer eher dunklen Gegend eine Katze, die ich auf dem Arm trage, nach Hause zu bringen. Da wird die Katze aber von einem Hund angefallen, einem kleineren, und ich habe Angst, er könnte sie zerreißen. Ich schaue mich nach einem andern Weg um, um die Katze vor dem Hund in Sicherheit zu bringen, aber überall sind Hunde. Besonders ein weiß-schwarz gefleckter großer ist auch da. Nun schlage ich vor, die Katze mit dem Auto abzuholen. Aber auch das scheint nicht die Lösung zu sein, denn meine Frau reklamiert.

Dann Elternhaus, evtl. X- oder Y-Straße. Ich bin in meinem Zimmer, in dem sich der ehemalige Couch-Umbau befindet. Eine Frau, rundlich, kommt, die meine Freundin ist. Sofort macht sie mir Vorwürfe, weil ich vergessen hatte, sie am Bahnhof abzuholen. Ich ziehe verlegen aus dem Couch-Umbau eine Bettdecke heraus. Evtl. sind meine Eltern auch da. Ich möchte die Freundin nicht verlieren, habe aber doch eine merkwürdige Beziehung zu ihr.

Dann Fahrt mit einem Bähnchen. Etwas mit Umladen. Dann laufe ich bei einem Kran vorbei. Dieser stürzt. Unbewußt bleibe ich am richtigen Ort stehen, und der Kran stürzt krachend haarscharf an mir vorbei. Fast hätte er mich tödlich getroffen. Meine Frau, die sieht, wie haarscharf ich einem Unglück entkam, weint.

Dann ist hier in der Analyse auf der Couch Frl. X. Wir analysieren, kommen aber nicht recht voran. Es hat 2 Tassen Kaffee auf dem Tisch. Sie steht dann auf und geht weg. Evtl. sagt sie, daß sie nicht vorangekommen sei. Ich beruhige sie, sage, das sei halt manchmal so, kein Grund zur Aufregung.

Zum ersten Abschnitt in diesem Traum kamen ihm Erinnerungen an die Kindheit in den Sinn: Die im Keller aufgehängten Schweinevaginen (dunkle Gegend = Keller), dann die Angst, wenn der Vater zur Frühschicht ging und er befürchtete, es sei ein Einbrecher, obwohl er genaustens wußte, daß es der Vater war. Das Bereithalten der geladenen Pistole. Der Haß auf den Vater, als er ihn vor der verschlossenen Küchentüre antraf. Schließlich die Geschichte in X, wo er den Vater nackt gesehen hatte. Er verstand auch, daß die Angst, der Hund könnte der Katze etwas antun, mit der Angst zusammenhing, der Vater könnte zur Mutter gehen und mit ihr koitieren. So sah er im großen weiß-schwarz gefleckten Hund – mit Recht – den Vater mit dem beschmutzten Hintern (gefleckt = befleckt). Erschrocken zeigte er sich über den Einfall, den er hatte, als ich ihm den folgenden Satz vorlegte: «Nun schlage ich vor, die Katze mit dem Auto abzuholen.» Da kam ihm jener Kollege in den Sinn, der mit dem Auto einen Mann tödlich überfahren hatte. Und er sagte: «Den Vater mit dem Auto überfahren, totwünschen, da wäre die Mutter schon dagegen gewesen. – Mit dem Auto habe ich Vater abgeholt, als die Mutter starb. Hätte ich lieber gehabt, ich hätte die Mutter abholen können und Vater wäre tot gewesen? Das hätte sie (Mutter) schon nicht gern gehabt. Wäre keine Lösung gewesen, Vater von Mutter zu trennen.» Das Problem war, daß er ganz gut den Haß auf den Vater zugeben und sich eingestehen konnte, auch daß er den Vater – als Kind – von der Mutter hatte trennen, sie vor ihm hatte schützen wollen. Das bedeutete, daß er indirekt den beobachteten elterlichen Koitus zugab. (Hund fällt die Katze an = Vater koitiert mit der Mutter, tut ihr etwas Böses an.) Aber er konnte nicht zugeben, daß er nach jener Nacht in X, wo er den Vater bei der Mutter sah, auch die *Mutter* haßte. Er schützte auch in der Analyse noch die Mutter. Obschon die Träume etwas ganz anderes aussagten, als er meinte.

Im zweiten Abschnitt des Traumes kamen ganz deutlich die verdrängten Schuldgefühle seiner Mutter gegenüber zum Vorschein. Da erinnerte er nämlich, daß am Hochzeitstag das Paar zum letzten Mal in der elterlichen Wohnung übernachtet hatte. Am Morgen ging es dann ans Umziehen, die Möbel wurden aufgeladen, auch der Umbau, von dem die Rede ist, und als er sich verabschiedete, um zum Bahnhof zu gehen und den Vorortszug zu benützen, brach die Mutter in heftiges Schluchzen aus. Er machte sich also Vorwürfe, daß er die Mutter verlassen hatte und zum Bahnhof gegangen war. (Nicht abgeholt = nicht bei ihr geblieben.) Er wollte die Mutter nicht verlieren, weil er eine komische, kranke Beziehung zu ihr hatte. Er haßte sie, und er war doch an sie gefesselt.

Der dritte Traumabschnitt schien die Problemstellung des zweiten fortzusetzen: Mit einem Bähnchen, nämlich dem Vorortszug, war er von der Mutter weggefahren, und das Umladen spielte an auf seinen Wegzug vom Elternhaus, wo die Möbel umgeladen worden waren. Dann kam aber die Sache mit dem Kran, der umstürzte und ihn beinahe erschlagen hätte. Da gab es zuerst ein langes assoziatives Hin und Her, es wollte ihm nichts einfallen. Mit einem Kran hatte er nie etwas zu tun gehabt, auch war er niemals an einem Ort, wo ein Kran umgestürzt wäre; desgleichen waren keine Erinnerungen zu finden, die ihn in einer ähnlich bedrohlichen Situation gesehen hätten. Wir glaubten schon, dieses Stück ungedeutet lassen zu müssen, als ein Einfall – der richtige – uns den Sinn erklärte, die Auflösung brachte. Auf das wiederholte Exponieren des Wortes «Kran» fiel ihm ein, daß bei der Beerdigung der Mutter zum Hinablassen des Sarges ein Kran gebraucht worden war! Nun verstanden wir: nicht der Kran war eingestürzt, sondern für ihn war eine Welt eingestürzt, als die Mutter zu Grabe getragen wurde. Der Tod der Mutter war das große Unglück, das ihm beinahe das Leben gekostet hätte. Das stimmte hundertprozentig. Der Traum zeigte die große Gefahr, in die ihn der Tod der Mutter (der Kran, der die Mutter in das Grab hinunterließ) gebracht hatte. Er erklärte: «Wenn die Mutter wüßte, was sie aus mir gemacht hat, dann würde sie bitter weinen. Ganz sicher.» Ich sagte ihm: «Da sieht man, wie nahe Ihnen der Tod der Mutter gegangen ist.»

Leider war die Zeit wieder abgelaufen, so daß wir den letzten Traumabschnitt nicht mehr behandeln konnten. An sich war ich nicht unglücklich darüber, weil so der Patient vielleicht – dies hoffte ich – über die Erschütterung, die der Tod der Mutter ausgelöst hatte, eher nachdenken konnte, als wenn jetzt noch ein anderes Stück Traum dieses Thema wieder beiseitegeschoben hätte.

35. Sitzung

Als ich dem Patienten die Türe öffnete, traf ich ihn in einem erschreckenden Zustande an. Er war ganz grün im Gesicht, keuchte heftig, wirkte wie gehetzt. Er zeigte ein Benehmen wie jemand, der unter einem Schock steht.

Er eilte sofort ins Behandlungszimmer, legte sich dort auf die Couch und begann mühsam zu sprechen: «Ich komme im Zustand großer Erschütterung zu Ihnen.» Als ich zu ihm hinsah, bemerkte ich, daß er am ganzen Körper zitterte. Er berichtete, daß er am Freitag – ein Freitag war Beerdigungstag der Mutter gewesen (!) – in eine schwere Krise geraten sei, weil er plötzlich wieder panische Angst bekommen habe, psychotisch zu werden. Am Sonntag neue Krise. Das hänge mit der letzten Sitzung zusammen. Auf der Fahrt zu mir – er fuhr mit derselben Vorortsbahn, mit der er seinerzeit von der Mutter weggefahren war – habe er in bedrückter Stimmung darüber nachgedacht, was ihm denn die Psychoseangst verursacht haben könnte. Dann sei ihm eingefallen, daß es Menschen gebe, die den Tod einer geliebten Person nicht ertrügen, die lieber in der Umnachtung versänken, als diese Tatsache anzuerkennen. Da sei in ihm ein Sturm von großem Ausmaß losgebrochen, ein Abgrund habe sich aufgetan, und er habe gemerkt, wie er immer näher an den Rand einer Psychose rücke. Rasende Angst habe ihn überfallen, jetzt dann in diesen Abgrund hineinzugeraten, verrückt zu werden, nicht mehr da herauszukommen. Innerlich habe er geschrien: «Herrgott im Himmel, nein, laß mich nicht in der Psychose versinken, ich will nicht verrückt werden, nicht verrückt werden!» Rasendes Herzklopfen. Dann nur ein Gedanke: «Sofort zu Kürsteiner, nur schnell zu Kürsteiner.» Den ganzen Weg zu mir habe er im Laufschritt zurückgelegt, von der gräßlichen Psychoseangst verfolgt; er habe Angst gehabt, es nicht mehr bis zu mir zu schaffen.

Was ich da sah, ich gestehe es ein, hatte mich erschreckt. Blitzartig schoß es mir durch den Kopf: «Wenn er mir nur nicht hier verrückt wird.» Ich glaube, er bemerkte mein Erschrecken. Es war offensichtlich:

dieser Patient hatte verzweifelt die Psychose abzuwehren versucht. Nie war er ihr vermutlich so nahe gewesen wie jetzt.

Was sich dann abspielte, wirkte nahezu gespenstisch: Der Patient sagte: «Die kleinste Erschütterung kann die Psychose auslösen. Das ist die Angst, wenn man den Tod der Mutter nicht erträgt. Als ich damals vor der verschlossenen Türe stand und sie sagte, sie will sich verg...» Da stieß er einen unbeschreiblichen Schrei aus; gleichzeitig war es, wie wenn ihm jemand von hinten einen kräftigen Stoß versetzt hätte: der Oberkörper «flog» förmlich nach vorn, er hielt sich mit beiden Händen die Ohren zu, ein Weinkrampf schüttelte ihn, so daß der ganze Mann in Rüttelbewegung geriet. Der Anblick war unvergeßlich, erschütternd. Alle eingeklemmten Affekte, die entsetzliche Angst, die das 10jährige Kind ausgestanden haben mußte, als die Mutter mit Vergasen drohte, brachen da mit Elementarwucht aus dem Patienten heraus. Ich weiß nicht, wie lange das dauerte; mir kam es unendlich lang vor.

Als die erste Affektwelle vorüber war, sagte er: «Dreimal habe ich ... ist mir ... habe ich die Mutter verloren: in der Bank, in der Küche, und als sie ... wirklich ... starb.» Ein erneuter Weinkrampf überkam ihn; der Mann zitterte am ganzen Leibe. Dieses Weinen dauerte lange Zeit.

Es konnte kein Zweifel mehr bestehen, daß die zweimalige Selbstmorddrohung der Mutter ihn an den Rand des Wahnsinns gedrückt hatte, daß in der Psychoseangst – in letzter Tiefe – die verdrängte Panik wegen den Selbstmorddrohungen der Mutter versteckt war. Was schon den Pavor nocturnus ausgelöst hatte, was das Kind erleiden mußte, als die Mutter sich in die Küche einsperrte und mit Vergasen drohte, die unerledigte Trauerarbeit beim Tod der Mutter – all dies wurde jetzt auf der Couch herausgeschleudert.

Als er sich wieder etwas gefaßt hatte, sagte er: «Die wahnsinnige Angst vor der Psychose war die (schluchzt laut) Angst (weint jetzt), daß die Mutter sterben könnte.» (Hemmungsloses Weinen.)

Dann fuhr er weiter: «In der Nacht wollte sie sich vergasen ... diese grausamen Ängste habe ich immer verdrängt. Die Furcht vor der Psychose war die Angst vor der Mutter. Ich war ca. 10jährig, als sie sich in der Küche einschloß. Da hatte ich das Gefühl, daß ich laut schreien müßte. – Das ist die Krise. Ich glaube, jetzt kommt die Wende.» Ich sagte ihm:

«Schauen Sie, das mußte kommen. Sie haben die Abtrennung von der Mutter nie affektiv ausgelebt, Sie verdrängten – begreiflicherweise –, weil Sie mit der schrecklichen Furcht, die Mutter könnte sich doch einmal umbringen, nicht leben konnten.

Die Angst vor der Psychose war aber auch schwer schuldbeladen, weil Sie die Mutter haßten; darum war das auch eine Selbstbestrafung. Das haben Sie richtig erkannt.»

Das Miterleben dieser ganzen Tragik zwischen Mutter und Sohn war das stärkste Erlebnis meiner ganzen bisherigen Praxis. Der Patient war so aufgewühlt, so erschüttert, daß man es kaum beschreiben kann. Die Katharsis war ungeheuer; die Prognose deshalb günstig.

Der Patient antwortete auf meine Ausführungen folgendermaßen: «Auch die Neurose war eine (unbewußte) Selbstbestrafung. Die Mutter durfte einfach nicht sterben, ich hielt sie mit den Symptomen am Leben. Solange ich die Symptome hatte, lebte die Mutter noch. Ich hatte sie oft verloren, ich wollte sie nicht hergeben. Um keinen Preis. Noch in der Psychose hätte ich sie am Leben erhalten. – ‹Thermofax›. Schrecklich, schrecklich diese Mutter.» (Weint heftig.)

Ich sagte: «Sie haben Ihre Mutter in dem Moment seelisch eingefroren, als sie in der Küche war und rief, sie werde sich vergasen. Sie konnten diese Stimme nicht hören, deshalb hielten Sie sich heute in Ihrem Affektsturm die Ohren zu. Das konnten Sie nicht hören.»

Er antwortete: «Das Psychosegefühl ist am Freitag ausgebrochen. An einem Freitag haben wir die Mutter beerdigt.»

Ich entgegnete: «Der Tod der Mutter ist darum so bedeutend, weil damit die Schuld ins Unermeßliche stieg. Sie konnten den Tod der Mutter auch deshalb nicht ertragen, weil Sie die Schuld nicht ertragen konnten, die damit verbunden war.»

Die Reaktion war ein Schreikrampf. Dann sagte er: «Die Erschütterung wurde durch den Tod der Mutter ausgelöst – der Kran im Traum –, und es folgten Todesangst und Schuldangst. Darum sagte ich damals (als er über das Wochenende psychotisch zu werden drohte), ‹jetzt gehe ich in die ‚Waldau'› (= psychiatrische Universitätsklinik).»

Auf die Bedeutung des Todestages der Mutter anspielend, erwähnte er den folgenden Traum:

Traum 229

Vor Ihrem Haus. Ich soll zu Ihnen in die Analyse kommen. Und zwar am Dienstag, 7.15 Uhr. Das Haus ist noch dunkel. Ich bin unsicher, ob Sie schon so früh wach seien. Dann aber sehe ich oben Licht. 2 Frauen, eine davon Ihre Frau, kommen aus dem Haus. Ich frage, ob Sie schon wach seien. Irgendwie gibt es dann eine Verwechslung. Ihre Frau meint, ich sei ein anderer Patient. Sie sagt, ob ich der sei, der die falschen Medikamente bekommen habe. Ich sage, daß ich nicht derjenige sei. Die beiden Frauen gehen dann weiter. Ich weiß nicht, ob ich dann zu Ihnen gegangen bin, d. h. ob Sie schon wach waren.

Er sagte, daß an einem Dienstag, 7.15 Uhr, telefoniert worden sei, die Mutter sei gestorben. Ich bemerkte: «Ihre Träume sind Mutter-Träume, die ganze Zeit.» Er berichtete, daß er damals, als das Telefon gekommen sei, gar keine Affekte verspürt habe. Er sei so oft ‹gestorben›, daß er gar nicht habe reagieren können. Zum nächsten Satz: «Das Haus ist noch dunkel», sagte er: «Mir war bislang noch dunkel, was der tiefste Grund meiner Psychoseangst ist. – Dunkel war es auch, als ich erwachte in der Nacht, auf den Korridor hinausging und dort im Korridor den Vater im Nachthemd sah und die Mutter nicht die Türe öffnete. Ich glaube, das Haus ist das Elternhaus, und mir ist dunkel, was diese Nacht dort für schwerwiegende Folgen hatte. ‹Thermofax.›» Ich fuhr weiter: «Ich bin unsicher, ob Sie schon so früh wach seien.» Er assoziierte: «Unbewußt war ich nicht sicher, ob Sie, d.h. die Psychoanalyse, ein Ereignis aus der frühen Kindheit, etwas, was so früh passiert ist, wieder zum Leben erwecken könnten.» Ich fragte: «Was ist gemeint?» Seine Antwort war: «So früh, das kann nur der Schock sein, der in der Bank passierte, mit 1½jährig.» Ich entgegnete: «Ja, und den haben Sie heute auch wieder erlebt. So reagierten Sie als Kind, wie heute hier.» Zum Satz: «Dann aber sehe ich oben Licht» fiel ihm ein, daß Licht das Bewußtwerden bedeute. Es heiße: «Dann aber sehe ich, daß das früh Verdrängte doch bewußt werden kann.» Die zwei Frauen, die im Traum vorkamen, wollte er als die Mutter verstanden wissen, die zweimal Selbstmorddrohungen ausgestoßen hatte. Ich antwortete: «Die 2 Frauen, das sind, so verstehe ich es, Ihre zwei Gefühlseinstellungen gegenüber der Mutter: die Mutter, die Sie liebten, und die Mutter, die Sie haßten. Beide sind in der Analyse in der Übertragung wirksam geworden.» Er antwortete: «Dann kann ich den nächsten Satz verstehen: als ich psychotisch zu werden drohte, ‹verwechselte› ich Sie in der Übertragung mit dem verhaßten Vater und Bruder, aber *auch* mit der Mutter, und das habe ich nicht gewußt.» Ich antwortete: «Da haben Sie recht, das stimmt. Deshalb war die Übertragung zeitweilig so gefährlich.»

Wir fuhren weiter im Traum: «Ihre Frau meint, ich sei ein anderer Patient. Sie sagt, ob ich der sei, der die falschen Medikamente bekommen habe.» Da hatte er einen interessanten Einfall. Er sagte: «Ich bin zweimal falsch behandelt worden. Habe also die falschen Medikamente bekommen. Dr. A und Dr. B. Die haben ... die verwechselten meine Krankheit ... die Ursache ... auch. Suchten andernorts. – Also bin doch ich der, der falsch behandelt wurde. – Und mich hätte das fast das Leben gekostet. – Psychiater! Scheißdreck, verdammter!» Ich entgegnete: «Was soll ich dazu sagen? Sicher ist, daß die Affekte nicht herauszubringen gewesen wären, solange die Mutter noch lebte. Die Mutter mußte zuerst sterben.»

Wir fuhren fort mit dem Satz: «Die beiden Frauen gehen dann weiter.» Er antwortete: «Es kann mit den beiden Frauen weitergehen ... also jetzt kann man diese Frauen, die Mutter, weiterbehandeln.»

Der letzte Satz: «Ich weiß nicht, ob ich dann zu Ihnen gegangen bin, d.h. ob Sie schon wach waren», brachte folgende Assoziationen: «Zweimal bin ich falsch behandelt worden. Zweifel waren berechtigt. Wenn diese (Psychiater) die Kindheit nicht wach brachten, würden Sie es dann können?» Da antwortete ich ihm: «Zur Zeit des Traumes waren Sie noch im Zweifel darüber, ob Sie die verdrängten Affekte zu mir bringen sollten, ob Sie sie erwachen lassen sollten oder nicht. Jetzt ist es geschehen.» Er meinte: «Die beiden Psychiater waren ein schweres Handicap für diese Analyse. Sie lieferten dem Widerstand Munition, die Affekte weiter zu verdrängen. Gottseidank ist das jetzt herausgekommen. – Ich wäre sonst wirklich noch verrückt geworden ... oder hätte mich umgebracht.»

Als er aufstand, sah er nicht gut aus. Das mußte für ihn eine Riesenstrapaze gewesen sein. Ich legte ihm, wie schon beim ersten Mal, ganz spontan den Arm um die Schulter und begleitete ihn hinaus. Dabei sagte ich: «Ihnen bleibt doch nichts erspart!» Was konnte ich anderes machen, als ihm auf diese doppelte Weise mein Mitgefühl ausdrücken?

36. Sitzung

«Die Eiterbeule ist letztes Mal geplatzt», das waren die Worte des Patienten, als er in die Stunde kam. Ein Satz von mir habe ihm besonders Eindruck gemacht: er habe nicht nur den Tod der Mutter, sondern auch die Schuld nicht ertragen können. Da habe er gefühlt, daß ich im Recht sei. Das sei vermutlich der zäheste Brocken, den es zu bearbeiten gelte.

Dann wollte der Patient den Traum 235 vorlesen:

Traum 235

Eine Tramlinie ist neu bis in die Gegend «Riedbach» geführt worden. Ich sehe auch einen Plan mit neuen Häusern. Nun will ich dort das Tram benützen und nach Hause fahren. Vor dem Einsteigen überlege ich, ob man mit der 1. oder 2. Klasse fahren müsse. Ich entschließe mich für die 3. Klasse. Vorne steige ich ein. Wie die Türen schließen, denke ich an die Angst (Phobie), die ich hatte, kann sie aber überwinden.

Dann kommt der Kondukteur. Wie ich ihm mein Billett geben will, finde ich es nicht mehr. Ich suche, kann es endlich finden. Es ist eine Art gelbe Karte. Der Kondukteur fragt, was ich gemacht hätte, wenn ich es nicht mehr hätte finden können. Ich sage ihm, dann wäre ich vermutlich als Betrüger dagestanden.

Dann begegne ich der Tochter von X. Y. Sie ist im Kriechalter und kriecht am Boden herum. Sie kann bereits einzelne Worte reden. Dann sehe ich auch X. Y. selber. Er ist auch kniend auf dem Boden. Nun sehe ich plötzlich, daß er nackt ist; vor allem sehe ich seinen nackten Arsch.

Dann bin ich in einem Zug, liege dort auf der Polsterung. Wir fahren. Irgend etwas ist mit meinem Bruder. Ich bin dann wie im Kinderzimmer, bei den Eltern. Fräulein X. ist da. Sie sitzt an einer Schreibmaschine. Sie sagt etwas von Kontakt haben oder aufnehmen.

Der Zug, der jetzt ein Bus ist, kommt in X. an. Er hält dort vor einem Restaurant, dort, wo die Großmutter früher gewohnt hatte. Ich sehe im Restaurant auf dem Balkon Restaurantbesucher. Und zwar auf etwa drei Etagen. Nun sind wir aber doch wieder irgendwie nicht dort, sondern an der X-Straße. Dort steht Y im Brautkleid mit Bräutigam. Ich bin darüber vermutlich erstaunt, und wir begrüßen einander.

Firma X. Es geht um das Arbeitsverhältnis dort. Es geht darum, daß ich dort nicht den richtigen Platz hatte und jetzt eine kaufmännische Beschäftigung habe. Etwas mit einem Zündhölzchen in einem Läuteknopf und einer Rasierklinge. Ich sehe ein Kartonpaket, verschnürt, das ich öffnen sollte.

Zum Initialsatz erklärte er, daß die erweiterte Tramlinie die Psychoanalyse darstelle, die eine Erweiterung erfahren habe. Riedbach komme deswegen, weil dort ein Schießplatz sich befinde. Diese (vergangene) Woche habe er die letzten Reste seiner Neurose bearbeiten müssen. Das Erleben der Affekte in der letzten Sitzung sei das Eindrücklichste, was jemals in einer Analyse passiert sei. Daß die Mutter in der Bank mit Mord/ Selbstmord gedroht und sich wenige Jahre später gleich noch einmal so verhalten habe, sei das Schrecklichste, was einem Kinde passieren könne. Diese eingeklemmten Affekte, aus zwei unvergeßlichen Schockerlebnissen, hätten die wahnsinnige Angst verursacht, an der er jahrelang habe leiden müssen. Dann wörtlich: «Wenn es eine Vorsehung gibt ... ich glaube, daß ich erwacht bin, um aufzustehen, hinauszugehen und mit der Mutter zu sprechen. Wäre ich nicht gekommen, hätte sie sich vermutlich wirklich vergast. So habe ich ihr das Leben gerettet. – Dafür bin ich fast daran zugrundegegangen.» Ich sagte: «Sie haben schreckliche Dinge erlebt.» Er fuhr weiter: «Seit dem letzten Mal ... ich war nachher noch aufgewühlt, lange ... aber jetzt habe ich keine Angst mehr vor einer Psychose. Ich sehe ein, daß das alles wegen der eingeklemmten Affekte, aus der Angst vor Mord und Selbstmord durch die Mutter, gekommen ist. Weit mehr als 30 Jahre lang habe ich diese Angst mit mir herumgetragen.» Ich antwortete ihm: «Was Sie sagen, stimmt haargenau. Aber Sie brauchen noch aus einem andern wichtigen Grund keine Angst mehr vor der Psychose zu haben: Sie haben sie an sich herankommen lassen und sie durchgestanden. Die Zerreißprobe ist überstanden.»

Er fuhr fort: «In der Analyse, bei Dr. B., da hatte ich ganz am Schluß einen Weinkrampf. Es ist ein Traum gekommen, der mit dem Satz anfing: ‹Etwas ist mit meinen Eltern.› Da weinte ich heftig. Damals wußte ich allerdings nicht, weswegen ich weinte. Heute weiß ich es: es war wegen der

Nacht, als der Vater im Korridor stand und die Mutter sich in der Küche eingeschlossen hatte. Das war mit den Eltern; diese Geschichte.» (Weint heftig und sehr laut.)

Als er sich erholt hatte, wollte er in der Traumanalyse fortfahren. Ich exponierte den Satz: «Nun will ich dort das Tram benützen und nach Hause fahren.» Dazu meinte er, daß dies nur bedeuten könne: zurück in die Kindheit fahren, um aufzuräumen, was noch liegengeblieben sei. Der weitere Satz: «Vor dem Einsteigen überlege ich, ob man mit der 1. oder 2. Klasse fahren müsse», brachte den Einfall: «1. und 2. Analyse.» Ich exponierte den Satz: «Ich entschließe mich für die 3. Klasse.» Er antwortete: «Die 1. und die 2. Analyse brachten gar nichts hervor: weder den Ödipus noch die Hintergründe der Sex-Fantasien, noch den Schuldkomplex und schon gar nicht die eingeklemmten Affekte. Das geschah alles in der 3. Analyse. – 3. Klasse? Ich habe solche Eisenbahnwagen noch in Erinnerung. Unkomfortable, alte ‹Schüttelbecher›. Da hat man jeden Meter Fahrt gemerkt. Es hat gerumpelt, geschüttelt und gerüttelt ... Das ist genauso wie in dieser Analyse; da hat es mich auch geschüttelt. – Aber nur so kommt man zum ‹Kotzen›. Hier kam alles zum Vorschein, weil ich jeden Meter zurück in die Kindheit gespürt habe. Darum benutze ich jetzt die 3. Klasse, weil es anders nicht geht. Die 1. und 2. Analyse waren zwar komfortabler, aber genützt haben sie nichts.»

Ich fuhr weiter: «Vorne steige ich ein.» Er assoziierte: «Ich mußte hier nochmals ganz von vorne anfangen. Das ist bitter nach zwei Analysen. Ganz vorne in der Kindheit. – Das nächtliche Aufschreien (Pavor nocturnus), hätte nie gedacht, daß die Geschichte von der Bank dahintersteckt.» Der Schlußsatz zum ersten Traumteil: «Wie die Türen schließen, denke ich an die Angst (Phobie), die ich hatte, kann sie aber überwinden», veranlaßte folgende Gedankengänge: «Türen schließen, das tat die Mutter, die hat sich eingeschlossen, darum hatte ich solche Angst. Psychoseangst. Wenn ich an diese Ursache denke, das in Erinnerung behalte, nicht vergesse (verdränge), daß die Mutter in der Küche mir solche Angst machte, dann kann ich sie überwinden, dann bin ich geheilt.»

Damit hatte er Wichtiges gesagt. Aber es bedurfte noch einer gewissen Zeit, bis er in der Analyse *alle* Zusammenhänge aufgearbeitet hatte. Die Klaustrophobie hatte eben mehr Teile, als er jetzt realisierte.

Der nächste Traumabschnitt, in dem der Kondukteur vorkommt, ließ ihn an das Gewissen (Über-Ich) denken, an die unbewußten Schuldgefühle. Er sagte: «Das Billett im Traum war eine Art gelbe Karte. Die braucht man beim Fußball, quasi als ‹Strafmandat› ... Das Gewissen hat *mir* die gelbe Karte gezeigt ... Platzverweis. Wohin? Gelb? die Leute, die ‹spinnen›, die holt man mit dem ‹gelben Wägeli› ab. Aha ... Dorthin, sagte das Gewissen ... da sei mein Platz. Waldau. (Psychiatrische Universitätsklinik.) Viel hätte nicht gefehlt, und ich wäre dort gelandet. Mit einem Fuß war ich auch schon drinnen, wenn ich an die Nacht denke, als ich von solchen Selbstmordgedanken gequält wurde, daß ich es nicht mehr aushielt. – Mehrmals hat mich das Gewissen an die Wand drücken wollen, hat es mir die gelbe Karte gezeigt. Als ich vor der Hütte die Angst hatte, psychotisch zu werden ... in dem Moment, als mir die Pille auf den Boden fiel, dachte ich: Jetzt gehst du in die Waldau. – Daß mich das Gewissen dorthin bringen wollte, das ist ganz sicher. Hundertprozentig. Hätte nie gedacht, daß ein Gewissen so satanisch sein kann, so hundsgemein.» Ich präsentierte ihm den Satz: «Der Kondukteur fragt, was ich gemacht hätte, wenn ich es nicht mehr hätte finden können.» Er reagierte spontan mit folgenden Einfällen: «Ich frage mich, was ich gemacht hätte, wenn nicht herausgefunden worden wäre hier, daß mich das Gewissen in die Waldau bringen wollte? Ja, das ist doch jetzt sonnenklar. Dann *wäre* ich heute in der Waldau. – Eine schreckliche Vision.»

Ich fuhr weiter mit dem nächsten Satz: «Ich sage ihm, dann wäre ich vermutlich als Betrüger dagestanden.» Er assoziierte: «Betrüger? Die kommen ins Kittchen. Galgenvogel, Gauner. – Irgendwie ... Betrüger ... ist das falsche Wort. – Verbrecher ist mir eingefallen. Was habe ich verbrochen, daß mich das Gewissen in die Waldau einsperren wollte? – Am Anfang vom Traum ... Schießstand. Katzen! Ich habe die Katzen erschossen. Wir sahen, daß ich in den Katzen Vater und Bruder symbolisch erschoß! Katzentötung ... Vater-Bruder-Tötung. – Das Motiv? – Sie plagten die Mutter; der Bruder auch mich, schimpfte mich Hilfsarbeiter. – Als ich diese Angst hatte zu Hause, wenn der Vater morgens aufgestanden war ... ich glaubte, es wäre ein Einbrecher. Dabei wußte ich, daß es nur der Vater war. Das war die Angst vor meiner Mordswut auf den Vater. Den hätte ich umbringen können wie Dr. A.» Ich schob ein: «Ja, auf ihn haben Sie den Haß auf den Vater übertragen.» Er fuhr weiter: «Damals im Gefängnis, da hat es mir dann ‹gelangt›, da hat das Gewissen gesagt: Du bist draußen, und der muß sühnen dafür, daß er jemand fahrlässig getötet hat. Dort habe ich den Vorwurf des Gewissens als berechtigt angesehen.» Ich sagte: «Schauen Sie: Wenn jemand einem Geschwister z. B. die Lieblingspuppe nimmt und diese aus Wut, Eifersucht usf. zerstört, dann wird die Puppe stellvertretend dieses Geschwister. Man zerstört die Puppe, meint aber den Besitzer. Genauso machten Sie es mit den Katzen. Die Katzen konnten Sie töten. Tragisch war, daß die Katzen nicht sofort tot waren, sondern noch schrien. Da kam die Panik und der Schock. Diese Szene haben Sie wie bei einer Blitzlichtaufnahme in sich seelisch verewigt, und damit die Schuld.» Da unterbrach er mich und sagte: «Gerade jetzt ist mir klar geworden, daß ich nach der Katzentötung gemeint habe, ich werde ‹verrückt›, und dieses Gefühl, das erlebte ich wieder in der Psychoseangst.» Ich entgegnete: «In der Angst, psychotisch zu werden, erlebten Sie mehr als nur die Wiederholung der Katzenszene. Der ganze Schrekken um die Mutter – wir haben es gesehen – ist da auch drin gewesen.» Er fuhr weiter: «Die Katzenerschießung, das war eine furchtbare Szene. Die war so grausam; genauso grausam ist jetzt mein Gewissen mit mir.» Ich antwortete: «Ihr Gewissen ist zur Amnestie unfähig, weil es bevölkert ist mit lieblosen Gestalten.» Dazu brachte er eine – wie mir schien – wichtige Erinnerung: «Eben ist mir eingefallen, wegen der gelben Karte, das Billett im Traum, daß wir im Kindergarten solche Karten bekamen wie im Traum das Billett. Es waren auch farbige, rote, glaube ich; wir sagten ‹Fleißzettel›. – Eigenartig, daß mir das in den Sinn kam. Habe das total vergessen. – Kindergarten? Dort schlug ich die Schwester (Kindergärtnerin), und zur Strafe hat sie mich in den Keller eingesperrt. Gewissermaßen bekam ich dort auch die gelbe Karte: Platzverweis, ab auf die Strafbank. – Hm! Ob der Kondukteur im Traum diese Schwester (Kindergärtnerin) ist? Habe ich mir das damals so zu Herzen genommen?»

Ohne Zweifel war er auf eine ganz wichtige Sache gestoßen, denn in einem früheren Traum (181) hatten wir gesehen, daß er jene Kindergartenstrafe als unbewußtes «Modell» für die Bestrafung im Erwachsenenleben benutzte. Die Kettenglieder waren: Strafe im Kindergarten durch Eingesperrtwerden, Klaustrophobieanfall im Gefängnis und Druck des

Gewissens (Über-Ich), ihn in der Klinik einzusperren. Zweimal war er nahe daran gewesen, in die Klinik zu gehen; einmal hing die Internierung an einem dünnen Faden. Wenn es stimmte, daß die Kindergartenschwester als Gewissensinstanz (Über-Ich) auftrat, dann mußte die Schuld, die er büßte, eine tief infantile sein. Sie gehörte folglich in diese Altersstufe, nämlich ins Kindergartenalter. Dort war er schon 5jährig gewesen. Davon sagte ich ihm aber nichts, denn er war ja ständig auf der Suche, und früher oder später mußte er an diesen Punkt gelangen. Ihm etwas zu sagen, hätte ihn nur gestört.

Die Analyse des dritten Traumabschnittes bereitete dem Patienten erhebliche Schwierigkeiten. Wir glaubten schon, dieses Traumstück als vorläufig keiner Deutung zugänglich beiseite legen zu müssen. Doch die dem Patienten eigene Ausdauer und Gründlichkeit in der analytischen Arbeit brachte dann doch noch Resultate. Der im Traum vorkommende Herr trug einen Geschlechtsnamen, der mit dem Vornamen des Vaters identisch war. (Wie z. B. der Geschlechtsname «Peter».) Die Tochter dieses Herrn brachte der Patient mit einer Erinnerung in Zusammenhang. Als er noch klein war, befand sich in der elterlichen Familie ein Mädchen im Kriechalter, das er als auf dem Topf sitzend erinnerte. Er glaubte, daß er dort zum ersten Male eine Vagina gesehen habe. Weil im Traum die Rede davon ist, daß die Tochter bereits einzelne Worte sprechen könne, erinnerte der Patient die Erzählung der Mutter, wonach er – Patient – zur Zeit des Pavor nocturnus gerade angefangen habe zu reden. Er sei aber damals mindestens 1½jährig gewesen, nicht im Kriechalter – die Mutter habe erzählt, er habe gehen und stehen können –, und vor allem habe er mehr als nur einzelne Worte sprechen können. Er erinnerte sich wieder an seine Tochter, die ins Schlafzimmer gekommen war, während er mit der Frau koitierte. Die Tochter sei aber nicht im Kriechalter gewesen, und sie habe reden können. Hingegen sei es möglich – er wußte es nicht mehr –, daß die Tochter gerade im selben Alter gewesen wäre wie er selbst, als er in X den nackten Vater im Bett sah. Daß die Geschichte im Traum etwas mit der eben geschilderten Szene zu tun haben müsse, anerkannte der Patient, weil ja im Traum ein Herr mit dem Namen des Vaters vorkomme, dessen «nackten Arsch» er sehe. Bei all dem Hin und Her, bei dem kein Stück richtig passen wollte, hatte der Patient einen Einfall, den er zuerst aussprach, dann aber, sich heftig gegen das Gefundene wehrend, wieder zurückziehen wollte. Und zwar war ihm folgendes eingefallen: «... Der Herr im Traum kniet da ebenfalls auf dem Boden, wie das Mädchen. Und das ist im Kriechalter. – Der Vater, der auf die Mutter kriecht. Wenn zwei sich lieben (Koitus), kriechen sie aufeinander wie Kinder im Kriechalter.» Kaum war das draußen, protestierte er, das könne nicht sein. Schließlich räumte er ein, daß es doch so gewesen sein könnte, weil ich ihm jetzt den seinerzeitigen deutlichen Traum (201) vor Augen führte, in dem die Tochter, die *ihn* beim Koitus überrascht hatte, vorkam. In jener Sitzung damals war analytisch (Traum 200: «Zügeln»/«Besuch», und Traum 201: «Erbrechen») die Rekonstruktion des Ortes seiner eigenen Urszene gelungen: sie hatte am selben Ort stattgefunden, wo er auch den nackten Vater gesehen hatte. Er mußte dort den elterlichen Koitus beobachtet und – wie es Traum 235 sagt – einzelne Worte bereits verstanden haben. Wenn der Herr im Traum der Vater war – der bekanntlich keine Tochter hatte –, konnte die «Tochter» nur die von der Traumzensur arg entstellte Mutter sein, auf die der Vater zum Zwecke des Koitus «gekrochen» (= Kriechalter) war. Bedeutsam konnte deshalb nicht nur die beobachtete Urszene sein, sondern auch der dadurch geweckte Neid, die Eifersucht und der Haß auf den Vater, sowie die nie zugegebene Empörung über die Mutter.

Im vierten Traumabschnitt schilderten nach der Meinung des Patienten der erste und zweite Satz das Geschehen in der Psychoanalyse (Zug = Analyse; Liegen auf der Polsterung = Liegen auf der Couch). Den Hinweis auf den Bruder im Kinderzimmer brachte der Patient mit der Begebenheit in Zusammenhang, daß der Bruder ihn einmal beim Onanieren ertappte, und zwar gerade in diesem Kinderzimmer. Das Frl. X, das den gleichen Familiennamen trug wie die Mutter, als sie noch nicht verheiratet war – darum Fräulein –, sah der Patient mit Recht als Mutterfigur an. Die Mutter hatte ebenfalls seine Onanie entdeckt und ihm gesagt: «Mach es nur nicht so wie der Bruder!» Der Patient meinte: «Im Traum heißt es, Frl. X sei an der Schreibmaschine. Mutter konnte aber nicht maschinenschreiben. Wenn die Szene gemeint ist, als sie mich wegen der Onanie ertappte, da könnte ich sagen, das hatte ich mir hinter die Ohren geschrieben.» Zum Satz: «Sie sagt etwas von Kontakt haben oder aufnehmen», assoziierte er: «Wenn das wieder die Szene ist, als Mutter mich zur Rede stellte, dann ... Kontakt aufnehmen? Verbindung herstellen. – Mit was muß ich das in Verbindung bringen? – Mit irgend etwas muß ich das in Verbindung bringen, sagt mir da der Traum.» Ich antwortete ihm: «Sie müssen das in Verbindung bringen mit Ihren Schuldgefühlen und dem Gewissen.» Daß er wegen dieser Szene über die Mutter empört gewesen war, daran dachte er nicht. Die Mutter hatte ihn in seinen Augen beim Vater verraten.

Daß im ganzen Traum das Problem der Schuld angesprochen wurde, zeigte eindeutig auch der Abschnitt mit dem Zug, der sich in einen Bus verwandelt. Der Bus war, wie wir bald merkten, der Hochzeitscar, der dort – in der Realität – angehalten hatte, wo die Mutter vorher zu Hause war. Die Besucher waren die Hochzeitsgäste, die in den Bus/Car gestiegen waren. Das Hochzeitspaar war mit Sicherheit der Patient und seine Frau, denn die Y im Brautkleid stammte aus jener Gegend, wo die Trauung stattgefunden hatte. In dem angesprochenen Restaurant hatte man sowohl die Mahlzeit am Hochzeits- als auch am Beerdigungstag eingenommen. Es war aufgrund der Assoziationen eindeutig, daß sich der Patient schwere Selbstvorwürfe machte, weil er geheiratet und dann mit der Braut die Mutter verlassen hatte. Den Zug, der sich in einen Bus verwandelt, mußte man als eine Umkehrung betrachten: Der Patient hatte zuerst Hochzeit gehalten – Carfahrt – und am übernächsten Tag die Eltern (Mutter) mit dem Vorortszug verlassen.

Leider konnten wir den letzten Traumabschnitt aus Zeitgründen nicht mehr unter die Lupe nehmen. Es war uns aber klar, daß dieser Traum die unbewußte Schuldproblematik aufrollen wollte. Die neue Linie der Analyse sollte zu den verdrängten Schuldkomplexen vorstoßen (Schießstand/Katzenerschießung als Schuldsymbole), aber ich war mir im klaren darüber, daß gerade hier scharfe Widerstände zu erwarten waren.

37. Sitzung

In dieser Sitzung wollte der Patient umgehend folgenden Traum analysieren:

Traum 240

Ich bin aus dem Militärdienst entlassen (worden). Bis zum Ende der Dienstpflicht möchte ich aber in einer Einheit eingeteilt sein, die nahe bei X stationiert ist. Die Einteilung ist Kp. III/5. Durch ein Telefongespräch nach Y erfahre ich mehr. Die Nummer ist: 37/40. Ich sehe mich dann in der Uniform aus dem 2. Weltkrieg.

Dann im Kornhauskeller in Bern mit meiner Frau. Wir bestellen einen Rotwein; der Kellner bringt uns aber einen Weißwein, den ich nicht kenne. Der Korken geht merkwürdigerweise von selbst in die Flasche. Es ist ein länglicher Zapfen.

Dann bin ich auf einem Floß in einem See – Urnersee? Andere kommen mit Booten und verfolgen mich. Ich kann entrinnen.

Nun bin ich wieder im Militärdienst und gehe nach Hause. In Olten treffe ich viele Soldaten an, die einrücken müssen. Darunter ist auch mein Bruder. Er macht auch seinen letzten Militärdienst. Wir gehen in ein Restaurant. Nun ist auch die Familie dabei. Meine Tochter fällt mehrmals ins Wasser, schwimmt aber obenauf, und die Befürchtung, daß sie ertrinken könnte, bewahrheitet sich nicht. Das Kind ist nur müde. Vorher war es eben lebhaft, und es hatte eine weite Reise hinter sich. Der Bruder sagt evtl. etwas.

Dann sehe ich an einem andern Ort von oben auf die Stadt Prag. Es geht um ein deutsches Ultimatum. Die Deutschen sind mit Panzern aufgefahren und drohen mit Angriff. Das Ultimatum läuft unbenützt ab, und die Deutschen greifen Prag an. Sie können aber nicht siegen, denn es gibt einen Volksaufstand. Ich zeige einem Mädchen – offenbar einer Pragerin – Prag von oben herab. Irgendwie tröste ich es.

Wie ich ihm den ersten Traumsatz exponiert hatte, sagte er: «Ich habe mich in dieser Woche kritisch mit den früheren Analysen auseinandergesetzt. Dabei muß ich den beiden Psychiatern unverzeihliche Fehler anlasten. Sie haben überhaupt nicht die wirkliche Tragik mit der Mutter gesehen, obwohl sie informiert waren. Das waren so schwere Fehler, daß sie mir beinahe das Leben gekostet hätten. Heute sehe ich, daß ich mich mit meiner Mutter ernsthaft auseinandersetzen muß. Es wurde mir allmählich bewußt, welche ungeheuren Energien der verdrängte Ödipuskomplex hat. Als mir das bewußt wurde, habe ich – sinnbildlich – die Augen weit aufgerissen. Ich unterschätze ganz klar die Kraft des Ödipuskomplexes. Dort drin wollte ich... da ist der Vaterhaß, die Vatertötung, und das habe ich auf Sie übertragen. Die Leute, die behaupten, es gebe keinen Ödipus, die verdrängen ihn auch gewaltig. Sogar jetzt bin ich nicht sicher, ob *ich* das begriffen habe, was ich darüber sage.» Darauf entgegnete ich: «Dann wäre die Entlassung aus dem Militärdienst die Entlassung aus der letzten Analyse.» Damit konnte er sich einverstanden erklären, so daß ich ihm den nächsten Satz: «Bis zum Ende der Dienstpflicht möchte ich aber in einer Einheit eingeteilt sein, die nahe bei X stationiert ist», vorlegen konnte. Dazu sagte er: «Das ist der Ort, wo ich drei Tage und Nächte lang glaubte, ‹verrückt› zu werden... Ich war nahe an der Psychose, das kann man wirklich sagen. Was ich dort durchmachen mußte, möchte ich dem schlimmsten Feind nicht gönnen. Diese Art von Angst ist die schrecklichste, die ich je kennenlernte. – Ich bin zwar aus der letzten Analyse entlassen worden, aber ich war immer nahe... Einheit? – Einheit mit der Mutter, ist mir gerade eingefallen.» Ich antwortete: «Sie waren in einer ‹Einheit› (Dualunion) mit der Mutter, in einer krankhaften Identifikation mit ihr, immer *der* Mutter nahe, die Sie mit Selbstmord- und Morddrohungen (in den See springen) in schwere Angst versetzt hatte.» Diese krankhafte Einheit mit der Mutter hatte in der Tat weder die erste noch die zweite Analyse aufzulösen vermocht. Der Patient verharrte in ihr «bis zum Ende der Dienstpflicht», also bis zum Tode der Mutter. Ich sagte dem Patienten noch folgendes: «Dieser Traum zeigt mir, daß damals die krankhafte Fixierung an die Mutter Sie bis an den Rand des Wahnsinns gebracht hat, daß Sie aus dem gleichen Grunde vor zwei Wochen hier auf der Couch alle diese krankmachenden Affekte ‹herausgekotzt› haben.»

Wir fuhren weiter mit dem Satz: «Die Einteilung ist Kp. III/5.» An dieser Stelle sagte er, daß er zum ganzen Traum enorme Widerstände verspürt habe. Er habe ihn fast nicht aufschreiben können. Da habe er nachgedacht, und es sei ihm die letzte Sitzung eingefallen mit dem Gewissensproblem. Erst als er das Gewissen (Über-Ich) als Ursache des Widerstandes erkannt habe, sei der Druck allmählich gewichen. Die Assoziationen zum vorgelegten Satz brachten ihn relativ rasch auf das 5. Lebensjahr, und er erinnerte sich, daß er ungefähr in diesem Alter den Vater nackt bei der Mutter gesehen habe (Szene mit dem beschmutzten Hintern). Zu III wollte ihm nichts einfallen. Es könne nicht stimmen, denn damals sei er nicht 3jährig gewesen, und ein Erlebnis mit 3- und 5jährig gebe es nicht. Dann schließlich fand er, was er gesucht hatte. Er sagte: «Gerade jetzt ist mir eingefallen, was das III im Traum heißt. Damals (bei jener Szene mit dem Vater) lagen wir zu dritt im Bett: rechts die Mutter, in der Mitte ich, links der Vater, genauso wie die III im Traum; das muß es sein.» Hier erschien offensichtlich die ödipale Fixierung an die Mutter, aber eben an eine kranke, suizidale, gefährliche Mutter. Wichtig war nun auch der nächste Traumteil: «Durch ein Telefongespräch nach Y erfahre ich mehr; die Nummer ist: 37/40.»

Zuerst entschlüsselte der Patient auf assoziativem Wege die Nummer 37/40. «37» bedeute 1937, damals sei er 2jährig geworden; mit 1½jährig sei die Sache mit der Mutter in der Bank passiert. Y sei darum im Traum erschienen, weil die Großeltern, als er den Pavor nocturnus gehabt habe, nach Y in die Ferien gefahren seien und weil die Großmutter der Mutter gesagt habe, sie solle telefonieren, wenn etwas passiere; gemeint war: wenn er sterben sollte. 1940 sei er 5jährig geworden, und eben damals habe er den nackten Vater gesehen. Zwei Ereignisse seien da miteinander ganz offensichtlich verbunden worden.

Zwei Ereignisse unterschiedlicher Art waren durch den Traum offenkundig zusammengebracht worden. Man könnte sagen, 1937 sei der Patient durch einen schweren Schock, 1940 ödipal an die Mutter gekettet worden. Ich glaubte an noch etwas anderes: die beiden Daten – die beiden Erlebnisse – hatten einen gemeinsamen Nenner: die Empörung über die Mutter. Er war im Haß auf die Mutter fixiert worden: 1937 weil sie mit Mord und Selbstmord drohte; 1940 weil sie sich mit dem verhaßten, «dreckigen» Vater einließ. Man könnte sagen: So wie das Kind 1937 nach dem Vorfall in der Bank die Mutter fürchtete und haßte, so fürchtete und haßte es die Mutter, als es sie 1940 zusammen mit dem Vater im Bett sah. Aber zugeben konnte er es nicht. Der Haß auf die Mutter 1937 hätte Aufschluß geben können über den Haß auf sie von 1940.

Zum nächsten Traumteil brachte der Patient Erinnerungen an das Elternhaus. Der Eingang zum «Kornhauskeller» sei irgendwie ähnlich. Zu «Keller» kam ihm der Keller dort im Elternhaus in den Sinn, wo der Vater die Schweinevaginen aufgehängt hatte. Aber auch der kellerartige Raum, wo die erste Entbindung seiner Frau stattgefunden hatte. Dort sei ihm – glaubte er – ein Nachtessen und ein Glas Rotwein serviert worden, weil der Geburtsvorgang so lange dauerte. Dann fand er aber, die Geschichte mit dem Weintrinken bedeute «reinen Wein einschenken», deshalb bekomme er ja Weiß- und nicht Rotwein. (Reiner Wein = Weißwein.) Ich fragte ihn: «Inwiefern wird Ihnen da ‹reiner Wein› eingeschenkt in dem Traum?» Er antwortete u. a.: «... Im Keller hingen die ausgeschnittenen Schweinevaginen... im Spital (Geburt) schnitt der Doktor der Frau die Vagina auf. Ich konnte fast nicht hinschauen. Schock... Nachher fantasierte ich, es würden den Frauen die Vaginen herausgeschnitten. Der ‹Kellner›, das ist glaube ich der Vater, der mir diese Fantasie geliefert hat. Weil er ja die Schweinevaginen im Keller hatte.» Darauf sagte ich ihm: «Die Fantasie vom ‹Metzgen› und Herausschneiden der Vagina haben Sie demnach 1. vom Vater; der hat Ihnen das im Keller ‹serviert›; und 2. vom Frauenarzt, der dasselbe – quasi – bei der Frau machte. Und das haben Sie nicht gewußt. Nur so war es Ihnen möglich, die Potenz zu behalten. Das ist der ‹Zapfen›, sprich erigierte Penis, der in die ‹Flasche›, sprich Vagina, hineingeht, automatisch. Weil Sie einen Kastrationsschock erlitten, mußten Sie einen ‹Automatismus› erfinden, der es Ihnen ermöglichte, die Potenz zu erhalten und weiterhin zu koitieren.» Das Koitieren mit der Frau war aber eigentlich – in der unbewußten Absicht – ein Koitieren mit der Mutter. (Mit der Frau schlafen = mit der Mutter schlafen.) Unbewußt wollte der Traum sagen: Du kannst weiterhin mit der Mutter koitieren, wenn du es so machst wie der Vater, der Vaginen herausschneidet; der Vater hat die Mutter «kastriert», und darum ist er potent geblieben. – Aber dies wäre wohl zu viel für den Patienten gewesen. (Frauenarzt, der an der Vagina schnitt, wurde gleichgesetzt mit dem Vater, der im Keller herausgeschnittene Vaginen besaß.)

Der nächste Teil war für den Patienten offensichtlich. Er sagte: «Das Floß im Urnersee, da kommt mir natürlich sofort der ‹Seelisberg-Tunnel› (Traum 71) in den Sinn. Es geht um die Angelegenheit mit der Mutter, die in den See zu springen drohte. Das hat mich ständig verfolgt in den Symptomen, und dieser Verfolgung durch die Mutter bin ich gottseidank entronnen.»

Der nächste Traumabschnitt wurde vom Patienten zunächst nicht verstanden. Es irritierte ihn, daß er wieder aus dem Militärdienst entlassen wurde. Wenn Militärdienst die Analyse bedeuten sollte, wie schon am Anfang, konnte er sich keinen Reim darauf machen. Ich sagte ihm: «Die Erklärung ist: ganz oben war die 1., hier ist die 2. Analyse gemeint.» Zu «Olten» fiel ihm ein, daß dort ein zentraler Eisenbahnknotenpunkt sei, wo verschiedene wichtige Linien zusammenkämen. Ich fragte: «Was ist – symbolisch – vergleichbar damit, welches Ereignis?» Er wußte es nicht zu sagen. Da exponierte ich (dem Traumtext vorauseilend, weil ich im Treffpunkt den wichtigen Teil vermutete) das Wort «Restaurant». Da fiel nach einigem Hin und Her der Groschen bei ihm. Er bekannte: «Jetzt weiß ich es. Gerade jetzt ist mir eingefallen, was das Olten im Traum bedeutet. Das wichtigste Ereignis, als *ich* dann wieder in die Analyse ‹einrücken› mußte, zu Ihnen, das ist der Tod der Mutter. Das ist mein Olten. – Das ist mir eingefallen, weil Sie ‹Restaurant› sagten. Dazu ist mir das Restaurant eingefallen, wo wir das Essen hatten am Begräbnistag der Mutter. Danach brach dann die Neurose mit Wucht hervor. Und dort mußte ja auch bekanntlich der Bruder einrücken.» Damit meinte er, daß beim Besuch des Freundes, der ihn an den Bruder erinnerte, der Nervenzusammenbruch erfolgt war; der schwere, schwelende Konflikt mit dem Bruder hatte alles herausgeschleudert, was in der Seele schlummerte. So war der Tod der Mutter, wie er mit Recht sagte, der wichtige Knotenpunkt seiner Neurose, der Ort, wo alle Linien zusammenkamen.

Ich exponierte: «Meine Tochter fällt mehrmals ins Wasser, schwimmt aber obenauf, und die Befürchtung, daß sie ertrinken könnte, bewahrheitet sich nicht.» Die Tochter war das jüngste Kind, so wie er in der elterlichen Familie auch der Jüngste gewesen war. Das gab dem Patienten die Brücke zu folgenden wichtigen Einfällen: «Es geht da um mich. Eindeutig. – Wenn es heißt ‹ins Wasser fallen› kommt mir natürlich sofort die

Mutter in den Sinn, die drohte, mit uns Kindern ins Wasser zu springen. ‹Mehrmals› kam das nicht vor. Einmal, aber das genügte. Mehrmals machte die Mutter Selbstmorddrohungen. – Ich hatte auch mehrmals Selbstmordgedanken, weit zurück schon. Bis jetzt bin ich nie versunken. – Jetzt kam gerade herauf: die Szene dort beim Psychiater, nachdem ich lange gegen Selbstmordgedanken gekämpft hatte und dann am Ende war. Da hatte ich die Befürchtung, daß ich doch noch Selbstmord begehen könnte. Ganz ernsthaft. Der Druck aus der Seele war ohnmächtig. Und ‹saustark›. Gottseidank hat sich das nicht bewahrheitet.» Ich fuhr fort: «Das Kind ist nur müde. Vorher war es eben lebhaft, und es hatte eine weite Reise hinter sich.» Er assoziierte: «Kind ist müde. Der Kampf mit der Mutter hat mich sehr ermüdet. Ah, da fällt mir ein: das nächtliche Aufschreien. Nachdem die Mutter in der Bank mit Ersäufen gedroht hatte, war die Szene lebhaft in diesem nächtlichen Aufschreien drin; da war das Kind lebhaft, sehr sogar. In diesen nächtlichen Angstanfällen erlebte ich sehr lebhaft die Mutter, die mit Mord und Selbstmord drohte. – Das war dann wieder lebhaft in den letzten Symptomen da, die mich fast in die Klinik gebracht hätten. – Ja, klar: da wird jetzt auch verständlich, warum es heißt, das Kind habe eine ‹weite Reise› zurückgelegt: das Kindererlebnis mit 1½jährig lag weit zurück, und jetzt ist es in den Symptomen und dann als Erinnerung in der Psychoanalyse erschienen.» Ich entgegnete ihm: «Dazu brauche ich praktisch nichts mehr zu sagen. Besser, als Sie es sagten, kann man diese Sache gar nicht schildern. Man kann nur sagen: ja, so und nicht anders ist es gewesen. Sie erklären nochmals, warum Sie den Pavor nocturnus hatten, daß Sie darin lebhaft die mit Mord/Selbstmord drohende Mutter erlebten und daß dasselbe wieder passierte, als Sie den sogenannten Nervenzusammenbruch hatten. Dieses Kindererlebnis hat die weite Reise aus der Vergangenheit ins Bewußtsein mitgemacht. Jetzt kann es endlich zur Ruhe kommen.»

Es war faszinierend, wie dieser Traum ein bestens gehütetes Geheimnis enthüllte in einer Art, die keinen Zweifel offen ließ. Es war aber auch ergreifend zu sehen, wie die Psychoanalyse ein so folgenschweres Erlebnis langsam aus dem Verdrängten ins Bewußtsein brachte, mit allen Affekten. Denn: In jener Analysenstunde, als der Patient hier auf der Couch so durchgeschüttelt worden war, hatte er nicht nur die Affekte «herausgekotzt›», die mit der Mutter in der Küche verbunden waren, sondern auch – und zwar sichtbar – die verdrängten Affekte, die zum Pavor nocturnus und damit zur Geschichte in der Bank gehörten. Der Patient hatte das so intensiv erlebt, die Katharsis war so gründlich gewesen, daß ich ihm für die Zukunft eine gute Prognose geben konnte. Weil das alles so intensiv erlebt, wiedererlebt worden war, darum konnte der Patient auch diese zusammenhängende Darstellung oder Rekonstruktion *allein* geben.

Ich exponierte ihm den letzten Satz dieses Traumabschnitts: «Der Bruder sagt evtl. etwas.» Seine Einfälle lauteten: «Der Bruder hat mich auch neurotisiert, schwer sogar. Den muß ich hier auch durcharbeiten. – Da heißt es, er sage etwas. – Aha! Was der Bruder mir immer sagte, was mich in Weißglut brachte, war das verdammte, verhaßte Wort ‹Hilfsarbeiter›. Jedesmal gab es mir einen Stich. Minderwertigkeitskomplex. Kolossal. Das war die Stichflamme der Neurose. – Oben hat es geheißen, er müsse auch ‹einrücken›. Eigentlich veranlaßte der Haß auf den Bruder die Generalmobilmachung der Neurose: alles ist da eingerückt, wie's der Traum sagt. Weil der Bruder sagte: ‹Hilfsarbeiter›, darum ist der ganze Kessel explodiert.»

Zum letzten Traumabschnitt, mit den Geschehnissen in Prag, assoziierte der Patient Bern. Bern habe wie Prag vier Buchstaben. Zum Satz: «Es geht um ein deutsches Ultimatum» fiel ihm die Begebenheit ein, daß die Mutter, als die Onanie entdeckt worden war, ihm gesagt habe: «Mach es nur nicht so wie der Bruder.» Das sei auch ein Ultimatum gewesen. Unvermittelt meinte er: «Der Widerstand gegen den Kastrationskomplex war sehr groß.» Ich entgegnete: «Demnach empfanden Sie die Zurechtweisung durch die Mutter wie eine Kastrationsdrohung.» Er antwortete: «Ich empfinde es jetzt so.»

Der nächste Satz: «Die Deutschen sind mit Panzern aufgefahren und drohen mit Angriff», brachte folgende Gedankengänge hervor: «Die Deutschen? ...das muß die Mutter sein. Die hat schweres Geschütz aufgefahren, als sie damals drohte. Ganz schweres. Das damals war... empfand ich wirklich wie einen schweren Angriff. Besonders weil sie es vor dem Vater sagte. Sie hat mich dort verraten.» Ich antwortete: «Interessant ist, daß sie zuerst die frustrierende (Selbstmord), dann die kastrierende Mutter bringen. Sie ist genauso im Gewissen (Über-Ich) drin wie die Kindergartenschwester. Der Panzerangriff kommt aus dem Gewissen (Über-Ich) heraus.» Er erwiderte: «Onanie. Ich habe immer gewußt, daß... Wenn man solche schwere Kämpfe ausgefochten hat wie ich... ich habe zu Gott gebetet, daß er mir helfe, daß ich es sein lassen könne... das hat das Gewissen schwer belastet.» Ich sagte ihm: «Der Triebkampf war deshalb so heftig, weil die Onanie mit der inzestuösen Mutterbindung verknüpft und mit Kastration bedroht war.» (Kastrierende Mutter, die Hoden zerschnitt und ihm dasselbe androhte wie dem Bruder, dem der Vater die Kastration angedroht hatte.) Seine Reaktion war: «Ich hätte nie geglaubt, daß Kastration so etwas Schreckliches sein kann. Nie! – Und diese Ängste.» Der nächste Satz: «Das Ultimatum läuft unbenützt ab, die Deutschen greifen Prag an», brachte folgende Einfälle: «Ich habe natürlich auch nach der Drohung onaniert. So... das Ultimatum der Mutter lief wirklich unbenützt ab. Resultat? Das Gewissen hat zugeschlagen. In der Neurose. Angriff in den Symptomen. – Die kastrierende Mutter erlebte ich darum so beängstigend, weil es die gleiche war, die mit Mord und Selbstmord drohte.» Ich erwiderte: «Da haben Sie recht. Das gab dem Kastrationskomplex die gefährliche Färbung.»

Wir fuhren weiter mit dem Satz: «Sie können aber nicht siegen, denn es gibt einen Volksaufstand.» Dazu assoziierte er wie aus der Pistole geschossen: «Nervenzusammenbruch.» Unter anderem äußerte er sich danach so: «... Die Unterdrückung durch die Neurose hätte jahrelang weitergehen können. Ich war ja neurotisch viele Jahre lang. Ließ mir alles gefallen. Aber nach dem Nervenzusammenbruch, da rebellierte ich gegen das Joch der Neurose. Ich wußte: jetzt, ‹Vogel, friß oder stirb›; jetzt geht's aufs Ganze. Alles hat sich in mir gegen die Neurose zu wehren begonnen.» Meine Antwort war: «Diesmal waren Sie entschlossen, die Neurose nicht siegen zu lassen. Das sieht man aus der Art, wie Sie sich einsetzen. Sie sind so kompromißlos; deshalb konnten wir in kurzer Zeit so erstaunlich viel erreichen. Der Volksaufstand ist in Wirklichkeit ein ‹Ich-Aufstand›; das stellungnehmende Ich ist aufgestanden und hat der Neurose den totalen Kampf angesagt. So kann man siegen.»

Zum Schlußsatz: «Ich zeige einem Mädchen – offenbar einer Pragerin – Prag von oben herab; irgendwie tröste ich es», meinte der Patient: «Die Mutter ist ‹oben› gestorben. Wir sind hier in der Analyse oben.

Übersicht. Vogelschau, Distanz. Hier oben, in der Analyse, zeige ich auf, welche Schäden das Mädchen, die Mutter, angerichtet hat. Bilanz ziehen, über der Sache stehen. – Tröste das Mädchen? – Ich kann mich damit trösten, daß die Mutter, die mir so schadete, selber auch ein ganz furchtbares Schicksal hatte, eine ganz miserable Kindheit. Das stimmt mich versöhnlich, darum kann ich ihr verzeihen.»

Diese Worte klangen mir, offen gestanden, zu «süß». Mir war unterdessen der Traum 5 vom Landesverräter Jeanmaire wieder eingefallen, für den er damals (im Traum) die Todesstrafe gefordert hatte. Jetzt hatte er erwähnt, die Mutter habe ihn wegen der Onanie beim Vater «verraten». Das war zwar ein wichtiges Erlebnis, das ihn empört haben mußte, aber ich glaubte, daß es eine Deckerinnerung war. Das «Ultimatum» im vorliegenden Traum mußte sich meiner Meinung nach auf ein anderes Erlebnis beziehen, und wenn man überlegte, welches es sein könnte, stieß man auf die Szene mit der Mutter in der Küche. Er hatte ihr gerufen, sie solle öffnen, aber sie öffnete nicht. Sie, die Mutter, hatte sein «Ultimatum» ungenützt verstreichen lassen, und deshalb kam es zum «Volksaufstand», zum Aufstand gegen die treulose Mutter. Der Aufstand gegen die Mutter hatte zum Nervenzusammenbruch geführt. Daß er im Traum dem Mädchen, alias Mutter, Prag von oben herab zeigte, schien mir auszusagen: er schaute seither auf die Mutter herab, er verachtete sie. Solange der mit der Vergasungsdrohung «eingeklemmte» Haß auf die Mutter nicht analysiert war, konnte der Patient nicht als geheilt gelten. Allerdings sah ich keinen Grund, ihm jetzt schon meine Vermutung zu offenbaren. Das war bei einem Analysanden, der so intensiv an sich arbeitete, gar nicht nötig.

Am Schluß dieser Sitzung sagte mir der Patient, daß er 4 Wochen abwesend sei. Er müsse mit einer Equipe seiner Firma ins Welschland gehen. Das gab nun eine Pause, aber bei der Intensität, mit welcher der Patient sich mit seinen Problemen auseinandersetzte, war sie mir nicht unerwünscht. Ich sagte ihm, er solle in dieser Zeit keine Träume aufschreiben.

38. Sitzung

Der Patient kam in guter Verfassung zurück. Er teilte mir mit, daß er die vierwöchige Abwesenheit gut überstanden habe und auch nicht von Symptomen geplagt worden sei.

Er wollte unverzüglich mit Traum 248 beginnen.

Traum 248

Ein Autobahn-Teilstück ist fertiggestellt.

In einem unbekannten Haus begegne ich Frau X. Sie fährt evtl. mit dem Lift nach unten. Im Schlafzimmer ist Herr X im Bett. Ich soll mich mit ihm befassen. Ich putze schwarze Schuhe und stelle dann fest, daß ich zuerst die falschen geputzt hatte. Dann befinde ich mich im Keller des Elternhauses an der X-Straße, verstecke mich aber hinter der Tür im Hausgang Y-Straße.

Dann bin ich bei Ihnen in der Analyse. Es geht um einen Traum, in welchem ich Kartoffeln ausgrabe, und um Reis. Es hat viele Kartoffeln im Boden. Gleichzeitig kommt mir in den Sinn, daß mein Bruder – wenn er mich onanieren hörte – gesagt hatte, ich «siede Kartoffeln». Die Kartoffeln grabe ich anscheinend im Keller des Hauses an der X-Straße aus. Wir können nicht gut analysieren, weil wir dauernd durch Leute gestört werden, die zu Ihnen kommen. Eine Art Bauer kommt beispielsweise und geht nicht mehr weg. Dann gehe ich für eine Weile in die Garderobe, um meinen Mantel vom Bügel zu nehmen. Wie ich wieder hereinkomme, sind Sie nicht mehr da. Ich habe einige Mühe mit den Kartoffeln und dem Reis. Dann begegne ich meinem Chef und seiner Sekretärin. Letzterer sage ich, man müsse den Kartoffelsack nach X, Hauptbahnhof, senden.

Zum Initialsatz erwähnte der Patient folgendes: «Der Traum hat mir Mut gemacht. Das Teilstück im Traum war nämlich ein wichtiges Verbindungsstück. Zu Auto...bahn ist mir Selbstbefriedigung eingefallen. Ein Verbindungsstück zur Selbstbefriedigung. – In dem Traum fehlt noch etwas. Ich schaute nämlich auf die Uhr, und dort war es 5.» Ich exponierte: «5». Dazu fiel ihm die Szene in X ein, wo er den Vater nackt gesehen hatte. Dann Traum 240 mit der Kp. III/5. Ich ergänzte: «Wenn das wichtige Teilstück mit der Onanie zu tun hat und wenn der Traum diese Zeitangabe macht (auf die Uhr schauen), muß man doch sagen, daß in Ihrer Fantasie das Erlebnis mit 5jährig Eingang gefunden hat. In der Fantasie der Selbstbefriedigung koitieren Sie mit der Mutter, wie Sie es (bei der Urszene) eben dort erlebt haben. Deshalb ist auch die Gewissensangst so groß, wie wir letztes Mal gesehen haben.» Diese Ergänzung akzeptierte er. Wir fuhren weiter mit dem Satz: «In einem unbekannten Haus begegne ich Frau X.»

Aus seinen Schilderungen in bezug auf Frau X ging hervor, daß der Traum sie an Stelle der Mutter verwendet hatte. Diese Annahme wurde noch unterstrichen durch die Einfälle zum Satz: «Sie fährt evtl. mit dem Lift nach unten.» Hier kam ihm nämlich wieder die Beerdigung der Mutter in den Sinn, wo der Sarg auf einer Hebebühne wie mit einem Lift ins Grab hinuntergelassen worden war. (Der «Kran» aus Traum 222.) Demnach konnte Herr X, der im Schlafzimmer im Bett lag, nur der Vater sein. Ihn sollte der Patient laut Traum analysieren. Nachdem der Patient den Sinn des Traumes soweit verstanden hatte, stellte er sich die Frage, was denn nun hinsichtlich des Vaters noch analysiert werden sollte. Er kam wieder auf die Szene in X zu sprechen, wo er den Vater im Schlafzimmer nackt gesehen hatte. Dazu sagte er wörtlich: «Das (Szene mit dem nackten Vater) scheint mich mehr zu beschäftigen, als ich meinte. Was ist mir da noch nicht klar? – Ich muß unwahrscheinlich neidisch gewesen sein. Da liegt der Hund begraben! – Jetzt kommt mir der Traum (200) in den Sinn, in dem ich sagte, ich neide Ihnen alles. Und der andere Traum (62), als ich dem Bruder den Sarg entriß. Sogar die tote Mutter wollte ich ganz allein für mich haben.» Ich entgegnete ihm: «Dann müssen wir den Traum so verstehen: Nachdem die Mutter beerdigt worden ist, Ihr Vater sie also auch nicht mehr besitzt, sollten Sie sich mit der Eifersucht, dem Neid auf den Vater beschäftigen, welche damals in X entstanden sind.» Er antwortete: «Ich habe das (Neid/Eifersucht) total verdrängt. Der Neid auf den Vater, dann auf den Bruder … jetzt kommt mir in den Sinn … Einmal war doch ein kleiner Bub bei uns zu Besuch, und da bin ich in einen unwahrscheinlichen Druck hineingeraten … ich konnte es mir gar nicht erklären. Da sind die ganzen Gefühle auf den Bruder aufgestiegen. Das war ganz verrückt. Daß man so neidisch sein kann. – Gerade jetzt ist mir eingefallen: diese Gefühle, die ich dort hatte, als der Bub da war, so muß ich auch auf den Vater reagiert haben, als der bei der Mutter lag. – Es sträubt sich zwar alles in mir, aber ich glaube ... ich war ... so neidisch, daß ich keinem Psychiater den Erfolg gegönnt hätte. Ich muß in denen ... die bekämpfte ich ... Ich glaube, dort hatte ich ständig das Bild vom Vater, der bei der Mutter lag ... verhaßter Rivale. Denen konnte ich nicht den Erfolg gönnen, um keinen Preis!» Ich erwiderte: «Sie haben die verdrängten Gefühle, die dem Vater galten (und dem Bruder), ohne es zu wissen auf die Analytiker übertragen und dort den Vater bekämpft, fast um jeden Preis, möchte man sagen.» Dazu äußerte er sich wie folgt: «Was mich am meisten verblüfft – eigentlich bin ich sprachlos –, daß man das, genau das, was man als kleines Kind erlebte, Jahrzehnte später ... exakt das erlebt man wieder. – Als der fremde Bub zu Besuch war und wie diese Gefühle hochstiegen ... ohnmächtig ... da habe ich angefangen, eine Ahnung zu bekommen, was da in einem Kind vorgeht. Ich sagte schon: man unterschätzt das einfach. Wenn mir einer früher gesagt hätte, ich sei eifersüchtig gewesen auf den Vater, weil der bei der Mutter ... ich hätte den glatt ausgelacht. – Sie, das ist nicht zum Spaßen, das kann später ins Auge gehen!»

Ich antwortete: «Man darf die Energie des Ödipuskomplexes nicht unterschätzen, da haben Sie recht.»

Zu den falschen Schuhen, die geputzt worden waren, meinte er, daß in den beiden Analysen vorher wirklich am falschen Ort geputzt worden sei. U.a. äußerte er: «... Damals haben wir auch über Sex gesprochen und Schuhe als Vagina gesehen, aber die Sache völlig falsch betrachtet. Jetzt kann ich nochmals von vorne anfangen.» Ich exponierte erneut: «Falsche Schuhe putzen». Er assoziierte: «Binden ... es waren schwarze Schuhe ... schwarz, schwarze Seele, Schuld, meine Sex-Fantasien, Selbstbefriedigung.» Ich: «putzen». Er: «Sauber machen, bürsten, aha! Man sagt ordinär ‹bürsten› für Geschlechtsverkehr ... Die falschen Schuhe ... falsche Vagina ... ‹gebürstet› ... Mutter, Inzest ... in der Sex-Fantasie die falschen Schuhe, die falsche Vagina der Mutter gebürst ... Deshalb die Schuld.»

Darauf antwortete ich: «Sie haben in der Fantasie die falsche Vagina begehrt, d.h. mit der Mutter koitiert, und das gab Schuldgefühle, die Sie nun ‹putzen› müssen.» Er antwortete: «Das ist die Schuld des Ödipus! Ich wünschte den Tod des Vaters, weil ich mit der Mutter schlafen wollte. Ich muß diese Schuld anerkennen. – Ich habe die Schuld verdrängt, darum konnte ich sie auch nie loswerden.»

Wir kamen nun zum Satz: «Dann befinde ich mich im Keller des Elternhauses an der X-Straße, verstecke mich aber hinter der Türe im Hausgang Y-Straße.» Zum Hausgang Y-Straße fiel ihm ein, daß er dort zusammen mit seiner Kindergartenfreundin von einem größeren Knaben überfallen und zum Ausziehen der Hose gezwungen worden sei. Ebenso habe sich die Kindergartenfreundin ausziehen müssen. Der Keller an der X-Straße brachte Erinnerungen an die vom Vater verwendeten Schweinevaginen, die dieser dort aufgehängt hatte. Ich übersetzte ihm den Traumsatz so: «Hinter dem Schock beim Anblick der Schweinevaginen versteckt sich der Schock beim Anblick der Vagina der Kindergartenfreundin, die Sie bei jenem ‹Überfall› natürlich nackt sahen.» Die Schweinevaginen, die er als Schockerinnerung behalten hatte, dienten als Deckerinnerung für den Anblick der Vagina der Kindergartenfreundin. Das war damals ein eindeutiges Kastrationserlebnis, das er aber verdrängt, eben «versteckt» hatte.

Der nächste Traumabschnitt brachte ihn unverhofft auf Erfahrungen mit dem letzten Analytiker. Dieser hatte nämlich stets den Satz wiederholt: «Man muß so lange im Unbewußten graben, bis man die Kartoffeln findet.» Dieser Satz sei gewissermaßen das «Markenzeichen» jenes Analytikers gewesen. Da der Traum außerdem in bezug auf die Kartoffeln einen Ausspruch des Bruders verwendete, war die Absicht, ein Übertragungsproblem zu formulieren, ziemlich klar. Den Bruder betrachtete er als Rivalen, der es beruflich weiter gebracht hatte als er, gegen den er eine Wut empfand, weil er ihn minderwertig gemacht und «Hilfsarbeiter» geschimpft habe. Der Patient mißgönnte Dr. B den Erfolg und konnte es nicht zulassen, daß Dr. B bei ihm erfolgreich war. Der Patient sagte u.a.: «Er (Dr. B) sah nichts als seine Methode. Da habe ich ihm halt ‹seine Kartoffeln› gebracht, das, was er sehen wollte. Aber damit habe ich ihn quasi mit seiner eigenen Waffe geschlagen. – Da drin liegt eine wahnsinnige Gefahr für jede Methode, eine wahnsinnige. – Seelisch kann man jede Sensation produzieren, die man von einem erwartet, jede! Das täuscht dann den Analytiker und den Patienten. Der eine ist zufrieden, weil er bekommt, was er will, der andere, weil er damit nicht zu dem Stellung nehmen muß, was wirklich mit ihm los ist. – Hm! Saugefährlich! Damit kann man natürlich jede Methode ins Wanken bringen. Wer garantiert, ob das, was man bringt, auch das ist, was stört? Wenn man einem Analytiker das sagt, bleibt dem der Hals trocken. Das muß ich mir schon noch gründlich überlegen. Ich habe bewiesen, daß man … ja, Gefälligkeitsträume bringen kann. Eindeutig. Und sogar Symptome, Reaktionen, genau das, was die Methode erwartet. Keine Kunst. Und dann sagen die voller Stolz: sehen Sie, Sie haben das und das gebracht, das ist der Beweis. Was ist bewiesen? Höchstens, daß man jede gewünschte Erwartung erfüllen kann. – Den Dr. B habe ich an seiner eigenen Methode aufgehängt. – Triumph über Vater und Bruder. – Und der Preis? Mich schaudert's.»

Ich antwortete: «Die sogenannten ‹Gefälligkeitsträume› waren nur dem äußeren Anschein nach ‹gefällig›; der Fehler war offenbar, daß die Hülle, die Verpackung, für den Inhalt gehalten wurde.» Da unterbrach er mich: «Schon bevor Sie das sagten, ist mir ein Traum wieder in Erinnerung gekommen, den ich bei Dr. B damals hatte. In dem Traum kam ein Onkel aus Übersee vor, der in Bananenkisten eine gefährliche Schlange eingeschmuggelt hatte. Ich suchte die überall. Auch hatte ich Angst. Schließlich fand ich sie unter Holzwolle. Ich konnte die Schlange in die Hand nehmen, wußte aber nicht wohin damit. Das deutete er dann so, daß er sagte, die Schlange sei die gefährliche Mutter, die aus dem Unbewußten heraufgekommen sei, die ich aber in den Griff bekommen hätte. Gefährlich ist mir die Mutter schon geworden, das stimmt. Aber wie gefährlich die wurde, das hat der damals nicht im entferntesten geahnt. Jetzt ist mir aber der Sinn des Traumes bewußt geworden: dieser Traum erzählt mir die Geschichte, wie der Bruder zu mir kam, während ich onanierte, und meinen Penis in die Hand nahm. Der Bruder war damals, als ich den Traum hatte, gerade in Übersee. – Als der mir einfach den Penis anfaßte, da hatte ich eine bodenlose Wut auf den.» Ich entgegnete: «Ihre Erklärung ist einleuchtend. Sie bekämpften in Dr. B unbewußt den erfolgreichen Bruder – er konnte ja nach Übersee, Sie nicht –, und Sie waren böse auf ihn, weil er sie Hilfsarbeiter schimpfte und mit dieser Geschichte Sie auch noch gedemütigt hatte. Der Traum war ein nicht erkannter Übertragungstraum: Sie hatten den verhaßten Bruder, den Sie beneideten, in die Analyse geschmuggelt, und niemand wußte etwas damit anzufangen. Die Übertragung wurde *nicht* in den Griff genommen. Sie kamen sich minderwertig vor und kämpften verbissen gegen den ‹Analytiker-Bruder›.» Dabei kam mir in Erinnerung, daß er mir erzählt hatte, er habe als Hilfsarbeiter öfter mit Holzwolle zu tun gehabt. «Holzwolle» schien auf den verdrängten Minderwertigkeitskomplex hinzuweisen, der ihn so auf die Barrikaden getrieben hatte. Die Wut auf den Bruder war beim Ausbruch der Neurose (Besuch des Freundes) der eigentliche Zündfunke gewesen.

Das Ausgraben der Kartoffeln im Keller des Hauses an der X-Straße konnte als Hinweis auf das ihm peinliche Onanieerlebnis mit dem Bruder, das dort stattgefunden hatte, verstanden werden. (Im Keller dieses Hauses = der verdrängte Haß auf den Bruder, der dort besonders groß war.) Vielleicht steckte aber noch mehr dahinter, weil ja in jenem Keller der Vater die ausgeschnittenen Schweinevaginen aufgehängt hatte. Darauf wollte ich ihn noch nicht ansprechen, sondern fuhr vorerst mit dem Traum weiter. Der Satz: «Wir können nicht gut analysieren, weil wir dauernd durch Leute gestört werden, die zu Ihnen kommen; eine Art Bauer kommt beispielsweise und geht nicht mehr weg», ergab folgende Einfälle: «Bauer, das sticht mir da in die Augen. Der Bauer stört. Ich denke an den Vater. Dauernd kommt mir der Vater ... Leute, da ist der Bruder gerade auch dabei.» Ich sagte: «Wir können nicht gut analysieren, solange die Vaterübertragung stört. Vater und Bruder gehören zusammen. Diese haben schon die beiden früheren Analysen gestört, d.h. sie in eine falsche Richtung gelenkt.» Er nahm den Gedanken auf und fuhr fort: «Oben hieß es ja, ich solle den Vater analysieren. Sonst stört er. – Wie? Neid, Eifersucht. Wie ich's früher machte (Analysen 1 + 2), haben wir gesehen. Falsches ausgegraben. Und jetzt? – Zweifel. Wieso kommt mir jetzt das in den Sinn? – Weil die andern zu nichts kamen, kann ich alles anzweifeln.» Ich antwortete: «Der Zweifel ist die schärfste Waffe des Widerstandes. Damit kann man alles zu Fall bringen. Unbewußt bekämpfen Sie mich, den ‹Analytiker-Vater›, indem Sie bezweifeln, was ich Ihnen sage, und das stört die Analyse, hindert sie am Vorwärtskommen. Was steckt aber hinter dem Zweifel?» Seine Reaktion war: «Vaterhaß, Vernichtung, ausschalten den Rivalen. Wie damals vor der Hütte, als ich meinte, ich müsse jetzt in die Waldau gehen. Das war ein furchtbarer Kampf. Was noch? – Aha! Das Gewissen, die gelbe Karte.» Ich erwiderte: «Der Vaterzerstörung folgte die Schuld auf dem Fuße.» Seine Antwort war: «Dann hat mich die Szene dort mit 5jährig derart rasend gemacht, daß das ... das ist der Bauer, der stört. Mich hat gestört, daß er bei der Mutter sein konnte, nicht ich ... Und jetzt stört das die Analyse. Bauer, ‹Gülle› (Jauche), Dreck, dreckiger Arsch. Hätte nicht geglaubt, daß der Bauer da so stört, wie er mich störte, als ich ihn bei der Mutter sah.» Ich antwortete: «Das ist der verdrängte Ödipus.»

Wir fuhren weiter mit: «Dann gehe ich für eine Weile in die Garderobe, um meinen Mantel vom Bügel zu nehmen; wie ich wieder hereinkomme, sind Sie nicht mehr da.» Er verstand den Satz so, daß er sagte: «Das ist Abschied. Sie sind schon da. Die Mutter hat sich verabschiedet, ist gestorben. Aha, gar nicht Abschied von mir. Ich glaube, es heißt: Als die Mutter nicht mehr da war, mußte ich erneut in die Analyse gehen; das Gegenteil von Hinausgehen.» Ich entgegnete: «Dann versteht man auch den Satz mit dem Chef und der Sekretärin: Jetzt begegnen Sie in der Analyse dem Vater und der Mutter, Sie weichen nicht mehr aus wie früher.» Er ergänzte: «Die Mutter (Sekretärin) sagt mir, ich müsse den ‹Kartoffelsack›, die ungelöste Übertragung zu Vater und Bruder, zum Hauptthema (Hauptbahnhof) der Analyse machen. Das kommt ja von X, aus der Kindheit, von dort, wo ich den nackten Vater mit der Mutter zusammen sah.»

Er wollte – die Zeit war abgelaufen – schon aufstehen und gehen, als ich ihm sagte: «Der Traum zeigt aber wieder ganz deutlich: die Mutter mußte zuerst sterben, erst dann wurde auch die Vater- und Bruderübertragung bearbeitbar. Als auch der Vater und der Bruder die Mutter nicht mehr besaßen, weil sie gestorben war, konnte der tief verdrängte Ödipuskomplex heraufkommen. Ich glaube, vorher hätte kaum jemand eine Chance gehabt.»

39. Sitzung

Der Patient erzählte sofort den folgenden Traum:

Traum 254

Unterwegs mit Vater über «Hemberg»-Emmental. Wir könnten zwar die Hauptstraße nehmen und über Münsingen fahren, aber wir nehmen lieber diese Strecke.

Später bei Ihnen in der Analyse. Ich analysiere eben dieses Stück Traum, und wie ich zum Wort «Hemberg» komme, fange ich bitterlich zu weinen an.

Dann irgendwie in einer Bank. Vater kommt zu einer separaten Türe heraus. Er scheint angetrunken zu sein. Am Schalter stehen einige Personen, die dort sind wegen einer Frau. Die soll eine Aufsicht bekommen. Dann sitzen wir mit eben diesen Leuten an einem Tisch. Diese Leute diskutieren wegen der Frau. Vater mischt sich ein.

Dann bei einem Kellner. Vater hat einen Schnaps bestellt, den er ausleert, ungeschickterweise. Der Kellner soll ihm noch einen bringen. – Bruder?

Dann will ich Vater einen Gefallen tun: er soll der schönen Gegend zuliebe über die «Kappelenbrücke» fahren. Anfänglich geht es gut. Die Brücke, die ziemlich stabil ist, führt über das Wasser des Wohlensees. Wie wir fast zuhinterst sind, bekommt der Vater, der betrunken ist, Angst. Er hat Angst, ins Wasser zu stürzen und zu ertrinken. Da er betrunken ist, muß ich ihn fest halten. Wir gehen wieder zurück.

Irgendein Hotel, irgend etwas ist mit Vater. Ein aufgedecktes, bereitstehendes, aber für die Nacht noch unbenütztes Bett.

Beim ersten Traumabschnitt äußerte sich der Patient über seine Beziehung zum Vater. Er sagte, daß er eine schauderhafte Wut auf ihn verspürt habe, daß er ihn packen und schütteln wollte, um ihm zu sagen: «Du ‹Saucheib›, du Verdammter! Was hast du uns mit deiner verfluchten Sauferei angetan? Du verfluchter Mistkerl! Die ganze Familie hast du kaputtgemacht!» Dann sei die Wut abgeklungen, und jetzt denke er, er möchte den Vater fragen: warum hast du uns so schwer geschadet? Positiv sei, daß er immer gearbeitet habe. Ihn selber, fügte er hinzu, habe der Vater immer geliebt. Ich exponierte: «Hemberg», und er sagte: «Hemmungsloser Haß. Gehemmt, ich bin wegen Vater gehemmt. Wir waren in einem Bergdorf im Emmental (‹Hemberg–Emmental›), als ich ihn nackt sah. Schlief zwischen den Eltern, erwachte, Vater lag auf dem Bauch, nackt; da sah ich den verschissenen Arsch. Am Morgen mußte ich erbrechen.» Da sagte ich ihm: «Sie sind in der Analyse mit dem Vater, der Ihre Entwicklung gestört und gehemmt hat, unterwegs. Was bedeutet aber der Satz: ‹Wir könnten zwar die Hauptstraße nehmen und über Münsingen fahren, aber wir nehmen lieber diese Strecke›?» Da präzisierte er den Traum und sagte, es müsse eigentlich «Autobahn» heißen; man habe aber die Hauptstraße genommen. In Münsingen sei eine psychiatrische Klinik. Ich übersetzte ihm den Traum, indem ich sagte: «Der Vaterhaß, der wegen des Erlebnisses in X so groß war, hätte Sie beinahe in die Klinik gebracht, aber jetzt haben Sie sich entschlossen, lieber den Weg der Analyse zu nehmen.» Er reagierte mit einer Deutung des nächsten Absatzes: «Bei Ihnen in der Analyse analysiere ich eben dieses Stück Vergangenheit. Wie ich ganz am Anfang zu Ihnen gekommen bin, da habe ich in der ersten Sitzung schrecklich geweint. Das weiß ich noch, wie wenn es gestern gewesen wäre. Und jetzt sagt mir der Traum, ich hätte damals so heftig geweint, weil ich den Vater haßte und zerstören wollte, eben wegen der Szene in X.» Ich erwiderte: «Sie weinten bitterlich über die Schuld des Ödipus. Der Ödipuskomplex hat Sie so gehemmt, daß Sie jahrelang – aus ‹Schuld› – Hilfsarbeiter geblieben sind, dort verharrten, obschon Sie begabt sind und weitaus mehr aus sich hätten machen können.»

Der dritte Abschnitt mit der Bank brachte die Erinnerung an die Szene in der Bank mit der Mutter. Dann war er allerdings etwas ratlos, weil der Traum hier auch den Vater ins Spiel brachte, der doch bei jener Szene gar nicht dabei gewesen war. Die Frau, die im Traum auftrat, glich der zweiten Frau des Vaters, die er ablehnte. Er konnte den Sinn des Traumes nicht verstehen. Hier ging es meiner Meinung nach eindeutig darum, daß er die Mutter ebenso haßte wie den betrunkenen Vater, der vor der Türe stand, als die Mutter sich vergasen wollte; in gleichem Maße haßte er auch die zweite Frau des Vaters. Der Traum wollte sagen, er hasse die Mutter – Bank, Gasgeschichte – *wie* den Vater. Der Haß auf den

Vater vermischte sich mit dem Haß auf die Mutter. («Vater mischt sich ein.») Nicht zu vergessen die Empörung über die Mutter, weil sie beim «dreckigen Vater» schlief. Ich sagte ihm das nicht.

Recht deutlich wurde die Kritik am Vater, als wir den vierten Traumabschnitt analysierten. Dort machte er dem Vater den Vorwurf, es sei eine «ungeschickte Schnapsidee» gewesen, dem Bruder bei der Katzenkastration mit Kastration zu drohen. «Der Kellner soll ihm noch einen bringen» hieß: «Sollen wir dich auch noch kastrieren?» Das waren die Worte des Vaters gewesen.

Verdrängte Todeswünsche gegenüber dem Vater brachte der nächste Traumabschnitt zum Vorschein. «Über die Brücke fahren» verstand der Patient als «ins Jenseits gehen». Wenn er also den Vater dort hinüberbeförderte, mußte man sagen, der Traum gebe die unbewußten Gedanken wieder: «Der Vater soll mir den Gefallen tun, hinüberzugehen, zu sterben, damit die Gegend wieder schön wird («der schönen Gegend zuliebe»), er also kein Dorn mehr im Auge ist.» Denn der Vater, der nach wie vor auffällig war, ihn auch mit seinen Frauengeschichten ärgerte, war eine Belastung für den Patienten. Aber diese Todeswünsche verursachten ihm Angst. Er präzisierte, daß er Angst gehabt habe im Traum, wie bei der Klaustrophobie. Daß die verdrängten Todeswünsche gegenüber dem Vater Klaustrophobie verursachten, wußten wir ja. (Z.B. im Gefängnis, als er dem inhaftierten Kollegen gegenübersaß; oder damals, als ein Arbeitskollege sich verspätet hatte.) Außerdem war mit dem Vaterhaß die Psychoseangst verknüpft.

Schwierigkeiten gab es beim Satz: «Da er betrunken ist, muß ich ihn fest halten». «Fest halten» verstand der Patient als «festhalten», aber woran er da «festhalte», konnte er nicht finden. Da sagte ich ihm: «Sie müssen daran festhalten, daß Sie den Vater hassen und totwünschen, weil er betrunken war; bisher ertrugen Sie nicht, daß Sie ihn haßten und totwünschten, weil Sie auf ihn neidisch und eifersüchtig waren, weil er zur Mutter konnte und nicht Sie. Sie müssen in der Analyse beim Suchen nach dem Vaterhaß weiter zurückgehen als zum Motiv der Betrunkenheit.» Die Schuld des Ödipus konnte er nicht ertragen; die hatte ihn auch phobisch gemacht und einen solchen Druck ausgeübt, daß er meinte, in die Waldau eintreten zu müssen («über Münsingen fahren»).

Da aber die Brücke jene war, die über den Wohlensee führt, und da außerdem im Traum die Angst vorkam, ins Wasser zu fallen und zu ertrinken, wäre der Traum, eine Stufe tiefer gedeutet, zwangsläufig dem Haß auf die Mutter auf die Spur gekommen. Hievon sagte ich aber kein Wort, und er selber war weit entfernt von einer solchen Assoziation.

Der letzte Traumabschnitt führte ihn über ‹Hotel, Hotelbett, nicht benützt, aber bereit› zum Einfall «Psychiatrische Klinik». Er glaubte, daß der Vater, als Trinker, vielleicht einmal dort landen werde. So sagte er: «Wenn der Vater so weitermacht, steht ihm ein Bett in einer Klinik so gut wie sicher bereit.» Darauf entgegnete ich: «Ich sehe es anders, brutaler, wenn Sie wollen. Aber ich muß es Ihnen sagen. Der Traum sagt: ‹Weil Sie den Vater haßten und totwünschten, stand das Bett in der Klinik für *Sie* schon bereit›.» Ich sah, wie er die Farbe im Gesicht wechselte und heftig weinte. Nachdem er sich etwas erholt hatte, sagte er: «Ja, Sie haben recht. Genauso war es. Das war an jenem Abend, als ich es nicht mehr aushielt und in die Klinik ging. Es hätte nicht mehr viel gefehlt ... Das Bett stand für die Nacht schon bereit. Gottseidank habe ich es nicht benützt.»

Der Traum erzählte wirklich die Geschichte jenes Abends, als er in die Klinik fuhr und fast dort geblieben wäre, wenn man nur ein Wort in dieser Richtung geäußert hätte.

40. Sitzung

Zur Sitzung erschien er mit der Bemerkung, es sei ihm inzwischen gut gegangen. Dann wörtlich: «Ich glaube, die Analyse wird nicht mehr lange dauern.» Es interessierte ihn der Traum 256, den er bearbeiten wollte:

Traum 256

Ich bin in einem Geschäft. Dort sagt man mir, daß eine Kundin kommen werde, die ihren «Breitschwanz-Pelzmantel» zurückbringen möchte, weil sie damit nicht zufrieden sei. Ich solle sie empfangen und mit ihr reden, denn ich sei ja Schneider von Beruf. Tatsächlich kommt die Frau, und ich erkläre ihr, daß der Pelz einwandfrei sei. Überrascht stelle ich fest, daß sie gar keine großen Einwände macht, ja inzwischen selbst eingesehen hat, daß der Pelz in Ordnung ist. Sie weist sogar auf ein Preisschild oder eine Markenetikette hin, welche das bestätigen.

Dann gehe ich zur Firma X. Schon am Eingang will mich X. Y. «abfangen» und zu Arbeiten für ihn einspannen. Ich sage ihm aber, daß ich die «1. Tour» vorbereiten müsse und deshalb nicht könne. Dann gehe ich in einen anderen Raum und packe dort in eine Kiste viele Socken ein. Schließlich bin ich wieder an einem andern Ort. Ich glaube, ich muß etwas herumstoßen. Dabei leere ich die Ware aus, und das ganze fällt zu Boden. Ich versuche es dann wieder aufzuheben.

Schließlich komme ich nochmals in die Firma X zurück. Unverhofft begegnet mir im Innern Z., den ich eigentlich nicht erwartete. Er scheint auch überrascht zu sein. Ich gebe ihm meine rechte – und doch irgendwie falsche – Hand, was komisch wirkt. Ich hätte mich eigentlich gerne in der Firma umgesehen, aber ich wage nicht, Z. zu fragen, ob er mir alles zeige. Ich gehe wieder hinaus. Dabei sehe ich, daß alles anders ist: Es ist jetzt die Unordnung aufgeräumt, und das ganze wirkt irgendwie «abgeschlossen».

Dieser Traum war eine Auseinandersetzung mit seinem Minderwertigkeitskomplex. In einer früheren Stunde hatte ich ihm, als er vom Minderwertigkeitskomplex sprach, das Beispiel des Dichters Peter Rosegger erwähnt, der in seinen Träumen immer wieder an den alten Arbeitsplatz zurückkehren mußte, weil der Minderwertigkeitskomplex ihm immer wieder – im Traum – vorhielt: «Du bist doch nur ein Schneider.» Die Passage im Traum, wo es heißt, er sei Schneider von Beruf, nahm auf diese Begebenheit Bezug, und der Sinn war der gleiche. Innerlich sagte er sich: «Du bist doch nur Hilfsarbeiter.» Im Traum war die Kundin unzufrieden mit dem «Breitschwanz-Pelzmantel», aber wir hatten Grund anzunehmen, daß in Wirklichkeit *er* unzufrieden war mit seinem Penis (= Breitschwanz). Er reklamierte bei der Mutter (Kundin), daß sie ihm keinen «Breitschwanz», also keinen so großen Penis, gegeben habe wie dem Bruder (Pelzmantel = Schambehaarung). Eine Wurzel zum Minderwertigkeitskomplex lag also in der beschämenden Annahme, keinen so großen Penis zu besitzen wie der Bruder (und der Vater). Der Traum wollte ihm sagen, daß alles in Ordnung sei. Er sollte einsehen, daß er in bezug auf den Penis von der Mutter (Kundin) nicht benachteiligt worden war.

Etwas tiefer verborgen lag in dem Traumstück auch die Auseinandersetzung mit seiner Kastrationsangst. Denn zum Schneider, der er von Berufs wegen sein sollte – laut Traum –, kam ihm in den Sinn, daß er sich in der Sex-Fantasie vorgestellt hatte, den Frauen die Vagina herauszuschneiden (= Schneider/Kastrator von Beruf). Nun ging es für ihn darum, einsehen zu lernen, daß eine Frau nicht eine Person ist, der man den «Breitschwanz» abgeschnitten hat, sondern daß ihr «Pelz» (Vagina) von Natur aus in Ordnung ist («inzwischen selbst eingesehen, daß der Pelz in Ordnung ist»). Damit konnte er eine für ihn wichtige Richtigstellung vornehmen: Betrachtete er die Frauen nicht als kastrierte Wesen, sondern als von der Natur her in Ordnung, konnte er auch auf das Herausschneiden der Vagina in der Fantasie verzichten.

Ebenso ging es darum zu lernen, daß ihn weder die Mutter noch der Vater, noch sonst jemand kastrieren konnte. Dieser schreckliche Kreislauf: Furcht vor Kastration und Abwehr der Kastration in der Neurose, mußte unterbrochen werden; der Preis war zu groß geworden. Die Markenetikette im Traum veranlaßte beim Patienten folgende Gedanken: «... Die Markenetikette heißt: Kastrationskomplex, und den fütterte ich, indem ich mir vorstellte, den Frauen die Vagina herauszuschneiden. Diese Fantasien bestätigen das Vorliegen eines Kastrationskomplexes.» (= sie weist sogar auf ein Preisschild oder eine Markenetikette hin, welche das bestätigen). Daß die Mutter die Kastrierende war, zeigte ein weiterer Einfall zu «Breitschwanz». Dort waren ihm Hoden (= breiter als der Schwanz) eingefallen, die ja bekanntlich die Mutter gekocht hatte. Die Mutter verlor durch diese Einsichten bedeutend an Bedrohlichkeit. Dadurch wurde es ihm möglich, den Zugang zu Frauen zu erleichtern, zu normalisieren.

Der nächste Abschnitt war eindeutig eine Auseinandersetzung mit seinem Hilfsarbeiterdasein aus früherer Zeit. Das war quasi die Objektebene des Traums. Tiefer unten befaßte er sich indes mit der ihn minderwertig machenden Familie (Firma X = Familie). Da war am Anfang der Bruder, der ihn Hilfsarbeiter schimpfte, aber der «verdeckte» den Vater, dem er auch ein gehöriges Stück Minderwertigkeit verdankte.[1] Die im Traum vorkommende «1. Tour» brachte ihn auf die Idee, «es auf eine bestimmte Tour zu machen». Dann sagte er: «Ich will es hier in dieser Analyse nicht auf die gleiche Tour machen wie bei den andern Analytikern. Dort habe ich gegen Vater und Bruder gekämpft, habe den Minderwertigkeitskomplex ausgelebt, indem ich nicht zuließ, daß die Analytiker Erfolg hatten. Ich muß mich darauf vorbereiten, es nicht mehr so zu machen wie früher. Ich war gegen die Psychiater aufgebracht, weil ich gegen Vater und Bruder aufgebracht war; habe mich auch an denen gerächt. Dafür hat's dann mich getroffen.»

Zu den Socken fiel ihm ein: «sich auf die Socken machen». Und weiter: «Ich bin jetzt in einem Alter, wo ich mich wirklich auf die Socken machen muß, um die Komplexe aus der Kindheit loszuwerden. Ich muß alles hier auspacken, nicht einpacken. Zu lange habe ich schon zugewartet.» Im gleichen Sinne verstand er das Herumstoßen der Ware. Er sagte: «Immer habe ich alles vor mir hergestoßen, verdrängt ... das ist das Ausleeren auf den Boden. Ich muß es aufheben, den Kampf (gegen Vater/Bruder in der Übertragung) aufgeben, zu dem stehen, was ist.» Ich exponierte ihm nochmals das Wort «aufheben». Seine Einfälle waren: «Sie sehen noch etwas? Aufheben, auflesen, aufnehmen. Ah, ich soll aufnehmen, was mir die Analyse sagt, annehmen.» Ich antwortete: «Ja, dann können Sie die Komplexe aufheben, also auflösen.»

Die Begegnung mit Z. im Traum verstand er als die Begegnung mit dem Vater in der Analyse. Sie habe unverhofft aufgezeigt, welche Rolle der Vater in seinem Schicksal gespielt habe. Die Übertragung habe ihm gezeigt, wie stark der verdrängte Haß gewesen sei. Ich antwortete: «Unverhofft war vor allem für Sie, daß der Vater in der *frühen* Kindheit eine so bedeutende Rolle spielte; Sie waren überrascht von der Stärke des verdrängten Ödipuskomplexes. Das hatten Sie vor allem nicht erwartet.» Er entgegnete: «Unbedingt! Diesbezüglich hatte ich mich total verrechnet. Ich ahnte nicht im geringsten, daß jene Nacht in X, als ich den Vater sah, derart bedeutungsvoll für mich war.» Daß er dem Z. die Hand geben wollte, verstand er als Versöhnungsaufforderung. Bisher habe er ihm die «falsche» Hand, den Fehdehandschuh, hingeworfen (oder wie er sagte: die Rachehand). Daß er die «Firma», den Betrieb, anschauen wollte, es aber nicht wagte, verstand er so: «Ich sollte jetzt endlich wagen anzuschauen, inwiefern der Haß auf den Vater meine Neurose betrieben hat. Das Vaterproblem brachte den Haß, die Rache; das habe ich alles auf die Psychiater übertragen. In denen habe ich den Vater bekämpft bis aufs Messer. Das muß ich einsehen, zugeben. Dann kann aufgeräumt und abgeschlossen werden. – Ich glaube, schon der Traum vorher (254) war ein Abschied vom Vater.»

[1] Kinder, die in einem solchen Milieu aufwachsen müssen, haben von Anfang an eine um das Vielfache schlechtere Startchance fürs Leben als Kinder aus einem geordneten Milieu. Oft ist das Scheitern im Leben «vorprogrammiert», d.h. sie können gar nicht aus dem unverschuldeten Teufelskreis herauskommen. Es ist tragisch, wenn solche Menschen, falls sie straucheln, zur Rechenschaft gezogen werden, wo sie eigentlich keine Verantwortung tragen.

41. Sitzung

In dieser Sitzung ging es um die Analyse des folgenden Traums:

Traum 264

In der dunklen X-Straße fährt ein Velofahrer schwankend und betrunken singend dahin. Es ist der Vater. Ich eile nach Hause, denn ich möchte ihm nicht begegnen. Wie ich oben vor der Wohnungstüre stehe, ist eine Katze da, und dann die gleiche Katze noch einmal. Ich nehme sie beide. Wie ich in die Wohnung komme, ist meine Mutter am Küchentisch und entsteint mit einer Maschine Kirschen. Sie stellt mich wegen Vater zur Rede und fragt mit plötzlicher Angst in der Stimme: «Du wirst ihm doch nicht etwas Böses angetan haben!?» Damit meint sie den Vater. Ich habe ihm aber nichts Böses angetan, wollte ihm nur nicht begegnen.

Wieder bei der Mutter. Wir haben keine Arbeit. Da kommt eine Frau herein und sieht mich beim Goldfolieschneiden. Sie macht bezüglich meiner Arbeitslosigkeit eine Bemerkung. Ich gehe dann weg. Evtl. gehe ich mit einem Kind in einen Wald spazieren. Ein Plan von diesem Wald. Wir begegnen dort andern.

Der Initialsatz brachte Erinnerungen aus der Kindheit. Die im Traum beschriebene Szene war viele Male vorgekommen. Der Patient erzählte, wie er oft zusammen mit der Mutter auf den Vater gewartet habe, und meist sei er dann auf dem Velo schwankend dahergekommen, betrunken natürlich. Er habe Angst gehabt, dem betrunkenen Vater zu begegnen, weil es oft Krach zwischen Vater und Mutter gegeben habe. Dann fiel ihm ein, daß er einmal auf einen Bekannten warten mußte. Als dieser nicht zur vereinbarten Zeit erschien, habe ihn wie angeworfen eine Angst überfallen, die von schwerem Herzklopfen begleitet war. Desgleichen erinnerte er sich an jenen Klaustrophobieanfall in der Firma, als der Kollege verspätet zur Arbeit erschien. Beides brachte er mit dem damals noch verdrängten Vaterhaß zusammen und mit den damit verbundenen Mordgedanken. Die Angst hänge aber auch mit der Vergasungsdrohung der Mutter zusammen, das sei auch an der X-Straße passiert. Dafür habe er die

Mutter gehaßt. Es kam ihm die Psychoseangst in den Sinn, die eine Angst vor der Mutter gewesen sei: Angst, die Mutter könnte sich und die Kinder töten (Wohlenseegeschichte/Gas). Auch dachte er an die Katzenerschießung, die er als «Vater-Bruder-Tötung» bezeichnete. – Alles eben Erwähnte war ihm aber gar nicht «dunkel», also unbewußt; es mußte im Traumkern etwas anderes geben, das ihm noch nicht bewußt war. Ich exponierte deshalb den Satz: «Wie ich oben vor der Wohnungstüre stehe, ist eine Katze da, und dann die gleiche Katze noch einmal.» Darauf fiel ihm ein, daß er seinerzeit zwei (gleiche) Katzen erschossen habe. Diese Katzen seien stellvertretend für den Vater und den Bruder getötet worden. Darum sei beim Besuch im Gefängnis die Klaustrophobie mit solcher Wucht ausgebrochen. Das Gewissen habe für diese symbolische Tötung strenge Strafe und Sühne verlangt. Sodann erzählte er auch nochmals den genauen Hergang der Szene, als sich die Mutter in der Küche eingeschlossen und mit Vergasen gedroht hatte. Dort hätten der Vater und er vor der Türe warten müssen; somit sei das auch eine Art Warten gewesen.

Allmählich wurde mir zur Gewißheit, daß dieser Traum sagte, die Katzentötung sei eigentlich eine symbolische *Eltern*tötung gewesen. Die Erschießung der Katzen war eine völlig unbewußte Ersatzhandlung gewesen; der Patient wollte natürlich bewußt niemals die Eltern töten, aber in der Katzenerschießung schien offenbar dieser symbolische Kern enthalten zu sein. Es war eine sogenannte «psychische Realität»; dabei spielte es in bezug auf die Folgen keine Rolle, ob die Tat wirklich realisiert, bloß fantasiert oder in einer Ersatzhandlung symbolisch vollzogen worden war. Diese Darstellung mag konstruiert erscheinen, aber unübersehbar war in diesem Fall von Anfang an, daß der Patient eine innere Stimme vernommen hatte, die ihm «Muttermörder» zurief. Aus der Tiefe der Verdrängung heraus tönte das, was eine *psychische Realität* war. Das wütende Gewissen (Über-Ich), dem wir in den Behandlungsstunden oft begegnet waren, diese Hartnäckigkeit auch des Festhaltens an der Selbstbestrafung waren nur auf einem solchen Hintergrund begreiflich. Es gab im stillen ein unbewußtes Eingeständnis der «Schuld» und ein ebensolches in bezug auf die Annahme der Strafe. Solange die unbewußte Schuld – die er im Bewußtsein nicht ertragen konnte – nicht sichtbar gemacht war und damit relativiert und korrigiert werden konnte, durfte er nicht als geheilt gelten. Er hätte ununterbrochen weitergebüßt. Die «Schuld», die er nicht ertragen konnte, war ebenso mitverantwortlich für die Psychoseangst wie die schauderhafte Furcht vor der mit Suizid drohenden Mutter.

Dieser wahrhaft leidgeprüfte, frustrierte, vom Schicksal gepeinigte Mensch hatte bei diesen unglücklichen Startbedingungen im Leben nicht an der Neurose vorbeikommen können. Hätte er kein solches Milieu vorgefunden, wären ihm eine gesunde Entwicklung und damit wesentlich bessere Voraussetzungen für das Lebensglück sicher gewesen. Sein Fall zeigt, wie schrecklich ungerecht das Leben sein kann.

Ich nahm als sicher an, daß damals, bei der Gas-Szene, die Mutter zum Haßobjekt geworden war wie vorher schon der Vater (im Traum zuerst eine Katze, dann nochmals dieselbe = Haß zuerst auf den Vater/Bruder, dann später nochmals das gleiche bei der Mutter). Dennoch hielt ich es für verfrüht, ihm jetzt schon einen Hinweis zu geben.

So fuhr ich fort mit dem Satz: «Wie ich in die Wohnung komme, ist meine Mutter am Küchentisch und entsteint mit einer Maschine Kirschen.» Das Wort «Kirschen» rief ein Geschehnis in seine Erinnerung zurück, von dem er schon hie und da erzählt hatte. Es ging um das Erlebnis mit dem Mädchen, dessen Vagina er beim Urinieren anschauen wollte, welches anschließend aber stürzte und eine Wunde am Kopf bekam, wobei der Patient in Panik geriet und glaubte, das Kind werde verbluten. Außerdem fand er, dieser Zwischenfall sei eine Strafe Gottes. Dann fiel ihm auch ein, daß die Mutter auf dem Küchentisch Hoden zerschnitten hatte (Kirschen entsteinen = kastrieren). Er empfand diese Traumstelle als deutlichen Hinweis auf die kastrierende Mutter. Der Satz: «Sie stellt mich wegen Vater zur Rede und fragt mit plötzlicher Angst in der Stimme: ‹Du wirst ihm doch nicht etwas Böses angetan haben!?›», ließ ihn an den Haß auf den Vater denken. Er glaubte, daß damit eindeutig die Ödipussituation gemeint sei. Wörtlich: «Wer dem Vater Böses antut, um die Mutter zu begehren, wird bestraft, kastriert.» Es war die Frage, ob hinter dem Haß auf den Vater noch etwas anderes verborgen sei. Ich exponierte den Satz nochmals. Wieder sprach er zuerst von der ödipalen Situation. Dann erinnerte er eine andere Begebenheit. Als die Mutter seine Onanie entdeckt hatte, stellte sie ihn vor dem Vater deswegen zur Rede. Jetzt glaubte er, sie habe den Satz gesprochen: «Du wirst es doch nicht etwa machen wie der Bruder.» Damals sei er sehr wütend gewesen über die Mutter. Es schien mir, als ob diese Szene von ihm wie ein Verrat empfunden worden war. Da dachte ich an den «Jeanmaire-Traum» (5), wo er für den «Landesverrat» die Todesstrafe gefordert hatte. Das war vermutlich das Deckerlebnis für die maßlose Enttäuschung über die Mutter, als sie sich in die Küche einschloß und ihm nicht aufmachte. Dies war zumindest die letzte in der Reihe der Enttäuschungen mit der Mutter, bevor dann die verhängnisvollen Schüsse auf die Katzen fielen. Motive für die symbolische «Muttertötung» gab es jedenfalls viele.

Die Einfälle zum Schlußteil dieses Abschnittes: «Damit meint sie den Vater; ich habe ihm aber nichts Böses angetan, wollte ihm nur nicht begegnen», waren folgende: «Etwas Böses habe ich dem Vater ja wirklich nicht angetan. Etwas Böses gewünscht, höchstenfalls. – Stutzig macht mich, daß ich sage, ich wolle ihm nicht begegnen. Da will ich doch irgend etwas ausweichen. Darum ist es oben ja auch dunkel. Was will ich nicht sehen? (Nach einer Weile:) Ich weiß es nicht.»

Ich ließ dieses Stück Traum ungedeutet und ging weiter zum letzten Teil: «Wieder bei der Mutter. Wir haben keine Arbeit.» Er sagte u.a.: «... Also doch wieder die Mutter. Wieder die Mutter behandeln. Viel Arbeit dort. Viel zu tun, glaube ich. – Ich glaube, alles ist da noch nicht draußen.» Der nächste Satz: «Da kommt eine Frau herein und sieht mich beim Goldfolieschneiden», veranlaßte folgende Assoziationen: «Meine Frau, *die Frau des Vaters*, Weihnachten. An Weihnachten schneiden wir Goldfolien. – Weihnachten ... Wein ... Nacht ... Weinen, die Nacht, in der ich weinte, als die Mutter sich vergasen wollte. – Ich verdrängte die ganze Gasgeschichte (die Affekte). Unermeßliche Angst steckte da dahinter. Entsetzen.» Ich exponierte: «Sie macht bezüglich meiner Arbeitslosigkeit eine Bemerkung.» Er ging nochmals auf seine Assoziation «Weihnacht» ein und kam auf die Vermutung, daß damit eine bestimmte Zeit gemeint sein könnte. Dann fand er – wie mir schien – plötzlich den richtigen Weg. Er sagte: «Eben dachte ich nach, warum kommt Goldfolie? Da erinnerte ich mich, daß es eine Metzgerei ‹Ochsen› gab, mit Wirtschaft, und dort hing ein vergoldetes Schild draußen. Eine Frau war Besitzerin, und ich stellte mir beim Onanieren vor, ich wäre dort ein Stier, dem man die Hoden herausschneide. Ein kastrierter Stier ist aber ein Ochse. Diese Metzgerei diente mir als «Folie», Vorlage, für meine Fantasie. Anhand dieser Vorstellung (Stier, dem Frauen die Hoden abschneiden) habe ich am Kachelofen ein Kissen heiß gemacht, dann darauf onaniert. Dann kam aber eben die Mutter, entdeckte das und machte eine Bemerkung. Eben die mit dem Bruder.» Ich antwortete: «Man kann sagen, da bringe der Traum wieder die Geschichte mit der kastrierenden Mutter. Die Mutter zerschnitt Hoden – kastrierte –, dann kam hinzu, daß Sie bezüglich des Hodenkochens die Bemerkung der andern Metzgersfrau hörten – darum sind *zwei* Frauen in der Fantasie –; den Rahmen gab die Metzgerei mit dem ‹goldenen Ochsen›, dorthin verlegten Sie in der Fantasie alles. Dann wurde aber die Onanie entdeckt. Die Mutter sprach die Drohung aus und wollte, daß Sie mit Onanieren aufhören. Das ist die Bemerkung ‹bezüglich Arbeitslosigkeit›.» Diese Traumübersetzung konnte er akzeptieren. Nun kam aber noch die Sache mit dem Kind. Ich exponierte den Satz: «Evtl. gehe ich mit einem Kind in einen Wald spazieren; ein Plan von diesem Wald.» Dazu fiel ihm noch einmal die Geschichte mit dem Mädchen ein, dem er beim Pissen zuschaute. Er sei in einen Wald gegangen mit dem Kind. Der Plan («Plan von diesem Wald») sei gewesen: schauen, was das Mädchen zwischen den Beinen habe. Dies schien auch mir der verborgene Inhalt des Traums zu sein: Er wollte bewußtmachen, daß zwischen der Drohung seitens der Mutter und dem Erlebnis mit diesem Mädchen ein Zusammenhang bestehe. Dies sah der Patient ein, als er formulierte: «Die Mutter hat die Selbstbefriedigung verurteilt. Die Sache mit dem Mädchen wußte sie aber nicht. Das ist nicht bestraft worden. – Der Traum will mir sagen, daß ich mich so bestrafe, wie ich glaube, die Mutter hätte es getan, wenn sie es gewußt hätte. Aber wie bestrafe ich mich? Das sagt mir der Traum leider nicht.»

Ich sagte ihm: «Wir werden es über weitere Träume erfahren.»

42. Sitzung

Der Patient berichtete, daß er in der Zwischenzeit «wie wild» geträumt habe. Dies sei offenbar eine Reaktion auf die letzte Sitzung. Aus den vielen mitgebrachten Träumen wählte er zum Bearbeiten den folgenden aus.

Traum 274

Ich bin mit Frl. X. im Bett, was aber einen asexuellen Aspekt hat. Sie trägt den Schmuck meiner Frau, der aber meiner Mutter gehört. Plötzlich kommt die Mutter herein, nimmt Frl. X. ziemlich wütend den Schmuck weg und schimpft. Es ist ein blaues Kreuz und ein Halsschmuck meiner Frau.

Mein Chef schreibt mir ein längeres Schreiben, worin er sich anerkennend über meine Arbeit äußert. Der Brief umfaßt mehrere Seiten.

In X. Ich warte auf die Rückkehr der Familie, bei der auch der Vater sich aufhält. In zwei Räumen werden Tische zusammengestellt. Verschiedene Leute sind bereits da. Aber meine Frau mit Vater und Kindern kommen und kommen einfach nicht. Ich werde immer enttäuschter, und meine Wut steigt zunehmend. Ich will davonlaufen, irgendwo in einem Hotel übernachten, finde es empörend, mich so allein zu lassen, dieweil die sich mit Trinken vergnügen. Ich gehe auch weg. Bin in einer Stadt. Wie ich dort – weil ich noch nichts gegessen und Hunger habe – in einem Restaurant draußen Platz nehme und esse, kommt Vater hinzu. Er setzt sich an meinen Tisch, bemerkt mich aber zunächst nicht. Dann merkt er, daß ich auch da bin.

An einem unbekannten Ort. Herr X., Frl. Y. und noch jemand sind da. Sie machen einige Spiele für die Kinder. Irgendwie ergibt sich, daß Herr X. sich gegenüber Frl. Y. minderwertig vorkommt. Ich will zum Chef, aber jetzt sehe ich, daß ich nicht hinein kann, weil ein Schild an der Türe hängt mit der Aufschrift «Besetzt». Jemand ist anscheinend bei ihm. Witz-Zeitung. Eine Zeichnung daraus wird wie in einem Trickfilm gezeigt. Meine Frau und ich finden, daß wir den Sinn so viel besser verstehen können, als wenn wir bloß die Zeichnung anschauten.

Zuerst machte der Patient die Bemerkung, daß er glaube, in dieser

Analyse seien ganz wesentliche Fortschritte erzielt worden. Die bis jetzt wichtigsten Erkenntnisse seien: die Aufklärung des Pavor nocturnus, ein breites Verständnis für den Mechanismus der Symptome, insbesondere die Einsicht, daß er die zweimal introjizierte Mutter (Wohlensee/Gas), ohne es zu wissen, in den Symptomen reproduziert habe. Die größte Bedeutung messe er der Tatsache bei, daß er hier auf der Couch die eingeklemmten Affekte habe «herauskotzen» können und auch ihre Herkunft kenne. Richtig erschrocken sei er, als ihm die Macht des Gewissens bewußt geworden sei. Niemals hätte er sich träumen lassen, daß das Gewissen praktisch die Zerstörung der Person fordern könnte. Die Erfahrung der Übertragung in der Analyse, mit dem Kampf, werde ihm unvergeßlich bleiben.

Er kam nochmals auf das Gewissen zu sprechen und sagte, irgendwie habe er die Befürchtung, es könnte ihm einen Strich durch die Rechnung machen und die Genesung sabotieren.

Als wir den ersten Satz des mitgebrachten Traumes analysierten, machte er zuerst eine Präzisierung: Das Bett, das im Traum vorkomme, gleiche der Couch bei Dr. B. Dies sei ihm erst jetzt eingefallen; vorher habe er immer gedacht, irgend etwas Eigenartiges sei mit diesem Bett, aber er sei nicht in der Lage gewesen, es zu formulieren. Wenn dies aber die Couch bei Dr. B war, mußte der Traum wohl mit jener Analyse in Zusammenhang gebracht werden.

Wir merkten, daß es im ersten Traumabschnitt um ein Stück der noch ungelösten Übertragung ging, welche zwischen dem Patienten und Dr. B fortbestand. Der Patient gab zu, daß ihm der Traum zeige, daß er sich in jener Analyse – in der unbewußten Übertragung – so verhalten habe, als wäre *er* die *Frau* des Analytikers. (Im Traum: «... trägt den Schmuck meiner Frau ...») Er benahm sich ihm gegenüber wie eine Frau, bzw. er liebte ihn so, wie ein Mann eine Frau liebt. Mehr noch: er liebte ihn auf solche Weise, wie er – als kleiner Ödipus – die Mutter geliebt hatte. (Im Traum: «... der [Schmuck] aber meiner Mutter gehört».) In dieser Mutterübertragung war der Patient gegenüber Dr. B steckengeblieben. Aus Liebe zur «Mutter» hatte er ihm – scheinbar – alle Symptome «geopfert» (Übertragungsheilung). Als er nach Schluß der Analyse es ohne die «Ersatzmutter» nicht mehr aushielt, kamen auch die alten Symptome wieder zum

Vorschein. Das Ziel war: «wenn ich Symptome habe, muß mich Dr. B wieder in Behandlung nehmen.» Er schrieb ihm deshalb einen langen Brief, klagte ihm die Symptome und hoffte, wieder in Analyse gehen zu können. Dr. B aber ging nicht darauf ein; die Enttäuschung beim Patienten war groß, und da schlug die positive Übertragung in eine Haßübertragung um. Dieser Briefwechsel war gemeint, als er im Traum sagte: «Der Chef schreibt mir ein längeres Schreiben, worin er sich anerkennend über meine Arbeit äußert; der Brief umfaßt mehrere Seiten.» Das Klagen über die alten Symptome war gewiß keine «Anerkennung der Arbeit» des Analytikers. Sehr aufschlußreich waren die Einfälle des Patienten zum Satz: «Plötzlich kommt die Mutter herein, nimmt Frl. X. ziemlich wütend den Schmuck weg und schimpft.» Er sagte: «Den Schmuck wegnehmen? Die Mutter? – Ich schenkte Dr. B die Symptome, er konnte sich mit der Heilung schmükken; als er mich nicht mehr wollte, wurde ich wütend, produzierte die verrückten Symptome … ja, da habe ich ihm den Schmuck des Heilerfolges wieder weggenommen.» Ich entgegnete: «Nicht die Mutter kam also wütend herein, sondern als Dr. B Sie enttäuschte, kam die Wut auf die Mutter zum Vorschein; die positive Übertragung schlug ins Gegenteil um.»

Der Traum war ziemlich klar: Der Patient hatte bei Dr. B die Liebe zur Mutter fortgesetzt, eine Abhängigkeit mit einer andern eingetauscht; und als auch dort die Enttäuschung kam – wie bei der Mutter –, wurde die nichtgelöste Übertragung mitsamt der Übertragungsheilung zu einer fast tödlichen Gefahr für den Patienten. Der verborgene Haß auf die Mutter kam jetzt hervor, dazu natürlich auch der nicht ausgetragene Haß auf den Vater und Bruder; das Ganze drohte lawinenhaft anzusteigen und alles zu zerstören. Die ungelöste Vaterübertragung war nämlich im Traum ebenfalls dargestellt. Der Schmuck bestand unter anderem aus einem «blauen Kreuz», wozu der Patient mit Recht assoziierte: «Blaues Kreuz, das ist bei uns die Alkoholabstinentenvereinigung. Vater war ein Trinker, und da erscheint der gute Vater, der Nichttrinker.» Mit dem Umkippen der Mutterübertragung erschien zugleich auch die negative Übertragung auf den Vater (und den Bruder). Ich war sehr froh, daß der Patient über diesen Traum seine ungelöste Übertragungsproblematik sichtbar gemacht bekam. Diese Erfahrung mit Dr. B sollte ihn davor warnen, erneut die Übertragung nicht gründlich zu bearbeiten.

Der nächste Traumabschnitt zeigte die tiefste Wurzel dieser Anti-Gefühle gegenüber den Eltern. Der Ort «X» im Traum war nicht – wie wir zuerst glaubten – jener, wo der Patient während drei Tagen und Nächten befürchtet hatte, psychotisch zu werden. Es war der Ferienort, wo er als Kind – 5jährig – den nackten Vater im Bett gesehen hatte, der Ort, «wo sich der Vater mit der Mutter und ihm aufgehalten hatte». Die zusammengestellten Tische waren die zusammengestellten Betten (Betten aus zwei Räumen), in denen die Eltern mit ihm schliefen (im Traum 240: «Kp. III/5»). Zum Satz: «Aber meine Frau mit Vater und Kindern kommen und kommen einfach nicht; ich werde immer enttäuschter, und meine Wut steigt zunehmend», assoziierte er: «Es war 1940. Ich weiß es ganz genau, weil das … Fest gefeiert wurde. Damals war ich 5¼jährig. Es wurde gefeiert. Vater hatte sich verkleidet, trug eine Maske mit Nase. Er zog mit einer Verwandten, die war ebenfalls verkleidet, herum. Die Erwachsenen blieben auf, und mich hatte man ins Bett geschickt. Die unten waren lustig. Ich wußte, daß sie Alkohol tranken. Ich hoffte, daß die (Eltern) heraufkommen würden. Ich konnte nicht einschlafen. Muß aber endlich doch eingeschlafen sein. In dieser Nacht könnte er zur Mutter gegangen sein. Er war vermutlich betrunken, darum lag er nackt bei ihr, als ich ihn sah. Wäre er immer nackt ins Bett gegangen, müßte ich doch noch andere Erinnerungen haben. – Ich weiß auch noch, daß ich am Morgen ‹kotzen› mußte.»

Daß der Patient in X die Eltern beim Koitus erlebt haben mußte, war sicher (Träume 154, *201*, 222). Der Traum 201 lieferte präzise und unmißverständliche Angaben. Er hatte den Koitus dort erlebt, wo er auch erbrach.

Fraglich war, ob die Erinnerung an den nackten Vater identisch mit der erlebten Koitusszene sein mußte. Es konnte so gewesen sein, daß beobachteter Koitus und beobachteter nackter Vater zusammengehörten. Ob es sich um ein oder um zwei Erlebnisse gehandelt hatte, war hier weniger bedeutungsvoll; bedeutsamer war das Wissen, daß er den Koitus erlebt hatte und daß er in jenem Raum erlebt worden war, wo er erbrechen mußte. Ich nahm an, daß die Szene mit dem nackten Vater ein Erlebnis für sich war. Das erinnerte Erbrechen am Morgen mußte die Deckerinnerung für den beobachteten Koitus sein: das Erbrechen wurde erinnert, die

Koitusszene nicht. Der Traum 201 hat wahrscheinlich sagen wollen: «Als du den Koitus der Eltern erlebt hast wie deine Tochter, die euch beim Koitus überraschte, hast du am andern Morgen erbrechen müssen; es geschah in jenem Raum.»

Im Traum 274 wurde klar, daß der Patient empört darüber war, daß der Vater bei der Mutter blieb, daß sie ihn allein ließ, also nicht zu ihm kam. (Im Traum: «... finde es empörend, mich so allein zu lassen, dieweil die sich mit Trinken vergnügen».) Diese Traumaussage zeigte die ganze Eifersucht des damals 5¼jährigen Ödipus. Richtigerweise sagte der Patient zum Satz: «Ich gehe auch weg; bin in einer Stadt», er habe der Mutter nicht vergessen können, daß sie ihn damals allein ließ und mit dem Vater zusammenblieb, deshalb habe er sie nach der Hochzeit verlassen. Natürlich waren hinzugekommen die maximale Erschütterung anläßlich der Vergasungsdrohung sowie andere Enttäuschungen, die die Mutter ihm zufügte, aber der «kleine Ödipus» konnte auch nicht vergessen, was damals in jener Nacht passiert war.

Der nächste Satz: «Wie ich dort – weil ich noch nichts gegessen und Hunger habe – in einem Restaurant draußen Platz nehme und esse, kommt Vater hinzu», veranlaßte folgende Gedankengänge: «Dazu kommt mir in den Sinn, daß der Traum mir sagt, zum Hunger und Durst nach Liebe kam noch der Trinkervater hinzu. – Gerade nachdem ich von zu Hause weggezogen bin und der Vater mir beim Umzug geholfen hat, konnte er das Saufen nicht lassen. Ich hatte eine Sauwut damals. – Lange Zeit hatte ich gar nicht gemerkt, *wie* ich unter der Sauferei des Vaters litt. (Pause. Dann ziemlich heftig:) Ich hasse sie beide! – Er (Vater) hat nur gesoffen, hat nie gemerkt, daß ich nach Liebe schrie. Er sah nur die ‹Beiz› ... Der Mann hat nie daran gedacht ... Er hat doch gesehen, wie erschreckt ich war, wenn er alkoholisiert daherkam. Der hat doch tatsächlich nicht einmal realisiert, daß ich darunter litt und litt und zugrunde ging. Oder dann hat er's gemerkt und hat irgendwie eine teuflische Bosheit empfunden, wenn er merkte, wie betroffen ich war. – Es ist ganz genau so, wie's der Traum da sagt: er hat nicht einmal bemerkt, daß ich da war, ein Kind, das Angst hatte ... der hat auch meine Seele mit seinem Alkohol vergiftet. – Ist ja schon verrückt, ‹gottfriedstutz›, daß ein Vater nicht einmal merkt, in welches Elend seine Sauferei ein Kind stürzt. (Heftig:) Mich hat er kaputtgemacht, die Mutter hat er kaputtgemacht, den Bruder hat er total ruiniert, und der wieder seine Kinder. – Ein fauler Apfel, der alle ansteckte. Eine richtige ansteckende Krankheit. ‹Gottverdammi›, ‹stärnesiech›! – Wer das begreifen kann, begreif's!» Ich antwortete: «Der Schaden, den der Trinkervater dadurch verursachte, daß er die ganze Familie ansteckte und auch die Enkel, ist beträchtlich. Dennoch müssen Sie auch diesen Vater im Sinne der Realitätsbewältigung so akzeptieren lernen, wie er ist. Wenn Sie in der Auflehnung verharren, binden Sie Energien, die Sie nutzbringender verwenden könnten. Und das ist nur ein Teil Ihres Vaterproblems.»

Der letzte Traumteil bereitete uns erhebliche Mühe. Was wir assoziativ herausbrachten, befriedigte uns beide nicht. Wir fragten uns natürlich, warum gerade dieses Stück der Deutung solche Widerstände entgegensetzte. Wir waren uns darüber einig, daß der Minderwertigkeitskomplex hier zur Sprache kam, ferner, daß der Traum ein Stück ungelöste Mutterbeziehung zeigen wollte. Denn der Chef, der «besetzt» war, so daß er nicht zu ihm hinein konnte, schien die Mutter zu sein, die sich in der Küche eingeschlossen hatte und die ihn nicht zu sich ließ. Wir verstanden auch, daß der Traum zeigen wollte, daß durch diese Vergasungsgeschichte in seiner Seele eine schreckliche Karikatur der Mutter entstanden war. (Im Traum: «Witz-Zeitung».) Weil die Mutter sich in der Küche eingeschlossen hatte, war die Beziehung haß-besetzt. (Im Traum: «Besetzt».) Aber worin bestand der «Trickfilm», den er besser verstand als eine «Zeichnung»?

Er äußerte sich hierzu folgendermaßen: «Trickfilm? Trick und Film. Worin besteht der Trick? – Die Neurose ist natürlich auch ein Trick, um etwas Unangenehmes zu vertu... Aha! Die Symptome, die sind quasi der Trickfilm der verdrängten Erlebnisse. – Es ist schon so, daß dort wie durch einen Trick alles das erscheint, was man einmal erlebt hat und nicht wahrhaben will.» Ich antwortete: «In den neurotischen Symptomen ist die ganze Dynamik, Spannung, das Affektgeschehen der verdrängten Szene erhalten geblieben. Der ‹Trick› besteht gewissermaßen in der Trennung des ‹Bildes› (Erlebnisses) vom ‹Ton› (Affekt). Wenn man die Symptome mit dem verdrängten Erlebnis wieder verbinden kann, so daß ‹Bild› und ‹Ton› zusammenkommen, ist das besser als eine *nur* theoretische Rekonstruktion aufgrund eines Traumes (= «Zeichnung»). Wer die Symptome als die wichtigsten Zeugen der verdrängten Vergangenheit begreifen kann, ist auch überzeugt, daß er die Wahrheit erfahren hat, wenn die Träume ihm die Rekonstruktion der verdrängten Vergangenheit ermöglicht haben.»

Weil die Psychoanalyse imstande ist, die verborgene – unbewußte – Entstehungsgeschichte der neurotischen Symptome *erinnerungs- und erlebnisfähig* zu machen, ist sie eben keine «Glaubenslehre», die erwartet, daß der Patient allein vom Glauben an die theoretische Erklärung gesund wird. Der Patient allein weiß, was ihn wirklich neurotisch gemacht hat; er ist nicht durch eine Theorie zu blenden. Wenn man ihm aber die Wahrheit aufzeigt, ist er auch bereit, aus innerer Gewißheit diese anzunehmen.

43. Sitzung

Der Patient argumentierte – vermutlich aufgrund des nicht vollständig verstandenen letzten Traumabschnitts 274 –, daß seiner Meinung nach das grauenhafte Geschehen in bezug auf seine Mutter nicht vollständig genug analysiert sei. Hingegen habe er endlich den Sinn eines Restsymptoms verstanden. Daß die Selbstmordgedanken eine unbewußte Wiederkehr der Erlebnisse mit seiner suizidalen Mutter gewesen seien, habe er hundertprozentig begriffen. Dennoch sei der Gedanke bisher nicht wegzuwischen gewesen: «Ich bin nicht sicher, vielleicht mache ich es (Suizid) doch noch einmal.» Jetzt wisse er ganz genau, was der Grund hiefür gewesen sei. Als die Mutter gedroht habe, mitsamt den Kindern ins Wasser zu springen – da besonders – und sich zu vergasen, sei er von dem Moment an nie mehr sicher gewesen, ob sie es nicht doch noch einmal mache. Genau das – diese Befürchtung – sei in seinem Restsymptom eingeschlossen gewesen. «Ich bin nicht sicher, vielleicht mache ich es (Suizid) doch noch einmal», sei die genaue Wiederholung dessen, was er jahrelang in bezug auf die Mutter befürchtet habe. Dieser lästige – und auch beunruhigende – Gedanke, der sich ihm immer wieder aufgedrängt habe, sei seither nicht wiedergekehrt. Er sei ganz sicher, daß er nun auch nicht mehr wiederkehren werde.

Nach diesen – wichtigen – Ausführungen, insbesondere über die Hintergründe des Restsymptoms, wollte der Patient folgenden Traum analysieren:

Traum 280

Wieder im Militärdienst, der diesmal irgendwie ein Zivilschutzdienst ist. Wir werden über unsere Arbeit instruiert, aber so, daß wir nicht wissen, warum wir sie machen müssen, weil wir die Zusammenhänge nicht kennen. Ich reklamiere deswegen und sage, daß ich darum die Instruktionen nicht behalten könne, weil ich sie unter diesen Umständen nicht behalten wolle. Dem hat ein höherer Offizier zugehört, und am Abend, beim Hauptverlesen, rühmt er uns, daß wir flott gearbeitet hätten.

Mit den gleichen Leuten bin ich unterwegs. Wir kommen zu einem Ort, wo ein Pferd im Sprung ist, und gleich darauf sehe ich auch eine springende Katze, die evtl. auf das Pferd springt. Ich sehe dazu einen großen Baum. Ich will das fotografieren, nehme eine «Pocket-Kamera» heraus, die aber ein kleiner Feueranzünder ist, und fotografiere zweimal. Jemand ruft von hinten: «Blende 16.» Später erfahre ich irgendwie, daß ich die Liebe zur Mutter auf X übertragen hätte.

Dann fahre ich mit der BLS. Auf der Südrampe ist ein Erdrutsch, und der Lokomotivführer passiert diese nicht ungefährliche Stelle, indem er ganz nahe dem Hang entlang fährt. Evtl. passiere ich diese Stelle zweimal. Alles sieht dort verdreckt aus.

Dann bin ich an einem Ort, unten, beim Tanken. Ich bezahle an der Selbstbedienungstanksäule mit Notengeld: 10 und 20 Franken. Wie ich gerade weggehen will, werde ich unverhofft von hinten am Kragen gepackt. Es ist der noch junge Tankwart, der behauptet, ich hätte nicht bezahlt und wolle einfach wegfahren. Ich sage, daß ich Noten hineingelegt hätte. Daraufhin zeigt er auf die Zahlsäule, und dort sind nur Einfwurfschlitze für 50-Rappen-, 1-, 2- und 5-Franken-Stücke. Nun bin ich in einer blöden Lage. Wie soll ich ihm klarmachen, daß ich Notengeld bezahlt habe? Ich sage es ihm trotzdem. Ungläubig öffnet er das Geldfach, und tatsächlich sind dort mehrere Noten drin. Also haben auch andere schon mit Noten bezahlt. U.a. sehe ich auch einige deutsche Banknoten, dann auch eine alte 20-Franken-Note und auch neuere. Nun ist der Tankwart doch etwas blamiert, und ich bin vom Verdacht befreit.

Versorgen des Autos in einer Garage. Ich «putsche» an einen Volvo, ohne ihn zu beschädigen. Dann ist an meinem Platz ein VW, der weggeschafft werden muß. Auch andere Wagen sind da. Ich versuche zu parkieren. Meine Frau befindet sich ebenfalls hier.

Den Initialsatz dieses Traumes verstand der Patient – analog zu früheren Träumen – als die Darstellung der jetzigen Psychoanalyse. (Wieder im Militärdienst = wieder in der Psychoanalyse, aber in einer von den beiden andern verschiedenen.) Der nächste Satz: «Wir werden über unsere Arbeit instruiert, aber so, daß wir nicht wissen, warum wir sie machen müssen, weil wir die Zusammenhänge nicht kennen», schien eine klare Kritik an mir zu sein. Ich sagte ihm: «Da lassen Sie mich wissen, ich instruiere Sie nicht richtig, so daß Sie die Zusammenhänge nicht erkennen können.» Er antwortete: «Ja, wirklich, aber stimmen tut's nicht, im Gegenteil. Wieso aber sage ich das, dazu noch derart unverhüllt?» Als das Nachdenken dem Patienten nicht weiterhelfen wollte, exponierte ich den nächsten Satz: «Ich reklamiere deswegen und sage, daß ich darum die Instruktionen nicht behalten könne, weil ich sie unter diesen Umständen nicht behalten wolle.» Sein Spontaneinfall war: «Widerstand.» Dann weiter: «Da stimmt doch einfach etwas nicht. – Ich kann ... weil ich unter diesen – welchen? – Umständen die Instruktionen nicht behalten will, kann ich ... was? ... aha ... die Zusammenhänge nicht erkennen. Ja, ja, eindeutig: Die Zusammenhänge will ich gar nicht erkennen, obwohl ich genügend Instruktionen hätte. – Warum? Wenn ich das bloß wüßte. – Hartnäckig wie verrückt, diese Neurose!» Ich legte ihm das Wort «Zusammenhänge» vor. Assoziativ ging er nun wieder zurück zu jener Nacht, als sich die Mutter in der Küche eingeschlossen und ihm auch auf seine Bitte hin nicht geöffnet hatte. Er komme gedanklich immer bloß bis vor die verschlossene Türe, dann nicht mehr weiter. Diese Nacht sei ganz wichtig gewesen für ihn. Schließlich machte er – zu meiner Verblüffung – folgende Bemerkung. «... Ich mußte den Umstand, daß die Mutter sich vergasen wollte, verdrängen ... *Die zwei Katzen.* Eigentlich ... *ich wollte die Mutter, nicht die Katze erschießen. Diesen Zusammenhang verdrängte ich.»* Da sagte ich ihm: «Jetzt wird klar, warum Sie trotz Instruktion die Zusammenhänge nicht verstehen wollen: Das Gewissen, die unbewußte Schuld, verhindert das.» Er ging darauf gar nicht ein, sondern berichtete nochmals den Hergang der Katzenerschießung: die Mutterkatze habe Junge geworfen; die habe er erschossen, aber sie seien nicht tot gewesen. Sie hätten noch entsetzlich geschrien. Daraufhin sei er in Panik geraten, sei schreiend in die Wohnstube zu Mutter und Bruder gerannt, und der Bruder habe dann die Katzen totgeschlagen. Dann wörtlich: «Die große Schuld kommt von dort her. Verrückt werden. Es ist möglich, daß ich die Mutter haßte, weil sie mir nicht öffnete. Das sträubte sich, sichtbar zu werden.» Erneut berichtete er die Umstände der Katzentötung, schließlich sagte er, daß er an jenem Abend auf den Vater gewartet habe. Da machte ich die Bemerkung: «Wenn die eine Katze die Mutter ist, könnte die andere Katze der Vater sein, wie Sie's auch schon sagten. Gewissermaßen eine symbolische Elterntötung.» Dieses Wort (Elterntötung) rief nun Protest hervor: das könne nicht sein und das stimme nicht. Den Bruder habe er in den Katzen getötet, aber *nicht* den Vater (!) und schon gar nicht die Mutter (!). Ich unterschiebe ihm immer etwas, und es sei kein Wunder, wenn er immer unter Schuldgefühlen leide. Nun war ich doch etwas verblüfft, denn er hatte ja vorher eben selbst von der Mutter gesprochen, die er in der Katze – symbolisch – habe töten wollen, und er hatte mir ziemlich früh schon dasselbe auch vom Vater gesagt. Es war alles wie weggewischt: in seiner Vorstellung hatte ich ihm eben das Ungeheuerliche eröffnet; er wußte ganz offensichtlich nicht mehr, daß er es zuvor selber gesagt hatte. Ich sagte ihm aber nichts davon; er hätte es nicht geglaubt. Das Wort «Elterntötung» mußte ihn derart erschreckt haben, daß alles, was er selber darüber gesagt hatte, wie schlagartig verschwand. Jetzt verstand ich den Traum, daß nämlich das Gewissen (Über-Ich) wegen der symbolischen Elterntötung die wirklichen Instruktionen und Zusammenhänge gar nicht wissen wollte. Das Wissen um diese Schuld war ihm zu unerträglich. Er ertrug sie einfach nicht im Bewußtsein. Aufgrund der bisherigen Assoziationen mußte man annehmen, daß er damals, als er vor verschlossener Küchentüre stand und die Mutter sagen hörte, sie wolle sich vergasen, auf sie einen ebensolchen Haß entwickelt hatte wie auf den Vater, dem er die Schuld für das Unglück der Familie gab. So wurde der Elternhaß ein unbewußtes Motiv für die spätere Katzentötung, die sich in der analytischen Arbeit als symbolische «Elterntötung» zu entpuppen begann. (Der Vater bildete zusammen mit dem Bruder eine Haß-Schuld-Einheit.) Dies belastete sein Gewissen ungeheuer. Die «Elterntötung» zuzugeben, war für ihn vor dem Gewissen (Über-Ich) viel schwieriger, als zuzugeben, in den Katzen den Bruder «getötet» zu haben. Was er als isoliert empfundene Einzelschuld noch akzeptieren konnte, wuchs zusammengefaßt zu einer dem Bewußtsein unerträglichen Gesamtschuld.

Daß die Katzentötung auch eine symbolische, unbewußte «Muttertötung» gewesen war, belastete sein Gewissen (Über-Ich) am heftigsten. Es war aber eine psychische Realität, so daß aus seiner Tiefenseele der Vorwurf «Muttermörder» emporsteigen konnte – und ihn erschreckte –, lange bevor die Analyse den verdrängten Sinn der Katzentötung verständlich zu machen wußte. Ebenso gab es eine Reihe von Träumen – darunter solche schon ganz am Anfang der Analyse –, die zeigten (in zensurierter Form freilich), wie schwerwiegend die Probleme waren. Den wichtigen Unterschied aber, daß er tatsächlich nur Katzen und nicht Personen getötet hatte, wollte das Gewissen (Über-Ich) nicht gelten lassen.

Der Offizier, der im Traum seiner Reklamation zuhörte und der ihn – deswegen – rühmte, flott gearbeitet zu haben, war wohl das Symbol für das Gewissen (Über-Ich), das die Sabotage der Behandlung wünschte und begrüßte.

Nach dieser scharfen Abwehr des Patienten, was den Inhalt der Katzentötung betraf, war ich einigermaßen erstaunt, daß er trotzdem zu den nächsten Traumabschnitten, die wir analysierten, die erschossenen Katzen assoziierte. Ich hatte angenommen, er würde jetzt dieses Thema strikte meiden.

Zum zweiten Traumabschnitt und dem Satz: «Wir kommen zu einem Ort, wo ein Pferd im Sprung ist, und gleich darauf sehe ich auch eine springende Katze, die evtl. auf das Pferd springt», erinnerte er die Begebenheit in X, wo er den nackten Vater sah. Im Springen sah er – wohl richtigerweise – das Symbol für den Koitus der Eltern. Er berichtete auch wieder die Szene mit der jüngsten Tochter, die ihn und seine Frau beim Koitus überrascht hatte, und er gab zu, daß es ihm ebenso ergangen sein könnte. Zu «großer Baum» fiel ihm «großer Penis» und «sich aufbäumen» ein. Ich übersetzte: «Als Sie die Eltern beim Koitus gesehen hatten, bäumten Sie sich innerlich auf.» Kaum hatte ich es ausgesprochen, reute es mich, denn ich dachte an den Protest, den ich mit solcher Deutung schon einmal bei ihm ausgelöst hatte, und da er wegen der «Elterntötung» scharf reagierte, wollte ich ihn nicht noch mehr herausfordern. Aber die erwartete Empörung blieb aus. So fuhren wir weiter mit dem Satz: «Ich will das fotografieren, nehme eine ‹Pocket-Kamera› heraus, die aber ein kleiner Feueranzünder ist, und fotografiere zweimal.» Das Fotografieren dieser Szene verstand er als «In-sich-Aufnehmen, Filmen» (Introjizieren), und an eine Ad-hoc-Introjektion mußte man erst recht denken, als er sagte, es sei schon im Traum eine Blitzlichtaufnahme gewesen. Da sagte ich ihm: «Wir müssen annehmen, daß Sie die ‹springenden›, also koitierenden Eltern wie bei einer Blitzaufnahme in sich aufgenommen haben, deshalb die Blitzlichtaufnahme im Traum. Blitzartig ist diese Szene aufgenommen worden.» Er nickte zustimmend, und so exponierte ich den

Begriff: «Pocket-Kamera». Seine Einfälle waren: «Minikamera, Kleinbild, aha ... ich war ja in X sehr klein, 5jährig (5¼jährig), ich bin klein gewesen, als ich dies (Bild) aufnahm.» Ich ergänzte: «Aber diese entpuppt sich dann als kleiner Feueranzünder, und die Aufnahme geschieht damit zweimal.» Feueranzünder sei eine Pistole, meinte er. Und dazu weiter: «...Feuerblitz, Mündungsblitz, klein? ... Ich erschoß die Katzen mit einer Kleinpistole, Flobertpistole – 2? Zwei Katzen habe ich erschossen. – Mit dieser Pistole. (Pause.) Jetzt weiß ich auch, was Blende 16 ist: Ich war damals ungefähr 16jährig, als das geschah.» Ich entgegnete: «Als Hobbyfotograf weiß ich, daß Blende 16 eine kleine Blende ist, d.h. daß Aufnahmen mit einer solchen Blende gestochen scharfe Bilder ergeben. Wußten Sie das?» Er wußte es nicht. Aber es traf auf ihn zu, weil er die Katzentötung «gestochen scharf» in sich aufgenommen hatte. Hochinteressant war der Einfall zum folgenden Satz: «Später erfahre ich irgendwie, daß ich die Liebe zur Mutter auf X übertragen hätte.» X war ein Arbeiter in jener Firma, wo er als Hilfsarbeiter tätig gewesen war. Er glich ihm in mancherlei Hinsicht sehr, so daß man hätte meinen können, er wäre es selbst. Darum war denn auch sein Einfall: «X, das bin ich selbst. Todsicher! Wenn ... Die Liebe zur Mutter ... wäre dann auf mich ... zu mir zurückgekehrt. Später.» Ich antwortete: «So entstand Ihr Narzißmus. Sie liebten sich so, wie Sie einmal die Mutter lieb gehabt haben. Aber wie zeigt sich dieser Narzißmus jetzt?» Er erwiderte kurz angebunden: «Weiß ich nicht!»

Es lag mir nichts daran, in dieser Hinsicht weiter in ihn zu dringen, so daß ich mit dem Traum fortfuhr und den Satz exponierte: «Dann fahre ich mit der BLS; auf der Südrampe ist ein Erdrutsch, und der Lokomotivführer passiert diese nicht ungefährliche Stelle, indem er ganz nahe dem Hang entlang fährt.» Es gab zuerst immense Assoziationsschwierigkeiten beim Patienten; es schien, wie wenn er auf einen «Block» aufgefahren wäre und nicht weiterkäme. Dann aber kamen Gedanken, die dieses Traumstück verständlich machten. Er sagte u.a.: « ... BLS, das ist die Bern–Lötschberg–Simplon-Bahn. – Südrampe, das ist auf der Mitte der Strecke. Aha! Die einzige Bahn, die ich kenne mit zwei großen Tunnels. Seelisbergtunnel. Dort ging's um die Mutter, die drohte, in den Wohlensee zu springen. – Zweimal, heißt es, sei diese Stelle passiert worden. Zweimal hat die Mutter ... Dann ist sie der Lokomotivführer. Zweimal war sie nahe an ... am Abgrund, nicht ‹Hang›. – Ich glaube, sie hat bei mir eine Katastrophe vermieden, indem sie nur nahe daran war, sich umzubringen. Nicht auszudenken, was passiert wäre, wenn sie's gemacht hätte. – Dann hätte es mir den Ärmel auch ganz hineingenommen. Ein Glück, daß sie es nicht gemacht hat. Hm! – Es ist mir auch so noch sehr dreckig gegangen deswegen. Darum ist es da im Traum so verdreckt.» Ich bemerkte: «Diese zweimalige Selbstmorddrohung der Mutter ist Ihnen nahe gegangen. Die Wirkung auf Sie war in beiden Fällen schrecklich. Zum einen brachte der Vorfall in der Bank den Pavor nocturnus, zum andern jener mit der Vergasungsdrohung die Klaustrophobie hervor. In beiden neurotischen Symptomen waren Affekte von größter Intensität verpackt, die Sie fast an den Rand des Wahnsinns trieben. Sie wären ja auch beinahe abgerutscht (Erdrutsch) in die Psychose; darum kommt hier im Traum der Erdrutsch vor.» Er entgegnete: «Ich glaube, ich kann immer noch nicht begreifen, wie stark mich das seelisch erschüttert hat, obschon ich es in den Symptomen und hier erlebte.»

Die Analyse des vierten Traumabschnitts brachte die Geschichte der Selbstbefriedigung (Selbstbedienungstanksäule) zum Vorschein. Dabei wurde ersichtlich, daß der junge Tankwart im Traum, der den Patienten unverhofft von hinten am Kragen packte, sein Bruder war, der ihn unverhofft beim Onanieren ertappt und ihm an den Penis gegriffen hatte. Die stark schuldbeladene Onanie war laut Traum «nicht bezahlt», d.h. «abgebüßt». Der Bruder, der anläßlich der Onanie-Entdeckung vom Patienten «ad hoc» introjiziert, augenblicklich in die Seele aufgenommen und dem Gewissen (Über-Ich) einverleibt worden war, forderte noch immer die «Bezahlung», die Bestrafung. Das Gewissen (Über-Ich) ließ sich aber nicht davon überzeugen, daß der Patient bereits dafür bezahlt hatte. Interessant waren seine Einfälle zum Satz: «Wie soll ich ihm klarmachen, daß ich Notengeld bezahlt habe?» Seine Einfälle waren: «Notengeld – Ich zahle der Fürsorge für die Analyse Noten. – Aber er (Bruder) anerkennt das nicht. – Das ist haargenau dasselbe wie im ersten Teil des Traums.» Ich antwortete: «Das Gewissen (Über-Ich) anerkennt die Leistungen der Analyse nicht; es verneint sie.» Darauf reagierte er mit einer Deutung: «Gerade jetzt habe ich verstanden, welche Bedeutung 10- und 20-Franken-Noten haben. Das ist 1 + 2; 1. und 2. Analyse. Er anerkannte auch dort die Resultate nicht. – Er will nicht, daß ich die Schuld mit Geld in der Analyse bezahle, er will daß ich krank bleibe.» Tatsächlich ging es darum, klar zu machen, a) daß der Patient bereits so viel gelitten hatte, daß die «Schuld» längst bezahlt war; b) daß der Schuldkomplex in der Analyse aufgelöst werden mußte und konnte. Daß im Traum «auch andere schon mit Noten bezahlt (haben)», verstand der Patient als die Bezahlung der andern Analysen. Zu den «deutschen Banknoten» kam ihm «Hartgeld», «Mark» und «stabile Währung» in den Sinn. Schließlich sagte er: «Ich glaube, ich habe die Schulden in harter Währung bezahlt, mit Symptomen, die mir bis ins Mark gingen. Ich habe unter der Neurose gelitten wie selten einer. – Das Gewissen sollte das endlich zur Kenntnis nehmen und mich nicht überfordern.» Ich exponierte den Teilsatz: «...dann auch eine alte 20-Franken-Note». Er assoziierte: «Alt, alte Geschichte. 20? – nimmt man die Null weg, gibt's 2 – Aha! 2 Katzen.» Ich entgegnete: «Sie haben nicht nur die Onanie-‹Schuld›, sondern auch die alte Katzengeschichte längst bezahlt. Denn: unter dem, was Sie bezahlt haben, war ja die alte 20-Franken-Note, also gemäß Ihrem Einfall die alte Katzentötungsgeschichte.»

Der Patient bestätigte zwar die Deutung, aber es machte mir nicht den Eindruck, daß er erleichtert gewesen wäre. Aus zeitlichen Gründen konnten wir den Schlußteil des Traums nicht mehr analysieren.

Zwei Tage später erhielt ich vom Patienten einen mehrseitigen Brief:

«Auf die gestrige Sitzung habe ich mit zunehmender Unzufriedenheit reagiert. Ich fühlte mich von Ihnen nicht verstanden. Weniger deswegen, weil Sie die Katzentötung mit meinen Eltern in Verbindung brachten, als deswegen, wie *Sie mir dies mitteilten. Darum ergab es sich, daß ich mich immer mehr be- statt entlastet fühlte.*

Nun hatte ich in der Nacht einen Traum, worin mein Bruder mir meine Katze erschießen wollte. Und zwar war das im Kinderzimmer an der X-Straße, wo ich die Katzen tatsächlich erschossen hatte. Es gelang mir, dem Bruder die Pistole zu entwinden. Ich schoß dabei in die Luft, und die letzte Patrone warf ich fort. Da wurde mir nach dem Erwachen mit einem Mal klar, daß Ihre Deutung eine Fehldeutung gewesen sein muß und daß ich darum mit Ihnen so unzufrieden gewesen bin.»

Weiter schilderte er den Vorfall der Katzentötung, legte dar, daß er darin seinen Bruder unbewußt getötet habe. Er bestritt – was er früher öfter zugegeben hatte –, in den Katzen den Vater symbolisch getötet zu haben, und von der Mutter könne schon gar keine Rede ein. Die Katzentötung sei keine «Elterntötung» gewesen, wie ich es gedeutet hätte.

44. Sitzung

Zu Beginn dieser Sitzung berichtete der Patient von einem heftigen Migräneanfall, den er vergangene Woche gehabt habe.

Dann kam er auf die letzte Sitzung und auf den Brief zu sprechen, den er mir geschrieben hatte. Er sei niedergeschlagen gewesen, bedrückt, entmutigt, habe den Eindruck gehabt, ich belastete ihn mit Schuld, anstatt ihn zu entlasten. Zu allem sei dann auch noch der Migräneanfall gekommen. Erst nachdem die Tage vergangen seien, habe er sich wieder besser gefühlt.

Jetzt, nachdem das alles draußen sei, habe er das Gefühl, die *Analyse gehe zu Ende.* (!)

Die inzwischen erschienenen Träume zeigten, was die Schuld sei: er habe in den Katzen den Bruder symbolisch getötet. Wieder erzählte er, wie er damals in der Küche gewesen sei, dann den plötzlichen Impuls verspürt habe, die Katzen zu erschießen. Mutter und Bruder seien in der Stube gewesen. Der Bruder habe die Mutter zusammengeboxt, und darum habe er ihn dann mit der Pistole bedroht, schließlich in den Katzen «beseitigt». Die Psychoseangst sei z. T. auch eine unbewußte Wiederholung der Angst gewesen, die er bei der Katzentötung erlebt habe. Der Tod der Mutter habe den Haß auf den Bruder verstärkt; die Mutter habe gesagt – wenn sie von ihm wieder zusammengeboxt wurde –: «Du kannst mich auf dem Friedhof besuchen, wenn Du so weitermachst.» Er habe schon früher auf den Bruder Eifersucht empfunden, das beweise die Tatsache, daß er als Kleinkind absichtlich vom Tisch heruntergefallen sei, nur damit der Bruder Schläge bekomme. Auch habe es ihn gefreut, als der Vater den Bruder in ein Erziehungsheim habe sperren wollen.

Nun erwartete er eine Stellungnahme meinerseits, und ich sagte ihm u.a.: «Ich billige jedem das Recht auf Irrtum zu; Ihnen, aber auch mir. Wenn ich mich geirrt haben sollte, werde ich dazu stehen. Wir können uns aber eine Diskussion über die Hintergründe der Katzenerschießung ersparen. Entscheidend an der Sache ist nicht, was Sie oder ich glauben, entscheidend kann nur sein, was wahr ist. Der einzige, der die volle Wahrheit kennt, sind Sie. Ob Sie die volle Wahrheit auch wissen, ist eine andere Frage. Darüber werden Ihnen aber Ihre Träume Auskunft geben.» Ich befaßte mich dann auch mit seinem mir brieflich mitgeteilten Traum, und ich sah keine Veranlassung zu bezweifeln, daß die Katzenerschießung auch eine symbolische «Brudererschießung» gewesen war. Zu deutlich war sein Verhalten beim Ausbruch der Neurose gewesen, als er beim Besuch des Freundes, der ihn an seinen Bruder erinnerte, unbewußt den Hergang der Katzenerschießung, wie ein Schauspieler auf der Bühne, agiert hatte. Freilich ohne zu wissen, welche Rolle und welches Stück aus der verdrängten Vergangenheit er da spielte. Diese Angelegenheit war tragisch gewesen. Und sehr ernst. Was er schon einmal zugegeben hatte, jetzt aber wieder energisch bestritt, war der Umstand, daß die Katzenerschießung nicht nur den Bruder, sondern auch Vater und Mutter betraf.

Den mir brieflich mitgeteilten Traum mußte ich mit dem Patienten besprechen. Ich sagte ihm deshalb u.a.: «Ihre Deutung des Traums (wo der Bruder die Katze erschießen will) halte ich für richtig; ob sie auch vollständig ist, bleibt offen. Ich halte diesen Traum über das hinaus, was Sie sagten, für einen klassischen Übertragungstraum. Darum möchte ich ihn mit Ihnen besprechen.»

Ich setzte ihm auseinander, daß meine Deutung der Katzenerschießung letztes Mal seinen Unmut erzeugt habe; dies gehe auch aus dem Inhalt seines Briefes an mich hervor. Im Traum wolle der Bruder seine Katze erschießen. Im Sinne einer Verkehrung ins Gegenteil deute er den Traum mit Recht so, daß er sage, er habe seinen Bruder in der Katze – symbolisch – «erschossen». Gehe man davon aus, daß er in seinem Unmut über mich letztes Mal wieder seinen Bruder in mir erlebt habe (Bruderübertragung), zeige der Traum die Gefahr der negativen Übertragung auch auf mich. Man müsse dann den Traum so übersetzen: «Kürsteiner wollte mir sagen, wen ich in meiner Katze erschossen hatte. Ich bekämpfe seine Ansicht (= Entwinden der Pistole), indem ich ihm sage, er habe in die Luft geschossen (= seine Deutung sei eine Fehldeutung). Ich habe, wenn das nicht genügt, immer noch eine ‹letzte Patrone› für ihn bereit.» Ich war froh, daß ich die Gefahr der negativen Übertragung immer sofort und unmißverständlich aufgezeigt hatte. Der Patient wußte also ganz genau, welche Gefahr in ihr lauerte. Ich sagte ihm: «Sie drohen mir da genauso mit ‹Erschießung› wie dem Bruder, und Sie würden es genauso symbolisch tun, indem Sie mich mit Symptomen zu ‹erledigen› versuchten.» Nach längerem Zögern sagte er: «So wie's in mir drin für einen Moment lang aussah, könnten Sie recht haben. Die Gefahr ist gebannt, weil Sie nicht rechthaberisch sein wollen. Sonst sähe es jetzt sehr schlimm für Sie aus.» Ich entgegnete: «Aber noch schlimmer für Sie.» Seine Spontanantwort war: «Das wollte ich gerade auch noch beifügen.» – Nach einer Weile: «Ich kenne den Preis, ich zahle ihn nicht noch einmal.»

Der Patient war keineswegs – in Sachen Deutung der Katzenerschießung – auf meine Linie eingeschwenkt; die Abwehr gegen das Bewußtwerden war viel zu groß. Aber er hatte ein Einsehen in bezug auf den Übertragungsaspekt, und er war bereit, sich auf weitere Träume, von denen er Aufschluß erwartete, abzustützen. Ihm hatte, wie er mich wissen ließ, Eindruck gemacht, daß ich sagte, entscheidend sei nicht, was man in bezug auf eine Deutung glaube, sondern ob es sich dabei um die Wahrheit handle. Damit konnte er sich voll einverstanden erklären.

Nachdem die Übertragung sichtbar gemacht worden war, konnten wir den vom Patienten vorgeschlagenen Traum analysieren.

Traum 284

Mit meiner Frau ziehe ich in X einen kleinen Handkarren älterer Bauart. Ein Knabe macht mit einer Kleinkamera Farbfotos.

Dann bin ich mit meiner Familie in unserer Wohnstube. Während draußen farbiges Feuerwerk gegen den Himmel steigt, kommt oder bringt jemand ein Kleinkind herein. Gleichzeitig haben wir auf dem Tisch einen Haufen Rechnungen, die noch nicht bezahlt sind. Der größere Teil betrifft Rechnungen etwa um 60 Franken herum. Eine Rechnung – zuerst ist es ein Betrag von 60 Franken – sollen wir dem Kinderarzt Dr. X bezahlen. Dieses Geld ist für Herrn Y., und man wird uns den Betrag zurückzahlen. Dann wird der Betrag korrigiert. Die Rechnung macht jetzt Fr. 1500.– aus. Eine andere Rechnung ist einem Schneider Feingold zu bezahlen; sie macht ebenfalls Fr. 1500.– aus. Ich zähle zusammen und erschrecke wegen der hohen Summe: alles zusammen macht gegen Fr. 9000.– aus.

Dann soll ich mit einigen Putzkübeln zu Herrn Z. gehen, in den 7. Stock. Ich kenne sein Zimmer nicht. Ich frage dort jemanden, wobei ich seine Freundin zu erkennen glaube, die es dann doch nicht ist. Man sagt mir schließlich, Herr Z. sei nicht da, er sei im «Team». Ich stelle ihm Putzkübel hin. Anschließend eine Sache mit einem Car/Postauto. Eine Gruppe muß einsteigen, eine andere kommt. Ein Mann – Österreicher? – will ständig Trinkgeld kassieren. Ich gebe ihm aber keines.

Nachdem ich ihm den ersten Satz vom Traum 284 exponiert hatte, ging der Patient zu einem andern Traum über. Er wollte unbedingt diesen nächsten Traum zuerst analysieren.

Traum 286

Mein Bruder klagt im Militärdienst einem Offizier, dem er den «Putz» (Offiziersordonnanz) macht, daß er sehr darunter gelitten habe, daß ich eine bessere Position hatte als er. Er hat eine «Wichsebüchse» (Schuhpflegemittel) in der Hand. Dann klagt er etwas von einem Mann mit Buchstaben «E» und zwei «g».

Später sagt er, daß die Verwandten/Bekannten eine geringere Bedeutung hätten. Einzig «Emil» sei der, den er unterschätzt habe.

Traum 287

Großbaustelle in Bümpliz. Es sind neue Straßen da, die unterirdisch angelegt werden. Es wird gesagt, daß die zeitraubendste und schwierigste Arbeit geleistet sei. Dennoch gibt es viel zu tun.

Der Traum 286 schien ihm wichtig zu sein, weil ich gerade die Übertragungsgefahr in bezug auf seinen Bruder dargelegt hatte. Der Patient verstand sehr rasch, daß *er* sich im Traum darüber beklagte, wie sehr *er* darunter gelitten habe, daß der Bruder eine bessere Position hatte als er und ihn immer «Hilfsarbeiter» (= «Putz») schimpfte. Ferner begriff er, daß der Traum Bezug nahm auf die negative Erfahrung mit dem Bruder, der ihn beim Onanieren ertappte (Vulgärausdruck für Onanieren: «Wichsen») und seinen Penis in die Hand nahm. Erhebliche Schwierigkeiten gab es, bis der Patient verstand, was ihm der Traum mit dem Satz: «Dann klagt er etwas von einem Mann mit Buchstaben ‹E› und zwei ‹g›» sagen wollte. Die Assoziationen liefen kreuz und quer, ohne daß etwas Brauchbares herausgekommen wäre. Dann aber fand er den Schlüssel zum Verständnis dieses Satzes. Er hängte die Buchstaben «E» und «g» zusammen, so daß «Egg» entstand. Jetzt ergab sich der Sinn: «Egg» war die Flurbezeichnung des Orts, wo er das Erlebnis mit dem nackten Vater gehabt hatte. Der Mann, über den er klagte, war unmißverständlich der Vater.

«Emil» im Traum konnte über eine Kette sehr deutlicher Einfälle ebenfalls als der durch die Traumzensur entstellte Vater identifiziert werden. Auf das Erlebnis mit dem nackten Vater anspielend, sagte er: «Der Traum sagt, der ‹Emil› sei der, den ich unterschätzt habe. Das muß bedeuten, daß ich das Erlebnis dort mit ihm unterschätzte.»

Ich erwiderte: «Es ist ganz klar: Sie haben den Ödipuskomplex unterschätzt. Das sagten Sie zwar selber, aber hier haben Sie die unmißverständliche Bestätigung durch den Traum erhalten.» Die verdrängten Haßgefühle, die Eifersucht und Rivalität gegenüber dem Vater waren nach meiner Ansicht bedeutend größer als diejenigen gegenüber dem Bruder. Das meinte der Traum ja selber, wenn es heißt: «Später sagt er, daß die Verwandten/Bekannten eine geringere Bedeutung hätten.» Der Ödipuskomplex hatte also zentrale Bedeutung, und deshalb nahm alles, was mit der Mutter zusammenhing, so hochdramatische Formen an. Man konnte sagen, daß die ganze Wut, die später dem Bruder galt, einmal ursprünglich dem Vater gegolten hatte; dieser war in bezug auf die Mutter der viel schärfere Rivale gewesen als sein Bruder. Daß er in den erschossenen Katzen den Bruder *und* den Vater symbolisch «beseitigt» hatte, konnte kaum bestritten werden. Er sagte «Bruder» und meinte in erster Linie den Vater. Die andere Seite des Problems war, daß er auch über die Mutter sich empört hatte, daß der Ödipuskomplex an jenem Tag zerbrochen war, als die Mutter sich in der Küche eingeschlossen, mit Vergasen gedroht und ihm nicht geöffnet hatte. Das alles war so schwer schuldbeladen, daß er Einzelteile dieser verdrängten Problematik verstehen und akzeptieren konnte, nicht aber die Gesamtschuld. Als ich das Wort «Elterntötung» auszusprechen wagte, blieb ihm nur noch die Flucht in die totale Abwehr: er verneinte all das, was er selber schon bewußt gemacht hatte, gestand nur noch den am wenigsten verdrängten Tatbestand mit dem Bruder und war damit – vorübergehend – zurückgeworfen bis fast an den Anfang der Behandlung.

Der Patient war befriedigt vom Ergebnis dieses Traums. Er ging nur noch summarisch auf den Traum 287 ein. (Bümpliz als Ort der Analyse, wo die «Großbaustelle» im Unbewußten sei – «unterirdisch» – und wo die zeitraubendste analytische Arbeit geleistet worden sei. Ein Traum, der seiner Meinung nach den Stand der analytischen Arbeit zeigte.)

Nun gingen wir zum Traum 284 über. Zum Initialsatz: «Mit meiner Frau ziehe ich in X einen kleinen Handkarren älterer Bauart» war ihm sofort das Erlebnis mit der Mutter in der Bank eingefallen. Die Mutter hatte ihn in die Bank mitgenommen, und er hatte sich in einem Kinderwagen (Im Traum: «Handkarren älterer Bauart») befunden. X hingegen war der Ort, wo er während einiger Tage und Nächte geglaubt hatte, psychotisch zu werden. Mit andern Worten sagte der Traum unmißverständlich, daß er damals in der Psychoseangst *auch* diese furchtbaren Ängste im Zusammenhang mit der Bank wiedererlebt hatte. Der nächste Satz brachte assoziativ die Bestätigung, daß er die Szene in der Bank introjiziert, in sich aufgenommen hatte wie mit einer Kamera (Ad-hoc-Introjektion).

Daraufhin machte er eine Präzisierung zum Traum. Der Knabe, den er als sich selber ansah, habe Dia-Aufnahmen gemacht. Ich exponierte «Dia-Aufnahmen». Seine Einfälle waren: «Dias, das sind Bilder, die man aufgenommen hat, die klein sind, aber durch *Projektion* groß werden.» Ich antwortete ihm: «Die Bilder von der Mutter in der Bank, die Sie blitzartig, mit dem ganzen Schrecken, in sich aufgenommen hatten, die haben Sie später, im Sturm der Neurose, in Form der Psychoseangst in Großprojektion herausgebracht. Sie haben diese Bilder zuerst introjiziert und später in den Symptomen wieder reproduziert, aber vergrößert, so wie man das bei Dias macht.» Dabei war natürlich nicht nur dies reproduziert worden, sondern auch die Angst anläßlich der Vergasungsdrohung der Mutter *und* die Szenerie der Katzenerschießung. Man kann sagen, daß, wenn einmal der «Pfropfen» der Verdrängung weggesprengt worden ist, *alles* Verdrängte mit großer Wucht herausgeschleudert wird. Diese Überschwemmung mit seelischen Inhalten kann sehr wohl an den Rand der Psychose, nicht selten in die Psychose hinein führen. Mir wurde schlagartig klar, daß der Patient Unsägliches gelitten haben mußte. Daß er dabei nicht untergegangen war, hatte er nur seinem zähen Willen zum «Überleben» – oder anders ausgedrückt: seinem starken Ich – zu verdanken. Sein Ich hatte alles aufgeboten, was es aufzubieten vermochte; die allerletzten

Reserven waren mobilisiert worden, und so konnte es den Sturm überstehen.

Der zweite Traumabschnitt zeigte die Schuldproblematik des Patienten auf. Das Gewissen (Über-Ich) war ein mächtiger Faktor in dieser Neurose, es war daran interessiert, den Patienten zur Strafe in eine Klinik zu bringen. (Unbewußte Selbstbestrafung). Man konnte sagen: dieser Mensch hatte alles gegen sich, was die Seele an Erschwernissen hervorzubringen vermag. Ohne die Zähigkeit des stellungnehmenden Ichs wäre er zweifellos in der Umnachtung der Psychose versunken.

Zum Satz: «Während draußen farbiges Feuerwerk gegen den Himmel steigt, kommt oder bringt jemand ein Kleinkind herein», assoziierte er folgendes: «Feuerwerk? Ich denke an den Ausbruch der Neurose. Die Symptome schossen aus mir heraus wie Feuerwerk. In meiner Wohnung. Kleinkind? – Ich weiß nicht mehr, wie alt es gewesen ist. Klein, jedenfalls.» Ich sagte: «In den Symptomen ist die ganze verdrängte Kindheit über Sie hereingebrochen, von A–Z.» Er erwiderte: «Zuerst kam der ‹Knall› – das kann ich wörtlich nehmen, mit dem Knall bei der Katzenerschießung. Genau das habe ich wiederholt, als mein Freund am Sonntag bei mir war. Und dann, nach dem Spital, da kamen dann die furchtbaren Selbstmordängste, dazu kam weiter die Angst, ich könnte jemandem was antun. – Es hat mich so geschüttelt, als wäre ich das kleine Kind, das dort in der Bank hört, daß die Mutter beabsichtigt, ihm etwas anzutun, es zu ersäufen.» Ich entgegnete: «Ja, das ist das Kleinkind, das man hereingebracht hat: das Kleinkind, das Angst vor der Mutter hatte, mitsamt dem Pavor nocturnus, der daraus entstand, das ist alles zurückgebracht worden. Eine schreckliche Sache, das.»

Der Satz: «Gleichzeitig haben wir auf dem Tisch einen Haufen Rechnungen, die noch nicht bezahlt sind», veranlaßte bei ihm folgende Assoziationen: «Jetzt kommt auch noch die Schuld hervor. Es ist einfach alles aufs Mal auf mich eingestürmt: die Kindheit und die Schuld. Da denke ich vor allem an die erschossenen Katzen.» Ich antwortete: «Man kann den Traum so verstehen: Gleichzeitig mit der Rückkehr der verdrängten Kindheitserlebnisse in den Symptomen ist auch die verdrängte Schuld, der Schuldkomplex zurückgekommen. Das wirkte so erdrückend, daß Sie fast zusammengebrochen wären.» Er sagte spontan: «Ich bin zusammengebrochen. Ich hatte einen Nervenzusammenbruch. Darum bin ich ins Spital eingeliefert worden.»

Die nächsten Traumsätze ermöglichten dem Patienten die Auseinandersetzung mit der verdrängten Schuld. Die Rechnungen im Betrage von Fr. 60.– brachten ihn assoziativ auf folgendes: «60 – 1960. Das Jahr, wo ich von der Mutter wegging. – Das gab Schuldgefühle. – 60, 6, 6jährig – 6 = Sex. Die Sache mit dem nackten Vater war um 6jährig herum. (5¼jährig.) – Kindergarten. Die (Kindergärtnerin) hat mir dann die ‹gelbe Karte› hingehalten. 6… Ich glaube, das geht… der Traum sagt: die meiste Schuld stammt aus der Zeit bis 6jährig.» Ich ergänzte: «Wenn Sie's so ansehen, kann man sagen, die meiste Schuld gehe auf den verdrängten Ödipuskomplex zurück.» Seine Entgegnung war: «Das würde dem entsprechen, was wir zum andern Traum (286) gesagt haben.»

Die Rechnung von 60 Franken, die dem Kinderarzt Dr. X bezahlt werden soll, dann aber für Herrn Y bestimmt ist, welcher den Betrag zurückerstatten muß, hätte einen wichtigen Sachverhalt aufdecken können, aber der Patient sah ihn nicht. Der Herr Y war nämlich ein Mann, von dem der Patient durch die Zeitung erfahren hatte, daß er seine Mutter erschoß. Vermutlich wollte der Traum sagen, daß er damals, mit 5¼ Jahren (er ging ins 6. Lebensjahr), so empört über die Mutter gewesen war, weil sie mit dem verhaßten Vater schlief, daß er auch sie haßte. Als die Mutter sich dann vergasen wollte, die Ödipusliebe an der verschlossenen Türe «zerbrach», kam der Haß wieder herauf und mündete in die symbolische «Muttertötung», weil er in der Katze auch die Mutter treffen wollte. (Vorwurf aus dem Unbewußten: «Muttermörder!») Diese Schuld wurde ihm dann später «zurückbezahlt», d.h. heimgezahlt, als es zum massiven Durchbruch der Neurose kam. Die Katzentötung war zwischen dem 15. und 16. Lebensjahr erfolgt; deshalb kam im Traum der Rechnungsbetrag von Fr. 1500.– (= 15) *zweimal* vor. Zwei gleiche Beträge also. Es war jedenfalls naheliegend anzunehmen, daß dies die «Rechnung» für die zwei erschossenen Katzen sein könnte. Auf die Katzenerschießung kam der Patient gedanklich selber, als er zum Betrag von Fr. 1500.– assoziierte. Da erinnerte er sich daran, daß er zwischen dem 15. und 16. Lebensjahr die Tat begangen hatte. Nur den Zusammenhang konnte er noch nicht herstellen – besser: nicht mehr –, und ich sagte ihm aufgrund meiner Erfahrung in dieser Angelegenheit nichts. Zum Schneider «Feingold» kam ihm in den Sinn, daß die Metzgerei, die im Schild den «goldenen Ochsen» geführt und wohin er seine Sexualfantasien verlegt hatte, die gleiche Metzgerei war, von welcher der Vater die ausgeschnittenen Schweinevaginen bezog. Der Vater mußte hier als «Schneider» (= Schweinevaginen-Schneider) symbolisch dargestellt worden sein. Damit wäre der Zusammenhang zur Katzenerschießung wieder hergestellt gewesen: die eine Katze, für die er Fr. 1500.– bezahlen mußte, war die Mutter (= symbolisiert durch Herrn Y, den Mann, der angeblich seine Mutter erschossen hatte), die andere Katze mit demselben Preis der Vater (= Vaginen-Herausschneider «Feingold»). Er aber gab nur zu, daß er in den beiden Katzen den Bruder «beseitigt» habe. Dafür müsse er den hohen Preis bezahlen.

Warum er im Traum, zusammengezählt, gegen 9000 Franken bezahlen mußte, war trotz intensivem Suchen nicht herauszubekommen.

Daß der Patient unter einer erdrückend hohen Schuld litt – und über seine Schuld auch erschrak –, konnte er ohne weiteres einsehen. Solange er aber die Zusammenhänge nicht im Bewußtsein zuließ, konnte er die Schuld auch nicht relativieren und schließlich überwinden. Es blieb vorläufig nichts anderes übrig als abzuwarten, bis er den Mut faßte, der ganzen Wahrheit in die Augen zu schauen. Ich war zuversichtlich, daß dies eher früher als später der Fall sein würde.

45. Sitzung

In diese Sitzung brachte der Patient einen Traum, der sich offensichtlich mit der Entstehungsgeschichte seines Kopfwehs, seiner Migräne auseinandersetzte.

Traum 289

An einem unbekannten Ort wickeln sich zwei Riesenschlangen um meine Oberschenkel. Es entsteht große Angst. Meine Frau will den Schlangen Kopfwehtabletten füttern – Treupel? –, während ich für Schlaftabletten wäre, um sie einzuschläfern und dann zu entfernen. Sie bekommen aber Kopfwehtabletten, die sie auch schlucken. Dann steckt meine Frau die Schlangen in einen Koffer oder in Taschen und macht den Deckel zu. Man sieht nun, wie die Schlangen rumoren im Koffer oder in den Taschen.

Auf einem Tonbandgerät sehe ich, daß jemand viel gesprochen hat. Das Band ist bei der Zahl 440 auf dem Bandzähler stehengeblieben. Ich spule zurück und höre mir das Gesprochene an, irgendeine Meldung. Später sehe ich, wie ein zweites Mal das Tonband läuft und wie es wieder bei 440 stehenbleibt. Wieder höre ich das Gesprochene ab, aber es ist dasselbe darauf wie schon vorher.

Die Assoziationen zum ersten Traumsatz führten ihn in die Kindheit und ins Elternhaus zurück. (Unbekannter Ort = das Unbewußte mit der verdrängten Kindheit.) Dann berichtete er aber von einer aktuellen Situation, daß er nämlich in der Steuererklärung einen Betrag nicht korrekt angegeben habe. Deswegen habe er unglaubliche Gewissensbisse bekommen, so daß er den Fehler habe berichtigen müssen. Er sei sich bewußt geworden, daß diese heftigen Schuldgefühle nicht von der fehlerhaft ausgefüllten Steuererklärung herrühren könnten – diese Sache sei viel zu gering gewesen, um solche Schuldgefühle zu bewirken –, sondern von «tiefer unten stammen müßten». Dabei sei er auf die Onanieschuld gestoßen und auf die Szene, als der Bruder ihn beim Onanieren ertappt habe. Er habe den Gewissensdruck aus der Onanieschuld eindeutig unterschätzt.

Ich exponierte: «Zwei Riesenschlangen.» Dazu fiel ihm jene Nacht in X ein, wo er den nackten Vater gesehen hatte. Er glaubte, dort auch Vaters «Riesenpenis» (= Riesenschlange) gesehen zu haben und deswegen erschrocken zu sein. Dann habe auch der Bruder einen viel größeren Penis gehabt als er. Darauf wörtlich: «Sicher sah ich in X Vaters steifes Rieseglied zwischen seinen Oberschenkeln, wie er zur Mutter ging und mit ihr verkehrte. Ich muß das gesehen haben. Und dann hatte ich natürlich schon Angst, weil ich ja nicht wußte, was die da machten.» Ich fragte ihn, wieso aus dem beobachteten Koitus als Symptom Kopfweh resultiere, wie die Zusammenhänge seien. Da erinnerte er sich, daß er ja an einem Morgen aufgewacht sei und sich habe erbrechen müssen. Wenn der Migräneanfall komme, sei ihm jeweils auch schlecht, und dann komme auch das Erbrechen. (Gemäss Traum 201 mußte der beobachtete elterliche Koitus in dem Raum stattgefunden haben, wo er erbrochen hatte.)

Zum nächsten Satz: «Meine Frau will den Schlangen Kopfwehtabletten füttern – Treupel? –, während ich für Schlaftabletten wäre, um sie einzuschläfern und dann zu entfernen», assoziierte er: «Kopfwehtabletten? Kügelchen, die kleinen Katzenhoden von den zwei Katzen, die man kastriert hat. – Meine Frau? Die Mutter ist mir eingefallen. Und die will das? Daß man Kopfwehtabletten füttere? – Ich verstehe das nicht.» Ich antwortete ihm: «Wer Kopfwehtabletten ‹füttert›, der hat auch Kopfweh. So wie es jetzt aussieht, müßte man sagen: Ihre Mutter will, daß Sie Kopfweh haben.» (Wobei ich davon ausging, daß die Frau im Traum, wie er assoziierte, wirklich seine Mutter war.) Dazu äußerte er sich so: «Daß ich für Schlaftabletten bin, leuchtet mir noch ein. Ich möchte anscheinend lieber die Sache verdrängen, nach dem Motto: ‹Was ich nicht weiß, macht mir nicht heiß›.»

Ich wollte noch Näheres erfahren und fuhr deshalb mit dem Traumsatz «Sie bekommen aber Kopfwehtabletten, die sie auch schlucken» fort. Dazu meinte er: «Das stimmt auf jeden Fall, hundertprozentig. Ich habe Kopfweh bekommen und schlucke auch Kopfwehtabletten.» Ich erwiderte: «Kopfweh und Migräne müssen wir als neurotische Symptome betrachten. Das heißt ganz konkret für Sie: Sie haben vorläufig lieber Kopfweh und Migräne, Sie nehmen das in Kauf, um nicht mit der Ursache des Kopfwehs und der Migräne konfrontiert zu werden.» Hierauf entgegnete er mir: «Ich kann das nicht bestreiten. Weil's stimmt. – Aber was da die Ursache sein soll, das kann ich nicht finden.»

Zum Satz: «Dann steckt meine Frau die Schlangen in einen Koffer oder in Taschen und macht den Deckel zu», erinnerte er wieder das Erlebnis in X mit dem nackten Vater. Dazu sagte ich ihm: «Diese Nacht dort hatte ganz offensichtlich Konsequenzen von großer Tragweite für Sie. Heute sehen wir, daß sogar Kopfweh und Migräne mit jener Szene zusammenhängen müssen, wenn auch vielleicht nicht ausschließlich.» Er sagte mir, daß er in dieser Hinsicht gleicher Meinung sei. Er sei aber unzufrieden mit dem Ergebnis nach diesem Traum. Die einleuchtende Begründung fehle; irgendwie fühle er innerlich, daß der Weg zwar richtig, aber das Ziel noch nicht erreicht worden sei. Deshalb versuche er, den Traum nochmals gedanklich durchzuarbeiten. Seine Assoziationen waren: «Im Traum sagt meine Frau, die meine Mutter ist, man müsse den Schlangen Kopfwehtabletten füttern. Kopfwehtabletten ‹futtere› ich, weil ich so viel Kopfweh/Migräne habe. – Das ist die Geschichte ... der Traum erzählt die Entstehungsgeschichte dieser Sache. Schlangen, das leuchtet ein, daß das Penisse sein müssen. Die werden im Prinzip gefüttert. Schlaftabletten, das will ich denen geben. Ah, jetzt ist mir etwas anderes eingefallen: mit meiner Frau schlafen. *Weil ich mit der Mutter schlafen will, darum bekomme ich Kopfweh/Migräne.* – Stimmt das? Vielleicht schon.» Ich antwortete: «Wenn Sie es auf diese Weise anschauen, kann man sagen, Ihr Kopfweh sei die Strafe für den Inzest, für den Ödipus: weil Sie den Koitus der Eltern beobachteten, neidisch und eifersüchtig waren auf den Vater, ihn wegwünschten – für diese Sache bestraften Sie sich. Es war Ihnen ja schlecht am andern Morgen, Sie mußten sich erbrechen – wie in den Migräneanfällen.» Er antwortete: «Ich habe immer gesagt... Ein Traum unterstrich das ja auch, daß der Ödipuskomplex... Aha, dann wäre das der Koffer, der Komplex. – Im Kopfweh rumort der Ödipuskomplex. Da drin ist er versteckt.» Damit hatte er eine überraschende Erklärung für das Kopfweh gefunden, daß sich nämlich dahinter ein Stück des verdrängten Ödipuskomplexes – mit der Schuld und der unbewußten Sühne – verbarg. Ich machte die Bemerkung: «Es ist einleuchtend, was Sie sagten.» Er erwiderte: «Hm! Zum ersten Mal habe ich eine Verbindung zwischen dem ‹Kotzen› (Migräneanfall) und der Ursache herstellen können. Daß das Kopfweh im Erleben... aus dieser frühen Zeit stammt, hätte ich auch nie gedacht. (Pause.) Wenn mir etwas einleuchtet, ist es der Zusammenhang, daß ich in der Migräne ‹kotzen› muß, und dort in X, am Morgen, da habe ich tatsächlich auch ‹gekotzt›. Das kann ich nicht bestreiten.» Ich ergänzte: «Auf eine Kurzformel gebracht, könnte man sagen: wer mit der Mutter schläft – gedanklich –, muß bestraft werden. Sie machen das mit Kopfweh/Migräne, quasi als unbewußte Erinnerung an die Nacht, als Sie neidisch und eifersüchtig auf den Vater waren, der mit der Mutter schlief.» Dazu fiel ihm spontan folgendes ein: «Gerade wie Sie das sagten, kam mir auch in den Sinn, warum im Traum Schlaftabletten vorkommen. Hätte ich nämlich geschlafen, dann hätte ich den Geschlechtsverkehr nicht miterlebt ... ja, dann hätte ich auch Vaters dreckigen Arsch nicht gesehen. Man hätte mir Schlaftabletten geben sollen damals, dann wäre ich nicht erwacht, und dann wäre mir vieles erspart geblieben.» Ich antwortete: «Es kann zutreffen, was Sie da sagen. Ein Traum ist bekanntlich nicht nur auf einer Ebene deutbar. Aber daß Sie jene Nacht verdrängen wollten bzw. Ihre Inzestwünsche, die dort genährt wurden, und sich dafür Migräne und Kopfweh einhandelten, ist einleuchtend. Man kann auch sagen: Sie schlucken lieber Kopfwehtabletten und behalten die Inzestwünsche, als daß Sie alle Hintergründe des Ödipuskomplexes preisgeben. Zwei Analysen hindurch haben Sie dieses Geheimnis wie Ihren Augapfel gehütet, soviel Wert war es Ihnen.»

Wir konnten nun den zweiten Traumabschnitt analysieren. Zum «Tondbandgerät» kam ihm eigenartigerweise das Gewissen (Über-Ich) in den Sinn. Dann erinnerte er die Mutter, die ihm viel ins Gewissen geredet habe. Er sagte: «Tonband, das ist garantiert die Stimme des Gewissens. Eigentlich wollte ich sagen: die Stimme der Mutter im Gewissen... Es heißt im Traum, das Band sei bei der Zahl 440 stehengeblieben. 44, 1944, da war ich... Ungefähr damals hat sich die Mutter in die Küche eingeschlossen. Da habe ich auch ihre Stimme gehört. – Natürlich auch in der Bank. Oder wie sie dem Vater das wegen der Selbstbefriedigung sagte. – Aha, ist das im Gewissen drin? – Auf jeden Fall. Aber das war nicht 1944, (sondern) viel später.» Ich entgegnete: «Wenn 440 mit der Jahrzahl 1944 identisch ist und wenn dieses Jahr das Jahr ist, wo sich Ihre Mutter vergasen wollte, kann man sagen, Sie seien auf dieses Erlebnis fixiert, also dort stehengeblieben. Denn im Traum bleibt ja das Band dort stehen.» Seine Antwort war: «Fixiert. – Ich war auf diese Szene fixiert. Das stimmt. – Da kommt mir der Traum (216) mit ‹Thermofax› in den Sinn. Dort haben wir's auch gesehen. – Also stimmten tut's auf jeden Fall, was Sie sagen.» Ich exponierte den nächsten Satz: «Ich spule zurück und höre mir das Gesprochene an, irgendeine Meldung.» Er assoziierte: «Dazu sind mir meine Symptome eingefallen. Dort spulte ich in die Zeit zurück ... Regression, sagten Sie doch einmal. Ich bin in die Zeit zurückregr... In den Symptomen hörte ich meine Mutter wieder, ganz deutlich. Hatte Angst, dasselbe zu tun, womit ich bedroht worden bin.» Dazu ergänzte ich: «Dann versteht man auch den folgenden Satz: ‹Später sehe ich, wie ein zweites Mal das Tonband läuft und wie es wieder bei 440 stehenbleibt.› Später, in Ihrer Neurose, lief das alles zum *zweiten* Mal ab, dort hörten Sie dasselbe wie früher, dort blieben Sie wieder – in der Neurose – beim Jahr 1944 stehen, als die Mutter mit Vergasen gedroht hatte. Es war dasselbe zu hören gewesen wie ursprünglich.» Er reagierte mit einem tiefen Seufzer der Erleichterung und sagte: «Genauso habe ich mich auch gefühlt. Wie wenn ich dort stehengeblieben wäre, nicht vom Fleck gekommen, keinen Millimeter. – Es wird da haargenau bestätigt, was Sie schon immer sagten: ich habe die Mutter mit Blitzlicht aufgenommen (introjiziert), und dann habe ich sie reproduziert, ganz exakt. So haben Sie's gesagt, und so ist es auch gewesen.»

Was der Patient allerdings nicht sagte: daß doch ein Zusammenhang zwischen Teil I + II dieses Traumes bestehen mußte. Wie schon früher erwähnt, war ich der Meinung, daß dort bei der Vergasungsdrohung 1944, als der Patient vor verschlossener Türe stand, der Ödipuskomplex – die Liebe zur Mutter – zerbrochen war. Haß war entstanden. Ich war gezwungen anzunehmen, daß Kopfweh/Migräne ebenfalls mit diesem Ereignis in Verbindung stehen mußten. Ebenso war unverkennbar, daß in dem Symptom auch der verdrängte Kastrationskomplex «untergebracht» war. Er hatte selber die Katzenkastration erwähnt bzw. zu den Kopfwehtabletten «Katzenhoden» assoziiert. Ich ließ es aber für heute genug sein und ging nicht auf diese Überlegungen ein.

46. Sitzung

Der Patient berichtete, er habe nach der letzten Sitzung zuerst ein gutes Gefühl gehabt. Dann aber habe ihn allmählich eine Unruhe erfaßt, die immer mehr in eine feindselige Stimmung mir gegenüber umgeschlagen habe, bis hin zu einer unerklärlichen Wut auf mich. So stark sei das gewesen wie damals bei Dr. A, dem gegenüber er Mordgedanken entwickelt habe. Die Heftigkeit der Gefühle mir gegenüber habe ihn erschreckt, und er habe angefangen nachzudenken, woher das kommen könne. Zuerst sei ihm der Traum eingefallen, den er mir im Brief mitgeteilt habe. Ihm sei eingefallen, daß ich dort von der Übertragung gesprochen hätte. Plötzlich habe er gedacht: «So wie du auf Kürsteiner eine Wut verspürst, so hast du den Vater gehaßt.» Dann habe er noch weiter «zurückgeschaltet», und es sei ihm klar geworden, daß die gleiche Feindseligkeit einmal dem Vater gegolten habe, den er bei der Mutter im Bett wußte. Spontan sei ihm auch eingefallen: «So empfindet also ein kleiner Knirps den Ödipus.»

Während der Woche habe er dann einen Migräneanfall bekommen. Dieser habe sich aber unterschieden von den früheren. Ein ekelhafter einseitiger Kopfschmerz sei es gewesen, diesmal *ohne* Brechreiz, dafür aber habe das Ganze einige Tage gedauert, und mit Kopfwehmitteln sei nichts anzufangen gewesen. Diese hätten einfach nichts genützt. Er habe sich gefragt, warum jetzt ein Migräneanfall erschienen sei, wo doch gerade in der letzten Sitzung zum ersten Mal eine plausible Erklärung für das Kopfweh gelungen sei. Es habe ihn doch ein wenig verblüfft, daß statt einer Besserung – wie eine Ohrfeige – die Migräne erschienen sei, dazu noch in dieser neuen, ekelhaften Form. Dann sei ihm aber eingefallen, daß er doch seinerzeit der X beim Pissen zugeschaut habe. Nachher sei dann das Mädchen verunfallt, habe sich ein Loch am Kopf zugezogen. Genau diese Seite und Stelle habe ihm im Migräneanfall so heftig wehgetan. Die Migräne müsse also damit zusammenhängen: genau die Stelle (wo das Mädchen verletzt wurde) habe so heftig geschmerzt. Er glaube, darum habe er das Kopfweh/Migräne, weil das damals nicht gebüßt worden sei.

Nach dieser interessanten Berichterstattung, die eine weitere Erklärung in bezug auf das Kopfweh/Migräneproblem brachte, wollte der Patient den folgenden Traum analysieren:

Traum 294

Entlassungstag im Militärdienst. Die andern haben ihre Rucksäcke gefunden, ich kann aber den meinen nirgends finden. Suche nach ihm. Dann sehe ich auch einen Haufen von Militärschuhen.

Freie Besichtigung einer militärischen Festungsanlage, die für jedermann jetzt offen ist. Ich gehe mit einem Mann in die Festung und soll ihm das, was er wissen will, erklären. Wie wir in die Festung kommen, staune ich selber ob der Größe dieser Festung. Eine so große Festung konnte ich mir gar nicht vorstellen. Der Begleiter will die Radio-Stereo-Anlage der Festung sehen. Ein Wegweiser kreist rundum. Angeschrieben steht: «Radio-Stereo», und ich denke, daß man in diesem Falle in jeder Richtung darauf stoßen werde. Tatsächlich sehen wir einen großen Sendeturm, der ausfahrbar ist. Er sieht aus wie ein großer Penis.

Dann ist noch etwas mit einem Kind. Es hat Gepäck, darunter ein längliches Ding, das verpackt ist. Auch da denke ich, daß es wie ein Penis aussieht.

In einem Dorf. Man soll aus einem Häuschen einen Mann herausholen, mit dem etwas los ist. Alles ist eingefroren. Sogar der Dackelhund vor der Türe ist vereist. Es folgen verschiedene Versuche, in das Haus einzudringen und den Mann zu retten. Später sehe ich verschiedene Männer von hinten. Alle haben große Hodensäcke, einer einen Penis wie ein Stier. Ein Mann, den ich von hinten sehe, hat Riesenhoden, die bis zum Boden hinunterhängen und in Militärfarbe getarnt sind.

Dann etwas mit Kaninchen. Eine ganze Herde von Kaninchen wird gerettet. Dies auf einem Areal, das zuvor mit Wasser überflutet war. Nun grasen die Tiere wieder friedlich.

Schließlich sehe ich verwundert, wie ein Luftbefeuchter, der zu nahe am Fenster stand, eingefroren ist. Die Schüssel hat es von der Kälte zerstört. Er ist eingeschaltet, und ich ziehe den Stecker heraus, damit nichts passiert.

Zum ersten Traumabschnitt meinte der Patient, daß sich die baldige Entlassung aus der Neurose (Militärdienst) und auch aus der Psychoanalyse ankündige. Ein Entlassungstraum, d. h. Abschlußtraum, sei da gekommen. Jetzt gehe es nur noch darum, den Rucksack zu finden wie die andern auch. Den Rucksack verstand er als Symbol für «Hodensack». Ich antwortete ihm: «Der Traum sagt, Sie *könnten* entlassen werden, wenn sie den Hodensack wiederfänden. Solange Sie ihn sich in der Sexualfantasie immer wieder ‹abschneiden›, sich also ständig kastrieren, sind Sie noch kein Mann geworden. Sie müssen die Selbstkastration einstellen, dann naht die Entlassungszeit.» Er gab mir zur Antwort, daß er die Sexualfantasie abgelegt habe. Daß aber beim Kastrationsproblem noch eine Wissenslücke zu schließen sei, leuchte ihm sehr ein. In diese Richtung weise auch der Traum mit den vielen Militärschuhen. Schon beim Aufschreiben habe er dort an die vielen herausgeschnittenen Schweinevaginen in Vaters Keller denken müssen. Dort habe er ja einen Haufen Vaginen gesehen wie im Traum Schuhe. Aufgrund dieser Erklärung bemerkte ich: «Die ‹Selbstkastration› ist, wie Sie sagen, aus Ihrer Fantasie verschwunden. Wenn man aber an den letzten Traum (289) denkt – auch an das, was Sie dazu assoziierten –, muß man bei Ihrer Migräne auch eine Art unbewußte ‹Selbstkastration› vermuten.» Er ging darauf überhaupt nicht ein. Mich wunderte das, weil er doch gerade wieder von einem Migräneanfall gequält worden war und selber den Vorfall mit dem Mädchen damit in Verbindung gebracht hatte, dessen Vagina er anschauen wollte. Zu den Militärschuhen hatte er überdies die herausgeschnittenen Schweinvaginen im Keller assoziiert; dies waren doch Erinnerungen von eindeutig kastrativem Inhalt.

Der zweite Traumabschnitt mit der militärischen Festungsanlage, die für jedermann zugänglich war, führte ihn gedanklich erneut in den Keller des Elternhauses an der X-Straße. Dort sei es auch unterirdisch gewesen, mit Gängen. Jedermann sei der Keller nicht zugänglich gewesen, aber ihm jederzeit. Eine Festung mit ihren Gängen sei aber auch anzusehen als die Vagina einer Frau, in die man den Penis stoße. Um so mehr, als die Festungseingänge mit Grünzeug getarnt seien wie die Scheiden der Frauen mit der Schambehaarung. Der Mann, dem er die Festung zeigen sollte, sei bestimmt ich, meinte er. Mir müsse er Auskunft darüber geben, was er in dieser Hinsicht erlebt habe. Daß er über die Größe dieser Festung im Traum staunte, brachte ihn auf die Idee, er könnte die Vagina der Mutter gesehen haben, über deren Größe er – als Kind – erstaunt gewesen wäre. Dieser Gedanke wuchs bei ihm zur Überzeugung, als er merkte, welche Assoziationen er zum Satz mit der «Radio-Stereo-Anlage» hatte. Dazu war ihm die Begebenheit in X eingefallen mit dem nackten Vater. «Radio-Stereo» sei die symbolische Darstellung der Koitusgeräusche der Eltern: «stereo» = von 2 Personen kommend. Wohin man auch schaue, überall stoße man auf die Tatsache, daß er den elterlichen Koitus miterlebt habe. Es gebe einfach zu viele Beweise dafür, als daß man noch zweifeln könne. Der eindrücklichste sei der mit seiner Tochter, die im Traum (201) ganz deutlich darauf hingewiesen habe, daß er – wie sie – als Kind den elterlichen Koitus miterlebt habe. Es gebe «rundum Wegweiser», die auf diesen Sachverhalt aufmerksam machten. (Im Traum: «Ein Wegweiser kreist rundum, angeschrieben steht: ‹Radio-Stereo›, und ich denke, daß man in diesem Falle in jeder Richtung darauf stoßen werde.»)

Daß es so gewesen sein müsse, zeige auch der nächste Traumsatz («Tatsächlich sehen wir einen großen Sendeturm, der ausfahrbar ist»), denn hier noch zu zweifeln, daß der große Sendeturm Vaters «ausgefahrener» (= erigierter) Penis sei, wäre absurd. Ich antwortete: «Was Sie sagen, ist einleuchtend. Vaters Penis als ausfahrbarer Sendeturm zeigt nicht nur die Erektion des Penis an, sondern auch, daß er damit die Koitusgeräusche ‹aussendete›, deshalb ‹*Sende*turm›.»

Daß er das Kind sei, welches im folgenden Traumabschnitt erscheint, war bei ihm über jeden Zweifel erhaben. Dieses Traumstück sei mit dem vorherigen zu verbinden: weil er den elterlichen Koitus miterlebt und dabei Vaters Riesenpenis zu Gesicht bekommen habe, trage er jetzt ein Paket, einen «Komplex», mit sich herum. Ich fragte ihn, was das für ein Komplex sein müße, und er antwortete: «Da gibt es gar keinen Zweifel: es ist der Minderwertigkeitskomplex. Den trage ich mit mir herum, von Kindsbeinen an. – Jetzt ist er ausgepackt worden.» Ich erwiderte: «Das kann man sagen. Sie fühlten sich minderwertig, weil der Vater bei der Mutter schlief und weil er den größeren Penis besaß als Sie. Deshalb ist in dem Paket, das aussieht wie ein Penis, wirklich ein Penis drin: Ihrer. Paket oder Gepäck bedeutet – Sie sagten es schon – ‹Komplex›. Sie waren unbewußt so stolz auf Ihre neurotischen Komplexe wie ein Kleinkind auf den Penis. Ihr Penis, mit dem sie den Vater übertrumpfen wollten und den Sie überall herumzeigten, war die Neurose.»

Ganz eindeutig wies nach der Meinung des Patienten der Traumabschnitt mit dem vereisten Dackelhund auf die Erlebnisse in X hin, wo er ja den Vater nackt von hinten gesehen hatte. Zudem habe der Vater spaßhalber zur Mutter gesagt: «Geh' ich mit meinem Dackel ein bißchen auf den Wackel.» Interessant waren seine Einfälle zum Satz: «Man soll aus einem Häuschen einen Mann herausholen, mit dem etwas los ist.» Es sei ihm, meinte er, spontan eingefallen: «ein Mann, der aus dem Häuschen geraten ist.» Aus dem Häuschen geraten bedeute: «außer sich sein» oder auch «verrückt» sein, «spinnen». In der Hütte sei er außer sich gewesen, habe gemeint, er «spinne» jetzt dann, mit ihm sei etwas los gewesen. Es sei ihm aber auch das Häuschen in X in den Sinn gekommen, wo er den nackten Vater bei der Mutter liegen sah. Der Dackelhund vor der Türe habe ihn andererseits an den Vater erinnert, wie er vor der verschlossenen Türe gestanden sei, so wie auch er selber, als damals die Mutter mit Vergasen gedroht habe. Da erklärte ich ihm: «Als Sie in X den nackten Vater, die koitierenden Eltern sahen, waren Sie genauso erstarrt vor Schreck wie damals, als die Mutter sich in die Küche eingeschlossen und mit Vergasen gedroht hatte. U.a. deswegen gerieten Sie ‹aus dem Häuschen›, hatten Sie Angst, ‹verrückt› zu werden.»

Die Angst, verrückt zu werden, kam zweifelsfrei aus mehreren Schichten des Unbewußten; die verdrängten Affekte verschiedener Erlebnisse wurden herausgeschleudert. Dabei spielte aber der verdrängte Haß auf den Vater wie die Mutter eine Hauptrolle. Sowohl in X, wo er die koitierenden Eltern erlebte, als auch anläßlich der Vergasungsdrohung der Mutter waren Haßgefühle auf *beide* Eltern entstanden, die aber sofort verdrängt wurden. Dieser Haß – ihm so etwas anzutun – war so stark, daß er *auch deswegen* fast aus dem Häuschen geriet. Dieser Haß gab ihm das Argument zur symbolischen «Elterntötung» in den Katzen, aber die verdrängte Schuld war so groß, daß er das Stichwort «Elterntötung» nicht ertrug. Es kam in der Psychoseangst einfach alles zusammen: Die Mutter, die schwere Angst verursacht hatte, als sie mit dem Sprung in den Wohlensee drohte; der miterlebte Koitus der Eltern; die Mutter, die zum zweiten Mal in der Drohung, sich zu vergasen, Angst verursacht hatte; sowie auch der Schock anläßlich der Katzentötung. Man mußte das Ganze sehen, um diese «verrückte» Neurose zu verstehen. Dazu gehörte auch die ungeheure Art der Schuld, die sich der Patient mit der symbolischen «Elterntötung» aufgebürdet hatte. Sein infantiles Gewissen (Über-Ich) wollte ihn tatsächlich – aufgrund des infantilen

«Strafmusters» mit der Nonne – «eingesperrt» wissen, in die Klinik bringen. Man konnte sagen: zusammen mit den speziellen Schockerlebnissen des Patienten – die suizidale Mutter! – schoß der verdrängte Ödipuskomplex in seiner furchterregendsten Form – mitsamt der verdrängten Kastrationsangst – in der Psychosefurcht heraus. Das ganze «Angstpaket» flog dort gewissermaßen «in die Luft». Der Patient war durch die Analyse zwar inzwischen schon weitgehend informiert über die unbewußten Zusammenhänge seiner Neurose – viele Einzelsymptome hatte er bereits enträtselt –, aber er kannte noch nicht den Gesamtzusammenhang. Er war aber bereits jenseits jeder ernsthaften Gefahr angelangt.

Daß es sich bei den Männern, die er von hinten sah und die große Hodensäcke hatten, um den Vater handeln mußte – er sah ihn bekanntlich von hinten, nackt –, war auch die Meinung des Patienten. Er sagte überdies mit Recht, daß die vielen Männer die Bedeutung unterstrichen, die der so von ihm gesehene Vater unbewußt bei ihm hatte. Diese Vaterfigur sei – so der Patient weiter – in einem Teil seiner neurotischen Symptome «getarnt» wieder erschienen. Als ich ihn fragte, wo dieser Vater «getarnt» erschienen sei, antwortete er: «In meiner Sexualfantasie.» Auf diesen Sachverhalt weise übrigens auch der Umstand hin, daß einer der Männer doch einen Penis habe wie ein Stier, meinte er weiter. Der Stier in seiner Fantasie war demnach der «getarnte» Vater, der mit der Mutter koitierte, der er sein wollte und sein konnte, aber um den Preis der Kastration.

Um das Thema Kastration ging es auch im folgenden Abschnitt des Traumes. Die Kaninchen, die gerettet werden mußten, erinnerten den Patienten daran, daß der Vater Kaninchen geschlachtet hatte. Die Kaninchenfelle hingen zum Trocknen ebenfalls im Keller, wie die Schweinevaginen. Dann kam ihm aber die Idee, daß es sich gar nicht um die Kaninchen, sondern um die Katzen handeln müsse, die kastriert worden waren. Als ich ihm den Satz: «Dies auf einem Areal, das zuvor mit Wasser überflutet war», vorlegte, sagte er: «Ganz spontan ist mir zu Wasserüberflutung die Mutter eingefallen, die gedroht hat, mitsamt den Kindern in den Wohlensee zu springen. – Aber die Kaninchen und die Katzen gehören eindeutig zum Vater. – Es stimmt allerdings schon, daß die Drohung der Mutter mit dem Wohlensee... daß sie dort hineinspringen wolle, vor der Kaninchen- und Katzengeschichte stattgefunden hat. Zeitlich stimmt's schon.» Ich entgegnete:

«Dann müssen wir den Traum so verstehen, daß die Angst, vom Vater ‹getötet, kastriert› zu werden wie die Kaninchen und Katzen, Sie in gleicher Weise schockierte wie zuvor die Mutter mit der ‹Wohlenseedrohung›.» Die Angst, kastriert zu werden, war eigentlich eine Angst, getötet zu werden (Kaninchen), und die Angst, getötet zu werden, wurde schon von der Mutter geweckt, als sie drohte, die Kinder im Wohlensee umzubringen. Der Patient sagte mit Recht: «Wenn man sich das vorstellt... in einem Kind... Da wird mir aber erst richtig bewußt, wie abscheulich meine Kastrationsangst gewesen ist. – Ich bin sicher, als ich tagelang die Angst hatte, verrückt zu werden,... da drin war aber eindeutig auch die Kastrationsangst.» Ich sagte ihm: «Da kann ich zustimmen. Man kann die Furcht haben, ‹verrückt› zu werden, um den Verstand zu kommen, wie um den Penis zu kommen. Das ist Todesangst, die Kastrationsangst. – Angst kann einen, wie man weiß, um den Verstand bringen.»

Ich war sehr froh darüber, daß der Patient sich über die Kastrationsangst äußern konnte, daß er auch hier die Zusammenhänge begreifen lernte.

Ich fragte ihn: «Was ist jetzt aber zu halten von dem Satz: ‹Nun grasen die Tiere wieder friedlich›?» Zu meinem Erstaunen sagte er: «Ob's stimmt? das mit dem friedlichen Grasen? – Hm! Lustig. (Habe) gerade gedacht: nun *rasen* sie wieder, feindselig. Wo? – Rasende Kopfschmerzen. Also haben Sie doch recht! Ist doch tatsächlich in der verdammten Migräne ein Stück Kastrationskomplex versteckt. Sagte ich nicht zum ‹Riesenschlangentraum› (289) etwas von Katzenhoden? Ja, ja, doch.» Ich präzisierte: «In Ihren rasenden Kopfschmerzen, in der Migräne, sind also auch noch die rasenden Kastrationsängste verborgen gewesen.»

Einen hochinteressanten Einfall hatte der Patient, als ich ihm den letzten Traumteil mit dem Luftbefeuchter exponierte. Dazu sagte er u.a.: «... Das Wichtige ist der Luftbefeuchter. – Schüssel, Gefäß, ‹Futz›, (= Vulgärausdruck für Vagina) ... Ein saublöder Gedanke, aber ich glaube, er stimmt: die X, der ich beim Pissen zuschaute... die ist der Luftbefeuchter, die hat ja in die Luft hinausgepißt. – Stecker? Penis, den herausziehen? Wo? Stecker/Steckdose = Penis/Scheide... Komme da nicht weiter.» Ich erwiderte: «Da kann ich Ihnen helfen. Man kann den Traum so verstehen: Als Sie dem Mädchen beim Pissen zuschauten, sahen Sie, weil Sie zu nahe herangingen (= nahe am Fenster gestanden), daß sie keinen Penis hatte, ‹kastriert› war. Sie sind auch da wieder ‹erstarrt› (= gefroren) – die Schüssel ist ja kaputt im Traum. Sie waren also erstarrt über die kaputte ‹Schüssel›, d. h. die Vagina.» Er fiel mir ins Wort mit folgender Bemerkung: «Ja, aber der Stecker? Ich bin ja nicht impotent geworden deswegen (= Stecker herausziehen, damit nichts passiert).» Ich entgegnete: «Damit (dem Penis) nichts passiert, haben Sie die Verbindung unterbrochen, den Kastrationsschock verdrängt; Sie erinnerten ja nur den Unglücksfall danach, nicht aber den Schock, die ‹Erstarrung› beim Zuschauen.» Seine Entgegnung war: «Das mit dem nahe Herangehen stimmt schon. Ich habe extra nahe herangehen wollen, um etwas zu sehen. Gesehen habe ich nichts, glaubte es wenigstens. – Wenn ich etwas gesehen habe – muß ja, war zu nahe daran –, ist es tatsächlich total verdrängt worden. Erst gerade jetzt dämmert's mir, glaub' ich, daß ich doch den Spalt sah, wo's herausspritzte. – Wissen Sie, was mir gerade jetzt eingefallen ist? ‹Spalt-Tabletten›. Das sind Kopfwehtabletten. – Treupel haben glaub' ich auch einen Spalt.»

Das war nun eindeutiger, als ich erwarten durfte. Wir waren einen großen Schritt vorwärtsgekommen. Die Kopfwehtabletten waren z. T. tatsächlich «Spalt-Tabletten», die den beim Mädchen gesehenen «Spalt», die Vagina, verdecken sollten nach dem Motto: lieber «Spalt-Tabletten» schlucken, als die Erinnerung an den «Spalt» schlucken.

47. Sitzung

Auf die letzte Sitzung reagierte der Patient mit einem Migräneanfall, der sich noch am gleichen Abend einstellte. Die Migräne habe sich – so der Patient – «richtig eingeschlichen», da er zuerst nur unbedeutendes Kopfweh verspürte; und anstatt sofort etwas dagegen zu tun, habe er gewartet, bis es dann zu spät gewesen sei. Das Migränekopfweh habe Tage und Nächte gedauert; Kopfwehtabletten – auch starke – hätten keinerlei Wirkung gezeigt.

Er habe intensiv über die Ursache nachgedacht. Es sei ihm klar gewesen, daß in der letzten Sitzung «der Nagel auf den Kopf getroffen» worden sei; die Migräne habe er als Bestätigung der Richtigkeit der analytischen Arbeit empfunden. Das Unbewußte habe sich nach dem Motto verhalten: «Wenn man einem Hund auf den Schwanz tritt, bellt er.»

Beim Nachdenken sei ihm nochmals der Vorfall mit dem Mädchen in den Sinn gekommen, dem er beim Pissen zuschaute. Danach sei es ja dann zum Unfall gekommen, und er habe damals eine schreckliche Angst ausgestanden, das Mädchen könnte verbluten. Das Wichtigste aber sei, daß er die Überzeugung gehabt habe, daß Gott ihn bestrafen wollte. Unvermittelt sei ihm ein Traum wieder eingefallen aus der Anfangszeit der Analyse (Traum 16). Dort habe es doch geheißen, daß jemand ein schreckliches Erlebnis gehabt habe. Dann sei es darum gegangen, daß er diesem Jemand die Sache mit Gott hätte erklären sollen. Er glaube, daß dieses schreckliche Erlebnis eben jene Szene mit dem Mädchen betreffe, das nach dem Pissen verunfallt sei. Die Sache mit Gott sei nicht erklärt, bewußtgemacht worden. Ich erwiderte: «Das ist sehr einleuchtend. Weil Sie damals glaubten, *Gott* habe ihre sexuelle Neugierde bestraft, waren Sie der Meinung, Gott müsse Sie auch für Ihre andern sexuellen Gedanken bestrafen. Dies taten Sie u.a. in den Migräneanfällen. Sie glaubten, so ‹wie Gott Sie damals bestrafte›, müßten Sie sich selber bestrafen. Da das Mädchen den Kopf aufgeschlagen hatte, war die Wahl der Strafe – Kopfweh – naheliegend.»

Der Patient begann nun eine scharfe Abrechnung mit der religiösen Gewissensbildung (Über-Ich) durch die Kirche. In ziemlich heftigen Worten prangerte er die Kirche an, weil sie «die Sexualität verteufelt, die Onanie gebrandmarkt und überhaupt ein Bild von einem Gott gezeichnet habe, der schwere Vergeltung all denen androhte, die sich gegen seine Gebote vergangen» hätten. Man habe von «Fegfeuer» geredet, von «Todsünde», und ihm so als Kind «ein Gift in die Seele eingeflößt», das noch heute seine Wirkung tue. Die Sexualität sei von der Kirche regelrecht «kriminalisiert» worden; «unkeusch» zu sein «in Gedanken, Worten und Taten» sei wie ein Verbrechen angesehen worden. In seiner kindlichen Vorstellungswelt sei Gott nicht Gott, sondern ein Teufel gewesen, der gnadenlos alle verfolge und bestrafe, die irgendwie Fehler machten. Wörtlich sagte er: «Ich kann nicht für andere reden, aber mich hat die Kirche zu einem kompletten Gewissenskrüppel gemacht; sie hat mir ein Joch auferlegt, das ich bis heute nicht abschütteln konnte.» Auf die Kirche sei es zurückzuführen, daß er als Jüngling einen Onaniekampf geführt habe, der zum erniedrigendsten gehöre, was man sich vorstellen könne. So habe er – «von der Religion vergiftet» – auf den Knien zu Gott gebetet, er solle ihm helfen, von der Onanie zu lassen, weil man sie als bodenlos schlecht und als Versuchung des Teufels hingestellt habe. Wenn er dann gegen die Lust nicht obsiegt habe, sei er sich schlecht und verwerflich vorgekommen, habe sich als Versager gefühlt und geglaubt, «brandschwarz voll Sünde» zu sein. Aber auch in andern Dingen habe die Kirche nur Sünde und Strafe gepredigt; er denke da vor allem daran, daß er nach dem Verlust des Religionsbüchleins behandelt worden sei, als habe er ein Verbrechen begangen. Als ihn der Pfarrer gefragt habe, wohin Leute kämen, die den Pfarrer angelogen hätten, und er ihm antwortete: «in die Hölle», habe dieser noch genickt. Ob man sich da noch wundern müsse, wenn der Onaniekampf unter derart entwürdigenden Umständen stattgefunden habe; wenn er heute ein Gewissen besitze, das ihn noch genauso gnadenlos verfolge wie damals, als er nach dem Unfall des Mädchens geglaubt habe, das sei nun die Strafe Gottes. Die Sache mit Gott erklären heiße, die Sache mit der Kirche erklären, die ihm ein Gewissen eingepflanzt habe, das nur die Vergeltung «der Sünden» kenne. Ich antwortete ihm: «Was Sie über den Einfluß der Religion/Kirche in bezug auf Ihre Gewissensbildung (Über-Ich) sagten, stimmt nachdenklich. Aber was man dessen ungeachtet sagen kann, ist dieses: Sie tragen den früheren Kampf zwischen den Triebansprüchen und den Gewissensansprüchen (Über-Ich) in unverminderter Schärfe und Kompromißlosigkeit auch in Ihrer Migräne aus. Gegen das Kopfweh/Migräne kämpfen Sie deshalb genauso erfolglos wie gegen die Onanie. Den Kampf, den Sie in der mißlungenen Onanieabgewöhnung ausfochten, fechten Sie jetzt erneut im Kampf gegen Kopfweh/Migräne aus. Sie haben diesen erfolglosen Kampf gegen die Triebe im Kampf gegen die Migräne unbewußt wiederholt.» Besonders hart schien das Gewissen (Über-Ich) gegen die verdrängten inzestuösen Inhalte der Triebbefriedigung vorzugehen. Als Strafe für diese verpönten Wünsche akzeptierte er das vom Gewissen (Über-Ich) diktierte Kopfweh. Er konnte es nicht loswerden, weil er gar nicht wollte, daß es aufhörte. Zu sehr war er überzeugt davon, daß Gott ihn bestrafen müsse. Die Migräneattacken waren auch die unbewußt wiederholten, ehemaligen Attacken seines Gewissens (Über-Ich) gegen die Triebe (Onaniekampf/Ödipuswünsche). Er stand deshalb diesen Migräneattacken genauso hilflos gegenüber wie als Kind dem Gewissen (Über-Ich), das die Onanie verdammt hatte. Ob sich in den Migräneanfällen *nur* der verdrängte frühere Onaniekampf wiederholte oder ob auch noch darübergelagerte andere Erlebnisse eine Rolle spielten, blieb abzuklären. Ich war indes schon froh darüber, daß ich dem Patienten wenigstens diesen wichtigen Sachverhalt mitteilen konnte.

Nach diesen Erläuterungen, die dem Patienten sehr Eindruck gemacht hatten, wollte er zur Analyse des folgenden Traums übergehen:

Traum 300

Ich befinde mich in einem Haus, das mich wegen seines besonderen Einganges an die Reinigungsfirma X erinnert. Dort ist die ganze Familie Y, die Frauen und ein Knabe, nicht aber der Vater, versammelt. Die Leute sehen aber anders aus, irgendwie geschminkt. Ich begrüße insbesondere Frau Y, aber auch den Knaben.

Das jüngste Mädchen sagt, daß es zu Ihnen in die Analyse kommen wolle. Es will zuerst um ½ 1 Uhr kommen; das lehne ich aber ab. Das Mädchen hat Unterlagen mitgebracht. Ich lege diese in ein ziemlich großes Paket, das ich mehrfach verschnüre, ihm dann aber wieder mitgebe. Beim Abschiednehmen verabschiede ich alle einzeln. Das Mädchen von vorhin hält mir besonders lange die Hand, so wie wenn es mich nicht mehr loslassen möchte. Bei den andern klappt auch irgend etwas mit dem Handgeben nicht.

Später mache ich eine lange Fahrt um einen See. Es geht bergab. Ich fahre im 4. Gang. Immer wieder sind querliegende Gräben zu überwinden, so daß ich bremsen muß. Schließlich komme ich unten an. Ich sehe ein Dorf, das mich an Graubünden erinnert. Die Rhätische Bahn fährt dort. Ich habe noch einen Weg vor mir und will einkehren. In einem Restaurant gibt es zu essen. Es ist gemütlich dort. Andere Leute sind bereits am Essen. Ich weiß nicht, wo ich hinsitzen soll, bestelle dann aber doch auch etwas zum Essen.

Nachdem ich dem Patienten den Initialsatz des Traumes 300 vorgelegt hatte, reagierte er mit folgenden Assoziationen: «Ich komme noch nicht los von dem, was ich über die Kirche sagte. In diesem Moment ist mir klar geworden, daß mir die Kirche das Gewissen total versaut hat. (Heftig): Diese ‹Saupfaffen› sind doch die verfluchteste, triebfeindlichste Clique, die mir jemals begegnet ist. Ich bekomme eine ‹Sauwut› auf die, wenn ich daran denke, daß die mich seelisch total verkrüppelt haben, ‹vercheibet› (kaputt gemacht), vermurkst... oh! – Da tut mir der ‹Grind› (Kopf) weh, ich muß kotzen wie ein Gerberhund, ...tagelang bringe ich das nicht weg, und alles wegen diesem gottverfluchten ‹Scheißpack›. Am liebsten würde ich sagen: ‹Ihr verdammten Heuchler, kommt und schaut, was ihr angerichtet habt!› Die haben eine religiöse Diktatur in mir aufgerichtet, so lieblos, so... gemein... Da reden die immer vom Gewissen, und daß man das haben müsse, ja, ‹gottverdami›, ein schönes Gewissen ist das, das den Menschen ins nackte Elend treibt. Bis in die ‹Waldau› (Psychiatrische Universitätsklinik) hat mich das Gewissen treiben wollen. – Dieses verdammte Lumpenpack möchte ich am liebsten zur Rechenschaft ziehen.» Ich antwortete ihm: «Diese ‹Abrechnung› mußte ja einmal kommen. An der Analyse der religiösen Erziehung, die ja ein Stück Gewissensbildung (Über-Ich) darstellt, kommen wir nicht vorbei.» Dann erwähnte ich, daß er mit Recht auf Traum 16 zurückgekommen sei, in dem es geheißen hatte, man müsse die Sache mit Gott erklären. Wörtlich fuhr ich fort: «Sie haben ein vollkommen falsches Gottesbild in sich getragen. Ihr Gott ist ein Gott der Vergeltung, nicht der Liebe. Sie sind mit Ihrer Gottesvorstellung im Alten Testament steckengeblieben, Ihr Gewissen (Über-Ich) handelt nach dem Prinzip: ‹Aug um Aug, Zahn um Zahn›.» Er reagierte ziemlich erregt mit folgender Antwort: «Ja, aber das, genau das, haben die ‹Pfaffen› mir ja beigebracht. Da war doch alles eine Sünde. Wer nicht parierte, dem wurde (sagt das betont) buchstäblich die Hölle heiß gemacht. Schon der Begriff ‹Todsünde›... da war doch alles eine Todsünde bei denen... Stellen Sie sich vor: die haben den kleinen Kindern, uns, tagtäglich immer von der Todsünde gepredigt. Das ist ja ungeheuerlich so etwas. Und dann gab es noch eine Sünde, ...ich weiß jetzt nicht, was für eine, ...jedenfalls dort hieß es, daß sie weder in diesem noch in einem jenseitigen Leben verziehen werde. Wenn dann da eine Vorstellung von einem Gott entsteht, ...wie Sie's sagten, ...wundert Sie das? Der Gott, den ich kennenlernte, der wußte alles, der sah alles, der bestrafte alles, man konnte ihm nicht entfliehen, so wie der Jonas in der Bibel.» Ich erwiderte: «Es ist unbestritten, daß man in einem Teil Ihrer neurotischen Symptome dieses total verzerrte Gottesbild, in der unbewußten Vorstellung der Bestrafung, wiederfinden kann. Die Migräneanfälle beispielsweise erfüllen den Zweck eines unbewußten ‹Strafgerichts›. Dort wird besonders kraß deutlich, daß die religiöse Fehlerziehung in die Neurose eingegangen ist.» Ich erwähnte den von ihm erinnerten Vorfall mit dem Mädchen, dem er beim Pissen zugeschaut hatte. Dort war der Gedanke, daß *Gott* ihn bestraft habe, sichtbar geworden. Wörtlich fuhr ich fort: «Sie sind all die Jahre hindurch seelisch an diese für Sie schuldbeladene Szene festgebunden gewesen. Mit andern Worten: Sie waren dort fixiert. Wir sind nun an diese Stelle der Fixierung zurückgekehrt, haben die Sache mit Gott geklärt, so daß Sie jetzt endlich weitergehen können. Fixiert waren Sie auf den Gedanken: ‹Gott hat mich bestraft›. Von der Vorstellung, daß Gott Sie bestraft habe, sind Sie nie losgekommen. Sie verharrten seelisch gesehen buchstäblich an diesem Ort. Die Migräne war u. a. die sichtbare – man könnte sagen: libidinöse – Fixierung an diesen Ort. Das Mädchen blutete aus dem Kopf; Sie haben eine Migräne, die den Kopfschmerz genau an diese Stelle plaziert. Wäre jetzt die Analyse nicht an den Ort der Fixierung zurückgekehrt, würden Sie gemäß Ihrer inneren Überzeugung, daß Gott Sie bestraft habe, ‹treu› ausharren bis ans Lebensende. Da sieht man, was eine Fixierung ist, und vor allem, was sie psychologisch bedeutet.» Darauf sagte er spontan: «Sie haben von mir bisher so viel Feindseligkeit ertragen müssen, daß ich Ihnen jetzt auch das erzähle: wissen Sie, daß Sie der erste sind, der mir wirklich überzeugende Antworten auf meine brennendsten Fragen geben konnte? Die Erklärung mit der Fixierung, das kommt mir jetzt vor wie ein Geschenk.» Der Patient setzte dann das Durcharbeiten der Schuldproblematik fort, indem er sich so äußerte: «Als ich nach dem Nervenzusammenbruch so schlecht dran war, daß meine Internierung (in eine psychiatrische Klinik) nur noch an einem hauchdünnen Faden hing, da habe ich noch nicht geahnt, daß mich das verbogene Gewissen dort einsperren wollte. – Aber ich weiß noch, daß ich immer wieder gedacht habe: ‹Gott will nicht den Tod des Sünders›. Und dann kam ja auch die Idee, daß ich wieder beten können sollte. Und schon einer der ersten Träume (5) ... da hieß es irgendwie: ‹Mit Gottes Hilfe wird die Analyse gutgehen›. Überall war Gott im Spiel, aber ich dachte natürlich überhaupt nicht dran, daß das mit dem Erlebnis mit dem Mädchen zusammenhängen könnte. Obschon ja der Traum, in dem es hieß, ich müsse die Sache mit Gott erklären, deutlich gewesen wäre. – Aber woher kommt... eben, ja, klar. Da kommt mir in den Sinn, daß der Pfarrer so ein Theater gemacht hat, weil ich das Büchlein verlor und ihn anlog. Wenn man natürlich schon wegen einer Lüge in die Hölle kommt... Und die Mutter, die hat dann das verstärkt. Ich hab's noch vor Augen, wie wenn's gestern gewesen wäre. Wir gingen die Straße hinauf, da kamen uns eine Schulkameradin und ihre Mutter entgegen. Die sagte: ‹Das ist der Bub, der den Pfarrer angelogen hat›. Meine Mutter auf die los: ‹Was hat der Bub?› – Das Theater! Gerade daraus sieht man, daß das wie eine Todsünde angeschaut worden ist. Nicht nur von mir. Die Mutter hat überhaupt... Dann die Szene, wie die Mutter vor dem Kreuz in der Stube kniete, als der Bruder nicht heimgekommen war. ‹Herrgott, gib mir den Buben zurück› hat sie auf den Knien gesagt. Und er kam zurück. Das beeindruckt einen natürlich saumäßig. Gott ist mächtig, allmächtig. – Das hat ja schon angefangen im Kindergarten. Wer bös ist, wird bestraft, interniert, in den Keller eingeschlossen. Und dann gleich für dasselbe noch zweimal ‹zur Kasse kommen›. – Ah, das habe ich Ihnen noch gar nicht erzählt. Hm! Kürzlich begegnete mir auf der Straße eine Nonne, eine wie die im Kindergarten, da schießt mir durch den Kopf: ‹Bete für mich, ich bin schlecht›. Genau diesen Gedanken hatte ich. Danach war ich deprimiert den ganzen Tag lang. Das ist also schon wahnsinnig, dieser nachhaltige Eindruck. – Da liegt auch ein Grund für das satanische Gewissen. – In den Keller einsperren, wegen nichts und wieder nichts. Diese gottverdammte Hexe. – Jetzt ist mir gerade noch ein anderer Traum von früher eingefallen. Der mit der Bewachungsstation und der Klinik Sonnenhof (Traum 12). Jetzt weiß ich, warum dort Klinik Sonnenhof vorkam. Dort ist ja der X (ein Bekannter von ihm) gewesen. Der hatte irgendeinen Unfall gehabt. Wie ich den besuchte, sagte der mir: ‹Mich hat Gott hart bestraft›. Der hat geglaubt, der Unfall sei eine Strafe Gottes gewesen. Daß mir das nicht früher eingefallen ist. Das ist ja ganz genau dasselbe, was ich damals dachte, als der Unfall mit dem Mädchen passierte, als die das Loch im Kopf hatte. – ‹Gottfriedstutz›! 35 Jahre lang war ich ein Sträfling der Religion! Das ist ganz verrückt. Und diese Konsequenzen! – Wer hätte das gedacht?» Ich entgegnete: «Wenn man Ihre Erinnerungen zusammenfaßt, kann man sagen, daß Ihr kindliches Gewissen (Über-Ich) folgende Prägungen aufweist: 1. das Einsperren durch die Nonne im Kindergarten; dieses ‹Grunderlebnis› diente Ihnen später als unbewußtes Muster und Modell für eine Richtung der Selbstbestrafung. 2. das Erlebnis mit dem Pfarrer im Religionsunterricht wegen des verlorenen Religionsbüchleins, plus die Intervention Ihrer Mutter in dieser Sache. 3. der Zwischenfall mit dem Mädchen, dem Sie beim Pissen zuschauten und das dann verunfallte. 4. – das ergänze ich – die Szene beim Besuch Ihres Kollegen im Gefängnis, als zum ersten Mal die Klaustrophobie ausbrach. Dort muß – ähnlich wie bei Ihrem Erlebnis mit der Nonne, als Sie dachten: ‹Bete für mich, ich bin schlecht› – blitzschnell aus dem Unbewußten die Erinnerung an das Einsperren im Kindergarten heraufgestiegen sein und die Phobie ausgelöst haben. Ich sage nicht, das sei der ganze Inhalt der Phobie, aber ein sehr wichtiger. Noch später hat dann Ihr unbewußtes Selbstbestrafungsbedürfnis aufgrund Ihres inneren Musters – und weil Sie überzeugt waren, daß Gott die Bestrafung wolle – verlangt, daß Sie in einer psychiatrischen Klinik ‹eingesperrt› werden. Ihr Gewissen (Über-Ich) – da haben Sie völlig Recht – ist mit vollständig falschen Informationen über Gott ‹gefüttert› worden. Und das muß korrigiert werden.» Er ergänzte mich richtigerweise, indem er sagte: «Ja, und die Fixierung dort bei dem Mädchen (Punkt 3), die hat bewirkt, daß ich mich auch noch fortwährend mit diesem grauenhaften Kopfweh, mit dieser Migräne bestrafte, ich bin wirklich genau dort hängengeblieben.» Ich konnte ihm dies bestätigen, mußte aber darauf aufmerksam machen, daß die Migräne auch noch eine Wurzel hatte, die zum Ödipuskomplex zurückführte, zu jenem Erlebnis, als er sich am Morgen hatte erbrechen müssen. Überdies war ich nicht sicher, ob das Kopfweh/Migräne nicht zusätzlich noch durch ein weiteres Ereignis determiniert worden war. Bekanntlich können in einem Symptom mehrere Erlebnisse «zusammengepreßt» sein. Bei der Klaustrophobie war es jedenfalls so. Was wir hier behandelten, war lediglich der Aspekt der verdrängten Schuld und unbewußten Selbstbestrafung. Was der Patient aber in dieser Sitzung gesagt hatte, war sehr wichtig, war auch dringend notwendig. Insbesondere mußte er eine gründliche Korrektur in bezug auf das Gottesverständnis vornehmen, das ihm in der alten Version mit dem Verfolgungs-, Bestrafungs- und Vergeltungsprinzip wirklich unerhörten Schaden zugefügt hatte. Diese Art der religiösen (Fehl-)Erziehung hatte ihn mit zu einem der unglücklichsten Menschen gemacht, den ich bisher kennengelernt hatte.

Wir konnten, da die Auseinandersetzung des Patienten mit seinem Gewissen (Über-Ich) viel Zeit beansprucht hatte, den vorgesehenen Traum nicht mehr analysieren.

Der Patient sagte freilich, daß dieser Traum ebenfalls die verdrängte Schuldproblematik zum Thema habe. Die im Traum erwähnte Reinigungsfirma erinnere ihn nämlich an die Firma, wo er seinerzeit den «Wochenplatz» (= Ausläuferstelle) versehen habe. Dort hatte man ihn einst bezichtigt, ein Paket gestohlen zu haben, während er in Wirklichkeit einen Sachverhalt unkorrekt schilderte. Die maßlose Aufbauschung einer an sich harmlosen Verfehlung, die bis zur Intervention in der Schule führte, verstärkte natürlich auch die ohnehin schon vorhandene Bereitschaft des Patienten, Schuld auf sich zu laden und dafür mit einer schweren Neurose, um den Preis des «Bonusverlusts» (= nicht glücklich sein dürfen), zu büßen.

Ich war nun wirklich sehr gespannt darauf, wie sein Gewissen (Über-Ich) auf die heutige Sitzung reagieren würde.

48. Sitzung

Der Patient berichtete, daß ihm die letzte Sitzung «nachgegangen» sei. Die ganze «religiöse Tragödie» sei ihm bewußt geworden, und er habe zu begreifen angefangen, wie groß der Schaden eigentlich gewesen sei, was für ein riesiges Ausmaß er angenommen habe. Am deutlichsten sei die religiöse Verbiegung des Gewissens während der Onaniezeit zum Vorschein gekommen. Die Kirche habe «den Sex total verteufelt», die Onanie «zu einer kriminellen Handlung» gestempelt und ihn «mit einem ohnmächtigen Schuldkomplex vergiftet», unter dem er bis heute schwer zu leiden gehabt habe. Anstatt «ein freier und fröhlicher» sei er «ein schwer neurotischer und komplexbeladener» Mensch geworden. Und das aufgrund eines Gottesbildes, wie ich richtig gesagt hätte, das total falsch gewesen sei. Er wolle «nicht Gott abschütteln», aber «das religiöse Joch», das man ihm seitens der Kirche aufgezwungen habe. Man könne vielleicht auch nicht sagen, die Kirche habe versagt, aber «ganz eindeutig die, welche damals im Namen der Kirche» gehandelt hätten. Ich antwortete ihm: «Ja, man muß wie überall nur das Negative über Bord werfen, nicht aber das Kind mit dem Bad ausschütten.»

Nach diesen ergänzenden Bemerkungen wollte der Patient den folgenden Traum analysieren:

Traum 306

Ich finde auf einer Straße ein Bündel 20-Franken-Banknoten, zusammengepreßt. Gleich darauf finde ich 120 Franken. Ich fahre mit dem Velo dorthin und denke: «heute habe ich einen Glückstag». Wie ich das Geld aufheben will, kommt mein Bruder. Irgendwie ist etwas mit ihm und dem Geld. Der Bruder will Bücher kaufen: «Churchill». Eine Grube. Dr. B. Ich sage, daß ich auf «E» tippe.

Eine unwahrscheinlich dicke Frau, in eindeutig sexuell animierender Absicht, halbnackt.

Krieg. Angriff auf die ganze Schweiz. Ich weiß, wann angegriffen werden soll. Einen Mitläufer, den ich enttarnt habe, versuche ich für mich zu gewinnen.

Ich verspreche ihm ein lohnendes Arrangement. Der Plan ist, daß, wenn wir alle Munition verschossen haben, sie uns überfallen. Dem beuge ich vor, indem ich heimlich weitere Gewehre bestelle. Das spielt sich eindeutig alles in der Firma X ab.

Der Initialsatz mit den 20-Franken-Banknoten bewirkte die Erinnerung der Szene, die der Patient zusammen mit seiner Mutter in der Bank erlebt hatte. «Banknoten», sagte er, «das ist die Not, die ich damals in der Bank erlebte, als die Mutter mit Mord und Selbstmord drohte. – Daß es ein Bündel ist und daß es 20er Noten sind, hat damit zu tun, daß die Drohung mit Selbstmord in der Bank nicht die einzige blieb. 20, 2, zweimal hat die Mutter mit dem Selbstmord gedroht: in der Bank und in der Küche. Folge: die Neurose.» Jetzt erinnerte er sich auch an einen Traum, den wir nicht analysiert hatten. Es war dort um eine Gasmaske gegangen, die er trug und fast nicht vom Gesicht bringen konnte. Er meinte dazu: «Die Gasmaske im Traum, das ist ganz klar, das geht dort um den Schutz vor der Mutter, die sich vergasen wollte. Die Maske, die mich schützte, war die Neurose, genauer gesagt, die *Phobie*.»

Jetzt hatte also der Patient seine Klaustrophobie auch mit der Mutter, die sich vergasen wollte, *direkt* in einen Zusammenhang gebracht. Die Entstehungsgeschichte der Klaustrophobie erfuhr eine wichtige Klärung. Er ergänzte: «Die Panik (Klaustrophobie) trat immer auf, wenn eine Türe sich schloß. Zum ersten Mal im Gefängnis. Dann im Bus; zuletzt noch einmal am Arbeitsplatz. Daß die Panik auftrat, wenn eine Türe geschlossen wurde, hat den Grund darin, daß die Mutter sich in der Küche eingeschlossen hatte. Was ich in der Panik erlebte, war die grauenhafte Angst dort in jener Nacht.» Der Zusammenhang war einleuchtend: sobald sich eine Türe schloß, war dies das Signal für den – unbewußten – Ablauf jener Nacht mit der Mutter. In der Phobie hatte er also ständig diese ad hoc introjizierte Szene, genauer: die affektive Seite dieser Szene, wiederholt. Dabei wußte er natürlich nicht, daß und was er wiederholte. So sah er es jetzt auch selber, indem er sagte: «Ich habe die ganze Zeit in meiner entsetzlichen Angst die Nacht mit der eingeschlossenen Mutter wiederholt und es nie gewußt.»

Die Auseinandersetzung ging aber noch weiter. Zuerst kam ihm der

Traum 186 mit dem Zug voll lungenkranker Frauen in den Sinn. Er erkannte in ihnen die Mutter, die sich vergasen wollte, weil der Gastod über die Lungenvergiftung erfolgt. Dann erinnerte er den Seelisberg-Tunnel-Traum (71), der ihm klargemacht hatte, daß das Erlebnis mit der Mutter in der Bank schwere Folgen gehabt hatte. Dazu wörtlich: «Zuerst drohte die Mutter, mitsamt den Kindern in den Wohlensee zu springen. Das hat das nächtliche Schreien (Pavor nocturnus) bewirkt, woran ich fast krepiert wäre. Zuletzt erschien *diese* (introjizierte) Mutter wieder in der schrecklichen Furcht, ich könnte mir und andern etwas antun. Dann kam die Nacht mit dem Vergasen. Dort bin ich vor Schreck auch fast gestorben. Jahrelang habe ich danach die ‹Gasmaske› getragen, wäre fast erstickt. Und als sie (die ‹Gasmaske›) endlich abgerissen wurde, als alles herausgeschleudert wurde, da wäre ich dann beinahe in der Psychose versunken. Mit einem Fuß war ich schon ‹hinüber›. – Die Mutter hat 1. das nächtliche Schreien bewirkt; 2. mir die Phobie verursacht; 3. mich beinahe psychotisch gemacht. – Ich habe das alles hier herausgekotzt. Ich habe so gründlich gekotzt, gründlicher kann man gar nicht kotzen. Ich kann entlassen werden.» Ich antwortete: «Die Mutter war eine sehr gefährliche Frau für Sie; Sie haben aber Mut bewiesen, weil Sie sogar die schlimmste Angst, die Psychoseangst, an sich herankommen ließen und durchstanden. Sie haben wirklich gründlich gearbeitet.»

Wir gingen weiter im Traum mit den Sätzen: «Gleich darauf finde ich 120 Franken. Ich fahre mit dem Velo dorthin und denke: ‹heute habe ich einen Glückstag›.» Er assoziierte folgendes: «Velofahren ist ein Fahren mit eigener Anstrengung. Ich bin mit eigener Anstrengung in der Analyse dorthin gekommen. 120 Franken? 100 mal 20 Franken. Hundertfach erlebte ich alle diese Schrecken mit den zwei Selbstmordversuchen der Mutter. Das kann man wirklich sagen: hundertmal erlebte ich diese Schreckensnacht in der Phobie. Glückstag… das kann man auf keinen Fall sagen: es war eine Unglücksnacht, als ich erwachte und dann die Mutter in der verschlossenen Küche vorfand. Kein Glückstag, nein.» Nach einer Pause stellte er einen weiteren, bedeutsamen Zusammenhang her. Bekanntlich hatte er früher darunter gelitten, daß er eine panische Angst bekam, wenn er schlafen gehen sollte. Er mußte die Haustüre, Wohnungstüre, Schlafzimmertüre verschließen, im Schlafzimmer unter die Betten und in die Schränke schauen, weil er Angst hatte, es könnte jemand während seines Schlafs kommen und ihn ermorden. Das Licht mußte er brennen lassen, weil er sich in der Dunkelheit fürchtete. Jetzt nahm er zu diesen Symptomen Stellung. Er sagte: «Jetzt kommt mir gerade in den Sinn: Ich hatte doch diese grauenhaften Ängste früher. Wenn ich die Türen verschließen mußte, habe ich doch genau das gemacht, was seinerzeit die Mutter in der Küche machte. Ich hatte also unbewußt Angst vor der Mutter in der Küche. Auch darin erlebte ich die Angst um die Mutter wieder.» Ich ergänzte ihn und erklärte: «Nicht nur die Angst *um* die Mutter haben Sie so erlebt, sondern mehr noch die Angst *vor* der Mutter. Seit dem Erlebnis in der Bank fürchteten Sie sich vor der Mutter, daß sie kommen und Ihnen etwas antun, sie umbringen könnte. Darum fürchteten Sie, ermordet zu werden nachts im Schlaf. Denn in der Nacht, als Sie schliefen, ist die Mutter in die Küche gegangen, und als Sie erwachten, mußten Sie vernehmen, daß sie sich vergasen wollte. Seither befürchteten Sie, die Mutter könnte auch die andere Drohung wahr machen, Ihnen ein Leid antun, und dagegen schützten Sie sich mit dem Einschließen. So versteht man allmählich den ganzen Schrecken, den Sie in der schweren Neurose ausgestanden haben.»

Es war sehr beeindruckend zu sehen, wie der Patient in einer erstaunlich kurzen Zeit – 48 Sitzungen – durch intensive Auseinandersetzung immer mehr Licht in die komplexen Zusammenhänge seiner schweren Neurose zu bringen vermochte; wie sich sichtbar Stück um Stück der verwirrenden neurotischen Symptomvielfalt klärte. Es war eine Leistung, der ich von Mal zu Mal mehr Respekt zollte; dies um so mehr, als der Patient Mut bewies, wo andere zurückgeschreckt wären.

Als ich dem Patienten den Traumteil mit dem Bruder, der hinzukommt und Bücher kaufen will, exponierte, sagte er u. a.: «...Aufheben wollte ich es (das Geld im Traum). Ich sehe den Sinn (des Traumes) im Wort ‹aufheben›. Aufheben empfinde ich wie ‹auflösen›, ‹beenden›. – Aha! Als ich das Problem mit der Mutter hier auflösen wollte, kam noch das Problem mit dem Bruder hinzu. Das gab ja den Anlaß zum Ausbruch... zum Nervenzusammenbruch. Und ‹Churchill›? – Der... hat jetzt der nicht... doch, der hat doch immer so lange ‹Stumpen› (= Zigarren) geraucht. Penis. – Der Traum sagt, daß der Neid auf den Penis des Bruders … noch hinzukam. Minderwertigkeitskomplex. Ganz grauenhaft. Bücher? – (Lacht.) Darüber könnte ich Bücher schreiben, wie mich das geärgert hat.» Ich antwortete ihm: «Da ist aber dann der Vater – ‹Churchill› – ebenfalls inbegriffen. Seinen Penis und die Hoden neideten Sie ihm doch auch damals in jener Nacht.» Eigentlich hätte man sagen müssen, daß in der Klaustrophobie nicht nur die Angst in bezug auf die Mutter wiederholt wurde, sondern ebenso der Haß auf den Vater und den Bruder. Die Klaustrophobie war zugleich aber auch «Strafmittel» für diesen verdrängten Haß (Reihenfolge: Strafe des Einschließens im Kindergarten, Ausbruch der Klaustrophobie im Gefängnis). Der Patient erwähnte nun wieder die Katzenerschießung, und jetzt gab er zu, in den Katzen nicht nur den Bruder, sondern auch den Vater symbolisch «vernichtet» zu haben. Von der Mutter sagte er allerdings nichts. Jedenfalls war richtig, daß zur Problematik mit der Mutter auch die Problematik mit dem Bruder – und dem Vater – als neurosebildender Faktor hinzukam.

Das Traumteilstück: «Eine Grube. Dr. B. Ich sage, daß ich auf ‹E› tippe», brachte Erinnerungen an den Tod und die Beerdigung der Mutter hervor (Grube = Grab, Dr. B = die Mutter bzw. die auf ihn übertragene Liebe zur Mutter). Das «E» brachte die Erinnerung an den Traum 286 zurück, in dem das «E» zusammen mit zwei «g» «Egg» ergab und damit den Ort bezeichnete, wo er die Erlebnisse mit den Eltern im Bett gehabt hatte. Er fragte sich: «Auf was tippe ich da? – Es hat mit ‹Egg› zu tun, mit der Mutter.» Ich ergänzte: «Der Traum gibt Ihnen da einen Tip, einen Hinweis.» Er konnte nichts finden, was ihn befriedigt hätte. Mir schien, der Traum gebe ihm den «Tip», daß er in «Egg», als er die Mutter beim Vater sah und über sie empört war, auch die Mutter totgewünscht haben mußte (Grube/Grab). Und daß sich das Ganze in bezug auf Dr. B wiederholt hatte, als ja die positive Übertragung in eine negative «umkippte». Ich sagte ihm nichts davon, weil ich mit gutem Grund hoffen konnte, er werde auch diese – letzten – Zusammenhänge in bezug auf die Neurose in nicht allzuweiter Ferne herausfinden.

Daß die im Traum unwahrscheinlich dicke Frau die Mutter sein mußte, zu der er eine «dicke Freundschaft und Liebe» unterhalten hatte, war ihm nicht fremd. Während der Traum also die inzestuöse Bindung zur Mutter eingestand, verheimlichte er den Haß, wie oben erwähnt. Haß auf die Mutter mußte vorhanden sein, denn eine Mutter, die so bedrohend und frustrierend gewirkt, die ihn auch schwer enttäuscht hatte, konnte nicht nur positive Gefühle hervorgebracht haben.

Zum letzten Traumteil kam die Erinnerung, daß die Mutter sich während der Kriegsjahre hatte vergasen wollen. Ebenfalls sei die Katzenkastration während dieser Zeit erfolgt. Er betrachtete sich gewissermaßen als «die Schweiz», die von allen Seiten: Vater, Mutter, Bruder «angegriffen» worden sei; am meisten aber von der Mutter. Natürlich «wußte» der Patient, wer, wann, wo und womit «angegriffen» hatte: z. B. der Vater mit der Kastrationsdrohung, die Mutter mit den Selbstmorddrohungen, der Bruder mit dem Schmähwort «Hilfsarbeiter». Interessant war nun der Einfall, den er zum exponierten Wort «Mitläufer» hatte. Er sagte, dazu sei ihm das Gewissen eingefallen. Dieses habe man «enttarnt» letztes Mal. Nun war ihm allerdings auch klar, daß ein «Arrangement» mit dem Gewissen wohl kaum etwas Gutes bringen konnte. Darum vermutlich sagte er: «...Alle Munition verschossen? Die Neurose hat alle Munition verschossen, alles ist aufgeklärt. – Und jetzt? Müßte ich mich ergeben? – Aber das tue ich nicht; ich bestelle ja heimlich weitere Gewehre. – Im Traum spielt sich das eindeutig in der Firma X ab, wo ich Hilfsarbeiter war. – Das ist wieder ein Kampf gegen Sie, glaube ich.» Ich entgegnete: «Der gekränkte Hilfsarbeiter, der Minderwertigkeitskomplex, verbündet sich mit dem Gewissen (Über-Ich); beide haben ein Interesse daran, die Analyse nicht zum Erfolg kommen zu lassen, auch wenn keine ‹Munition› mehr da ist – man erfindet neue Symptome. Ich glaube, Sie sollten sich mit dem ‹Churchill› eingehender auseinandersetzen, dem Sie die ‹Zigarre› neiden so wie mir den Erfolg.» Ihm entschlüpfte der Fluch «Gottverdami», weil er bewußterweise auch den baldigen Abschluß der Behandlung anstrebte, jetzt aber einsah, daß ihm das Unbewußte – genauer: der Minderwertigkeitskomplex – einen Streich spielen wollte. Es fiel ihm ein Gedanke aus dem Anfang der Behandlung wieder ein, als er auf meine Frage, worauf er denn so stolz sei, spontan assoziiert hatte: «Penis.» Er hatte die phallisch-narzißtische Kränkung doch noch nicht ganz überwunden – Kränkungsort: «Egg» – und wollte nun, da die Neurose die Munition verschossen hatte, also die wichtigsten Symptome aufgeklärt waren, «neue Gewehre» (= Penisse) in Form von neuen Symptomen bringen.

49. Sitzung

Zu Beginn dieser Sitzung berichtete der Patient von einem Migräneanfall, der sich aber anders als die früheren – wenn auch nicht minder schmerzhaft und langwierig – entwickelt habe. Gleich sei das «Einschleichen» des Migräneanfalls gewesen, d.h. er habe erst zu spät gemerkt, daß das kein «gewöhnliches Kopfweh», sondern ein beginnender Migräneanfall war. Der stechende Schmerz sei an der früheren Stelle nicht mehr aufgetreten. Dafür habe er ein dumpfes Gefühl im Kopf gehabt; vor allem aber heftige Schmerzen im Hinterkopf. Es war, so wie er es schilderte, wie wenn die «Libido» sich aus der alten Position zurückgezogen und an einem neuen Ort «verschanzt» hätte. Daß es der Hinterkopf war, mußte Gründe haben, die wir noch nicht erkannt hatten. Dabei glaubte ich nicht, daß wir es hier mit einem «neuen Symptom» im Sinne des letzten Traumes zu tun hatten, bloß mit einer weiteren Ursache dieses mehrfach determinierten Symptoms.

Er schilderte nun selber einen höchst interessanten, vermutlichen Grund für diesen Migräneanfall. Er habe doch, sagte er, damals die Katzen in den *Kopf* geschossen. Wenn er sich richtig erinnere: in den Hinterkopf. Er vermute, daß die Migräne auch die Buße für diese Katzenerschießung sei. Da wir *diesen* Zusammenhang nicht gesehen hätten, sei klar, daß die Migräne nicht habe aufhören können. Die Migräne habe demnach drei Wurzeln: eine in «Egg», wo es ihm am Morgen so elend gewesen sei wie in der Migräne (Erbrechen), eine zweite wegen des Mädchens, dem er beim Pissen zuschaute und das sich am Kopf verletzte, und eben die dritte, die mit der Katzenerschießung zusammenhänge. Deshalb sei der Schmerz jetzt «in den Hinterkopf gewandert.»

Ich antwortete: «Was Sie sagen, leuchtet ein. Wenn sich aber die Neurose in der Migräne ihr letztes Bollwerk geschaffen hat, von wo aus sie der Behandlung Widerstand leisten will, muß doch da ein gewichtiger Grund vorliegen.» Auch er bejahte dies, meinte aber nach wie vor, der gewichtige Grund liege in der Katzenerschießung und in der Sühneleistung für diese

Tat mittels der Migräne. Da er die Katzen in den Kopf geschossen habe, sei doch der Migräneschmerz im Kopf die angemessene Sühneleistung.

Der Traum, den er für die heutige Sitzung vorgesehen hatte, lautete folgendermaßen:

Traum 316

1944, X-Straße. Ein amerikanischer Bomber hat sich nach Bern verirrt und sucht Schweizer Gebiet zum Landen. Nun stürzt er über Feindgebiet ab; die Besatzung wird gefangengenommen.

Ich besuche zwei deutsche Terroristen, einen Mann und eine Frau, in einem Gefängnis in Bern. Das Gefängnis besteht aus einem Altbau und einem Neubau. Dort drin sind die zwei Terroristen. Das neue Gefängnis erinnert mich aber an jenes, wo ich den X besucht habe.

Ich bin nun im Gefängnis. Die beiden Terroristen sind aber andere. Ich sehe sie in einem schräg liegenden Bett zusammen. Sie sagen, daß es ihnen im Gefängnis gefalle, und sie rühmen vor allem, daß hier gut gekocht werde. Ich will nun wieder hinaus, klopfe dem Gefängniswärter, der auch kommt. Nun schließt sich die Türe, und es ergibt sich eine ähnliche Situation wie damals im Gefängnis. Ich sehe durch die Türe hinaus. Schließlich komme ich doch hinaus. Draußen kaufe ich ein Portemonnaie für meine Frau. Es hat nur einfache.

Dann geht es um die Gefangenenbefreiung. Ich säge irgendwie das Gefängnis auf, in dem die beiden Terroristen sind. Wir können uns in eine Art Gefängnishof begeben, wo gerade Essen verteilt wird an Gefangene. Diese treten in Einerkolonne an. Irgendwie sehe ich auch den Gefängnisdirektor, er erinnert mich an jemanden. Das Gefängnis ist, wie wir jetzt sehen, scharf bewacht. Es hat Schäferhunde, und ich erlebe bange Minuten, bis wir an denen vorbei sind. Schließlich sehe ich, daß gar übergroße Löwen zur Bewachung eingesetzt sind. Auch da kommen wir vorbei. Meine Frau ist dabei mit einem Kinderwagen, in welchem möglicherweise mein Sohn drin ist. Wir können zur Flucht einen Coop-Lastwagen, in welchem Stroh bzw. Holzwolleballen geladen sind, benutzen. Wir müssen auf der sonst leeren Ladebrücke Platz nehmen. Mehrere Straßensperren sind von der Polizei errichtet worden. Man läßt aber den Chauffeur passieren. Schließlich entdeckt mich ein Mann. Er hat eine schöne, hellgraue Tigerkatze an einer Leine. Ich werde auf ihn wütend und reiße ihn an der Nase. Wir müssen aussteigen und setzen unseren Weg zu Fuß fort. Jetzt taucht auch mein Bruder auf. Es ist irgendwie

Jahrmarkt und hat viele Leute. Wir verschwinden in der Menge und setzen dann die Flucht mit dem gleichen (?) Lastwagen fort. Die beiden Terroristen sind jetzt anscheinend nicht mehr bei uns.

Dann suche ich in einer unaufgeräumten Schublade ein Schächtelchen (leer) mit Heftklammern. Es hat aber zwei oder drei Pistolen drin, u. a. eine ehemalige Pistole. Ich kann das Heftklammerschächtelchen nicht finden.

Zum Initialsatz: «1944, X-Straße», bemerkte der Patient, daß er diesen Traum ausgewählt habe, weil er fühle, daß es ein Traum sei, der das nahe Ende der Neurose ankündige. Lange könne es nicht mehr dauern, bis die Neurose «erledigt» sei. Zwar stimme es, daß die Migräne nach wie vor «unbesiegt» der Analyse trotze, aber auch die habe sich verändert, sei also zum Rückzug gezwungen worden. Von allen schweren Symptomen, die er gehabt habe, sei überhaupt nur noch die Migräne übriggeblieben.

1944 betrachtete er als das Jahr, in welchem ihm die Mutter mit der Vergasungsdrohung einen «Bombenschaden» zugefügt habe. Die Amerikaner seien die Freunde der Schweiz; der «Bombenabwurf» sei also durch die Freunde – eben die Mutter – erfolgt. Ich exponierte das Wort «verirrt», was ihn zu folgenden Assoziationen veranlaßte: «Ich war *verwirrt*, verirrt auch, als ich meinte, verrückt zu werden. Dort habe ich die Bombenängste alle wiedererlebt. Genauso ist es gewesen. – Verwirrt haben Sie mich hier auf der Couch gesehen damals, als ich wegen der Mutter in einem Dauerweinkrampf alles herausgekotzt habe. – Braucht es noch mehr Beweise?» Ich fuhr weiter mit dem Satz: «Nun stürzt er über Feindgebiet ab; die Besatzung wird gefangengenommen.» Dazu fiel ihm eine Begebenheit ein: er habe kürzlich Mutters Grab besucht, habe ihr einen Blumenstock aufs Grab bringen wollen. Eine unerklärliche Erregung habe ihn erfaßt. Er habe richtig gezittert. Wie er nun den Blumenstock auf dem Grab in die richtige Position habe rücken wollen, sei ihm seine Fehlleistung aufgefallen: den Blumenstock habe er nämlich versehentlich im Grab daneben eingegraben! Nun habe er genauer hingeschaut und die zweite Überraschung erlebt: der Tote auf dem Grab nebenan trage den gleichen Vornamen wie sein Vater. Das müsse bedeuten, daß er eigentlich lieber den Vater als die Mutter totgesehen hätte. Damit werde offenkundig, daß er den Vater totgewünscht, also ihn in der Katze symbolisch «getötet› habe. Ich antwortete ihm: «Diese Fehlleistung zeigt vieles auf. Die Seite, von der Sie eben sprachen, ist eindeutig. Ich glaube aber, gestützt auf den Traum, daß es noch eine zweite Seite gibt: Weil die Mutter sich eingeschlossen hatte und auf Ihr Bitten nicht öffnete, waren Sie so böse auf sie, daß sie zu Ihrem Feind wurde. Sie benahm sich ja damals auch wie Ihr Feind, nicht wie ein Freund. Das haben Sie ihr nicht verziehen, darum wollten Sie sie nicht mehr sehen und haben ihr – unbewußt – auch gar keine Blumen bringen wollen. Die Liebe zur Mutter ist damals ‹abgestürzt›, verlorengegangen, und Sie sind noch in der Feindschaft zu ihr ‹gefangen›.» Ich war nun gespannt, wie er auf diese Eröffnung reagieren würde, da er bisher diese Seite des Problems nie erörtert hatte. Er antwortete: «Daß ich der Mutter den Blumenstock gar nicht bringen wollte, ist auch mir damals eingefallen. Ich sah nur keinen Grund, warum ich ihr keine Blümchen hätte gönnen mögen. Jetzt fällt mir aber doch noch etwas ein. Am Grab damals ist mir das wehmütige Lied: ‹Wenn die Blümlein draußen zittern› eingefallen und: ‹Oh, bleib bei mir, und geh nicht fort›. Wenn ich mich recht erinnere, ist das erste Lied im Film ‹Dällenbach› vorgekommen; der Dällenbach aber ist ... hat sich mit Selbstmord durch Ertrinken umgebracht.» Ich entgegnete: «Das zeigt, daß Sie der Mutter auch diese Selbstmorddrohung nicht verziehen haben.»

Es war nach meiner Meinung offenkundig: der Patient kam ans Grab der Mutter; da passierte ihm diese Fehlleistung, und mit einem Schlage wurde offenbar: er hat ihr die Suizidversuche nicht verzeihen können. Das war auch der Grund, warum er sie am Beerdigungstag nicht mehr sehen wollte. Als sie sich in der Küche einschloß, hatte *sie* ihn nicht sehen wollen, und jetzt *er* sie nicht. Abgesehen davon schien der Einfall «Wenn die Blümlein *draußen* zittern» viel mehr auszusagen, als er dachte. Man brauchte keine große Fantasie zu haben, um zu begreifen, daß *er* das «Blümlein» (= kleine Kind) war, das «draußen» vor verschlossener Türe um das Leben der Mutter «zitterte». So schilderte er ja auch den Hergang: ein Zittern habe ihn überfallen. Diese Nuance schien mir erwähnenswert, weil sie aufzeigte, was in dem Kinde damals vorgegangen sein muß, das um das Leben der eingeschlossenen Mutter zitterte. Die Angst um die Mutter kam auch im erwähnten «Oh, bleib bei mir, und geh nicht fort» klar und eindeutig zum Vorschein.

Der nächste Abschnitt des Traumes brachte die Erinnerung an den ersten Ausbruch der Klaustrophobie zurück, der im Gefängnis, anläßlich des Besuches, aufgetreten war. Das war der «Neubau»; der «Altbau» – ein Hinweis auf die Ursache – erinnerte den Patienten an das Haus, wo sich die Mutter in die Küche eingeschlossen hatte. Die Terroristen, das war jetzt unschwer zu erkennen, waren die Eltern, die ihn in der schweren Neurose psychisch terrorisiert hatten. Er war in der Neurose der Gefangene jener Schreckensnacht, hatte diese Ängste von damals in der Klaustrophobie, seit dem ersten Ausbruch im Gefängnis, dauernd wiederholt.

Der dritte Traumabschnitt brachte eine noch tiefer liegende Wurzel der Neurose zum Vorschein. Dort ging es, wie die Einfälle zeigten, zurück zur nächtlichen Szene in X, wo der Patient sowohl den elterlichen Koitus als auch den nackten Vater mit «verschissenem Arsch» gesehen hatte. Es waren die gleichen «Terroristen», also Eltern, aber zu einer anderen, früheren Zeit, wollte der Traum sagen. Daß er sie in einem schrägen Bett zusammen sah, brachte den Patienten auf folgende Einfälle: «Der Traum will mir die Zeit in X zeigen, wo ich Vater und Mutter beisammen im Bett sah. Schräg waren die Betten nicht ... schräg, aha, *schief* heißt das. Dort ist alles schiefgelaufen, weil ich das gesehen habe.» Ich erwiderte: «Der ganze Ödipuskomplex ist dort schiefgelaufen, weil Sie Dinge sahen, die Sie niemals hätten sehen sollen.» Da aber auch hier im Traum sich die Begebenheit in einem *Gefängnis* abspielte, erkannte der Patient, daß es sich um *Schuld* des Ödipuskomplexes handeln mußte. So sagte er u.a.: «...Es geht eindeutig auch da um Schuld. Ich war eifersüchtig auf den Vater, der bei der Mutter liegen und mit ihr verkehren konnte. – Es ist jetzt klar, daß die ‹Vatertötung› hier ihren tiefsten Ursprung hat. Darum sitze ich auch im Gefängnis ... der Neurose. (Pause). Wissen Sie, was mir ... Ich hatte doch einen Traum (181), ... dort hat es geheißen, ich hätte schon den 4. Bonusverlust. Jetzt weiß ich, warum 4. Bonusverlust: 4. Gebot: ‹du sollst Vater und Mutter ehren›. Weil die beieinanderlagen, haßte ich beide. – Und verlor den 4. Bonus. Im 4. Gebot wird demjenigen langes Leben und Glück verheißen, der Vater und Mutter ehrt. Ich habe diesen Bonus damals in X schon ‹verspielt›.» Ich ergänzte ihn und sagte: «Dann ist das also der Grund, warum Sie sich mit Erfolglosigkeit bestrafen.» Man hätte hinzufügen können – im Sinne des Traums –: weil der Ödipuskomplex «schiefgelaufen» ist, ist ihm im Leben fast alles «schiefgelaufen». Zum Satz: «Sie sagen, daß es ihnen im Gefängnis gefalle, und sie rühmen vor allem, daß hier gut gekocht werde», kamen folgende Gedanken: «Wie kann es mir im Gefängnis gef... Die Schuld ist innerlich akzeptiert worden, darum habe ich die Strafe mir *gefallen* lassen. – Gekocht? Gekocht vor Wut, das habe ich, als ich die (Eltern) zusammen im ‹Nest› (= Bett) sah. – Da mußte ich mir den Bonusverlust halt gefallen lassen. Das heißt's.» Der nächste Traumteil: «Ich will nun wieder hinaus, klopfe dem Gefängniswärter, der auch kommt. Nun schließt sich die Türe, und es ergibt sich eine ähnliche Situation wie damals im Gefängnis» zeigte auch aufgrund seiner Assoziationen, daß die Klaustrophobie, die im Gefängnis ausgebrochen war, eine *ödipale* Wurzel hatte. Das zu sehen war enorm wichtig, weil man, wäre diese tiefe Schuld in ihrer Auswirkung nicht erkannt worden, die Klaustrophobie nicht als eliminiert hätte betrachten dürfen. Abgesehen davon wurde hier ganz deutlich, wie stark der verdrängte Ödipuskomplex das Schicksal des Patienten beeinflußt hatte. Es war ein Glück, daß er mit dem Traum, der einen Kern der Neurose aufdeckte, diese wichtigen Zusammenhänge formulieren, bewußtmachen, durcharbeiten konnte. Daß es beim Schließen der Türe zu einer Situation wie damals im Gefängnis gekommen war, veranlaßte mich, ihm folgende ergänzende Deutung zu geben: «Wir haben gesehen, daß der verdrängte Ödipuskomplex – genauer: die verdrängte Schuld desselben – auch einen Anteil an Ihrer Klaustrophobie hatte. Das Schließen der Türe sagt aber noch etwas aus: als sich die Mutter in der Küche eingeschlossen hatte (Schließen der Türe), empfanden Sie nochmals dieselbe Wut auf die Mutter, die Sie schon einmal hatten, als Sie sie mit dem Vater schlafen sahen. Die Empörung auf die Mutter war damals beim Vergasungsversuch dieselbe wie in X, als sie mit dem Vater schlief.» Diesen Zusammenhang akzeptierte er jetzt zum ersten Mal. Er antwortete – und das zeigte, daß er nichts vergessen hatte –: «Sie haben mir das schon einmal gesagt; damals wollte ich es ‹ums Verworgen› (= um alles in der Welt) nicht wahrhaben. Daß die sich mit dem ‹dreckigen› Vater einließ, muß mich aber auch höllisch empört haben. Das sehe ich jetzt ein. – Mir fällt gerade ein: da ist es ja wie bei der Migräne. Die Phobie hat auch mehrere Wurzeln, genauso wie die Migräne. Daß ich das ‹Kotzen› von dort habe, ... weil ich ja am Morgen ‹kotzte›, bestätigt sich erneut.»

Der nächste Traumteil: «Ich sehe durch die Türe hinaus. Schließlich komme ich doch hinaus. Draußen kaufe ich ein Portemonnaie für meine Frau. Es hat nur einfache», erzählte die Geschichte der Loslösung von der Mutter. Es war ihm durch die Heirat (= Portemonnaie für die Frau kaufen) wenigstens gelungen, die engste ödipale Fessel, die des Verharrens bei der Mutter (bei ihr bleiben, ledig, sie nicht verlassen können), durch die Heirat zu lösen. Dennoch war er ein Gefangener des Ödipuskomplexes geblieben, und er mußte, wie es der Traum formulierte, erst noch aus der Gefangenschaft befreit werden. Daß die Befreiung aus den Fesseln des Ödipuskomplexes nicht einfach war, schilderte der folgende Traumabschnitt, in dem es «um die Gefangenenbefreiung» ging, eindrücklich. Da waren riesige Widerstände zu beseitigen. Das Aufsägen des Gefängnisses und das Antreten der Gefangenen zum Essen in Einerkolonne brachten ihn auf Erinnerungen ans Begräbnis der Mutter. (Hof = Friedhof; dann das Vorbeilaufen der Trauergäste am Sarg; die Einladung zum Essen usf.) Erst durch den Tod der Mutter wurde es ihm möglich, das schreckliche «Gefängnis» seiner Neurose «aufzusägen», die Fesseln zu sprengen. Er äußerte sich hierzu wie folgt: «Die Psychoanalyse ist die Säge, die es mir ermöglichte, mein inneres Gefängnis aufzusägen. Von außen? – Mit Ihrer Hilfe von außen. – Da fällt mir gerade ein: wo wäre ich heute ohne Psychoanalyse? In der (psychiatrischen) Anstalt. – Und dann? Im Tablettenelend weiterleben, bis ich mich vielleicht dann doch noch umgebracht hätte. Weil ... die Psychiater dort, die hätten mir nicht helfen können. Die guten Leute dort leben so weit weg von der seelischen Wirklichkeit; ... nein, dort hätte ... dort hört das Fachwissen bei den Tabletten auf. – Ich wär' wahrscheinlich in der (psychiatrischen) Anstalt krepiert.» Ich antwortete ihm: «Was Sie tun müssen und tun können, ist, mit Hilfe Ihres Ichs, das ich für stark, flexibel, lernfähig halte, Stellung zu nehmen zugunsten der seelischen Gesundheit und gegen die Neurose. Wenn Sie das Bewußtgemachte im Bewußtsein behalten, wird die Neurose als unbewußte Wahl und als Existenzmöglichkeit nie mehr zurückkehren. Das stellungnehmende Ich ist die Instanz, die zwischen Krankheit und Gesundheit wählen kann.»

Da er darauf nichts entgegnete, konnten wir mit der Analyse des Traumes weiterfahren. Zum Satz: «Irgendwie sehe ich auch den Gefängnisdirektor; er erinnert mich an jemanden», fielen ihm nacheinander und in dieser Reihenfolge ein: der Vater, die Mutter, der Pfarrer (Zwischenfall mit dem verlorenen Religionsbüchlein), die Nonne im Kindergarten. Der nächste Satz: «Das Gefängnis ist, wie wir jetzt sehen, scharf bewacht», veranlaßte ihn zur Feststellung: «Jetzt, in der Analyse, haben wir gesehen, *wie* scharf das Gewissen die Neurose bewacht; ich muß nur an die Migräne denken. – Diese Abwehr dort!» Ich exponierte: «Schließlich sehe ich, daß gar übergroße Löwen zur Bewachung eingesetzt sind.» Spontan kam die Antwort: «Mein Gewissen geht umher wie ein brüllender Löwe. – Das hat mich einigermaßen erstaunt und erschreckt im Traum, daß dort diese Riesenlöwen waren.» Ich wiederholte: «Löwen.» Darauf sagte er: «Es waren, glaube ich, zwei. Zwei Löwen. Zwei. – Die zwei Katzen, die ich erschossen habe. Löwen sind Raub*katzen*. Die brüllen also.» Ich entgegnete: «Die Erschießung der zwei Katzen haben Sie sich vor Ihrem Gewissen nie verziehen. Die Katzen ‹brüllten› ja auch; sie haben noch geschrien, weil sie nicht tot waren. Dieses Bild ist in Ihrem Gewissen (Über Ich) übergroß vorhanden.» Dazu äußerte er sich so: «Diese Szene hat mich damals erschüttert, als ich gesehen habe, was ich anstellte. – Sagten Sie nicht einmal, wegen der Blende 16 in einem früheren Traum (280), die fotografiere überscharf? – Ich habe jedenfalls, das ist ganz sicher, diese Schüsse und das Katzengeschrei, ... das ist mir durch Mark und Bein gegangen. Und jetzt verhindert diese Tat meine Freilassung. D.h. wir kommen dennoch daran vorbei.» Ich erwiderte: «Wir kommen *nicht* daran vorbei, diese Katzenerschießung mit den gesamten Hintergründen zu analysieren; das will der Traum sagen. Dort ist übergroße Schuld entstanden, und die muß analysiert werden.» Er machte keinerlei Einwände dagegen geltend, so daß wir zum Satz: «Meine Frau ist dabei mit einem Kinderwagen, in dem möglicherweise mein Sohn drin ist», übergehen konnten. Er erinnerte spontan die Geschichte in der Bank, weil ihn die Mutter auch in einem Kinderwagen dorthin gebracht hatte. Daß jetzt, im Zusammenhang mit der Analyse des Gewissens (unbewußter Schuldkomplex), dieses Erlebnis erschien, war ein Hinweis darauf, daß er damals die Mutter gefürchtet und gehaßt haben mußte. In den Katzen hatte er auch die Mutter symbolisch «getötet»; darum war ja die Schuld so groß. Daran dachte er jetzt freilich nicht, und ich schwieg mich vorläufig aus.

Die Flucht mit dem Coop-Lastwagen war aus ganz bestimmten Gründen, die wegen der Pflicht zur Diskretion nicht erörtert werden können, als seine Flucht in die Ehe anzusehen. Das Gewissen (Über-Ich) aber errichtete überall «Straßensperren», d.h. daß der unbewußte Schuldkomplex ihm auf der Straße des Lebens alle Wege versperrte. 10 Jahre lang hatte er deshalb auch in der niedrigsten Position als Hilfsarbeiter ausgeharrt. (Stroh- bzw. Holzwolleballen; damit hatte er als Hilfsarbeiter zu tun gehabt.) Wo immer sich die Möglichkeit des Aufstiegs gezeigt hätte, errichtete das Gewissen (Über-Ich) «Straßensperren»; alles war ihm versperrt. Noch einmal begegnete ihm im Traum die Schuld des Ödipus, weil der Mann mit der hellgrauen Tigerkatze (= Vater mit der Mutter) die Flucht entdeckt hatte. Das wollte sagen: wegen der Ödipusschuld konnte die Flucht nicht gelingen. Daß der Ödipuskomplex gemeint war, ging aus seinen Einfällen eindeutig hervor. (Begebenheit in X mit dem nackten Vater; damals war ein Fest, an dem der Vater eine Maske mit *Nase* getragen hatte; das Erblicken des Penis von Vater – symbolisch: Nase –; die Wut auf ihn, weil er den größeren Penis hatte usf.)

Auch die unbewußte Schuld am Bruder, auf den er schon als Kleinkind eifersüchtig gewesen war, den er totgewünscht und schließlich aus Haß – weil er von ihm mit dem Wort Hilfsarbeiter ständig gehänselt wurde – in der Katze symbolisch «getötet» hatte, kam im Traum zur Darstellung. (Im Traum: «Jetzt taucht auch mein Bruder auf.» Gemeint war: aus dem Unbewußten tauchte jetzt auch die Schuld am Bruder wieder auf, wurde im Traum nochmals formuliert, sichtbar gemacht.)

Ein ganz wichtiger Hinweis kam im Traum mit der Schilderung des «Jahrmarkts». Dazu brachte der Patient die Erinnerung an den Verlust des Religionsbüchleins, das er auf dem Jahrmarktsplatz – zwar nicht an einem Jahrmarkt, wohl aber anläßlich eines Zirkusbesuchs – verloren hatte. Das durch religiöse Fehlerziehung verbogene kindliche Gewissen (Über-Ich), welches «den Pfarrer anlügen» als eine Sünde betrachtete, die die «Hölle» verdiente, hat diese Beurteilung auch für spätere «Verfehlungen» als Maßstab genommen. Man konnte dem Patienten nicht eindringlich genug sagen, daß nur ein durch solche Erlebnisse fehlgeleitetes infantiles

Gewissen (Über-Ich) derartige Strafen für geringste Vergehen fordern konnte. Dieses kindliche Gewissen (Über-Ich) «amtierte» wie ein Buchhalter, das «Sünde um Sünde» festhielt und nach (Selbst-)Bestrafung schrie. Gerade deshalb kam es auch in diesem Traum zu einer Inventarisierung der Verfehlungen: alles, was einmal gewesen war, war registriert worden und wurde ihm vorgehalten. Ich glaube, daß man sich über die Wirkungsweise des kindlichen Gewissens (Über-Ich) – d.h. über die unbewußten Fixierungen auf kindliche Schuld – viel zu wenig Rechenschaft ablegt. Dabei können, wie es dieser Fall zeigt, solche Fixierungen ein ganzes Leben ruinieren.

Interessantes fiel ihm auch zum Satz: «Wir verschwinden in der Menge und setzen dann die Flucht mit dem gleichen (?) Lastwagen fort» ein. Er äußerte sich u.a. so: «... Eben ist mir eingefallen, es könnte heißen: die Menge, Vielheit der Sünden bringt die Schuld nicht zum Verschwinden, so daß ich mein Leben mit der gleichen Last fortsetzen muß.» Ich erwiderte: «Das kindliche Gewissen (Über-Ich) in Ihnen will Ihnen weismachen, daß diese Menge ‹Sünden› nicht vergeben werden könnte. Aber jetzt wissen Sie es besser. Da ist eine Korrektur dringend nötig.» Er unterstrich diese Aussage mit dem Einfall: «In dem Moment weiß ich auch warum: weil die Mutter nicht mehr da ist. Es ist für das Gewissen sonnenklar, daß jetzt, wo die Mutter nicht mehr da ist (im Traum die Terroristen), weitergebüßt werden muß.» Darauf sagte ich zu ihm: «Dann sollten Sie sich jetzt aber überlegen, was die Situation seit dem Tod der Mutter so verschärft hat.» Darauf folgte eine lange Schweigepause. Schließlich kam die Antwort: «Ich habe einen Sturm der Auflehnung erlebt. Eingefallen ist mir: weil ich die Mutter totgewünscht habe, und mit ihrem Tod ist der Wunsch in Erfüllung gegangen. Dagegen sträubte sich dann alles. Ich dachte: ich *kann* die Mutter nicht totgewünscht haben; ich *kann* es einfach nicht glauben. Das kann nicht wahr sein!» Ich entgegnete: «Die Beantwortung dieser Frage überlassen wir dem Unbewußten. Sie wissen, wie es wirklich war, d.h. Ihr Unbewußtes. Es wird uns zu gegebener Zeit antworten.»

Wir kamen nun zur Analyse des Schlußteils dieses Traumes. Der Patient begriff bald, daß in der unaufgeräumten Schublade symbolhaft dargestellt werden sollte, daß er etwas «Unaufgeräumtes schubladisiert» hatte. Dann entdeckte er auch den Widerspruch im Traum, weil ein leeres Schächtelchen keine Heftklammern enthalten konnte. Zu «Heftklammern» kam der Begriff: «sich heftig an etwas klammern» in den Sinn. Ich exponierte: «Leeres Schächtelchen», wobei ich das «chen» besonders betonte. Jetzt kam ihm das Erlebnis mit dem Mädchen, dem er beim Pissen zugeschaut hatte, in den Sinn. Das leere Schächtelchen entpuppte sich in der Deutungsarbeit als die «leere» (= penislose) kleine Vagina (= Schächtelchen). In Erinnerung an die Sitzung, welche die Fixierung auf diese kindliche Schuld aufgezeigt hatte (Fixierung = Heftklammern, heftig anklammern), sagte der Patient: «Jetzt ist es klar: ich habe diese Sitzung schon wieder schubladisiert (= verdrängt), weil die Anklammerung dort so stark gewesen ist. Die Sache mit Gott hat mir doch mehr Eindruck gemacht, als ich gemeint habe.» Ich erwiderte: «In einem Traum, in dem Ihnen alle Sünden vorgehalten werden, darf auch diese hier nicht fehlen. Warum Sie das schon wieder schubladisierten, also verdrängten, müssen Sie noch überlegen.» Seine Äußerung dazu war: «Vielleicht ist es wegen der Pistolen. – ‹Kastrationskomplex› ist mir eingefallen. Wir waren zu Hause 3 Männer: Vater, Bruder und ich. 3 Pistolen. Die Mutter hat uns alle kastriert. Die Schublade ist wie eine große Vagina: die der Mutter. Die hatte alle Penisse kassiert. Die geschnetzelten Hoden.» Darauf sagte ich: «Was Sie verdrängten, ist der Kastrationskomplex, der mit dem Erlebnis des urinierenden Mädchens eng verknüpft ist. Offenbar meinten Sie: die Mutter wird mich auch so ‹verstümmeln›, wie dieses Mädchen ohne Penis ‹verstümmelt› worden ist; sie hat ja auch die Hoden zerschnitten und gedroht, mir passiere dasselbe wie dem Bruder. Die ganze verdrängte Onanieschuld ist dort durchgebrochen.»

Die Neurose zeigte sich allmählich in der ganzen Breite und Tiefe ihrer vielfältigen Verflechtungen. Es zeigte sich aber auch, daß das psychische Geschehen viel zu komplex ist, als daß man in vereinfachter Form und mit vereinfachenden Methoden die wirklichen Zusammenhänge aufzudecken vermöchte. War man an der Heilung einer so gravierenden Neurose interessiert, durfte man sich die Mühe nicht ersparen, alles freizulegen, was zu ihr geführt hatte.

50. Sitzung

In dieser Sitzung wollte der Patient den folgenden Traum analysieren:

Traum 319

Krieg, Granateinschläge, Glassplitter. Aber schon sind holländische Zivilisten im Kriegsgebiet und öffnen ihre Läden. Unter anderem sehe ich deutlich eine holländische Metzgerei mit holländischer Inschrift.

Dann im Militär. Etwas mit Hosenträgern, die ich wechsle. Gespräch mit meinem Vater, dem ich sage, daß er meine Sachen mit dem Velo nach Hause bringen könnte.

Es ist Entlassungstag, ein schöner, strahlender Morgen. Wir alle sind im Ausgangstenue. Das schwere Material ist abgegeben worden. Wir erwarten die Entlassung auf morgens 09.00 Uhr. Nun kommt aber der Hauptmann und sagt, daß wir erst nachmittags – es ist Samstag – um 3 Uhr entlassen würden. Das ist reine Schikane. Er weiß, daß er uns nicht mehr dabehalten kann, aber er will uns, so lange es geht, noch dabehalten, nicht entlassen. Schließlich verlangt er gar, daß ich ihm mein Gewehr zeige. Ich bin «sauwütend» auf ihn, mache eine grimmige Miene, und ich hätte ihn angegriffen, wenn er noch ekliger getan hätte. Das merkt er, und er läßt es bleiben.

Ein anderer Offizier will das Bajonett sehen, das ich am Gewehr aufgepflanzt habe. Es wackelt, als er es in die Hände nimmt. Ich soll noch irgend etwas holen. Aber meinen Rucksack habe ich in einen Einkaufswagen getan und mit Cellophan verpackt, zum Abreisen. Jetzt kann ich dafür die Sachen nicht gut aus dem Rucksack nehmen. Schon wird besammelt. Wir sind in X. Dort sollen wir zu einer Turnhalle gehen (?). Ich sehe, daß wir den Helm tragen sollen. Ich habe den meinen bereits im Rucksack verstaut. Einer trägt einen neuen Helm mit einem Blumenmuster, wie Rosen. Evtl. ist etwas mit Herrn X. Ich gerate in Aufregung, weil ich die verlangten Sachen nicht bringen kann. Indes denke ich, daß wir ja so oder so entlassen werden müssen.

Der Patient schilderte, daß er schon beim Aufschreiben des Traumes gedacht habe, im ersten Abschnitt gehe es um die Darstellung der «Schlacht gegen die Neurose». So wie die Deutschen im Zweiten Weltkrieg zuerst Holland und Belgien überfallen hätten, also die Kleinen, habe die Neurose ihn überfallen und «besetzt». Holland habe einen sehr beherzten Widerstand gegen die Besetzer geleistet, und er glaube, von sich sagen zu dürfen, gegen die Neurose in der Analyse mit Zivilcourage gekämpft zu haben. (Was richtig war und den raschen Fortschritt der Behandlung erst ermöglichte.) Jetzt seien die «Rolläden offen», d.h. das Verdrängte sei sichtbar gemacht worden. Die holländische Metzgerei brachte er in Verbindung mit seinem – gerade letzthin – enthüllten Kastrationskomplex, der ja auch in der «Metzgerfantasie» einen deutlichen Niederschlag gefunden habe. Danach schilderte er in einer Art Zusammenfassung die zurückgelegten Stationen in der Analyse. Folgendes sei geklärt worden:

1. *Die Wirkung der Bedrohung durch die Mutter mit Selbstmord*
2. *Die Bedeutung des «Seelisberg-Tunnel» (Traum 71)*
3. *Die seelische Erschütterung im Pavor nocturnus*
4. *Die unbewußte Wiederholung dieser Ängste in Symptomen (Sich und andern ein Leid antun; Psychoseangst)*
5. *Die Eifersucht des Ödipus*
6. *Die dadurch bedingte Rache gegen den Vater; «Vatertötung»*
7. *Die Zusammenhänge der Klaustrophobie (Kindergartenerlebnis, Wiederholung der Angst um die eingeschlossene Mutter, Strafe für die «Vatertötung» usf.)*
8. *Der Minderwertigkeitskomplex, der eine ödipale, soziale und persönlich (Bruder!) erworbene Wurzel habe*
9. *Die Verwicklungen in der Übertragung, wobei auch Übertragungsreste aus früheren Analysen zum Vorschein gekommen seien*
10. *Das ganze Problem der sexuellen Fehlentwicklung (Fixierungen, etwa in bezug auf das Mädchen, dem er beim Pissen zuschaute)*
11. *Die religiöse Fehlentwicklung, mit den Folgen für das Gewissen (Schuld- und Strafangst)*
12. *Die Bedeutung der Katzenerschießung*
13. *Das Erleben der Affektsituation in der Analyse (Affektaufklärung)*

Was der Patient hier fast «katalogartig» aufzählte, war von ihm sehr intensiv in den Analysenstunden durchgearbeitet worden. Ein weites Feld war behandelt worden und fand mit Recht in dieser Aufzählung einen Niederschlag. Er betrachtete seine Neurose im wesentlichen als einen Krieg gegen die Bedrohung durch die Mutter und gegen das Gewissen (Über-Ich).

Den zweiten Teil dieses Traumes betrachtete er als die Ankündigung der nahen Entlassung, des nahen Endes der Psychoanalyse. Das «schwere Material», d.h. das Material, das die schwere Neurose bewirkt habe, sei bewußtgemacht, mir hier in der Analyse «abgegeben», hergegeben worden. Damit habe er mir auch die schweren neurotischen Symptome abgeliefert. Den Vaterhaß habe er «mit dem Velo», d.h. aus eigener Anstrengung, nach Hause gebracht, ins Bewußtsein genommen. Das Ausgangstenue trage man, wenn die Dreckarbeit gemacht sei; man warte auf den Ausgang, auf das Ende der Behandlung.

Er sah allerdings ein, daß es mit der «Entlassung» (= Abschluß der Analyse) doch nicht ganz klappte, weil ja der Hauptmann erst um 3 Uhr bereit war, die Leute heimzulassen. Beim Nachdenken darüber, wer dieser schikanöse Hauptmann sein könnte, meinte er, es sei der Vater. Ich sagte ihm: «Der Hauptmann, das ist das Gewissen (Über-Ich), das Sie noch mit der Migräne schikaniert und das auch die Entlassung aus der Analyse verzögert. Ich nehme an, der Hauptmann ist kein Haupt*mann*, sondern eine Haupt*frau*.» Er erhob dagegen keinen Widerspruch. Seine Assoziationen brachten Erinnerungen an das Begräbnis der Mutter, die morgens um 09.00 Uhr herum (?) zu Grabe getragen worden sei, allerdings nicht an einem Samstag. Die Zeit 3 Uhr nachmittags brachte ihn überhaupt nicht weiter. Daß dann allerdings der Hauptmann das Gewehr kontrollieren wollte, verstand er in durchaus sexueller Art (Gewehr = Penis). Da erinnerte er sich an die Szene mit der Mutter, die ihn vor dem Vater wegen der Onanie bloßgestellt hatte. Die im Traum zum Ausdruck gebrachte Wut konnte er in Verbindung bringen mit der Wut auf die Mutter, die er damals gehabt hatte. Nun erinnerte ich ihn daran, daß er früher den Jeanmaire-Traum (5) gebracht habe; dort sei es doch um einen Verratsfall gegangen. Ob er akzeptieren könne, daß jener Traum den Verrat der Mutter gegenüber dem Vater beinhaltet habe? Er reagierte darauf so: «Dann ist also der Hauptmann doch die Mutter, von der ich mich verraten fühlte, als sie damals die Onaniegeschichte vor dem Vater ausbrachte. Es war schon, wie wenn ich ihr hätte den Penis zeigen müssen.»

Der andere Offizier, der das Bajonett sehen wollte, war auch vom Patienten unschwer als der Bruder zu erkennen, der ihm – ebenfalls beim Onanieren – an den Penis gegriffen hatte. Als der Bruder den Penis angefaßt habe, sei er «erlahmt», was da im Traum sicher mit dem «Wackeln» ausgedrückt werde.

Den Rucksack, den er im Einkaufswagen verstaut hatte, verstand er als «Last, mir von der Mutter aufgebürdet, als sie mich im Kinderwagen zur Bank brachte.» Das sei ihm durch das Erleben in den Symptomen und auf der Couch plastisch (= Cellophan) vor Augen geführt worden. Da er aber im Traum dort etwas nicht gut herausholen konnte, mußte im Zusammenhang mit der Bankgeschichte noch ein Geheimnis vorhanden sein. Ich erklärte ihm, daß es bei dem Geheimnis um den Haß auf die Mutter gehe, den er in jener Situation auf sie gehabt haben müsse; der Haß sei noch nicht heraufgeholt worden. Da er eben zugegeben hatte, daß er Haß auf die Mutter empfand, als sie ihn beim Vater verriet – das zeigte der Traum (5) auch deutlich –, bestritt er diesen Haß auch nicht. Aber der Traum brachte unerbittlich noch eine andere Haßquelle auf die Mutter zum Vorschein: in der Turnhalle, die der Patient mit der Szene in X verband, wo er die Eltern hatte koitieren sehen, war ein weiterer Grund für die Empörung über die Mutter erwähnt. Frühere Träume hatten schon erklärt, er sei über die Mutter deswegen empört gewesen, aber damals hatte er gegen eine derartige Deutung noch lautstark protestiert.

Das Helmtragen brachte ihn auf seine Migräne; und zwar erstens, weil der Helm ein Kopfschutz ist – und er schon die Gasmaske als Schutz vor dem Bewußtwerden der Vergasungsgeschichte in Form eines neurotischen Symptoms angesehen hatte –, und zweitens, weil ein geläufiger Soldatenausdruck den Helm als «Kopfwehgamelle» bezeichnet. Auch diese weitere Ursache für seine Migräne hatte er verpackt, d.h. verdrängt. Daß der Helm ein Blumenmuster trug, gar eine Rose, brachte er richtigerweise mit «Neu*rose*» in Verbindung: seine Migräne war eine Migräne nach neurotischem Muster.

Die verdrängte Wut auf die kastrierende Mutter trat uns nochmals in der Figur des Herrn X entgegen. Dessen Geschlechtsname tönte fast genau gleich wie der Vorname der Mutter, und überdies wußte er von ihm, daß er schon Stiere kastriert hatte (Mutter, die Hoden zerschnitt).

Richtigerweise übersetzte der Patient den Satz: «Ich gerate in Aufregung, weil ich die verlangten Sachen nicht bringen kann» so: «Ich rege mich auf, weil ich ein Gewissen habe, das verlangt, daß ich diese Sachen, den Rest meiner Neurose, nicht bringen soll. – Ich kann es nicht bringen, weil ich es nicht bringen *will.* (Pause). Ich werde auch die Migräne nicht los, weil ich finde, diese Strafe sei für mich richtig; daß ich *so* leide, das verlangt das Gewissen von mir.»

Da setzte ich mit einer Deutung ein, indem ich erklärte: «Dann verstehe ich den letzten Traumsatz so: Das Gewissen (Über-Ich) sagt, Kürsteiner muß mich so oder so entlassen; ich kann also gut diese wichtigen Sachen nicht bringen – und weiterbüßen.» Seine Antwort war: «Was Sie sagen, ist nicht abwegig: schon zweimal bin ich aus einer Analyse entlassen worden, ohne die Schuld abgegeben zu haben. Das passiert mir aber nicht mehr. Garantiert. Ich bleibe, bis ich das auch noch herausgekriegt habe.»

Es ging eindeutig um einen Rest unbewußter Schuld in bezug auf die Mutter, wofür ich eine Erklärung hatte: Katzentötung. Ich wartete ab.

51. Sitzung

In diese Sitzung brachte der Patient einen Traum, den wir wegen seiner Länge nicht ganz analysieren konnten.

Traum 325

Ich soll mit meiner Frau 2 Velos in Italien holen. Die Gegend scheint aber die Grenze gegen Österreich zu sein. Wir gehen durch den Zoll. Der Zöllner sagt, daß wir hier wieder durchkommen sollen. Es gehe einfacher, weil er uns kenne. Dann sind wir in Italien. Wir gelangen aber an eine Stelle, die mich an X erinnert. Schließlich finden wir den Veloladen in einer alten Gasse.

Schließlich haben wir die Velos. Ich meine zuerst, es sei nur eines, auf dem meine Frau sitzt. Wie sie aber abgestiegen ist, sehe ich, daß unter dem Damenvelo noch ein Herrenvelo ist. Die Velos haben seltsam weiche Stoßdämpfer, Teleskopgabeln, die weich federn. Auch sind sie weich zu fahren, schwammig, als ob sie in den Pneus fast keine Luft hätten.

Dann wieder Bern. Es heißt, daß das Versteck der Terroristen bekannt sei. Dennoch tue die Polizei nichts, um sie zu fangen. Evtl. ist Herr X bei den Terroristen. Ich denke an ein Inserat in der Zeitung und an eine Bürgerwehr, welche die Terroristen fangen könnte. Dann höre ich etwas von einem Herrn Y. Es heißt, er wage jetzt, eine eigene Meinung zu haben. Die Sache spielt sich in Z ab. Dort ist auch mein Vater. Dann geht es um eine Karikatur in einem Witzblatt. Es werden von «Jals» oder «Jüsp» linkslastige Karikaturen gezeigt, und es geht um das Thema «Armut–Reichtum».

Dann bin ich in einem Gebäudekomplex der Nazis. Ich bin da gefangen und will heraus. Es kommt ein Mann zu mir zu Besuch. Ich benutze ihn zum Ausbruchsversuch, ziehe seine Kleider an (Grauer Anzug). Mit ihm gehe ich weg. Wie aber kommen wir aus dem schwerbewachten Haus? Unten bewachen viele Nazis das Gebäude. Dann kommt uns der Zufall zu Hilfe, denn auf der Straße nähert sich ein Auto. Dieses verursacht einen Verkehrsunfall, so daß die Aufmerksamkeit der Nazis abgelenkt wird. So können wir unbemerkt hinaus.

Schließlich sind wir in einer Menschenmenge. Da taucht ein Herr von der

Firma Y auf. Er soll uns nicht sehen. Den Begleiter verlasse oder verliere ich inzwischen. Nun komme ich allein in einen von Nazis stark bewachten, turmartigen Engpaß mit einem Torbogen, an einem See. Nazis zuhauf. Ich muß mich dort ausweisen, um passieren zu können. Ich habe aber nur meine alte Brieftasche bei mir und nichts drin, was die Nazis befriedigen könnte. Meine alte blaue Identitätskarte kann ich nicht zeigen, da ich mich verraten würde. Ich zeige also ein rötliches Ausweispapier mit Foto; aber ich weiß, daß es nichts wert ist. Mißtrauisch fragt mich denn auch einer, was das solle. Da lüge ich, indem ich sage, ich sei Arzt und müsse drüben einen Krankenbesuch machen. Das hat genützt: er läßt mich passieren. Beim Weggehen sage ich: «Uf Wiederluege.» Der Nazi stutzt, und jetzt begreife ich, daß er erwartete, daß ich mich mit dem Nazigruß «Heil Hitler» verabschieden würde. Ich korrigiere und sage «Heil Hitler».

Nun bin ich drüben, aber keineswegs frei. Ich bin nämlich in Deutschland. Der Nazi von vorhin, der mich kontrollierte, ist bei mir. Wir sind aber am Wohlensee. Ich sehe Häuser einer Stadt, vor langer Zeit, während des Krieges. Ich erkenne deutlich ein Rathaus und den Rathausplatz. Es ist Erntedankfest. Kinder spielen ein Spiel. Ich bewundere die hübschen Häuser; sie sind schöner als heute. Dann sehe ich auch eine Straße, die noch nicht geteert ist.

Um den Nazi nicht mißtrauisch zu machen, muß ich über die Juden schimpfen. Dies besonders wegen des Hitlergrußes von vorhin. Ich sage – gegen meine innere Überzeugung –, man müsse sie ausrotten, sonst kämen sie immer wieder. Wir wandern dann zum Bootshafen. Dort sehe ich nebst anderen Schiffen ein U-Boot. Ich denke erstaunt: ein U-Boot im Wohlensee, das hätte ich auch nicht gedacht, daß es das gibt.

Meine Gedanken sind nun, wie ich von da wegkommen könnte. Es hat auf dem See viele Fischerboote. Ich sehe auf die andere Seeseite hinüber; dort sind die Häuser von Bümpliz. Vorsichtig frage ich den Nazi nach den Fischerbooten. Ich möchte damit flüchten, kann es ihm aber nicht verraten. Ich denke, selbst wenn ich hinüber könnte, wäre ich nicht sicher, ob die mich nicht zurückschicken würden, weil sie nicht begreifen könnten, in welch schlimmer Lage ich hier gewesen bin.

Kaum hatte ich dem Patienten den ersten Satz dieses langen Traumes vorgelegt, sagte er, daß ihm der Teil, wo es um das Damen- und Herrenvelo (Fahrrad) gehe, verständlich sei. Der Traum behandle eindeutig das Erlebnis in X, wo er als 5jähriger Knabe den Koitus der Eltern miterlebt habe. Das Damenvelo, unter dem noch ein Herrenvelo liege, bedeute – im Sinne einer Umkehrung –, daß der Vater auf der Mutter gelegen habe beim Koitus. Die seltsamen Stoßdämpfer seien die Bewegungen der alten Matratzenfedern, die die Stöße des koitierenden Elternpaares aufgefangen hätten. Er sei damals wegen dieser seltsamen Bewegung der Matratzenfedern erwacht. Zuerst habe er geglaubt, nur der Vater liege da, dann habe er gemerkt, daß unter dem Vater ja noch die Mutter sei. Die zwei Velos im ersten Traumabschnitt, die er holen müsse, seien eben die koitierenden Eltern, die im Bett «strampelten». Daß der Vater auf die Mutter gekrochen sei, habe übrigens schon ein anderer Traum (235) gezeigt. Dieses Erlebnis sei durch die Zensur (= Zoll) lange zurückgehalten worden. Das Verdrängte müsse aber die gleiche Stelle wieder passieren, wenn es ins Bewußte zurückkomme. (Im Traum: «Der Zöllner sagt, daß wir hier wieder durchkommen sollen; es gehe einfacher, weil er uns kenne»). Italien komme vor, weil es eine heiße Gegend sei; genauso wie er bei den Eltern «heißen Sex» erlebt habe. Österreich erinnere ihn an Freud, der in Wien praktiziert habe. Mit andern Worten wolle der Traum sagen: Freud hat auch bei dir recht gehabt. Der Veloladen im Traum befinde sich unmißverständlich in X, zum Zeitpunkt, als er 5jährig (genau 5¼jährig) gewesen sei. Wenn im Traum davon die Rede sei, daß die Pneus fast keine Luft mehr hätten, könne er das gut verstehen, denn als der Vater auf der Mutter gelegen habe und beim Koitus beide keuchten, sei bei ihm der Eindruck entstanden, der Vater erdrücke die Mutter, sie bekomme keine Luft.

Zum Abschnitt, wo es heißt, daß in Bern das Versteck der Terroristen bekannt sei, aber die Polizei nichts tue, um sie zu fangen, fiel ihm ein, daß wir in der Analyse das «Versteck» (= das Verdrängte) bekanntgemacht hätten, aber die Polizei (= Gewissen) verhindere den Erfolg. Die «Terroristen» betrachtete er als die Eltern; dies um so mehr, als Herr X wieder vorkam, der den gleichen Geschlechtsnamen hatte wie der Vorname der Mutter. Das Gewissen terrorisiere ihn eindeutig in der Migräne, lasse nicht zu, daß diese aufhöre. Das hänge damit zusammen, daß er in den Katzen symbolisch Vater und Bruder «getötet» habe. Er habe die Katzen in den Kopf geschossen; obwohl er das wisse (= aufgedecktes Versteck), verhindere das Gewissen den Erfolg, indem es ihn weiter unter Migräne leiden lasse.

Das Inserat in der Zeitung bedeute, daß er etwas publik machen wolle. Zum Inserat fielen ihm die inserierten Todesanzeigen ein, die man jeden Tag in der Zeitung finde. Da sagte ich ihm: «Sie wollen in den neurotischen Symptomen – beispielsweise in der Migräne – publik machen, daß Sie die Katzen durch Kopfschuß töteten, aber jemand anders meinten. Die Migräne ist quasi die publik gemachte ‹Todesanzeige›. Deshalb will das Gewissen nichts gegen die ‹Terroristen› unternehmen, obwohl das Versteck bekannt ist. Sie haben die Katzen getötet stellvertretend für die verhaßten Personen, und Sie finden nun, daß die Migräne die für ‹diese Tat› richtige Strafe sei.»

Ich hoffte, daß er nun von sich aus erkennen könnte, daß er in den Katzen nicht nur den Vater und den Bruder, sondern auch die Mutter symbolisch «getötet» hatte. Dies, weil er ja in Herrn X die Mutter erkannte (Geschlechtsname identisch mit ihrem Vornamen). Aber er war nicht so weit; und es kam ihm auch nicht in den Sinn, daß ihn das Unbewußte, im Wissen um diese Zusammenhänge, lange vorher schon als «Muttermörder» bezeichnet hatte. Das Gewissen (Über-Ich) terrorisierte ihn deshalb so erbarmungslos, weil es ihm «Muttermord» vorwarf. Immerhin sprach schon der Traum von einer «Bürgerwehr», die an Stelle des tatenlosen Gewissens (Über-Ich) treten wollte, und ich nahm an, daß sich das stellungnehmende Ich formierte, um dieser Restneurose den Kampf anzusagen.

Dies schien auch aus dem folgenden Abschnitt hervorzugehen, wo der Herr Y es wagte, eine eigene Meinung zu haben. Da begegnete uns ein Stück Ich-Analyse, indem gezeigt wurde, daß das bisher gelähmte Ich anfing, sich eine eigene Meinung zu bilden, die Souveränität zurückzugewinnen.

Dieser Traumabschnitt zeigte aber auch nochmals eindrücklich auf, wie das Erleben der Armut «Ich-schädigend» gewirkt hatte. Eine Wurzel seines schweren Minderwertigkeitskomplexes war auf diesen unglücklichen Umstand zurückzuführen. Das Erleben der Armut und damit der Abhängigkeit führte – bildlich gesprochen – zu einer «linkslastigen» seelischen «Karikatur» in Form eines erheblichen Minderwertigkeitskomplexes. (Links bedeutet im Traum: «falsch», «krank»; so wie man sagt: «mit dem linken Bein aufgestanden» oder: «2 linke Hände haben» usf.) Anders ausgedrückt: der Minderwertigkeitskomplex war «die linkslastige Karikatur» der Armut.[1] Das «gelähmte Ich» war – wie der Patient mit vollem Recht sagte – auch die Folge seiner Erfahrungen mit Armut und Fürsorgebedürftigkeit. Weil die Fürsorgerin seine Mutter verächtlich behandelt hatte, entstand eine Karikatur dieser Mutter in seiner Seele, die später als schweres Minderwertigkeitsgefühl wirkte. Daß das Erleben der Fürsorgeabhängigkeit dem Patienten einen Minderwertigkeitskomplex verursacht hatte, ließ sich ja auch aufgrund früherer Träume (50, 57, 103, 124, 177) eindeutig belegen. Eine Schwächung des Ichs – mangelndes Selbstwertgefühl, Selbstvertrauen – wirkt wie eine Lähmung, und diese hat zur Folge, daß der Betroffene eben gerade nicht das Verhalten zeigen kann, das die Fürsorgebehörde von ihm erwartet. Das soziale Versagen ist gewissermaßen schon «programmiert». Der Patient empfand die soziale Situation der Familie als bedrückend, was er im Traum im Gegensatzpaar Armut–Reichtum ausdrückt. Wörtlich sagte er: «Wir waren arm, hatten nicht einmal das Geld, um das Brot zu bezahlen; wir mußten mit Lebensmittelgutscheinen der Fürsorge einkaufen und uns öffentlich blamieren. Das Schlimmste aber war das Gefühl der totalen Ohnmacht. Wir besaßen weder Geld noch Besitz; das versetzte uns in eine Abhängigkeit von andern, die ich fast nicht ertragen konnte. So wurde die Armut für mich zu einem Alptraum, was mir wie ein Giftpfeil in der Seele saß. Die Fürsorge hat – gewollt oder ungewollt – dieses Ohnmachts- und Abhängigkeitsgefühl drastisch verstärkt.»

Interessante, aufschlußreiche Assoziationen hatte der Patient zu jenem Traumteil, in dem die «Nazis» vorkommen. Er sagte u.a. «... Zum Wort ‹Gebäudekomplex› ist mir sofort der Begriff ‹Komplex› in den Sinn gekommen. – Im Gebäude, damals, als sich die Mutter einschloß, habe ich einen grandiosen Komplex bekommen. – Die ‹Nazis› sind nach meiner Meinung eindeutig die Eltern und der Bruder. Die halten mich gefangen, weil ... Jetzt fällt mir gerade ein: ‹Komplex›. Ich bin der Gefangene eines Riesenschuldkomplexes, und der hat seine tiefste Wurzel im Ödipus.» Der im Traum zu Besuch kommende Mann, der ihm dann den Ausbruchsversuch ermöglicht, erinnerte den Patienten an den Vater. Dieser war kurz vor dem Nervenzusammenbruch auf Besuch gekommen – und hatte den grauen Anzug getragen. Zu diesem Besuch paßte auch die Geschichte mit dem Autounfall auf der Straße. Bekanntlich war der Vater Zeuge eines Verkehrsunfalls gewesen, und der Patient hatte sich über den Vater maßlos aufgeregt, weil dieser sich danach so kindisch benommen hatte.

Man konnte den Traum so verstehen: wäre der Vater nicht zu Besuch gekommen und hätte er nicht zufällig diesen Verkehrsunfall miterlebt und danach ein Verhalten gezeigt, das den Patienten maßlos entrüstete, wäre der Nervenzusammenbruch nicht erfolgt und damit der Ausbruch aus der Neurose unmöglich geworden. Dieser Zufall kam dem Patienten zu Hilfe. Daß es sich beim Besucher tatsächlich um den Vater handelte, bestätigte ein weiterer Einfall des Patienten. Der Vater hatte damals einen grauen Anzug getragen, und die Besonderheit war, daß dieser Anzug dem Patienten gehört hatte, der ihn dann dem Vater schenkte. Der Vater hatte also seine Kleider angezogen gehabt. Mit andern Worten: Der Vater, der die Kleider des Patienten trug, als er zu Besuch kam, verhalf ihm wegen eines Zufalls – Verkehrsunfall – zur Flucht aus der Neurose. Mit Recht sagte der Patient hierzu: «Dank dieses Zwischenfalls konnte der schwer verdrängte Komplex ‹unbemerkt› herauskommen. Als ich den Nervenzusammenbruch hatte, merkte ich ja gar nicht, daß dies das Hervorbrechen einer direkt unheimlichen Neurose war. – Ich meinte, ich sei körperlich krank, und merkte nicht, daß es der Ausbruch meiner gefährlichen Neurose war. – Das ist unglaublich, aber wahr. So ist es gewesen ... wie's der Traum schildert.» Darauf antwortete ich ihm: «Sie sind vor allem aus dem Ödipuskomplex und damit aus dieser gewaltigen Schuld ‹ausgebrochen›; das haben Sie nicht bemerkt. Dabei wurde alles ‹mitgerissen›, was Sie sonst noch verdrängt hatten; und weil alles miteinander herauskam, gerieten Sie zeitweise in eine bedrohliche Lage.» Der Vater, der sich nach dem miterlebten Verkehrsunfall so kindisch benommen hatte, war eine wichtige Station, weil der ganze – auch ödipale – Haß auf ihn «herausgeschleudert» wurde.

Daß dem so war, zeigten auch die Einfälle des Patienten zum Abschnitt, wo im Traum der Herr aus der Firma Y auftaucht. Auf diesen Mann hatte der Patient einen Haß entwickelt; er erkannte in ihm sowohl eine symbolische Vater- als auch Bruderfigur. Mit dem Haß auf den Vater war ja auch der Haß auf den Bruder aufgetaucht. Es war besonders naheliegend, im Herrn aus der Firma Y den Bruder zu sehen, weil der Bruder – wie dieser Mann – ihm das Gefühl der Minderwertigkeit eingepflanzt hatte; insbesondere weil ihn der Bruder stets «Hilfsarbeiter» schimpfte während der Zeit, als der Patient in der Firma Y gearbeitet hatte.

Zum Begleiter, der ihm zum Ausbruch verholfen und den er jetzt gemäß dem Traum «inzwischen verlassen oder verloren» hatte, kam dem Patienten die Mutter in den Sinn, die er ja durch den Tod tatsächlich verloren hatte. Der Patient war etwas unsicher geworden, weil er vorher annahm, der Begleiter sei der Vater gewesen, während er jetzt in ihm die «verlorene» Mutter sah. Dazu erklärte ich ihm folgendes: «Sie haben recht, wenn Sie im Begleiter den Vater sehen, aber es ist auch nicht falsch, in ihm die Mutter anzunehmen. Die Figur hat ‹die Kleider gewechselt›, was bedeutet, daß der Haß, der zuerst dem Vater galt, auch auf die Mutter überging. Die Mutter trägt die Kleider des Vaters, das heißt: Sie haben die Mutter angefangen so zu hassen, wie Sie den Vater haßten und auch den Bruder. Deshalb ist die Figur sowohl der Vater als auch die Mutter.» Dazu entgegnete er: «Das muß gewesen sein, als die Mutter sich in die Küche einschloß. – Damals ist sie für mich gestorben.» Ich erwiderte: «Daran zerbrach die ödipale Liebe zur Mutter.» Nun sagte er mir, daß er gerade jetzt begreife, was die Szene mit dem Engpaß am Torbogen bedeute. Lange Zeit habe er nicht begriffen, was dieser Traumteil bedeute; schon beim Aufschreiben des Traums sei ihm die Stelle rätselhaft erschienen, und Nachdenken habe ihm nicht weitergeholfen. Jetzt aber wisse er es: hier sei eindeutig die Beerdigung der Mutter gemeint. Dieses turmartige Gebäude sei die Friedhofskapelle, in der die Mutter aufgebahrt gewesen sei; man habe durch eine Art Torbogen dort hineingehen müssen. Der See sei der Wohlensee. Hier bringe der Traum zwei Dinge miteinander in Verbindung. Der Tod der Mutter habe erneut gewaltige Schuldgefühle hervorgerufen. Wäre er nicht krank geworden, hätte er die Schuld nicht loswerden können. Er habe einen Besuch im Krankenhaus gemacht, die Neurose sei in der unverdächtigen Form eines vermeintlichen Herzinfarkts erschienen. Das sei gemeint, wenn im Traum stehe, er sei Arzt und müsse einen Krankenbesuch machen. Es hätte heißen müssen: «Ich sage ihm, ich brauche einen Arzt und müsse einen Spitalaufenthalt haben.» Im Nazi, der ihn beim Torbogen kontrolliert und dem er mit einem Trick entkommt (Im Traum: «Ich sage, ich sei Arzt und müsse drüben einen Krankenbesuch machen»), sah er seine Mutter. Nazi sei deshalb naheliegend, weil die Nazis berüchtigt und verhaßt seien, weil sie Juden *vergasten*. Die Mutter habe sich ja vergasen wollen. Darauf entgegnete ich: «Als die Mutter sich vergasen wollte, haben Sie sie angefangen zu hassen, wie man die Nazis haßte, weil sie die Juden vergasten.»

Seine Zustimmung kam prompt in der Erklärung der Identitätskarte, die im Traum eine Rolle spielt. Er sagte: «Es ging dann um eine Identitätskarte. Sie war blau. Blau, da kommt mir der blaue Vater in den Sinn. – Diese Karte konnte ich nicht vorweisen dort, dem Nazi. – Wie sagten Sie jetzt vorhin? – Haß auf die Mutter. M-hm. Ich konnte mich bisher nie mit dem Haß auf die Mutter identifizieren. Ich wollte nicht verraten, daß ich die Mutter seit der Gasaffäre ebenso haßte wie den betrunkenen Vater. Ich zeigte das ‹rote Papier› vor, die Liebe zur Mutter, um? ... den Haß nicht zugeben zu müssen.»

Die Fehlleistung im Traum, als er dem Nazi «Uf Wiederluege» anstatt «Heil Hitler» sagt, brachte den Patienten auf den Gedanken, daß genau dies Dr. B beim Abschied zu sagen pflegte. Wir verstanden den Sinn des Traumes so, daß er bei Psychiater Dr. B ebenfalls das «rote Ausweispapier», also die Liebe zur Mutter, vorgezeigt und die blaue Identitätskarte, die ihn verraten hätte, verschwiegen hatte (Nicht zugegebener Haß). «Heil Hitler», sagte der Patient, sei gleichbedeutend mit «Heil Mutter»; er habe in der Übertragung zu Dr. B «Heil Mutter» gerufen, anpasserisch und heuchlerisch wie im Traum, und hätte «Haß, Sauweib, verdammtes» rufen wollen. Es wurde hier wiederum ganz offensichtlich, daß er in der Analyse vorher die Liebe zur Mutter in die Übertragung eingebracht, aber den viel wichtigeren Haß auf die Mutter verschwiegen hatte. So wurde er selber und der Psychiater auf eine Weise getäuscht, die für den Patienten leicht schreckliche Folgen hätte haben können.

Der Patient äußerte sich zu dieser Problemstellung wie folgt: «Im Traum erwartete der Nazi, daß ich ‹Heil Hitler› sagen sollte. – Die Mutter erwartete von mir, daß ich sie lieben und verehren würde; auch das Gewissen erwartete das. Es heißt ja auch: ‹Ehre Vater und Mutter.› Weil ich das nicht tat, habe ich den ‹Bonus› verloren, so wie es mir ein Traum (181) sagte: 4. Bonusverlust (4. Gebot: Ehre Vater und Mutter). Aber auch

Dr. B erwartete von mir Verehrung und Liebe – die Haßübertragung wollte er nicht. Das stimmt eben auch. Beide wollten verehrt und angehimmelt werden, geliebt; vom Haß in der Übertragung wollten sie nichts wissen; sie sind ihm ausgewichen.»

Die nächsten Traumabschnitte konnten wir der vorgerückten Zeit wegen nicht mehr intensiv genug bearbeiten. Dennoch machte der Patient bemerkenswerte Äußerungen. Seiner Meinung nach wollte ihm der Traum mitteilen, daß er auch nach dem Tode der Mutter, seit sie «drüben» war, «nicht frei» wurde. Der Tod der Mutter habe ihn nicht von der Last der Neurose befreit. Im Gegenteil: da sei ja die Neurose erst richtig ausgebrochen. Wohl anerkannte er, daß die Mutter zuerst hatte sterben müssen, bevor die verdrängten Komplexe analytisch angehbar wurden. In diesem Zusammenhang mußte ich ihm auch sagen, daß er in den früheren Analysen gar nicht bereit gewesen wäre, den Haß gegenüber den Eltern und dem Bruder in die Übertragung einzubringen. Seine diesbezügliche Ansicht – die Psychiater seien der negativen Übertragung ausgewichen – war zumindest einseitig. Erst der Tod der Mutter hatte diese Befreiung ermöglicht; allerdings hatte der Todesfall auch eine fast unerträgliche Steigerung der Schuldgefühle – und damit eine gefährliche Steigerung der Gewissensbedrohung – bewirkt. (Sich aus unbewußten Schuldgefühlen in eine psychiatrische Klinik «einsperren» wollen).

Das im Traum vorkommende «Erntedankfest» übersetzte der Patient mit: «Dank ernten». Die Neurose sei, so meinte er weiter, das «Erntedankfest» der verdrängten Kindheitserlebnisse; was in der Kindheit «gesät worden sei», habe er in der Neurose zum «Dank» geerntet. Die Neurose sei «der schlechte Dank einer schlechten Kindheit.»

Den Abschnitt, in dem er im Traum gegenüber dem mißtrauischen Nazi – als Gesinnungstarnung – auf die Juden schimpfen muß, verstand der Patient als ein Schimpfen «auf die vom Juden Freud stammende Psychoanalyse». Das Gewissen, meinte er weiter, verlange von ihm das Schimpfen auf die Psychoanalyse, weil damit Widerstand entstehe, der die Behandlung verunmögliche. Das mochte zutreffen. Ich mußte ihm aber auch sagen, daß meiner Überzeugung nach hinter dieser Traumaussage – über die Juden schimpfen; sagen, man müsse sie ausrotten – die bisher versteckt gehaltene Gesinnung gegenüber seiner Mutter steckte. Das Gewissen (Über-Ich) terrorisierte ihn wie ein Nazi, weil er unbewußt, seit ihrer Vergasungsabsicht, die Mutter haßte und sie «vernichten», also «ausrotten» wollte aus Furcht, «sie könnte wiederkommen» und dasselbe noch einmal machen. (Im Traum: man muß sie ausrotten, sonst kommen sie immer wieder). Weil die Mutter sich in den Wohlensee stürzen und dann – einige Jahre später – vergasen wollte, stieg die Angst vor dieser suizidalen Figur ins Unermeßliche. Da war es doch besser – so dachte das Unbewußte –, wenn man sie «ausrotten würde, weil sie sonst immer wieder kommen kann.» Diese verdrängten – aber gut motivierten – Todeswünsche der Mutter gegenüber kehrten denn auch in der Migräne wieder zurück. (Migräne zeigt die verdrängten Todeswünsche an.) Ich wollte den Patienten mit diesen Hinweisen darauf vorbereiten, daß er in den Katzen auch seine Mutter – die er fürchtete – «ausgerottet» hatte, aus der Angst heraus, sie könnte wiederkommen und das alles noch einmal machen. Ich sagte ihm noch nicht, daß eben gerade deswegen früher der Impuls «Muttermörder» aufgestiegen war; ich wollte bloß den Weg zu dieser Erkenntnis mit deutlicheren Hinweisen als bisher ebnen.

Die «Urangst vor der Mutter» ergab sich auch dadurch, daß er im Traum ein U-Boot im Wohlensee sah; und auch er anerkannte, daß damit die gefährliche Mutter – die ihn «töten» wollte – gemeint sein müsse. Dieses «U-Boot» war tatsächlich in den Symptomen (Angst, sich und andern etwas anzutun) «aufgetaucht». Daran hatte er nicht gedacht, als er unter eben diesen Ängsten litt. (Im Traum: Ein U-Boot im Wohlensee, das hätte ich auch nicht gedacht, daß es das gibt.) Mit Recht sagte der Patient zum Schlußsatz des Traumes: «Ich denke, selbst wenn ich hinüber könnte, wäre ich nicht sicher, ob die mich nicht zurückschicken würden, weil sie nicht begreifen könnten, in welch schlimmer Lage ich hier gewesen bin», daß eigentlich niemand begriffen habe, in welch schlimmer Situation er sich in Kindheit und Neurose befunden habe. Aber auch er habe die schlimme Lage nicht richtig begriffen, in die ihn seine Mutter gebracht habe.

Im erwähnten letzten Traumabschnitt war eine Anspielung darauf enthalten, daß Flüchtlinge, welche im Zweiten Weltkrieg die rettende Schweizer Grenze erreichten und sich auf sicherem Boden wähnten, manchmal wieder zurückgeschickt und damit oft der sicheren physischen

Vernichtung ausgeliefert worden waren. Auf den Patienten und seine Problemstellung übertragen, hieß das, daß ihm noch immer eine schreckliche Gefahr drohte: ein Schicksal wie das der zurückgewiesenen Flüchtlinge des Zweiten Weltkrieges. Ich nahm zu diesem Traumsatz folgendermaßen Stellung: «Die Aussage, die der Schlußteil Ihres Traumes macht, ist bedenkenswert. Wenn Ihnen – bildhaft dargestellt – dasselbe Schicksal droht wie den Flüchtlingen zur Hitlerzeit, die unser Land erreichten und zurückgeschickt wurden, weil wir nicht begriffen haben, was sie durchgemacht haben und was sie erwartete, wenn wir sie abwiesen, muß man fragen, was der Traum genau meint. Ich übersetze den Traumsatz so: Selbst wenn es Ihnen gelingt, das Verdrängte ins Bewußtsein zu bringen (= ‹hinüber können›), ist noch nicht sicher, ob es im Bewußtsein bleiben kann oder ob Sie es nicht wieder verdrängen (= zurückschicken). Dies, weil *Sie* nicht begreifen, in welcher Lage Sie sich früher befanden. Man kann ein Ereignis wissen (ich dachte dabei an die Katzenerschießung) und doch die Folgen daraus – oder die Zusammenhänge – nicht begreifen. Oder man hat etwas begriffen, es aber wieder verdrängt. So müssen Sie es sehen.»

Er hatte schon einmal begriffen gehabt, daß er in den Katzen auch die Mutter symbolisch «getötet» hatte, diesen Einfall aber tatsächlich wieder verdrängt. Die unbewußte «Muttertötung» indes bewirkte Bestrafung durch das Gewissen (Über-Ich) und lief auf eine Vernichtung hinaus, nach dem unbewußten Motto: «Aug um Aug, Zahn um Zahn.» Deshalb war das Gewissen (Über-Ich) so unerbittlich mit ihm. Das Gewissen (Über-Ich), das den Impuls «Muttermörder» bewußt werden ließ – und damit die ungeheure Anklage formulierte –, forderte für diese «Katzen-Muttermord-Tat» kompromißlos die Bestrafung. Es akzeptierte die ungeheuren Begleitumstände nicht, in welchen diese Ersatzhandlung (Katzentötung) überhaupt erst möglich wurde. Hätte die Mutter nicht derart versagt und wäre sie durch die zweimalige Selbstmordäußerung vom Patienten nicht als schreckliche Bedrohung empfunden worden, wäre es niemals zur Tötung der Katzen gekommen. Diese Katzentötung mußte man, soweit sie Ersatzhandlung war, als einen Akt der reinen Notwehr betrachten. Dies sagte meiner Meinung nach auch der letzte Traumsatz: niemand hat begriffen – auch er selber nicht –, in welcher Lage er sich durch diese suizidale Mutter befand. Weder wurde die Katzentötung als das begriffen, was sie war, noch wurde das *Motiv* begriffen, das sie veranlaßte.

[1] Armut und Fürsorgeabhängigkeit können «Ich-deformierend» wirken, zu einer «Ohnmacht des Ichs» führen und einen gravierenden Minderwertigkeitskomplex bewirken. In extremen Fällen und unter extrem ungünstigen Voraussetzungen können auch bleibende Charakterdefekte entstehen.

52. Sitzung

Der Patient berichtete, daß er «fast postwendend» von einem heftigen Migräneanfall geplagt worden sei, der «Tage gedauert» habe. Er sei entmutigt, weil er gemeint habe, die Ursachen für die Migräne herausgefunden zu haben.

Der Patient erwähnte zwei Träume, einen davon wollte er analysieren.

Traum 328

Die drei am meisten gesuchten deutschen Terroristen, der harte Kern, sind endlich gefaßt worden. Ich besuche sie im Gefängnis. Da erstaunt mich doch sehr, daß eine Terroristin ein Metzgermesser hat und jederzeit die andern bedrohen und so ausbrechen kann. Ich sehe das und mache jemanden darauf aufmerksam. Wie ich hinausgehe, wird draußen scharf kontrolliert. Ich habe auch eine Art Billett, das ich abstempeln muß, sonst käme ich nicht hinaus.

Danach bin ich irgendwo. Wieder sind 3 Terroristensympathisanten da. Evtl. ist einer davon X. Mit einem Küchenmesser gehe ich auf die drei los und töte sie, und zwar vorbeugend, damit sie mich nicht töten können. Ich trage dabei eine Schürze wie in der Firma Y. Es ist aber eine Metzgerschürze, und sie ist vom Kampf blutbespritzt. Irgendwie vorher war noch etwas mit einer Platte, voll mit verschiedenen Kartoffeln und Bohnen, die ich mit den Händen den Kindern anrichte.

Traum 333

Ich bin bei einem Arzt wegen einer Nasenoperation. Gleichzeitig sagt er mir, daß ich wegen Magenbeschwerden einen Autoschwamm mit etwas daran verschlucken müsse, dann sauge er alles auf und die Krankheit sei weg. Irgend etwas mit Terminen bei diesem Arzt.

Dann bin ich in X und trage einen Pelzmantel offen. Es ist unpassendes, warmes Wetter, und der Mantel könnte auch meiner Frau gehören. Ich gehe in eine Apotheke und besorge mir Kopfwehmittel. Dann werfe ich ein Päckchen in einen Briefkasten. Es sollte eine Filmspule drin sein, und ich schaue noch extra, ob der

Briefkasten einen Schlitz für die Filmspule hat, was der Fall ist. Ich denke, daß der Film, obwohl richtig adressiert, wieder, wie auch schon, nach Köln zum Entwickeln gehe, anstatt nach Lausanne. Später merke ich, daß ich das falsche Päckchen dort einwarf, jenes von der Apotheke.

Dann bin ich im Elternhaus. Ich will mit meinem Sohn den Vater im Spital besuchen. Wir gehen eine Straße entlang. Ich rede etwas von Fotos machen. Das Wetter ist zwar schön, aber dunstig. Es ist Frühling; die Bäume blühen. Da treffen wir unerwartet auf einen Mann mit Hut. Er sagt: «Das ist doch Y.» Ich laufe weiter, und erst jetzt merke ich, daß es der Vater war. Er sah anders aus. Er war in Begleitung von Z oder ZZ, welche einen Kinderwagen bei sich hatte. Ich habe ein schlechtes Gewissen, daß ich ihn nicht begrüßte.

Dann bin ich in der Wohnung des Elternhauses. Es ist die von der X-Straße. Niemand ist da. Ich bin im Korridor. Da kommt mir in den Sinn, daß ich einmal glaubte, ich würde «verrückt» werden, aber jetzt kann ich ohne Furcht daran denken. Ich möchte so rasch als möglich fortkommen aus dieser Wohnung. Vater könnte zurückkommen, und ich möchte ihm nicht begegnen. Unten ist Vaters Briefkasten voll. Ich durchsuche ihn. Es ist wegen des Päckchens von vorhin (Filmspule). Der Bruder kommt auch dazu, und der Briefkasten wird ausgeleert.

Schließlich gehe ich weg. Es paßt mir nicht dort. Auch ist nicht blitzblank aufgeräumt. Ich muß eine Katze mitnehmen. Wie, ist die Frage. Da kommt mir in den Sinn, daß ich sie in eine Tasche packen könnte, was ich auch tue. Draußen – Kellerausgang X-Straße – sind andere Katzen. Jemand sagt, ich solle die Katze aus der Tasche lassen. Ich tue es. Sie faucht entsetzlich. So offen kann ich sie doch nicht transportieren, denke ich. Die Hunde könnten sie anfallen.

Der Patient wünschte, den letzten Traum zu analysieren. Er wollte aber dennoch einige Gedanken zum Traum 328 äußern. Den «harten Kern» in diesem Traum, die drei Personen, betrachtete er als Vater, Mutter und Bruder. Zum Besuch im Gefängnis kam ihm sein Besuch im Gefängnis in den Sinn, wo der erste Klaustrophobieanfall stattgefunden hatte. Die Terroristin mit dem Metzgermesser bezeichnete er als seine Mutter, welche mit dem Metzgermesser Hoden zerschnitten hatte. (Also die kastrierende Mutter). Überraschenderweise erinnerte er sich jetzt daran, daß er seinerzeit, d. h. beim Auftauchen von Symptomen nach dem Abschluß der Behandlung bei Dr. B, diesem einen Traum – brieflich –

mitgeteilt hatte, dessen ersten Teil er bis heute nicht mehr gewußt habe. Dort sei nämlich eine Frau vorgekommen, welche mit einem Metzgermesser einen Säugling habe töten wollen. Diese Frau, sagte er, müsse seine Mutter sein. Sie habe gedroht, in den Wohlensee zu springen, und zwar mitsamt den Kindern. Das bedeute auch Säuglinge oder Kinder töten, wenngleich nicht mit einem Metzgermesser. Warum da ein Säugling vorgekommen war – er war bei der Geschichte in der Bank bereits 1½jährig gewesen, also kein Säugling mehr –, vermochte er zunächst nicht zu sagen. Nach längerem Nachdenken hatte er ein «Aha-Erlebnis», indem ihm einfiel, daß «Säugling» im Volksmund «kleines Würmli» heiße und daß «kleines Würmli» ebensogut für «kleiner Penis» stehen könne. Die Frau mit dem Metzgermesser symbolisierte demnach Gefahr von der Mutter gleich doppelt: sowohl das Leben als auch der Penis des kleinen Knaben waren von ihr bedroht worden. Der verdrängte Kastrationskomplex, das wurde nun deutlich, hatte auch Eingang in die Klaustrophobie gefunden, die sich aus mehreren verdrängten Ereignissen zusammensetzte. Damit war dargelegt, daß es einfach nicht stimmt, wenn man schwere Neurosen auf einen einzigen Nenner reduzieren zu können glaubt. Es war ihm klargeworden, daß er, um nicht selber «getötet», d. h. auch «kastriert» zu werden, in den Katzen aus «Notwehr» die bedrohlichen, kastrierenden Personen «getötet» hatte. In bezug auf die Katzentötung sprach er vom Vater und vom Bruder – die Mutter klammerte er aus.

Nach diesen Gedanken des Patienten zum Traum 328 konnten wir den Traum 333 bearbeiten.

Im Initialteil dieses Traumes erblickte der Patient «eindeutig» ein Kastrationsproblem. In der operierten Nase sah er ein Symbol für den Penis, der «mehrmals von Kastration bedroht» gewesen sei. Erinnerungen an die als Kastration erlebte Geburt des ersten Kindes tauchten auf; ferner die Szene mit der Katzenkastration u. ä. m. Diese Kastrationserlebnisse seien ihm «auf dem Magen» gelegen, darum spreche der Traum von Magenbeschwerden. Zum Autoschwamm, den er im Traum hinunterschlukken mußte und der ja die Heilung von der Krankheit bewirken sollte, fiel ihm die Redensart: «Schwamm darüber» ein. Das bedeute, sagte er, daß er nach «vielen Terminen beim Arzt-Analytiker endlich in bezug auf die Kastrationsproblematik ‹Schwamm darüber› sagen» sollte.

Zum Pelzmantel, den er offen trug und der auch seiner Frau gehört haben könnte, erinnerte er nochmals die Szene anläßlich der Geburt. Die Frau sei dagelegen mit «offener Vagina» (= offener Pelzmantel), in welche der Arzt hineingeschnitten habe. Wenn er, wie es der Traum schildere, diesen offenen Pelzmantel der Frau herumtrage, müsse man doch erkennen, daß er immer noch den damals erlittenen Kastrationsschock mit sich herumtrage. Das sei jetzt aber nicht mehr nötig; das Wetter sei ja warm, der Mantel überflüssig. Man könne sagen, wenn er in diesem Alter und nach soviel Terminen bei mir immer noch einen Kastrationskomplex herumtrage, wäre das höchst unpassend: es passe – mit andern Worten – nicht mehr zu ihm. Diese Hintergründe seien ebenfalls «offen» dargelegt worden (offener Pelzmantel).

Die Apotheke, in welcher er Kopfwehmittel besorgte, weckte Assoziationen an den ersten Psychiater, bei welchem er in Behandlung gewesen war. Dieser Arzt wohnte vis-à-vis einer Apotheke, die ihm jedesmal auffiel, wenn er in die Stunde ging, weil er dachte, daß die Patienten jenes Psychiaters die allenfalls verschriebenen Medikamente «gleich nebenan» besorgen konnten, was er «praktisch» fand. Zudem erinnerte er sich, daß er schon damals unter Kopfweh gelitten hatte und daß dieser Psychiater deswegen eine medizinische Untersuchung bei einem Mediziner-Kollegen angeordnet hatte (Kein Befund).

Der Briefkasten wiederum weckte Erinnerungen an Dr. B., da in der Nähe dieses Arztes ein Briefkasten war, in welchen der Patient schon Briefe eingeworfen hatte. Auch der Hinweis im Traum, daß der Film nach Köln zum Entwickeln gehe, wies auf diesen Psychiater hin, wie frühere Träume (z. B. Traum 10) gezeigt hatten. Es war sicher nicht abwegig zu sagen – so tat es der Patient –, daß zwei Psychiater sich um das Kopfweh/Migräneproblem gekümmert hatten, daß sie aber den «Film» (die Erlebnisse), welcher die Migräne auslöste, «falsch entwickelt» hatten. Dazu der Patient wörtlich: «Es ist ganz eindeutig, daß der Film, der die Aufnahmen (Ad-hoc-Introjektionen) enthielt, die das Kopfweh begründeten, von den Psychiatern völlig falsch entwickelt worden ist. Die haben darüber eine völlig falsche Theorie entwickelt. Der eine wußte überhaupt nichts damit anzufangen und schob es als medizinisches Problem ab, der andere suchte wie verbissen an einem Ort, wo es nichts zu finden gab. – Es ist schon verrückt, das! – Jetzt sagt mir der Traum, daß man es in Lausanne entwickeln müsse.» Ich exponierte: «Lausanne», und er antwortete: «Dort ist, glaube ich, Kodak... Es wäre schon der richtige Ort dort. Köln ist auf jeden Fall falsch. – Aber warum Lausanne? Was ist da be... aha! Dort ist doch das Bundesgericht. – Also klar ein Gewissensproblem. Ich wurde verurteilt, und zu was? Die Migräneanfälle geduldig zu ertragen. Das muß noch entwickelt werden.» Ich entgegnete ihm: «Sie wurden nicht nur verurteilt – Sie haben sich selbst dazu verurteilt, die Migräne als Strafe und Sühne zu ertragen.» Daß die Apotheke, also der Konsum von Schmerzmitteln, die «falsche Art» war, der Migräne zu begegnen, leuchtete ihm sehr ein. Er äußerte sich dazu folgendermaßen: «...Ich habe dort im Traum die Kopfwehmittel eingeworfen, aber ich sollte den Film einwerfen, den an den richtigen Ort schicken, nach Lausanne, und ihn entwickeln. Dann könnte man sehen, was mir wirklich die Migräne verursacht. – Jetzt ist mir gerade eingefallen: wie bei einem Film hat es auch bei meiner Migräne sicher mehrere Bilder (= Ereignisse) als Ursache. Ich denke da an die Nacht in X und an den Morgen, als ich ‹kotzen› mußte. Auch ist mir jetzt der Unfall mit dem Mädchen eingefallen, das den Kopf aufschlug. Und der Traum (16), in dem es hieß, man müsse die Sache mit Gott erklären; die Fixierung an dieses sündhafte Erlebnis mit dem Mädchen, dem ich beim Pissen zuschaute. – Spalt-Tabletten. Als ich den Spalt sah, das hat mir auch Kopfweh verursacht. Ganz sicher. Was wir da herausfanden, das habe ich nicht vergessen. – Ein Stück fehlt einfach noch, ist noch nicht entwickelt worden, das sagt da der Traum. – Die Katzen sind mir auch wieder eingefallen. Aber das hatten wir schon. – Ich kann's nicht finden...» An die Mutter dachte er wieder nicht. Er hatte mit Recht darauf hingewiesen, daß die «Bilder» (Film), d. h. die verdrängten Erlebnisse, welche die Migräneanfälle hervorrufen konnten, in der Analyse «entwickelt», d. h. bewußtgemacht werden mußten. Damit war auch gemeint, daß *alle* Bilder des gleichen «Films» in einen Zusammenhang zu bringen waren. Erst das «Entwickeln» des ganzen «Films» zu einer «Bildgeschichte» – gemeint ist die «Geschichte der Entstehung der Migräneanfälle» – konnte dann die Migräneanfälle als neurotisches Symptom gänzlich und auf Dauer beseitigen.

Der nächste Traumabschnitt, wo er sich im Elternhaus befand und mit dem Sohn den Vater im Spital besuchen wollte, veranlaßte ihn zu folgendem Spontaneinfall: «Genau jetzt ist mir eingefallen: den Vater mit dem Sohn auf dem Friedhof besuchen. Todeswünsche gegen den Vater. Eindeutig und klar. Und wann war das? – Unten kommt ‹Z› oder ‹ZZ› vor. Das führt mich gedanklich nach X, dorthin, wo ich den Vater nackt sah… und bei der Mutter. *Ich* bin ja ins Spital eingewiesen worden, als ich meinte, ich hätte einen Herzinfarkt. Und das war auch, weil ich den Vater totgewünscht habe – die Katze – als Strafe.» Ich entgegnete: «Der Sohn, der den Vater totwünschte, weil er mit der Mutter schlief – der Mann mit Hut im Traum –, ist der Ödipus, der als ‹Strafe› in der Neurose viel zu leiden hatte.» Er ergänzte mich, indem er sagte: «Ich hatte doch einmal einen Traum (190), wo ich mich auf einer Empore befand. Sie sagten damals, ich sei empört gewesen, weil der Vater mit der Mutter schlief. Da habe ich doch ziemlich heftig reagiert, glaube ich. Aber Sie hatten doch recht, damals. – Hm! Der kleine Ödipus hatte sich empört, als er das sah.» Meine Entgegnung war: «Ja, aber auch über die Mutter, und das wollten Sie nicht wahrhaben.» Diesmal machte der Patient gegen meine Deutung keine Einwände mehr. Daß er die Szene des elterlichen Koitus in X auch «fotografiert», ad hoc introjiziert hatte, wie es der Traum sagte, bestritt er nicht mehr; ebensowenig die Tatsache, daß diese Geschichte auch mit seinen Migräneanfällen zu tun hatte. Er hatte es eben nicht «begrüßt», also gutgeheißen, daß die Mutter mit dem Vater schlief, und darum bekam er «Schuldgefühle», oder wie es im Traum hieß: ein «schlechtes Gewissen», welches Bestrafung forderte.

Der nächste Traumabschnitt brachte den Patienten assoziativ auf Ereignisse, die sich an der X-Straße abgespielt hatten, und zwar auf die Nacht der Gasdrohung der Mutter, als auch der Vater «im Korridor» stand. Ganz richtig sagte der Traum nochmals, daß er deswegen – vor allem – später geglaubt habe, er müsse «verrückt», also psychotisch werden, aber daß er jetzt ohne Furcht daran denken könne. Jene Sitzung, in welcher er mit einem gewaltigen Schrei die Angst, die ihn wahnsinnig zu machen gedroht hatte, herausschleudern konnte, war ihm noch eindrücklich in Erinnerung, und sie belegte den Traum.

Eine gewisse Unsicherheit ergab sich beim Satz, wo er befürchtete, der Vater könne zurückkommen, dem er aber nicht begegnen wollte.

Schließlich fiel ihm ein, daß ja nicht der Vater «abwesend» sei, sondern die Mutter. Diese sei gestorben, also «nicht da». Seine Furcht war demnach, die Mutter könnte – in den Symptomen – zurückkommen. Begreiflicherweise mochte er diesen Symptomen nicht mehr begegnen. Wenn hier die suizidale Mutter gemeint war, mußte ja auch der volle Briefkasten derjenige der Mutter und nicht Vaters Briefkasten sein. Zu diesem Briefkasten fielen ihm die unzähligen Kondolenzkarten ein, die nach Mutters Tod eingegangen waren. Da sei der Briefkasten auch voll gewesen. Nun hing ja aber der volle Briefkasten – wie der Traum sagte – mit dem Film von oben zusammen. (Im Traum: «Es ist wegen des Päckchens von vorhin»). Ich sagte ihm, daß er damals, als die Mutter sich in der Küche einsperrte und ihm nicht öffnen wollte, auch sie – genauso wie den Vater – gehaßt habe. Dieser Haß auf die Mutter – mit verdrängten Todeswünschen ihr gegenüber – hänge eben mit dem «Film» und daher mit seiner Migräne zusammen. Er aber möchte, so sagte ich ihm, nicht mehr auf diese Angelegenheit zurückkommen. Seine Furcht war, daß der Haß auf die Mutter «zurückkommen» könnte, was sich sofort in Symptomen zeigen würde, die ihm wieder Angst machten. Aber so wie er den Haß auf den Bruder bearbeiten konnte, mußte es ihm auch möglich sein, jenen auf die Mutter in den Griff zu bekommen. Solange er im Haß auf die Mutter fixiert war, die sich in der Küche eingeschlossen hatte, konnte eben auch die Furcht vor dem Verrücktwerden wieder in einem neurotischen Symptom zurückkommen.

Ganz deutlich wurde der Traum, als er ihm zum Schluß zu verstehen gab, er solle endlich «die Katze aus der Tasche lassen». Ich übersetzte ihm diese Stelle so: «Der Traum sagt, Sie sollten endlich die Katze aus dem Sack lassen, wie ein Sprichtwort meint; die Katze nämlich, die im Keller, d. h. in Ihrem Unbewußten, eingesperrt ist. Und zwar ist damit angesprochen ein Ereignis an der X-Straße.» Damit meinte ich die symbolische «Muttertötung», die ja in der Katzenerschießung erfolgt war. Aus diesem «Keller» kam der Impuls: «Muttermörder». Die andern Katzen im Traum konnten nur der Vater und Bruder sein, die in der zweiten Katze symbolisch «getötet» worden waren. Er tötete, wie es der Traum 328 sagte, «die drei» Terroristen «vorbeugend», damit sie ihn nicht töten konnten. Das war das Motiv. Im Traum 333 ließ er die Katze aus der Tasche, aber sie fauchte noch entsetzlich. Das sollte sich bald auch wirklich zeigen. Noch aber hatte er Bedenken, die Katze offen zu transportieren, d. h. er konnte zur «Muttertötung» noch nicht offen stehen. Er hatte Angst vor dem Gewissen (Über-Ich).

53. Sitzung

Diese Sitzung eröffnete der Patient – konnte man es anders erwarten? – mit der Mitteilung, daß er einen schrecklichen Migräneanfall hinter sich habe, «schlimmer als alle bisherigen». Er war verzweifelt, weil alle Aufklärungsarbeit in bezug auf die Migräne nichts fruchten wollte. Er glaubte, «am falschen Ort» gesucht zu haben, und vermutlich sei eben der «Film nicht richtig entwickelt» worden. Ich entgegnete ihm: «Der ‹Film› ist richtig entwickelt worden. Da habe ich gar keinen Zweifel. Aber er ist noch nicht *vollständig* entwickelt. Und das ist etwas anderes.» Die Neurose, die sich die Migräne zur letzten Bastion ausgesucht hatte, von der aus sie verbissen kämpfen wollte, war eigentlich schon besiegt. Sie bot zwar nochmals auf, was sie aufzubieten hatte, sie wollte den Patienten verwirren und entmutigen und mich unsicher macher, aber sie war besiegt. Das letzte Stück, das noch fehlte, mußte bald erscheinen.

Dieser Migräneanfall habe eine rege Traumtätigkeit ausgelöst, meinte der Patient. Aus der Vielzahl von Träumen wählte er den folgenden für diese Analysenstunde aus:

Traum 342

Frau X telefoniert mir. Sie sagt, Herr Y sei bei ihr und bedrohe sie mit einer Maschinenpistole. Sie sagt, es sei wieder dasselbe wie schon einmal. Evtl. telefoniert sie mir nochmals, weil ich beim ersten Mal nicht reagierte. Nun will ich die Polizei benachrichtigen. In meiner Wohnung suche ich krampfhaft nach der Nummer der Polizeihauptwache. Ich suche überall, kann aber die Nummer nicht finden. Da muß ich mich entschließen, die offizielle Stadtnummer 117 anzurufen. Ich wähle aber 111. Dennoch kommt die Polizei. Ich sage, sie sollen sofort kommen, aber ohne Blaulicht, da Herr Y es sonst merken würde, daß die Polizei alarmiert wurde. Die Polizisten wollen nicht so recht, kommen aber dann doch. Ich sage noch, daß das schon das zweite Mal sei, daß so etwas passiere, das erste Mal sei aber keine Anzeige erfolgt.

Ich exponierte dem Patienten den ersten Satz dieses Traumes. In seinen Gedanken war er aber bei der letzten Sitzung. Er zeigte sich beeindruckt von der Tatsache, daß ein und dasselbe Traumstück mehrere Bedeutungen haben konnte. Es sei doch der Vater im Traum vorgekommen; ihm habe er den Tod auch gewünscht, aber gemeint sei die verstorbene Mutter gewesen, auf welche er die gleichen Todeswünsche gehabt habe. Er habe gesagt, unten im Briefkasten seien Kondolenzanzeigen zum Tod der Mutter gewesen. Jetzt falle ihm ein, daß man die Migräne auch als «Todesanzeige», als Anzeige der verdrängten Todeswünsche, bezeichnen könne. Ich sagte ihm: «Ihre Migräneanfälle gründen, wie wir sahen, auf verschiedenen verdrängten Erlebnissen. Wahr ist, daß sie ‹Todesanzeigen› in dem von Ihnen erwähnten Sinne sind. Sie sind aber auch ‹Kondolenzkarten›, Beileidsbezeugungen; damit wollen Sie auch sagen, daß Sie mit Leid, also Schmerz, bekunden – das ist die schmerzhafte Migräne –, wie leid es Ihnen tut, daß Sie Mutter, Vater und Bruder totwünschten. Nur ist diese Art der Wiedergutmachung falsch.» Nun erinnerte er sich daran, daß er in den Ferien die ganze Zeit über keinen Migräneanfall gehabt habe, dafür aber depressiv gewesen sei. Er sagte: «Damals hatte ich keine Migräneanfälle, aber ich war depressiv. Anstatt Migräne zu haben, könnte ich auch depressiv sein.» Ich war froh, daß er diesen wichtigen Zusammenhang gesehen hatte, und sagte ihm: «Darum kommen ja Kondolenzkarten vor. Ihre Trauer über die Todeswünsche bekunden sie entweder über die Migräne oder über die Depression. Nur wußten Sie nicht, um wen und warum Sie in der Depression trauerten.»

Er berichtete über die Pathogenese seiner Neurose, indem er sagte, die Schritte zur Auslösung der Krankheit seien folgende gewesen: «Zuerst mußte die Mutter sterben. Das war der Anfang. Dann kam der Vater auf Besuch. Als er nach dem Verkehrsunfall sich so saudumm benahm, ist der ganze Haß auf ihn hervorgebrochen. Danach war es nur noch eine Frage der Zeit, wann der Neurosesturm losbrechen würde. Ein ‹Pfeifsignal› erster Güte war der Panikzustand am Arbeitsplatz, als der Kollege zu spät zur Arbeit erschien. Das war nach Vaters Besuch. Dann kam die Geschichte mit dem Telefon, als Vater über den Grabstein der Mutter schimpfte. Da wurde dann der Grabstein tatsächlich zum Stein des Anstoßes. Als dann am Sonntag darauf mein Freund zu Besuch kam (der ihn an den ebenfalls verhaßten Bruder erinnerte), kam der Nervenzusammenbruch. Im Traum ist diese Sache wieder erwähnt, da kommt das Blaulicht vor; und mich hat man ja mit Blaulicht ins Spital überführen müssen. Mit dem Haß kam die Schuld. Mein Gewissen hat mich fast erwürgt. Das unbewußte Muster für die Art der Bestrafung ist im Kindergarten zu finden; die Nonne hatte mich in den Keller eingesperrt. Daran erinnerte ich mich wieder, als ich im Gefängnis den Kollegen besuchte und dann schlagartig die Angst ausbrach (Klaustrophobie). Dabei hatte ich nicht die geringste Ahnung, daß das Erlebnis (im Kindergarten) mir als unbewußte Strafvorlage diente. Als ich die Psychoseangst bekam, wußte ich auch nicht, daß dort der verdrängte Haß auf Vater und Bruder versteckt war und daß dieser Haß die Bestrafung nach dem frühen Muster (Einsperren, diesmal in eine Klinik) in der Kindheit forderte.»

Ich besprach daraufhin mit dem Patienten nochmals die bis jetzt bewußtgewordenen Stationen seiner Neurose, die, wie wir sahen, tief verwurzelt und weitverzweigt war und ihn wie ein engmaschiges Netz umgab, aus dem er fast nicht herauskommen konnte. Bei allem beachtlichen Erfolg in bezug auf die Behandlung der Neurose mußten wir uns eingestehen, daß die Krankheit noch nicht restlos besiegt war, wie das gehäufte Auftreten von Migräneanfällen in der letzten Zeit eindrücklich zeigte.

In diesem Zusammenhang erinnerte er den Vorgängertraum:

Traum 341

Ich bin bei Dr. X. Ich muß eine Adreß-Etikette ausfüllen und schreibe «Y» drauf. Es hat aber noch vier (?) Abschnitte, wo man Beispiele draufschreiben sollte. Mir kommen aber keine in den Sinn. Sie bleiben leer. Dr. X schreibt eine, und als ich sie anschaue, ist darauf ein Hund und eine Katze. Ich verabschiede mich von Dr. X und gebe ihm einen Kuß oder er mir. Dann wieder in Analyse. Diesmal ist eine Frau, die eine Brille trägt, da. Man erzählt mir, daß Dr. X auf der Straße von einem Unbekannten angefallen worden sei, der ihm eine zünftige Ohrfeige gegeben habe. Ich sage, es gebe halt immer solche Leute.

Dr. X blutet vorne links an der Stirne. Diese Wunde hat er offenbar wegen der Ohrfeige von vorhin. Er betupft sie mit einem Wattebausch. Ich zeige Mitleid, aber innerlich ist mir gar nicht darum. Die Frau mit der Brille ist besorgt. Wegen dieses Ohrfeigenvorfalls ist Dr. X in eine andere Wohnung gezogen.

Später gehe ich in Dr. X's verlassene Wohnung, evtl. um nachzuschauen, ob der Rowdy von vorhin wieder da sei. Die Türe ist zu meiner Überraschung offen. Vor der Wohnung von Dr. X sehe ich aber zwei Knaben miteinander raufen. Sie stören. Ich gehe zu ihnen. Als sie nicht aufhören wollen, greife ich ein. Jetzt bezichtigt er mich frech sexueller Absichten. Ich schlage den beiden Streithähnen die Köpfe zusammen.

Um diesen Traum war ich besonders froh, weil er nicht nur die Übertragung – Dr. X war Dr. B – auf den früheren Analytiker wieder schilderte, sondern die dahinter verborgene Bindung an die Mutter. Aus den Einfällen des Patienten zum Traumabschnitt mit der Adreß-Etikette wurde ersichtlich, daß seine Übertragung auf Dr. B Gefühle zum Inhalt hatte, die früher an die Mutter «adressiert» gewesen waren. Was in Dr. B's Analyse «leer», d. h. unbearbeitet und unerkannt, blieb, waren die Übertragungsinhalte.

Nach dem Untergang des Ödipuskomplexes und dem Verschwinden der ödipalen Liebe ergab sich zwischen dem Patienten und seiner Mutter ein unbewußtes Bindungsverhältnis wie – bildhaft gesprochen und im Traum so dargestellt – zwischen «Hund und Katze». Diese negative Seite der Übertragung blieb in den früheren Analysen unbeachtet und unbearbeitet. Der Patient verließ die letzte Analyse bei Dr. B vordergründig in Freundschaft, hintergründig aber in Feindschaft. Dazu meinte der Patient: «Im Traum gebe ich Dr. B., oder er mir, einen Kuß. Da fällt mir ein: Judaskuß. – Als ich mich von ihm (Dr. B) verabschiedete, war ich schon bereit, ihn zu verraten, so wie die Mutter mich verraten hat.»

Weil die negative Übertragung nicht bearbeitet wurde, konnte die «Heilung» nur eine «Schein-Heilung», eine «Übertragungsheilung» sein. Als dann die Mutter starb, mußte der Patient – wie es der Traum sagt – wieder in die Analyse kommen, um unter anderem auch die negative Übertragung und damit die Feindseligkeit gegenüber der Mutter (inkl. Vater und Bruder) durchzuarbeiten. In diesem Traum war die Mutter – die Frau mit der Brille – endlich anwesend (Die Mutter war Brillenträgerin gewesen).

Der Patient sah im Unbekannten, der Dr. B eine Ohrfeige verabreichte, sich selber. Mit dem erneuten Ausbruch der sehr schweren Neurose habe er Dr. B. eine «Ohrfeige» verabreicht, indem er seine Heilkunst widerlegte.

Was den Patienten veranlaßt hatte, in der Übertragung dem Dr. B, und stellvertretend der Mutter, diese «Ohrfeige» zu verabreichen, brachten seine Assoziationen zutage. Es fiel ihm zuerst die Geschichte mit dem Mädchen ein, dessen Vagina er hatte anschauen wollen, worauf später durch das Mißgeschick die Wunde am Kopf entstand. Dann erinnerte er sich daran, daß die Mutter ihn auf der Straße bloßgestellt hatte, als sie von der Geschichte mit dem verlorenen Religionsbüchlein hörte. Das Wesentliche aber war, daß die Mutter ihn des Onanierens wegen vor dem Vater zur Rede gestellt hatte. Überdies empfand er es als Kastrationsdrohung, als sie ihm in diesem Zusammenhang sagte: «Mach es nur nicht so wie der Bruder!» (Dem Bruder war ja die Kastration angedroht worden, als die Katzen kastriert wurden.) Dem Patienten wurde erst jetzt richtig bewußt, daß das Zur-Rede-Stellen der Mutter einer schweren Kastrationsdrohung gleichgekommen war, welche er ihr sehr übelgenommen hatte. Mutters Worte wirkten wie eine Ohrfeige, und diese brachte – so der Traum – die alte Kastrationswunde zum Bluten. Denn der Vorfall mit dem Mädchen, dem er beim Pissen zwischen die Beine geschaut hatte, war *vor* dieser mütterlichen Intervention geschehen. (Im Traum heißt es: «Diese Wunde hat er offenbar wegen der Ohrfeige von vorhin.») Der Patient erinnerte jetzt auch wieder den früheren «Jeanmaire-Traum» (5). Dort wurde die «Todesstrafe für den Landesverrat» gefordert. Der «Landesverräter», dies wurde ihm klar, mußte seine Mutter sein. Er kreidete ihr den «Onanieverrat» als eine «Schandtat» an, die «genauso schändlich» war wie der Landesverrat von Jeanmaire.

Hatten Mutters Worte wie eine Ohrfeige gewirkt, die er ihr nicht vergessen konnte, riefen sie aber auch die Rache auf den Plan. Für diesen «Verrat» rächte er sich an der Mutter bzw. an ihren Ersatzfiguren – Psychiater –, aber auf masochistische Weise. Zum ersten Mal wurde ihm bewußt, daß das Wegziehen von der Mutter, die ja auch an *ihm* hing, ein Racheakt gewesen war. Dasselbe wiederholte er unbewußt bei den Psychiatern, die er ja auch verließ; aber mit einem «Judaskuß». Er rächte sich – auf masochistische Weise – unbewußt an der Mutter, indem er ungeheilt die Behandlungen abschloß.

Auch im letzten Traumabschnitt erschien nochmals die Übertragungsproblematik. Den Besuch in der von Dr. B verlassenen Wohnung brachte der Patient unmißverständlich mit seiner Mutter in Verbindung, die gestorben war, somit ihn und die Wohnung verlassen hatte. Dr. B und die Mutter waren für den Patienten eine Personeneinheit. (Abgesehen davon war Dr. B ja auch tatsächlich von Bern weggezogen, hatte ihn also «verlassen.») Nun war aber die Türe offen, was der Patient als einen Hinweis auf die bewußtgemachte Problematik mit der Mutter verstand, die sich in der Küche eingeschlossen hatte. Jetzt störten noch zwei streitende Knaben – der Bruder und er – die Situation. Dazu fiel ihm ein – im Hinblick darauf, daß einer ihm sexuelle Absichten vorwirft –, daß der Bruder ihn – wie die Mutter – wegen der Onanie bloßgestellt hatte. Etwas Verwirrung schaffte zunächst der Versuch zu verstehen, weshalb sich hier die zwei Knaben stritten. Das Streiten empfand der Patient als «Abwehr und Widerstand», und es war ihm nicht unverständlich, daß der Kampf mit dem verhaßten Bruder eine Fortsetzung in der Übertragung sowohl zu den früheren Analytikern als auch zu mir gefunden hatte. Diese unbewußte Übertragung hatte *alle* Analysen empfindlich gestört. Anderseits war der Vorwurf der sexuellen Absicht auf den Bruder wie auch auf die Mutter in gleicher Weise zutreffend. Schließlich verstand der Patient den Sinn dieses Traumstückes so, daß der Kampf mit dem Bruder ein «Stellvertreterkampf» war, daß er mit dem Bruder stritt, aber eigentlich die Mutter meinte. Ihr, und nicht dem Bruder, wie er bisher immer gemeint hatte, verzieh er den «Onanieverrat» am wenigsten; über sie empörte er sich am meisten. Er sagte: «Die Situation ist, daß Dr. B – die Mutter also – im Traum abwesend war. Das stimmt auf zweierlei Weise. Sie ist tot, darum nicht da. Aber ich streite mit dem Bruder und weiß nicht, daß eigentlich die verstorbene (abwesende) Mutter gemeint ist.»

Interessanterweise assoziierte er zum Satz, der beschreibt, wie er im Traum den Knaben die Köpfe zusammenschlägt, seine Migräneanfälle. Wörtlich meinte er: «Wenn der Bruder die Mutter darstellt, zeigt der Traum, daß ich auf sie die gleiche ‹Sauwut› habe wie auf ihn. Ich schlage die Mutter, aber mit meinem Kopfweh.» Darauf antwortete ich ihm: «Sie meinen die Mutter, schlagen aber sich selber.»

Den letzten Gedankenschritt, daß nämlich die Verbindung Bruder-

Mutter auch auf die Katzentötung zutraf, machte der Patient hier allerdings noch nicht.

Nach diesem Exkurs konnten wir den ursprünglich vorgesehenen Traum 342 behandeln. In Frau X erkannte der Patient «mit Sicherheit» seine Mutter, während er in Herrn Y zunächst seinen Bruder, dann den Vater sah. Indes hatten weder Bruder noch Vater je die Mutter mit einer Maschinenpistole bedroht, wohl aber der Patient – wie er sich wieder erinnerte – den Bruder mit der Pistole. (Weil dieser die Mutter zusammengeboxt hatte und er sich für sie wehren wollte.) Auch kam ihm in den Sinn, daß er mit der gleichen Pistole die zwei Katzen erschoß. Was ihn irritierte, war der Umstand, daß laut Traum ein und dieselbe Sache zweimal passiert war. Ich machte ihn darauf aufmerksam, daß der Traum, wenn man seine Assoziationen berücksichtige, mit der Person des Herrn Y, der als Bedroher auftrete, ihn selber meine. Er habe ja seinerzeit den Bruder bedroht. Schon zum Traum 341 sei ihm aber eingefallen, daß der Bruder für die Mutter stehe. Der Traum wolle sagen: so wie er seinerzeit den Bruder mit der Pistole bedroht habe, hätte er aus Wut am liebsten auch die Mutter bedroht.

Als er darauf nicht antwortete, exponierte ich den Satz: «Evtl. telefoniert sie mir nochmals, weil ich beim ersten Mal nicht reagierte.» Nach einer längeren Pause sagte er: «Es hat mich verunsichert, weil... ich wußte einfach nicht, was das für ein erstes Mal sein sollte und warum ich nicht reagierte. Dann dachte ich an die Polizeihauptwache, und da kam mir in den Sinn, daß ich ja im Gefängnis diesen Panikanfall (Klaustrophobie) bekam. Dort bekam ich eindeutig zum *ersten Mal* einen Hinweis, daß etwas nicht stimmte, und ich reagierte nicht darauf. (Er hatte die Klaustrophobie nicht verstanden, nicht analysiert.) Der zweite ‹Anruf› kam, als ich den Nervenzusammenbruch hatte. Man hat mich mit ‹Blaulicht› abgeholt. Als dann die Selbstmordgedanken immer stärker wurden, mußte ich mich entschließen, um Hilfe zu rufen. Ich weiß noch ganz genau, wie das war damals. Der Druck und die Angst wurden immer größer, bis ich mich entschloß zu telefonieren. Nie vergesse ich jenen Abend, als ich in die Klinik fuhr und wie ich bereit gewesen wäre, dort zu bleiben, wenn man mich dazu aufgefordert hätte. Ich war am Ende. – Ich stand schon damals kurz vor einer Psychose. Zum Glück bin ich dann nicht eingetreten. Ich mache niemandem einen Vorwurf, aber soviel weiß ich mit Sicherheit: die hätten mir nicht helfen können. Die hätten mir meinen Willen zur Selbstbehauptung trotz allem mit Pillen so reduziert, daß ich dann tatsächlich keine Kraft mehr gehabt hätte, mich über Wasser zu halten. – Die hätten mich so betäubt und die einzige Instanz lahmgelegt, die sich gegen die Psychose und den Selbstmord noch auflehnte, daß ich auf eine Rutschbahn geraten wäre, wo man mich nicht mehr hätte aufhalten können. – Schrecklich, der Gedanke.» Ich entgegnete: «Wichtig ist folgendes: Wenn Sie, wie ich annehme, der Herr Y sind, dann sollten Sie nicht merken – wie damals, als man Sie mit Blaulicht in die Notfallklinik brachte, mit einem vermeintlichen Herzinfarkt –, daß die Polizei, sprich das Gewissen, Sie in die psychiatrische Klinik bringen wollte. Dort wären Sie ja auch eingesperrt gewesen wie in einem Gefängnis. Sie wollten – unbewußt – in die psychiatrische Klinik. Sie sagten ja selber, man hätte Sie nur aufzufordern gebraucht, weil Sie dort eine Schuld – wie im Gefängnis – abbüßen wollten. Diese Schuld hängt mit der Mutter zusammen.» Seine Antwort war: «Ich wollte mich einsperren, weil ich mich schuldig fühlte. Das stimmt. Die Situationen waren: Kindergarten, wo mich die Nonne einsperrte; Gefängnisbesuch, wo ich sah, daß man für fahrlässige Tötung wirklich eingesperrt wird – und am Schluß die psychiatrische Klinik. – Und die Schuld? Der Haß auf den Vater, weil er in X bei der Mutter im ‹Nest› (= Bett) lag (Ödipusschuld), die sexuelle Schuld wegen der Onanie, das unvergeßliche Erlebnis mit dem Mädchen, bei dem ich die Vagina anschaute und wo ich glaubte, Gott habe mich bestraft, und? – ah, natürlich, die Katzen. – Das war die fahrlässige Tötung, für die ich *mich* mit Gefängnis bestrafen wollte. – Die Katzen, die waren das Schlimmste. Mein Gewissen hat mich deswegen fürchterlich angeklagt.» (Die heftigste Anklage war der innere Impuls «Muttermörder». Es verwunderte mich deshalb nicht, daß er, um diese furchtbare «Tat» zu sühnen, auch die Internierung in einer psychiatrischen Klinik auf sich genommen hätte. Das Unbewußte wußte, daß die Katzen, die er erschossen hatte, Muttérersatz waren. Diesen Zusammenhang mußte er bewußtseinsfähig machen.)

Der Patient faßte den Traum so auf, daß dieser einerseits darlegte, wie unbewußte Schuldgefühle eine «Bestrafungssehnsucht» hervorgerufen hatten, die ihn in die psychiatrische Klinik zu bringen suchte. Anderseits war ihm klar geworden, daß die Schuld, die ihn fast erdrückt hätte, Todeswünsche gegen Vater, Bruder und Mutter waren. Er gab zu, in den Katzen – ersatzweise – Vater und Bruder «getötet» zu haben, aber daß Katze = Mutter bedeuten mußte, daß die größte verdrängte Schuld jene ihr gegenüber war («Muttermörder»), sah er noch nicht ein. Er gab zu, daß er sie haßte und fürchtete, weil sie zweimal mit Selbstmord gedroht und ihn in Angst und Schrecken versetzt hatte, daß er ihr den «Verrat» nachtrug, aber er gab nicht zu, daß er sie in den Katzen «unschädlich» gemacht hatte. Er dachte gar nicht an einen solchen Zusammenhang. Aber er war nicht mehr weit von dieser Erkenntnis entfernt.

54. Sitzung

Die vergangene Woche hatte dem Patienten große Turbulenzen gebracht. Nachdem er am Morgen bei mir gewesen war, wollte er seiner Frau ein paar Blumen bringen. Im Blumenladen befiel ihn aber eine Art Unwohlsein, das sogar der Verkäuferin aufgefallen sei, weil sie ihn ganz «merkwürdig angeschaut» habe. Er habe angefangen, über die Gründe nachzudenken, dabei sei ihm eingefallen, daß er seinerzeit der Mutter auch keine Blumen aufs Grab habe bringen können, da er sie ja irrtümlich aufs Nachbargrab gelegt habe. Er habe da plötzlich gemerkt, wie er offenbar negative Gefühle der Mutter gegenüber auf seine Frau übertrage. Nachdem ihm dieser Zusammenhang klar geworden sei, habe er sich wesentlich besser gefühlt. Es seien ihm aber die «Augen aufgegangen» darüber, wie intensiv er die Mutter innerlich (unbewußt) immer noch hasse. Als er dann nach Hause gekommen sei, sei dort eine Frau auf Besuch gewesen, die ihn ganz stark an die Mutter erinnert habe. Nach dem Verabschieden habe ihn ein Mißmut gequält, der sich dadurch gesteigert habe, daß ihm plötzlich ein Ohr Schmerzen verursacht habe. Er habe auch seine Frau «angefaucht». Das lästige Ohrenweh habe ihn halb «verrückt» gemacht, aber er habe dennoch angefangen, auch da nach Zusammenhängen zu suchen. Dabei sei ihm der Traum (341) mit der Ohrfeige wieder eingefallen, und da habe er gewußt, warum ihm das Ohr solche Schmerzen mache.

Am Abend sei er beizeiten ins Bett gegangen. Etwa gegen 3 Uhr morgens sei er erwacht, und da habe er heftige Schmerzen in der Analgegend und bis hinauf zur Prostata verspürt. Er habe aufstehen und wegen Harndrang mehrmals aufs WC gehen müssen. Die Schmerzen seien so stark gewesen, daß er ein Medikament gegen Entzündungs- und Schwellungsschmerzen habe einnehmen müssen. Wieder sei ihm der Traum mit der Ohrfeige eingefallen und die Geschichte mit dem «Onanieverrat» der Mutter. Dabei sei er in eine regelrechte innerliche Empörung und Erregung geraten. Gleichzeitig habe er aber seinen Penis nicht mehr gespürt, so daß er mehrmals nach ihm habe greifen müssen, «um zu sehen, daß er noch da» sei. Es sei gewesen, wie wenn er keinen Penis mehr haben würde. Er habe sich gefragt, ob er jemals wieder koitusfähig werden könne, und überhaupt sei der Gedanke an sexuelle Lust ihm derart nebensächlich erschienen, «als würde der Penis nie in meinem Leben mehr» zu sexueller Lust gebraucht.

In dieser Nacht habe er plötzlich begriffen, was gemeint sei, wenn man von einer «libidinösen Organbesetzung» rede. (Wovon er schon gehört und gelesen hatte.) Die Mutter habe immer an Durchfall gelitten – darum Schmerzen in der Analgegend –, und sie habe ihm die Kastration angedroht, als sie ihm beim «Onanieverrat» die Drohung mit dem Bruder an den Kopf warf. Deshalb die Schmerzen in der Prostatagegend und das Gefühl, keinen Penis mehr zu haben. Als die Mutter ihn damals wegen der Onanie zur Rede stellte, war ihm tatsächlich für eine gewisse Zeit die Lust am Sexuellen vergangen. Wie stark diese mütterliche Intervention nachgewirkt hatte, erklärte er mir – erst jetzt – über ein weiteres Erlebnis. Er habe, sagte er mir, auf den Tag genau an Mutters Todestag (1–2 Jahre später) eine Hodenentzündung bekommen, die sehr schmerzhaft gewesen sei. Schon damals habe er gedacht, diese auffällige Übereinstimmung mit dem Gedenktag könne kein Zufall sein. Damals habe er allerdings noch nicht gewußt, daß er der Mutter den «Onanieverrat» so übelgenommen habe. Daß die Hoden betroffen worden seien, überrasche ihn nicht mehr, weil er ja fantasiert habe, Frauen – insgeheim die Mutter – würden ihm die Hoden herausschneiden. Die Mutter habe auch wirklich Hoden gekocht. Ich sagte ihm: «Sie haben in der Nacht nach der letzten Sitzung die Wirkung der mütterlichen Kastrationsdrohung *erlebt.»* (Sich vergewissern, ob Penis noch vorhanden.) Mit andern Worten: die Mutter war als Kastrationsfigur in Erscheinung getreten.

Als ob der bedauernswerte Mann nicht schon genug gelitten hätte, stellte sich – so berichtete er weiter – noch in der gleichen Nacht auch ein Kopfweh ein. Dieses brachte er in Zusammenhang mit dem Ereignis, wo das Mädchen den Kopf angeschlagen hatte. Im Traum (341) habe es ja schon geheißen, daß die Wunde am Kopf von der Ohrfeige herrühre. Die Mutter habe die Kastrationswunde wieder zum Bluten gebracht mit ihrer Kastrationsdrohung. Jetzt falle ihm ein, meinte er weiter, daß er die kastrierende Mutter auch in seiner Frau wiedererlebt habe und daß er ihr darum auch keine Blumen habe schenken wollen – unbewußt –, sonst wäre es ihm ja nicht übel geworden im Blumenladen. Außerdem habe er im Spital anläßlich der Geburt des Kindes zum zweiten Mal einen «zünftigen» Kastrationsschock gekriegt. Deshalb sei ihm wohl auch eingefallen, «nie im Leben mehr» benutze er den Penis zur Lust.

Da nun zu den übrigen Schmerzen (Analgegend, Prostata) auch noch Kopfweh hinzugekommen war, bereitete ihm die medikamentöse Bekämpfung der Schmerzen Schwierigkeiten. Er glaubte zu wissen, daß sich das Mittel gegen die Entzündung, das er eingenommen hatte, nicht mit Kopfwehmitteln vertrug. Und er befürchtete, daß er wieder tagelang mit Kopfweh herumlaufen müsse, weil er den Beginn der Migräne nicht stoppen könne. Aber am Morgen, beim Aufstehen, waren Analbeschwerden und Prostataschwellung verschwunden; ebenso hatte das Kopfweh aufgehört. Dies war ihm eine Bestätigung der rein psychisch bedingten Verursachung der genannten Beschwerden.

Diese Woche war begleitet von intensivem Träumen.

Traum 344

Ich befinde mich in einer Art Tunnelröhre. Da fällt ein Kind – oder ich? – rückwärts in einen Weiher/See. Es ist eine Bedrohung in der Szene. Nun gehe ich hin und blase – zur Abwehr – wie verrückt in den Tunnel hinein.

Traum 345

Ich sehe eine Sofortbildkamera mit Blitz am Boden. Die Kamera blinkt. Ich weiß, daß ich schon einmal dagewesen bin und die Kamera gesehen habe. Ich wollte sie eigentlich mitnehmen, aufheben, hatte sie aber vergessen. Jetzt, da ich wieder hier vorbeikomme, weiß ich, daß ich sie eigentlich aufheben und wegtragen wollte. Evtl. entferne ich das Verbindungskabel zum Blitz, um das Blinken abzustellen.

Beide Träume brachte der Patient mit dem – ad hoc introjizierten – Erlebnis mit der Mutter in Verbindung, die in der Bank damit gedroht hatte, mitsamt den Kindern in den Wohlensee zu springen. Dieses Erlebnis, das er «blitzschnell» aufgenommen habe (Sofortbild), sei verantwortlich für den schweren Pavor nocturnus gewesen. Er habe den ganzen Schrecken in diese Neurose «hineingeblasen» und damit die tötende Mutter abgewehrt. Heute wisse er, daß diese früh erfolgte Mord-/Selbstmorddrohung der Mutter viel bedeutungsvoller gewesen sei als der Vergasungsversuch. Beim zweiten Mal (Vergasungsdrohung) sei die Angst aus der ersten Szene (Wohlensee) «mit Brachialgewalt» wieder aktiviert worden. Wie heftig diese Angst gewesen sei, werde ersichtlich aus der Klaustrophobie und der Psychoseangst, die er gehabt habe. (Im Pavor nocturnus sowie in der Psychoseangst waren allerdings nicht nur diese «Erlebnisängste» reaktiviert worden, sondern es erschien gleichzeitig auch eine «archaische Urangst» aus der Seele.)

Der Patient wollte noch einen weiteren Traum erwähnen, der ihm sehr wichtig schien:

Traum 347

Der 2. Weltkrieg ist verloren. Deutsche Soldaten kehren nach Hause zurück. Es ist auch ein im Krieg Erblindeter dabei. Es wird gesagt, die Situation sei damals so gefährlich gewesen, daß der Blinde nur in den Zug steigen konnte, weil ihn jemand mit dem Gewehr im Anschlag bewacht habe.

Im Abteil sitzt jemand, der dasselbe Geburtsdatum hat wie ich: 3. 8. 1959. Dann wird eine Frau analysiert. Sie hat einen Brief, in welchem ein bestimmtes Datum vorkommt. Es wird gefragt, warum es gerade dieses Datum sei, nicht vorher und nicht nachher. Die Antwort ist, daß das irgendwie typisch sei für einen Schuldkomplex. Zuerst müsse maximal gebüßt werden, und erst wenn genug gelitten sei, lasse das Gewissen nach.

Dann wird eine Frau «Beimherd» analysiert. Sie beklagt sich darüber, daß ihr zwei Bonbons in einen Schacht gefallen sind. Ich sage etwas von verdeckten Erinnerungen. Sie antwortet, daß alles nicht so schlimm gewesen wäre, wenn man sie nicht vor den andern blamiert hätte.

Zu diesem Traum meinte der Patient, daß der 2. Weltkrieg die Zeit schildere, während welcher die schlimmsten Kindheitserlebnisse stattgefunden hätten. Aber erst mein ständiges Exponieren des ersten Satzes brachte ihn darauf, im 2. Weltkrieg den 2. Suizidversuch der Mutter zu sehen. (1. Weltkrieg = 1. Suiziddrohung.) Offensichtlich mußte der im Krieg Erblindete der Patient sein, den eben dieser 2. Suizidversuch der Mutter seelisch in eine ganz gefährliche Situation gebracht hatte. Zu Beginn der Analyse war der Patient tatsächlich total blind (= unwissend) darüber gewesen, was bei ihm die extreme Suizidangst ausgelöst hatte. Nur unter der Aufbietung sämtlicher Ich-Kräfte konnte der Patient in den Vorortszug (= Zug) steigen, d.h. die Psychoanalyse beginnen und durchhalten. Dieses die Kontrolle maximal ausübende, wachsame (= Bewachung) Ich des Patienten verhinderte mit Erfolg später auch das Versinken in der Psychose. Die Ich-Stellungnahme – ich rede in diesem Zusammenhang nicht vom «Selbst» – war zu allen Zeiten intakt, und dieses zur Stellungnahme fähige, der Realitätsprüfung nicht verlustig gegangene Ich war der zuverlässige Partner in der Analyse. Es erwies sich auch im Feuer der Übertragung als stark genug, um nicht unterzugehen. Sein stellungnehmendes, realitätsprüfendes Ich war der fähige Bündnispartner in der Analyse geworden, auf welchen hundertprozentig Verlaß war. Dieses Ich war denn auch der eigentliche Gewinner des Kampfes gegen Krankheit und Untergang.

Einiges Kopfzerbrechen bereitete dem Patienten das im Traum angegebene Geburtsdatum. Es stimmte mit seinem tatsächlichen in keiner Position überein; außerdem gab es kein Ereignis von Bedeutung, an das sich der Patient erinnerte, welches am 3. 8. 1959 stattgefunden haben könnte. Da erinnerte sich der Patient daran, daß der im Krieg Erblindete das Augenlicht durch einen Schuß (oder durch Schüsse) verloren hatte (im Traum.) Das Datum der Katzenerschießung war uns nicht bekannt, aber der Patient sah nun plötzlich einen Zusammenhang zwischen dem Blindgeschossenen und der Katzenerschießung. Er sagte dazu: «Der Mann ist blindgeschossen worden, und ich habe die Katzen erschossen. Da ist doch offensichtlich ein Zusammenhang. – Ah, ja klar: als die Neurose ausbrach, wußte ich nicht, daß die Katzenerschießung eine so wichtige Rolle dabei spielte. Da war ich gewissermaßen ein Blinder.» Nun hoffte ich, daß er auch den Zusammenhang sehe zwischen den beiden Suizidaffären der Mutter und der Katzenerschießung. Aber er war gedanklich noch nicht in der Lage einzusehen, was nun doch offensichtlich war, nämlich, daß er in den Katzen auch die gefürchtete Mutter «erschossen» hatte. Hatte der 2. Weltkrieg tatsächlich mit dem 2. Suizidversuch der Mutter zu tun und war der Blindgeschossene wirklich ein Hinweis auf die Katzenerschießung, konnte man nicht anders, als die Katzenerschießung mit der Mutter in Verbindung zu bringen. Weswegen sonst hatte der Patient aus seinem Unbewußten heraus den schweren Vorwurf «Muttermörder» vernommen? Aber diesen Gedankenschritt, wie gesagt, machte er nicht. Statt dessen glaubte er, daß ihm der Traum sehr präzise das Datum der Katzenerschießung zeige. Es kam zwar nicht der 3. 8. 1959 dafür in Frage – das wußten wir mit Sicherheit –, wohl aber der 3. 8. 1949. Der Patient äußerte sich dazu wie folgt: «Ich glaube, der 3. 8. 1959 ist in Wirklichkeit der 3. 8. 1949. Wenn ich an diesem Datum die Katzen erschossen habe, wäre das das Geburtsdatum einer ganz entsetzlichen Schuld. Dafür habe ich gebüßt bis zum heutigen Tag. Es muß so sein, weil der Traum (347) ganz genau von Schuld redet. Es fällt mir erst jetzt auf, daß ja auch dort von einem bestimmten Datum die Rede ist. – Ist es der 3. 8. 1949? – Ich glaube es, ganz bestimmt. Also ich hätte nie im Leben geglaubt, daß man so etwas auf Tag und Monat genau durch den Traum erfahren könnte. – Klar, unverständlich ist das schon nicht. Wenn's *einer* ganz genau weiß, dann ich, weil ich's erlebte. Diesen Tag habe ich mir ganz sicher hinter die Ohren geschrieben.» Ich entgegnete: «Im Traum heißt es aber, daß eine Frau analysiert werde. Man muß da dann wohl von der Mutter sprechen.» Er sagte: «Mutter, ja, Mutter.» «Wenn's die Mutter ist» – fuhr ich fort –, «sagt Ihnen der Traum, daß Sie einen typischen ‹Mutter-Schuldkomplex› haben, für den Sie – laut Traum – zuerst maximal büßen mußten. Erst jetzt, nachdem Sie so schrecklich viel gelitten haben, läßt das Gewissen (Über-Ich) insoferne nach, als es diese Zusammenhänge nicht mehr total zensuriert. Sonst wüßten wir ja noch immer nicht, weswegen Sie sich sogar in die ‹Waldau› einsperren lassen wollten.»

Daß es um die Mutter ging, bestritt der Patient nicht mehr. Denn auch der letzte Traumabschnitt des Traumes 347 ließ wieder seine Mutter agieren. Die Frau «Beimherd» – ein Name, den er gar nicht kannte – entpuppte sich in der Deutungsarbeit als die Mutter, die beim Gasherd gesessen oder gestanden sein mußte, als sie die verhängnisvolle Drohung, sie werde sich vergasen, ausstieß. Natürlich sah der Patient nicht – bei verschlossener Küchentüre –, wo genau sich die Mutter befand. Da aber die Stimme nahe der verschlossenen Türe schien und sich der Gasherd dort befand, hatte der Patient es sich immer so vorgestellt. (Beimherd = die Mutter beim Gas-Herd.)

Die Geschichte mit den zwei Bonbons, die in einen Schacht gefallen sind, erinnerte den Patienten an einen zweideutigen Witz, den er einmal gehört hatte. Danach war ein Schweizer in Paris bei einer Dirne gewesen, die, seine Hoden in der Hand wiegend, sagte: «Bon, bon.» Der Schweizer soll geantwortet haben: «Das sind keine Bonbons, das sind meine ‹Seckelsteine› (= Hoden)». Daß sich im Traum die Frau darüber beklagt, es wäre alles nicht so schlimm gewesen, wenn man sie nicht vor andern blamiert hätte, erinnerte den Patienten an den «Verrat» der Mutter, die ihn vor dem Vater der Onanie wegen blamiert habe. Im Traum spricht aber der Patient in diesem Zusammenhang von «verdeckten Erinnerungen», was unschwer als «Deckerinnerungen» übersetzt werden konnte. Deshalb konnte ich dem Patienten sagen: «Sie glaubten, die Ohrfeige im früheren Traum (341) sei die Geschichte des Verrats der Mutter gegenüber dem Vater, Ihre Onaniegeschichte betreffend. Jetzt aber, glaube ich, ist klargestellt worden, daß das eine Deckerinnerung war. Die Ohrfeige betrifft nicht diesen mütterlichen Verrat, sondern sie betrifft etwas in Ihren Augen Schlimmeres: die in der Küche eingeschlossene Mutter, die nicht öffnete. (Frau Beimherd.) Es wäre alles nicht so schlimm gewesen, wenn sich die Mutter nicht in die Küche eingeschlossen hätte, ohne Ihnen zu öffnen. Dieses Verhalten der Mutter war die eigentliche Ohrfeige, das andere die Deckerinnerung.» Der Patient bestätigte diese Deutung indirekt, indem er darauf sagte: «Jetzt verstehe ich auch z. T. den folgenden Traum (348). Den sollten wir unbedingt noch drannehmen.»

Traum 348

Ich befinde mich auf dem Diwan in der Wohnstube. Ein Mörder (?) hat ein Kind in Schach gehalten. Er will fliehen, als ein Kind aus dem Kindergarten heimkommt, zusammen mit andern Kindern. Als die Kinder kommen, eilt er zur Türe. Ich hinter ihm her. Plötzlich erfaßt mich eine große Wut, weil er das meinem Kinde angetan hat. Nun passiert aber etwas Überraschendes: Unvermutet rennt der Mörder (?) in das Zimmer meines Sohnes, in welchem dieser sich befindet, und schließt die Türe ab. Ich höre meinen Sohn vor Angst laut schreien. Mit Wucht renne ich etliche Male gegen die verschlossene Türe, um sie aufzusprengen, aber es gelingt mir nicht. Dann kommt der Mörder (?) mit ihm heraus. Er hält sich den Fluchtweg offen, indem er ihn als Geisel benützt. Er bedroht ihn mit einer Pistole.

Als er an mir vorbeigeht, schlage ich ihm die Pistole aus den Händen. Ich nehme das Magazin heraus, entlade sie und werfe sie irgendwie fort. Den Mörder erkenne ich nun: es ist mein Freund X. Y.

Als ich ihm den Initialsatz vorgelegt hatte, antwortete er spontan so: «Schon beim Aufwachen wußte ich, daß dieser Traum die Geschichte meiner Neurose schildert. Es ist mir sofort aufgefallen, daß ich nach dem Auftreten des Nervenzusammenbruchs auf dem Diwan in der Wohnstube lag, bis dann die Sanität kam. Genauso wie jetzt in dem Traum.» Ich fuhr weiter mit dem Satz: «Ein Mörder (?) hat ein Kind in Schach gehalten.» Dazu fiel ihm ein, daß dieses Kind ein Kleinkind gewesen sei. Auch wurde ihm klar, daß es sich bei diesem Kleinkind um ihn selber handeln müsse. Er fragte sich, ob das Kleinkind auch eine Zeitangabe oder einfach ein Symbol für die frühe Kindheit sein könne. Etwas verwirrt war er, als er die Figur des Mörders hätte deuten sollen. Er konnte ganz einfach nicht herausfinden, wer der Mörder im Traum war. Ich überging diese Passage vorläufig und exponierte den nächsten Satz: «Er will fliehen, als ein Kind aus dem Kindergarten heimkommt, zusammen mit andern Kindern.» Zunächst kehrte er gedanklich zum früheren Stichwort «Mörder» zurück. Seine Einfälle waren: «Wer ist der Mörder? – Da im Traum flieht er vor den Kindern. Fliehen tönt mir ganz nach ausweichen. Verdrängen. Fliehe ich vor dem Mörder aus der Kindheit? – Ich glaube, so ist es gemeint. Aber wer kann der Mörder sein? – Im Traum war er als Figur nicht zu erkennen. – Also ich kann's nicht sagen.» Ich entgegnete: «Der Mörder, vor dem Sie fliehen, den Sie also verdrängen, ist ein Selbstmörder. Es ist die Mutter, die mit Selbstmord gedroht hat. Aber es ist zugleich ein ‹Mörder›, weil die Mutter, als sie drohte, in den Wohlensee zu springen *zusammen mit den Kindern*, die Kinder ermordet hätte, hätte sie ihre Drohung wahrgemacht. Die andern Kinder, die im Traum erwähnt werden, sind *das* andere Kind, Ihr Bruder, den sie auch ertränken wollte. Ich ersehe aus diesem Traum die unvorstellbare Angst, die Sie als Kind vor Ihrer Mutter hatten. Im Pavor nocturnus, im Nervenzusammenbruch und in der Furcht, Sie könnten sich und andern etwas antun, ist diese bedrohliche Mutter ‹leibhaftig› zurückgekehrt. – *Das* ist die Geschichte Ihrer Neurose, wie Sie mit Recht sagen.»

Nachdem ich ihm dies mitgeteilt hatte, bemerkte ich, wie er im Gesicht «schneeweiß» geworden war; er zitterte heftig. Er sagte zunächst kein Wort. Ich wartete ab. Schließlich begann er zu sprechen: «Es ist ... es ist ... (schluckt leer) – Ich war im Moment wie gelähmt. Eigentlich wie damals auf dem Diwan, dieser Zustand. – Gerade jetzt verstehe ich aber den Satz, in dem es heißt, es erfasse mich eine große Wut, weil der Mörder das meinem Kinde angetan habe. Das ist doch ... ich bin wütend auf die Mutter, weil sie das *mir* angetan hat, ihrem Kinde.» Ich entgegnete: «Es ist aber noch mehr: Ihre Zwangsgedanken, Sie könnten sich und andern etwas antun, die sich in der Deutungsarbeit als die Rückkehr der Szene in der Bank entpuppten, wo die Mutter drohte, sich und andern – den Kindern – etwas anzutun, bezogen sich ja dann tatsächlich auf Ihre eigenen Kinder. Sie sind auch wütend über die Mutter, weil sie dasselbe – in der unbewußten Wiederholung – Ihren eigenen Kindern angetan hat.»

Es war meiner Meinung nach unverkennbar, daß der Traum die ganze schreckliche Situation aus der frühen Kindheit schilderte, die er verdrängt hatte, die dann aber mit elementarer Wucht in seinen Symptomen wieder herausgeschleudert worden war. Was das Kind im Schrecken des Pavor nocturnus erlebt hatte, erlebte der Erwachsene wieder im Schrecken seiner furchterregenden Symptome. Der Traum 348 war der Beleg für das verdrängte Stück der dramatischen Szene in der Bank, für den Pavor nocturnus, und für die Rückkehr im Nervenzusammenbruch und in den Folgesymptomen. Der Traum zeigte, warum der Patient so schwer neurotisch geworden war.

Zum Satz: «Nun passiert aber etwas Überraschendes: Unvermutet rennt der Mörder (?) in das Zimmer meines Sohnes, in welchem dieser sich befindet, und schließt die Türe ab. Ich höre meinen Sohn vor Angst laut schreien» kamen folgende Assoziationen: «Jetzt wird's heiß! Da hat im Traum alles eine unerwartete Wendung erfahren. Damit hatte kein Mensch gerechnet. Das war für mich das Ungeheuerlichste, Unfaßbarste im Traum. Ich traute meinen Augen kaum. – Türe schließen? Hm! – Jetzt kommt noch die Geschichte, als die Mutter sich in der Küche einschloß. Zuerst das mit dem Wohlensee, dann das mit dem Gas. – Das Schreien meines Sohnes im Traum klingt mir noch jetzt in den Ohren. – Einen ... genauso habe ich doch einen Schrei ausgestoßen, hier auf der Couch. –

Wem es jetzt nicht einleuchtet, daß... Ich sagte doch immer, ich hätte das Gefühl, laut schreien zu müssen. Dann der Druck in den Ohren. Das waren die eingeklemmten Gefühle damals, wie ich als Kind vor der verschlossenen Türe stand. Höre das Kind vor Angst laut schreien. Ja. – Wenn da einer nicht begreift, daß mich dort die nackte Panik erfaßt hat – Psychoseangst, ist mir gerade eingefallen. Furchtbar, das alles, einfach furchtbar!» Ich sagte: «Ja, was Sie erlebten, war unvorstellbar grausam, so grausam wie dann später Ihre Neurose war. Diese Nacht mit der in der Küche eingesperrten Mutter hat Ihnen tiefe Wunden geschlagen und tiefe Spuren hinterlassen. Was die Mutter tat, war, wie es der Traum sagt und wie Sie es assoziierten, ungeheuerlich und unfaßbar. Sie hat in ihrem eigenen Elend nicht mehr daran gedacht, daß sie damit das eigene Kind ruinierte. Aber sie war in einer Depression und konnte sich selbst nicht helfen. Das muß man auch so sehen können.» Er erwiderte: «Die Mutter hat mich an den Rand des Abgrunds gebracht. Ich hatte nur noch die Wahl, entweder alles zu verdrängen oder in der Depression oder in der Psychose zu versinken. Ich habe das nicht ertragen. Als ich auf der Couch hier so geschrien habe ... dort, in der Sitzung sagte ich doch, daß mir im Zug eingefallen sei, daß man den Tod der Mutter nicht ertragen könne, sondern lieber in die Psychose flüchte. Das muß wahr sein. – Das Schreien im Traum war wie der Schrei eines Wahnsinnigen. Ich muß in der Nacht solche Angst gehabt haben, daß ich damals schon dem Wahnsinn nahe war.» Ich sagte ihm: «Sie haben alles gesagt, was man dazu sagen kann.»

Zum nächsten Satz: «Mit Wucht renne ich etliche Male gegen die verschlossene Türe, um sie aufzusprengen, aber es gelingt mir nicht», meinte er: «Ich habe in zwei Analysen versucht, dieses Gefängnis aufzusprengen, aber es ist mir nicht gelungen.» Dazu erwiderte ich: «Weil die Mutter zuerst sterben mußte. Sie getrauten sich nicht, diese verdrängten Gefühle vorher herauszulassen.» Er entgegnete: «Nicht nur ich. Auch die Psychiater getrauten sich nicht, dem in die Augen zu schauen.» Ich entgegnete: «Diese Frage ist theoretisch von Interesse, hat aber für uns heute bloß einen akademischen Wert. Viel wichtiger ist, daß wir erkennen können, daß Sie unmittelbar vor dem Nervenzusammenbruch eine tiefe Depression erlebten – Sie sprachen damals von schwermütigen Gedanken, wo Sie sich von den Kindern verabschiedeten – und daß heute der Kern dieser Depression enthüllt worden ist. Schon mit dem Seelisbergtunnel-Traum (71) ist die Enthüllungsarbeit eingeleitet worden. Nur die Tiefe und das Ausmaß der seelischen Erschütterung mußten nach und nach ‹ausgelotet› werden.»

Ich exponierte nun die Sätze: «Dann kommt der Mörder (?) mit ihm heraus. Er hält sich den Fluchtweg offen, indem er ihn als Geisel benützt.» Seine Einfälle waren: «Es ist heute herausgekommen, daß der Mörder die Mutter ist, weil sie drohte, uns Kinder im Wohlensee zu ertränken. Das ist endlich herausgekommen. – Aber da ist noch mehr drin. Fluchtweg offen? Wieder Flucht. Eine Geiselnahme gewissermaßen. Aber wie weiter? Es fällt mir dazu nichts mehr ein.» Ich sagte: «Diese schreckliche Nacht, als die Mutter sich in der Küche einsperrte, bekam in der Neurose einen ‹Fluchtweg›: die Klaustrophobie. In der Klaustrophobie wiederholten Sie die Geiselnahme durch die Mutter. Man kann sagen: in der Klaustrophobie waren Sie die Geisel der Mutter. Die Mutter hat Sie seelisch gesehen als Geisel genommen.» Diese Deutung verblüffte ihn. Schließlich antwortete er: «Das stimmt ganz genau! Jahrelang war ich so die Geisel meiner Mutter.» Ich exponierte nun den nächsten Satz: «Er bedroht ihn mit einer Pistole.» Dazu fiel ihm ein, daß er, der Patient, seinerzeit den Bruder mit einer Flobertpistole bedroht hatte. Da aber im Traum der Mörder, alias die Mutter, ihn (Sohn) mit der Pistole bedrohte, also in Schach hielt, wußte er nicht, was das bedeuten könnte. Ergänzend fiel ihm ein, daß die Pistole im Traum eine SIG-Pistole gewesen sei. (SIG = Schweiz. Industrie-Gesellschaft.) Aber im Traum habe sie – die SIG-Pistole – dann wieder der Flobertpistole geglichen, mit welcher er den Bruder bedroht und die zwei Katzen erschossen habe. Daß der Schluß des Traumes den Freund X.Y. als Mörder zeige, verstehe er im Zusammenhang mit der Pistole: X.Y. sei es gewesen, welcher ihm die Flobertpistole verschafft habe. Da ihn aber dies alles nicht viel weiterbrachte, exponierte ich ihm die Sätze: «Er bedroht ihn mit einer Pistole. Als er an mir vorbeigeht, schlage ich ihm die Pistole aus den Händen. Ich nehme das Magazin heraus, entlade sie und werfe sie irgendwie fort.» Daraufhin schwieg er zunächst. Ich wiederholte den letzten der vorherigen Sätze: «Ich nehme das Magazin heraus, *entlade* sie und werfe sie irgendwie fort.» Dabei betonte ich das Wort «entlade». Ihm war die Betonung sofort aufgefallen, was ich daraus schloß, daß er folgendes sagte: «Entladen, ein Gewitter entlädt sich, der Zorn wird entladen. – Mir ist heute so richtig bewußt geworden, daß ich auf die Mutter eine Wut zum Ersticken hatte. Eine *Mordswut.* Es verwundert mich gerade gar nicht mehr, daß der Angstanfall (Klaustrophobie) ausgerechnet im Gefängnis ausgebrochen ist. Die Wut auf die Mutter muß so groß gewesen sein, daß ich sie hätte umbringen können. Dann kam natürlich sofort die Schuld. Diese Dinge (Mordswut, Todeswünsche und Schuld) gehören zusammen wie die Vorder- und Rückseite ein und derselben Münze. (Pause.) Ich meinte immer … dort im Gefängnis, das sei so gekommen (Klaustrophobie), weil ich den Haß auf Vater und Bruder büßen wollte. Jetzt erst merke ich, daß das nur vorgeschobene Gedanken waren. Ich büßte vor allem für meine Haßgefühle der Mutter gegenüber. – Es war ein großer Denkfehler, als ich glaubte, die Schuld sei nur wegen des Hasses auf Vater und Bruder gewesen. Ich vergaß, daß da noch der große Zorn auf die Mutter bestand. Jetzt weiß ich gerade auch, was die Migräneanfälle eigentlich sind: eine Art Wutanfälle gegen die Mutter; die Fortsetzung der Haßgefühle mit andern Mitteln. Und solange das noch da ist, hören auch die Migräneanfälle nicht auf.» Nun hielt ich es für richtig, ihm einen Tip zu geben, indem ich antwortete: «Sie haben den Haß, die Mordswut auf die Mutter, wie es der Traum sagt, aber mit der Flobertpistole entladen.» Damit wollte ich ihn darauf aufmerksam machen, daß er mit der Flobertpistole die Katzen getötet hatte, und ich glaubte, er würde begreifen, daß die Katzentötung auch eine symbolische «Muttertötung» gewesen war, daß er den gleichen Denkfehler wie oben auch hinsichtlich der Katzen gemacht hatte.

Er reagierte auf meinen Einwand folgendermaßen: «Ganz am Schluß des Traumes erkenne ich den Mörder. Es heißt, es sei mein Freund X.Y. Der kann es aber unmöglich gewesen sein. – X.Y. war mein Freund seinerzeit. Natürlich, die Mutter war es auch; auch seinerzeit. – Man könnte sagen, mir sei… Ich erkenne nun, begreife es, daß mir in der Neurose ständig die Mutter begegnet ist, die in der Bank gedroht hat, uns Kinder und sich im Wohlensee zu ertränken. Stimmen tut das ja auch. Aber irgend etwas… Sie sagten, ich hätte den Haß auf die Mutter mit der Flobertpistole entladen. X.Y., von dem habe ich sie bekommen. Also, daß es um meine Mutter geht, ist ganz eindeutig. Das mit dem Einschließen des Sohnes läßt keinen Zweifel offen. Aber unten im Traum heißt es wieder, es sei mein Freund, er sei der Mörder. Und von dem habe ich die Flobertpistole, die da auch eine Rolle spielt. Da sind zwei Sachen vermengt. Mit dem Töten der Katzen hängt es ganz bestimmt zusammen. Aber wie? Das kann ich nicht sehen.» Ich merkte die Zunahme seines Widerstandes und wollte weder weiter in ihn dringen noch ihm durch eine präzisere Deutung den Weg mit schärferen Widerständen erschweren. Ich sagte ihm, daß ich diesen Traum auch so für sehr ergiebig gehalten hätte und daß wir die Fortsetzung kommenden Träumen überlassen könnten. Tatsächlich war ich tief beeindruckt davon, wie dieser Traum die tragische Rolle der Mutter bei der Entstehung seiner Neurose – insbesondere was die beiden Suiziddrohungen anging – offenbart hatte. Wir durften mit dem Erreichten wirklich sehr zufrieden sein. Uns beiden war erneut bewußt geworden, wie tief diese beiden Suiziderlebnisse ihm gegangen waren und welche verheerenden Folgen sie gehabt hatten.

55. Sitzung

Zu Beginn dieser Sitzung machte der Patient die Bemerkung, daß die vergangene Woche recht turbulent gewesen sei. Unmittelbar nach der letzten Stunde sei ein Traum gekommen, den er sofort als Fortsetzung des Traums 348 verstanden habe.

Traum 349

Ich befinde mich – mit meiner Tochter – an der X-Straße. Mehrmals entwischt uns eine Katze, die wir wieder einfangen können. Einmal gelangt sie gar bis nach ganz unten. Ich hole sie dort, will aber dem Wohnungsinhaber dort unten nicht begegnen. Ich sehe dabei, daß die Haustüre offen ist.

Dann befinde ich mich im Kinderzimmer. Plötzlich höre ich von draußen ein Poltern. Ich gehe nachschauen und sehe dabei drei Personen vor der beglasten Wohnungstüre stehen. Es sind ein Vater, eine Mutter und ein Kind. Sie begehren Einlaß. Sie sagen, daß ein Professor sie davor gewarnt habe, daß ein Onkel/Tante von einer Bank (Geldbank) kommen und sie bedrohen werde. Und zwar mit dem Tode. Ich will die drei nicht einlassen, sage, daß sie zur Polizei gehen sollen. Doch dann öffne ich ihnen die Türe gleichwohl. Die Mutter stellt das Kleinkind auf die Beine; dabei knickt es ein, es kann nicht stehen. Ich frage die Frau, ob mit dem Kind etwa los sei. Sie sagt nein.

Dann will ich die Türe schließen, damit der angekündigte Bedroher aus der Bank nicht hereinkommen kann. Ich sehe aber, daß eine Art Gitter wie im Gefängnis oder bei einer Lift-Gittertüre offen ist. Man kann es mit einem sogenannten Karabinerhaken schließen. Vater ist da. Der Karabinerhaken ist an einer Kette, die verwickelt ist.

Der Patient bemerkte, daß er an der besagten Straße die Katzen erschossen, daß dort aber auch die Mutter mit Vergasen gedroht habe. Letztes Mal habe er ja erwähnt, daß die Katzentötung eine Rolle spielen müsse, und jetzt sei ihm im Traum die Katze wieder entwischt. Allerdings habe er sie ja einfangen können.

Daß der zweite Traumabschnitt sowohl die Drohung der Mutter, sich zu vergasen, enthalte als auch das Erlebnis mit ihr in der Bank, sei ihm klargeworden. Daß das Kind im Traum einknicke, schildere ganz genau den von der Mutter überlieferten Sachverhalt beim Pavor nocturnus; er sei durch das nächtliche Aufschreien so geschwächt gewesen, daß er, wenn man ihn auf die Beine habe stellen wollen, eingeknickt sei. Demnach sei auch dieser Traum ein Beweis dafür, daß der Pavor nocturnus auf die Bedrohung durch die Mutter in der Bank zurückzuführen sei. Leider habe ihn kein Professor, also kein Psychiater, davor gewarnt, daß später einmal diese Schreckensszene in der Neurose zurückkommen werde. (Unbewußter Wiederholungszwang.) Ich hätte zwar letztes Mal den Einwand, daß auch die Psychiater dem Mutterproblem ausgewichen seien, als akademisch bezeichnet. Der Traum gehe aber doch darauf ein und wiederhole ihn, beantworte ihn aber auch. Er glaube, wenn einer der Psychiater (= Professor im Traum) ihn auf die Rückkehr der Mutter in den neurotischen Symptomen aufmerksam gemacht hätte, wäre das Problem bearbeitbar gewesen, und ihm hätte namenloses Elend erspart werden können.

Im letzten Traumabschnitt sah der Patient eine Bestätigung seiner Ansicht, daß im Gefängnis, als die Klaustrophobie ausbrach, der Haß auf die Mutter eine Rolle gespielt habe. Weil sie ihn in der Bank und später in der Küche bedroht habe, habe er sie gehaßt und totgewünscht, und dafür sei er u.a. mit der Klaustrophobie bestraft worden. Natürlich habe auch der Vater eine Rolle gespielt bzw. der Haß auf den Vater, deshalb sei dieser ja auch in dem Traumabschnitt da. Als damals der Wärter das Gefängnisgitter geschlossen habe, sei er unbewußt an die sich in der Küche einschließende Mutter und an den gräßlichen Haß auf sie – den er deswegen gehabt habe – erinnert worden. Beides zusammen habe dann die Klaustrophobie bewirkt. Der Haken sei bisher gewesen, daß er immer nur angenommen habe, wegen des Hasses auf den Vater/Bruder sei damals die Klaustrophobie erschienen. Heute wisse er, daß er oft von Vater/Bruder gesprochen habe, aber in Wirklichkeit habe er diese nur vorgeschoben (Deckerinnerungen), im Grunde habe er die Mutter gemeint. Nur sei es ihm infolge heftiger Widerstände nicht möglich gewesen zuzugeben, daß er auch die Mutter wegen der beiden Suiziddrohungen abgrundtief gehaßt und totgewünscht habe. Wie schrecklich diese beiden Ereignisse für ihn gewesen seien, habe ihm diese Woche noch ein anderer Traum gezeigt:

Traum 351

Ich bin in einer Gegend – evtl. zu Hause –, als plötzlich ein starkes Erdbeben beginnt. Ich befinde mich jetzt in der Wohnstube. Auf dem Diwan liegt meine Mutter. Das Beben ist so stark, daß Gebäude beschädigt und gar schwere Mauern wie Streichhölzer geknickt und verschoben werden. Ich habe entsetzliche Angst. Die Katze hat durch das Erdbeben das Gehör verloren.

Nachdem das Beben etwas abgeflaut ist, kommen die Kinder nach Hause. Ich hatte große Angst, daß ihnen etwas zugestoßen sein könnte. Doch dann erscheinen sie unversehrt. Zuerst der Sohn. Die Kleine ist noch nicht da. Erneute Angst. Es wird gesagt, daß sie während des Erdbebens an einer Vorstellung war. Schließlich kommt auch sie zurück, unversehrt.

Wir wissen, daß es ein Nachbeben geben wird, das in etwa 30 Minuten beginnt. Tatsächlich beginnt die Erde erneut zu beben. Wir werden auf ein anderes Haus, eine Art Terrasse, geschoben, was unser Glück scheint, sonst wäre das Haus zusammengestürzt. Irgend jemand leert aus Flaschen roten Wein aus.

Es wird gesagt, daß man das Erdbeben in Köln nicht einmal gemerkt habe. Das verwundert mich sehr, bei dieser Heftigkeit, mit welcher wir es erlebt haben.

Die Straßen und die Gegend sind durch das Erdbeben sehr stark in Mitleidenschaft gezogen worden. Häuser sind zerrissen, überall sind Spuren der heftigen Naturgewalten sichtbar. Es ist ein reines Wunder, daß wir da noch heil und lebend herausgekommen sind. Dennoch fahren auf der Straße Autos. Ich sehe, wie ein Polizei-VW irgend jemandem nachfährt.

Auch diesen Traum hielt der Patient für eine Fortsetzung der vorangegangenen Träume. Jetzt sei, meinte er, ganz sicher, daß damals, als er auf dem Diwan gelegen und auf die Sanität gewartet habe, die Mutter im Spiel gewesen sei. (Im Traum: die Mutter liegt auf dem Diwan.) Als das Erdbeben, das er als den Nervenzusammenbruch ansah, losgebrochen sei, habe er sich ja in der Wohnung befunden, wie es der Traum sage. Der Nervenzusammenbruch sei tatsächlich so stark gewesen, daß die Mauern der Verdrängung wie Streichhölzer zusammengebrochen seien. Als wichtig, als eine Bestätigung früherer Deutungsarbeit, erachte er das Auftreten der Mutter im Traum. Diese sei der Erdbebenherd gewesen, wobei ihm bei der Erwähnung des Wortes «Herd» der Gasherd einfiel, an welchem die Mutter sich hatte umbringen wollen. Nicht *die* Katze, sagte er weiter, sondern *wegen der* Katze, wegen der Mutter nämlich, habe er das Gehör verloren. (Ohrendruck beim Auftreten des Nervenzusammenbruchs.) Die Mutter habe ja gerufen, daß sie ihm die Türe nicht öffne, daß sie sich im Gegenteil vergasen wolle. Hier machte ich den Einwand, daß andererseits die Katze, alias Mutter, eben auch das «Gehör verloren hatte», weil sie ja nicht auf ihn hören wollte, als sie ihm die verschlossene Türe öffnen sollte.

Auch den zweiten Teil verstand der Patient zu deuten. Nach dem Nervenzusammenbruch war ja die Furcht aufgetreten, daß er sich und andern etwas antun könnte. Er hatte, wie es der Traum sagte, Angst, daß den andern (Kindern) etwas zustoßen könnte, daß er ihnen, analog seiner Mutter, ein Leid zufügen würde. Erst mit der Deutung des Seelisbergtunnel-Traumes (71) hatte er zu begreifen begonnen, daß diese Angst vom Erlebnis in der Bank herrührte, daß er von dort diese Vorstellung herhatte. (Im Traum: Die Kleine ist noch nicht da. Erneute Angst. Es wird gesagt, daß sie während des Erdbebens an einer *Vorstellung* war.) Die Vorstellung kam von der Szene der Mutter in der Bank; die hatte er besucht. Wie es der Traum sagte, kehrte dann auch – gottseidank – diese verdrängte Vorstellung wieder unversehrt ins Bewußtsein zurück. Die Angst konnte verschwinden. Das im Traum erwähnte Nachbeben, welches etwa 30 Minuten nach dem Hauptbeben stattfinden sollte, begriff der Patient als jenen ernsten Zwischenfall in der Hütte, wo er befürchtet hatte, psychotisch zu werden. Nach dem Nervenzusammenbruch (= Hauptbeben) war dieses Erlebnis zweifellos das Herausragendste in seiner Symptomgeschichte. Der Patient erinnerte sich denn auch lebhaft an die damalige Situation, in welcher er sich in großer Verzweiflung und Angst befunden hatte. Man konnte, so gesehen, schon von einem «Nachbeben» sprechen. Es war indes nicht so, daß dieses Ereignis 30 Tage (im Sinne von 30 Minuten) oder drei Monate nach dem Nervenzusammenbruch erfolgt wäre. Der Patient wußte zuerst nicht, wie er diese symbolischen 30 Minuten zu verstehen habe. Er war sich nur ganz sicher, daß es sich um das Erlebnis in der Hütte handeln mußte. Schließlich fand er nach angestrengtem Suchen die Lösung. Jene – für ihn schlimmste – Szene, als ihm eine Tablette zu Boden fiel und der innere Druck so anschwoll, daß er sich sagte, er gehe jetzt freiwillig in die «Waldau» (= Psychiatrische Universitätsklinik Bern), ereignete sich am 30. des betreffenden Monats. Es hatte sich um einen bestimmten Tag gehandelt, und ich konnte mich vom genauen Datum überzeugen, als ich im Kalender des betreffenden Jahres nachsah. Der 30. stimmte haargenau! Wie es der Traum schilderte, war es ein Glück für den Patienten, daß dieses «Nachbeben» nicht in Bern, sondern in der Hütte (weit weg von der Stadt) passierte, weil er in Bern tatsächlich in die Klinik eingetreten wäre. So blieb ihm dieser folgenschwere Schritt erspart. (Das andere Haus, von dem der Traum spricht, war eben jene Hütte und nicht das Zuhause in Bern, wo das «Hauptbeben» erfolgt war.)

Daß man – laut Traum – das Erdbeben in Köln nicht gemerkt habe, verstand der Patient so, daß er glaubte, Köln mit dem Dr. B in Verbindung bringen zu müssen. (Wie in früheren Träumen.) Dr. B habe tatsächlich nicht gemerkt, daß das Erlebnis mit der Mutter sowohl in der Bank als auch vor der geschlossenen Küche eine «erdbebenartige Erschütterung» für ihn gewesen sei. Es sei Dr. B nicht gelungen, den Pavor nocturnus und die Klaustrophobie mit diesen zwei Ereignissen in Verbindung zu bringen. Eigentlich habe er – Dr. B – gar nie eine Erklärung für diese Symptome gefunden. Der Heilerfolg habe auf der positiven Übertragung beruht, und die sei zusammengebrochen mit dem Tod der Mutter. Heute müsse er sagen, er sei sehr verwundert darüber, daß Dr. B nicht begriffen habe, daß Erlebnisse mit der Mutter von dieser Heftigkeit (so der Traum) schwere Folgen nach sich ziehen mußten.

Schließlich sprach der Patient auch über den Schlußteil des Traumes. Die sichtbaren Spuren der heftigen Naturgewalten verstand er als die sichtbar gewordenen, heftigen neurotischen Symptome. (Z.B. Psychoseangst u.a.) In diesen Symptomen sei die gewaltige Erschütterung, welche die suizidale Mutter bei ihm hervorgerufen habe, zutage getreten. Der Traum – meinte er – habe nicht übertrieben, wenn er davon spreche, daß es ein Wunder sei, daß er diese Katastrophe noch heil überstanden habe.

Dieser Traum schilderte so deutlich wie kein anderer zuvor, welche gewaltige Energie aus dem Unbewußten in Bewegung geraten und in der

Neurose in zerstörerischer Form manifest geworden war. Die freigesetzte Energie aus dem Unbewußten war so stark gewesen, daß selbst die schwersten «Mauern» einer jahrelangen Verdrängung «wie Streichhölzchen zusammenbrachen». Dieser Traum stellte bildhaft den Zustand dar, in welchem ich den Patienten seinerzeit angetroffen hatte. Er machte sichtbar, was der Patient durchlitt und durchstand.

Was der Patient in seiner Schilderung nicht erwähnte, wohl aber sein Traum sichtbar machte, war sein gnadenloses Gewissen (Über-Ich), das ihn ungeachtet der Katastrophe verfolgte. Auch nach dem Erdbeben war die Polizei (= Gewissen) unterwegs und aktiv. Daß das stellungnehmende Ich des Patienten in diesem Kampf an «allen Fronten» nicht untergegangen war, sondern sich zäh verteidigte, konnte als das große Plus gelten. Das stellungnehmende Ich mußte zwar vorübergehend Positionen aufgeben, aber es ließ sich nicht von der aktiven Bühne des Lebens wegfegen. An diesem Fall wurde die große Bedeutung des stellungnehmenden Ichs als verläßlicher Partner in der Analyse und als Bezwinger der Neurose deutlich sichtbar. Mit diesem zur Stellungnahme fähigen Ich konnte man dem Patienten eine gute Prognose für die weitere Zukunft stellen. Wer ein solches Ich hat, kann nicht untergehen.

Der Patient versprach sich von der Analyse des folgenden Traums sehr viel:

Traum 353

Ein unwahrscheinlich sadistischer Plaggeist, der eine Frau plagt, ist da. Ich muß ihn erledigen.

Irgendwie eine Aufgabe, die Sie uns gestellt haben. Und zwar mir und U. K. Wir gehen durch verschiedene gewundene Räume und landen schließlich bei einem Stuhl. Dort ist auf der Lehne mit Packpapier eine Schrift angebracht. Fast hätte ich sie nicht beachtet. Doch dann schaue ich hin und erkenne die Aufgabe. Ich kann sie sofort entziffern. Das Resultat lautet: «Hammerschlag».

Zum ersten Satz, den ich ihm exponierte, fiel ihm der Bruder ein, der die Mutter geplagt habe, indem er sie zusammenboxte. Weil der Bruder die Mutter quälte, sei es zu dem mehrfach erwähnten Vorfall gekommen, daß er den Bruder mit der geladenen, aber gesicherten Flobertpistole bedroht habe. Mit der gleichen Flobertpistole habe er dann auch die Katzen erschossen. Indirekt sei dadurch, wie es der Traum schildere, der Plaggeist Bruder «erledigt» worden. Ich exponierte daraufhin das Wort «Plaggeist». Zunächst schien es, als ob er durch das Exponieren dieses Wortes überrascht worden sei. Es entstand jedenfalls eine Schweigepause. Dann sagte er: «Plaggeist? – Hm! Geist. – Die Mutter ist gestorben, also ein ‹Geist› geworden. Ob ... sie am Ende ... der Plaggeist ist? – Zweimal hat sie mich tödlich erschreckt: dort in der Bank und dort in der Küche. Und ich habe unwahrscheinlich gelitten. Was muß in mir vorgegangen sein, ... Nacht für Nacht habe ich als Kind aufgeschrien (Pavor nocturnus) ... Man sagte – Der Traum (349) mit dem Kind, das zusammensackte. Ja, man kann schon sagen, die Mutter habe mich noch im Geiste, in den Gedanken, zu Tode erschreckt ... unwahrscheinlich sadistisch.» Ich entgegnete: «Dann lautet die richtige Traumübersetzung: Eine Frau, die Mutter, *plagte mich*, denn sie war der unwahrscheinliche Plaggeist, der in den neurotischen Symptomen erschien. Und das nicht nur im Pavor nocturnus, sondern auch in der Klaustrophobie.» Auf diese Mitteilung reagierte der Patient nur mit einem Kopfnicken. Er war jetzt ganz nahe daran, auch das letzte Stück der Katzentötung zu verstehen. Daß in den Katzen sowohl der Vater als auch der Bruder «beseitigt» worden waren, hatte er ja zugegeben. Wenn nun der sadistische Plaggeist die Mutter war – was mir glaubhaft erschien –, konnte man gespannt darauf sein, was er zu dem nun zu exponierenden Satz: «Ich muß ihn erledigen» sagen würde. Die Reaktion darauf war unerwartet: Kaum hatte ich den Satz ausgesprochen, begann der Patient am ganzen Körper heftig zu zittern, was sich ständig steigerte, bis das Zittern zu einem Schütteln wurde. Er geriet in Aufregung, stand von der Couch auf, lief ein kurzes Stück umher, setzte sich wieder, legte sich hin, nahm aus der Vestontasche einen Kugelschreiber und zerbrach ihn mit einer Hand. Er war wie verwandelt. Sein Zustand war derart, daß man ihn kaum beschreiben kann. Er schien mir verwirrt; er hatte sichtlich Angst. Daß er Angst hatte, konnte er mir später, als der «Bewegungssturm» sich verflachte, auch sagen. Schließlich fand er sich wieder und sagte u.a. folgendes: «... Sie hatten doch recht! Die ganze Zeit über hatten Sie recht. Die Katze ist (auch) die Mutter, die ich getötet habe. Bis zuletzt habe ich das verdrängt und verteidigt ... Ich habe mich einfach gesträubt, ... alles in mir hat sich dagegen gesträubt, gewehrt, daß ich ... in der Katze ... die ... die Mutter ... erschossen habe. Ich konnte das einfach nicht ... Kopfweh, Migräne. Das ... das. Immer habe ich das bestritten ...» Nun wurde mir auch klar, *was* er eben in diesem Zustand der Verwirrtheit und Angst erlebt hatte: die Szene der Katzenerschießung! Als er die Katzen erschossen hatte und sah, daß sie nicht tot waren, sondern noch schrien, war er gemäß seiner früheren Schilderung in schreckliche Aufregung geraten. Die Realität damals muß für das Kind sehr schlimm gewesen sein, was man sich leicht vorstellen kann, wenn man sich die Schilderung des Herganges der Katzenerschießung vor Augen hält. Nahm man nun noch die unbewußte Absicht, die der Katzenerschießung zugrunde lag, hinzu, dann wurde das in der Analyse gezeigte Verhalten des Patienten erst recht verständlich. Deshalb sagte ich ihm: «Daß die Katzen bzw. die Katze auch die Mutter verkörperte, ist die Wahrheit. Das, was Sie eben erlebten, war die unbewußte Wiederholung der Katzenerschießung. Sie haben das zuerst nicht erinnert; Sie haben es nun *gezeigt*, vorgeführt.» Das gleich angstvolle, aufgeregte Verhalten hatte er ja schon zu Beginn des neurotischen Zusammenbruchs gezeigt, als der Freund bei ihm war. Dort hatte er die Katzenerschießung als ursächlichen Zusammenhang erkannt – also die unbewußte Wiederholung jener Szene –, aber bis heute hatte er verleugnet, daß auch die Mutter in diesen Zusammenhang gehörte. Das war nun aufgehoben, und ich war froh, daß es auf diese Weise passierte. Die Reaktion war ihm unvergeßlich.

Interessant war nun, daß der Patient jetzt erst ein vergessenes Detail von Traum 353 erinnerte. Er sagte, daß in dem Traum von einer Polaroid-Sofortbildkamera die Rede gewesen sei. Jemand habe im Traum auch gesagt, die Analyse sei jetzt zu Ende. Derjenige, welchem das gesagt worden sei, habe dem Vater geglichen. Ihm sei geraten worden, sich jetzt zu analysieren. Die Polaroid-Sofortbildkamera deutete unmißverständlich auf Ad-hoc-Introjektionen hin, auf Szenen also, die der Patient ad hoc, sofort, blitzlichtartig in sich aufgenommen hatte. Dazu gehörte auch die Szene mit der Katzenerschießung. Daß das Ende der Analyse angekündigt wurde, war wohl ein Hinweis darauf, daß die Analyse zu Ende gehen, beendet werden konnte, sobald auch der Zusammenhang mit der in der Katze «getöteten» Mutter analysiert worden war. Der Patient glaubte, daß die Traumzensur den Vater an Stelle der Mutter gezeigt habe, daß also gemeint sei, er müsse auch die Mutter analysieren. Daß der Patient dieses Traumstück erst *nach* der gezeigten Erschütterung in der Analysenstunde, wo das Problem mit der Mutter offenbar geworden war, erinnerte, ließ glaubhaft erscheinen, was er gesagt hatte. Nichts hatte er bislang so sehr bestritten, abgelehnt und verdrängt wie eben diesen Zusammenhang. Der Patient brachte Erinnerungen, die eindeutig in diesen Bereich gehörten. Es war ihm u. a. eingefallen, daß damals im Zug, als ihn die Psychoseangst zu überschwemmen drohte, der Gedanke aufgestiegen sei, den Tod der Mutter könne man so verdrängen, daß man lieber psychotisch werde, als diese Tatsache zu akzeptieren. Jetzt glaube er, daß er damals nicht den Tod der Mutter, sondern die symbolische *Tötung* der Mutter verdrängt habe (Katzentötung). Jetzt erst verstehe er auch, warum ihm einige Male der Gedanke «Muttermörder» aufgestiegen sei. Niemals habe er geglaubt, daß das mit der Katzentötung zusammenhänge, daß ihm das Gewissen deswegen diesen schweren Vorwurf mache. Darum habe er auch in die psychiatrische Klinik gehen wollen. Schon damals im Gefängnis, als erstmals die schwere Klaustrophobie ausgebrochen sei, sei er ja vor dem Gewissen ein «Muttermörder» gewesen. Wenn er bis heute geglaubt habe, die Klaustrophobie im Gefängnis sei erschienen, weil er sich gegenüber dem Bruder und dem Vater schuldig gefühlt habe (unbewußte Todeswünsche), beruhe das auf einem Irrtum. Diese Ansicht stimme zwar, aber es sei nicht die *ganze* Wahrheit gewesen, bloß ein Teil davon. Vielleicht habe er bisher so hartnäckig bestritten, in der Katze die Mutter getötet zu haben, weil er dafür *kein Motiv* gehabt habe. Dazu wörtlich: «Das Motiv, weshalb ich die Mutter hätte töten sollen in der Katze, hat mir bis heute gefehlt. Jetzt habe ich es gefunden. Es war die grauenhafte Furcht vor ihr, weil sie in der Bank sagte, sie springe mitsamt den Kindern in den Wohlensee. Weil ich glaubte, die Mutter wolle mich töten, mußte ich sie ‹töten›. Dies ganz besonders, nachdem sie zum zweiten Mal einen Selbstmordversuch gemacht hatte.»

Nun konnte ich im Traum fortfahren, und ich exponierte ihm den Satz: «Irgendwie eine Aufgabe, die Sie (Analytiker) uns gestellt haben; und zwar mir und U. K.» Er erinnerte sich daran, daß U. K. ein Klassenkamerad aus der ersten Klasse gewesen war, und zwar in der Klasse der körperlich Größte. Er erinnerte ihn deutlich an seinen Bruder. Da die Aufgabe, welche die beiden zu lösen hatten, im Traum genannt wurde, fuhr ich mit dem Exponieren des nächsten Satzes weiter: «Wir gehen durch verschiedene gewundene Räume und landen schließlich bei einem Stuhl.» Zu diesem Traumteil fiel ihm ein, daß der Konflikt mit dem Bruder, auf den er als Kind eifersüchtig war, ihn durch die ganze Analyse hindurch «begleitet» habe. Dasselbe gelte auch für die beiden früheren Analysen. In den beiden Psychiatern habe er ja u. a. eindeutig den verhaßten Bruder (und Vater) bekämpft und abgelehnt. Der durch den Bruder intensiv geförderte Minderwertigkeitskomplex – er nannte ihn bekanntlich in spöttisch-herablassender Weise «Hilfsarbeiter» – habe viel dazu beigetragen, daß es zu einem vehementen Rivalitätskampf in der Analyse (Übertragung) gekommen sei. Als der Patient mitteilte, daß ihm weiter nichts mehr zum Traum einfalle, exponierte ich das Wort «Stuhl». Als auch das keine Assoziationen hervorbrachte, wiederholte ich das Wort «Stuhl» nochmals. Jetzt sprach er davon, daß «Stuhl» oft für Stuhlgang gebraucht werde. Diese Wortbedeutung brachte ihn auf die Mutter, die bekanntlich unter Durchfall gelitten hatte. Ferner kam ihm in Erinnerung, daß die Mutter sich seinerzeit auf seinen Polsterstuhl gesetzt habe, und wie sie wieder aufstand, habe sie darauf einen Blutfleck hinterlassen. Das Wort «Stuhl» war auf diese Weise zweifach mit der Mutter verbunden: erstens über Stuhlgang (Durchfall) und zweitens über den von der Mutter mit Blut befleckten Polsterstuhl. Zum nächsten Satz: «Dort ist auf der Lehne mit Packpapier eine Schrift angebracht», wollte ihm wieder nichts einfallen. Nun wiederholte ich das Wort «Packpapier». Seine Assoziationen waren: «Pack, Lumpenpack, eingepackt, verpackt. – Die Szene mit dem Blutfleck auf dem Stuhl ist offenbar bloß die Verpackung. (= Deckerinnerung.) Papier? Träume sind auf Papier geschrieben. – Pack? Etwas packt mich, eine packende Sache. Ja, da gibt es viele. Szene in der Bank, die in der Küche, … der ganze ‹Selbstmordseich›.» Ich fuhr fort mit dem Satz: «Fast hätte ich sie nicht beachtet.» Er antwortete: «Gemeint war die Schrift auf dem Packpapier. Und die lautete ‹Hammerschlag›.» Ich exponierte: «Hammerschlag.» Zunächst brachte er den Anlaß für den Traum, dieses Wort aufzunehmen. Am Tag vorher hatte er in der Zeitung gelesen, daß eine Frau Hammerschlag gestorben sei. Er hatte sich noch über diesen Namen gewundert. Nun habe der Traum den Namen verwendet, meinte er. Ich wiederholte: «Hammerschlag.» Seine Einfälle waren: «Das Wort war die Aufgabe, die gelöst werden mußte. Frau Hammerschlag, Mutter. Gestorben war die Frau (Hammerschlag). Mutter auch. An einem Hammerschlag? Nein. – Der Bruder hat die Katzen, als sie noch schrien und nicht tot waren, erschlagen. Die Frau Hammerschlag ist die tote Mutter, eindeutig. Und das der Zusammenhang: die Katzentötung. Die Katzen, die der Bruder erschlagen hat. Darum ist ja der U.K. auch dabei. Die toten Katzen bluteten doch wie die Mutter auf dem Stuhl. Ach! Ist das eine ... widerliche Sache, ‹gottfriedstutz›!» Ich antwortete: «Der Traum sagt Ihnen folgendes: Sie hatten von Anfang an in der Analyse die Aufgabe, die mit Ihrem Bruder zusammenhängende ‹Katzentötung›, welche in den neurotischen Symptomen ‹verpackt› war, als symbolische ‹Muttertötung› zu verstehen, zu akzeptieren. Der aus der Tiefe Ihres Unbewußten stammende Einfall ‹Muttermörder› ist das Beweisstück für die Richtigkeit der Annahme, daß Sie in den Katzen u.a. tatsächlich die Mutter ‹beseitigt› haben. Und auch das Motiv kennen wir. Sie haben davon gesprochen.» Dazu äußerte er folgendes: «... Das ist die Geschichte meiner Neurose. Fast hätte ich übersehen, daß ich in den Katzen auch die Mutter tötete, aus Angst, sie könnte mich töten. Ich hatte doch entsprechende Träume. Eindeutige, wie ich jetzt sagen muß. Der Traum mit der Geburt von zwei Kindern kommt mir in den Sinn.[1] Die mit der Steißlage. Zwei Katzen habe ich erschossen. Es hieß dort im Traum, eines müsse sterben, damit das andere überleben könne. – Kann sagen: um zu überleben seelisch, mußte ich die Katzen erschießen, weil ich grauenhafte Angst vor der Mutter hatte, die sich umbringen wollte. Ich mußte die Katzen töten, damit man mich nicht töten konnte. Diese grauenhaften Erlebnisse mit meiner Mutter haben mich jahrelang gepackt. – Einschließen ins Zimmer, Angst vor Einbrechern; in Schränke und unter Betten schauen. Dann die jahrelange Angst vor dem Eingeschlossenwerden. (Klaustrophobie.) Das alles war meine verdrängte Angst vor der tötenden Mutter. – Seelisbergtunnel. Dann habe ich die Katzen erschossen, und das ist aus sich allein zu einem grauenvollen Stück Neurose geworden. – Hammerschlag. Eindeutig ist das ein Hinweis auf die Mutter, die Katzentötung und auf den Bruder, der die Katzen totgeschlagen hat. – Mich wundert nicht mehr, daß ich eine solche schauderhafte Neurose bekommen habe.» Dazu sagte ich ihm: «Die Angst vor der mit dem Ertränken der Kinder und mit Suizid drohenden Mutter war sehr groß. Man findet sie (die Angst) in Ihren neurotischen Symptomen wie in einem Spiegel wieder. Das tiefste diesbezügliche Erlebnis – weil Sie noch so klein waren – ist das Erlebnis mit Ihrer Mutter in der Bank. Sie haben darauf mit dem Pavor nocturnus reagiert, später mit der Angst, Sie könnten sich und andern ein Leid antun. Das war genau die Befürchtung, die Sie als Kind in bezug auf die Mutter hatten. Sie war auch der Anlaß zur Katzentötung. Die Angst, die Sie als Kind ausgestanden haben, als die Mutter mit Suizid drohte, erschien u. a. in der erwähnten Angst vor Einbrechern. Sie war so stark, daß Sie sich ins Schlafzimmer einschlossen. Im Grunde genommen machten Sie unbewußt dasselbe wie die Mutter, die sich in der Küche eingeschlossen hatte. In der Klaustrophobie erschien die Angst vor der mit Suizid drohenden Mutter ebenfalls. Solange Sie nicht wußten, daß in der Klaustrophobie die Angst um die Mutter erschien, die sich in der Küche eingeschlossen hatte, konnte dieses Symptom nicht verschwinden. – Das sind aber alles Symptome, die mit der suizidalen Mutter zusammenhängen. In welchem neurotischen Symptom erschien aber Ihrer Meinung nach die traumatisierende Szene der Katzenerschießung?» Nach einer Weile des Nachdenkens sagte er: «Die Psychoseangst hat damit zu tun, aber auch mit der Mutter in der Küche damals. Als die Katzen nach den Schüssen noch lebten und schrien, flüchtete ich schreiend in die Stube, um den Bruder zu holen. Dort meinte ich einen Moment lang, ich werde verrückt. Diese Angst habe ich eindeutig wieder erlebt, als ich meinte, ich stehe am Rande einer Psychose. – Und sonst? Als ich den Nervenzusammenbruch bekam, beim Besuch des Freundes, da habe ich diese Katzenszene, den ganzen Schrecken, erlebt. (= Agiert, genauso wie heute in der Stunde.) Hm! – Wissen Sie, woran ich eben dachte? Mi-grä-ne! Die hatte ich jahrelang. Die wurde genährt von andern Erlebnissen. Das Wichtigste ... Ich habe die Katzen mit einem Schuß in den Kopf getötet. Und wenn das der Mu... Jetzt wundert mich auch nicht mehr, daß das so gottverdammt lange dauerte.»

Ich glaubte, daß er damit nun die ihm noch fehlende letzte Erklärung für die Entstehung seiner Migräne gefunden hatte. Die Migräne als neurotisches Symptom war unbewußte Erinnerung und Selbstbestrafung zugleich. Sie verdeckte aber auch eine Depression, die ihrerseits mit dem Tod seiner Mutter und mit den erschossenen Katzen zusammenhing. Als unbewußte Sühne für die erschossenen Katzen, alias Mutter – darum der Gewissensvorwurf: «Muttermörder» –, hielt sich die Migräne am längsten am Leben. Der Patient sagte sich aus unbewußter Überzeugung heraus, es sei ganz recht, wenn er unter der Migräne leide, diese sei die verdiente – und deshalb gewünschte – Strafe für die Katzentötung, lies «Muttertötung». Die unbewußt herbeigesehnte Strafe konnte gar nicht schlimm genug ausfallen. Dies um so mehr, als die Migräne die unbewußte Sühne auch für den Haß auf die Mutter war, den er empfand, als er sie zusammen mit dem Vater im Bett sah (und am Morgen erbrechen mußte). Gleichzeitig hatte er in der Migräne zu büßen für den Unfall, den das Mädchen am Kopf erlitt, nachdem er zuvor beim Pissen – verbotenerweise – die Vagina anschauen wollte. Mit andern Worten: die Migräne war als neurotisches Symptom mehrfach determiniert; das wichtigste und letzte Stück ihrer Aufklärung lag aber in der Erkenntnis, daß er in ihr den Katzen- und «Muttermord» gesühnt hatte. Gegen die Bewußtmachung und Annahme dieser verdrängten Zusammenhänge hatte er sich – begreiflicherweise – bis zuletzt verbissen gewehrt. Mit der Annahme dieses letzten Stückes des Verdrängten schien mir aber, wie es der Traum 353 auch sagte, das Ende der Analyse gekommen zu sein.

Ich sagte dem Patienten, daß ich das Ende der Analyse in Sichtweite sehe. Noch sei aber abzuwarten, was die Träume der nächsten Zukunft bringen würden.

1 Dieser Traum ist nicht abgedruckt. Es wurden (von wenigen Ausnahmen abgesehen) nur die analysierten Träume aufgenommen.

56. Sitzung

Der Patient gestand, daß er das letzte Mal mit großer Erleichterung von mir weggegangen sei, weil er das Gefühl gehabt habe, in der Sitzung Wesentliches erlebt und erfahren zu haben. In der darauffolgenden Nacht habe er unruhig geschlafen und sei dann aufgestanden, um aufs WC zu gehen. Beim Aufstehen habe er Schwindelgefühle gehabt. Er habe an die Mutter gedacht, die auch immer unter Schwindelanfällen gelitten habe. Nach ihm sei dann seine Frau aufgestanden und hinausgegangen. Als sie eine Weile nicht zurückgekommen sei, habe ihn eine innere Unruhe erfaßt. Es sei wie damals gewesen, als er in der Nacht aufwachte und dann die Mutter in der Küche weinen hörte. Als endlich die Frau ins Bett zurückgekehrt sei, sei er wieder eingeschlafen und habe folgenden Traum gehabt:

Traum 354

Ich fahre mit dem Auto. Meine Frau ist bei mir. Es wird Nacht, oder es ist Nacht. Ich versuche, das Licht einzuschalten. Die Instrumentenbeleuchtung leuchtet nicht. Ich drehe am Knopf, es bleibt aber dunkel. Dann löscht am Auto das Abblendlicht. Als ich den Knopf zur Einschaltung des Scheinwerfers weiter herausziehe, stellt auch noch das Scheinwerferlicht ab. Stockdunkel. Ich sehe überhaupt nichts. Die Gegend ist irgendwie Richtung Psychiatrische, ländlich. Ich kann nichts anderes, als vollkommen «blind» den Wagen zum Halten bringen. Angst vor einem Zusammenstoß. Dann endlich hält der Wagen. Es ist gottseidank nichts passiert. Wir kehren um. Ich finde, es sei besser, wenn meine Frau fahre.

Nach diesem Traum sei er aufgewacht, und er habe zunehmende Angstgefühle gehabt und leichtes Kopfweh wie bei einer beginnenden Migräne. Als die Angst noch mehr zugenommen habe, sei auch eine «milde» Psychoseangst erschienen, so daß er daran gedacht habe (oder es gemacht?), eine Psychopharmaka-Tablette zu schlucken.[1] Um der steigenden Angst Herr zu werden, habe er angefangen, sich über den Traum Gedanken zu machen, weil ja offensichtlich – wie er glaubte – dieser Traum die schwere Angst ausgelöst habe. Ihm sei eingefallen, wie er seinerzeit nachts zusammen mit seiner Frau zur psychiatrischen Klinik gefahren sei. Damals sei die Angst, er könnte sich und andern etwas antun, ins Unermeßliche gestiegen. Die gleiche Gegend sei im Traum auch vorgekommen. Er habe sich gedacht, wenn der Traum auf jene Nacht anspiele, müsse ihm noch etwas dunkel, unbekannt sein. (Weil es im Traum dunkel war.) Dann sei ihm die Nacht in den Sinn gekommen, als sich die Mutter in der Küche eingeschlossen und mit Vergasen gedroht habe. Bei diesem Gedanken habe er zunehmendes Herzklopfen und Angst verspürt. Er habe sich gefragt: «Was weiß ich noch nicht?» Daraufhin sei ihm die Katzentötung eingefallen und das, was wir in der letzten Sitzung herausgefunden hätten. Er sei sicher gewesen, daß er in den Katzen die Mutter «getötet» habe. Zwei Lichter seien beim Auto im Traum nacheinander ausgefallen. Er habe zwei Katzen hintereinander erschossen, ihnen das «Licht ausgelöscht». Er habe auch wieder gedacht: «Also hatte Kürsteiner doch recht, als er mir sagte, daß die Katze die Mutter bedeute.» Ihm sei unbewußt, eben noch «dunkel», gewesen, daß er sich wegen der «Muttertötung» in die psychiatrische Klinik habe bringen wollen. *Das* sei der Grund für seine Vorsprache in der Klinik gewesen. Die Angst im Traum vor dem Zusammenstoß sei in Wirklichkeit die nackte Angst vor dem Selbstmord und vor der Psychose gewesen. Wie es der Traum zeige, sei er damals «total blind» gewesen. Mit andern Worten: diese Zusammenhänge seien ihm total unbewußt geblieben. Wörtlich meinte er: «Ich war total blind damals, hatte absolut keine Ahnung, weshalb ich in eine so radikal ‹beschissene› Lage gekommen bin. Es friert mich noch heute, wenn ich daran denke, in welcher Gefahr ich schwebte und wie unwissend ich war.»

Nach dieser Selbstanalyse des Traums sei eine Beruhigung eingetreten, die Angst habe spürbar nachgelassen und sei verschwunden. Auch das Kopfweh habe aufgehört. Mehrmals habe er denken müssen: «Also war es mir doch dunkel, daß ich letzten Endes in der Klinik die Schuld an der Mutter büßen wollte. Und damals habe ich davon rein nichts gewußt.» Ich sagte ihm: «Als Sie die Katzen töteten und nicht wußten, daß dabei auch die Mutter gemeint war – deshalb der erste Klaustrophobiezu-

stand im Gefängnis –, haben Sie auch die *Schuld* ad hoc introjiziert. Sie waren seither nicht nur auf dieses Schockerlebnis fixiert, sondern auch auf die damit verbundene Schuld. Diese Schuld an der Mutter versuchten Sie in der Neurose zu sühnen – sprich Migräne, sprich Psychoseangst usw. –, aber das Gewissen ließ Sie nicht freiwerden. Die Katzenerschießung können Sie nicht mehr rückgängig machen. Aber Sie müssen auf alle Fälle die Wiedergutmachung ganz anders betreiben. Die Neurose als Sühne gilt ja, wie Sie selber es erlebten, vor dem Gewissen (Über-Ich) nicht. Sie ist auch ein untaugliches Mittel zur Sühne. Ganz abgesehen davon bin ich überzeugt, daß Sie für alles, was geschah, schon längst genug gesühnt haben.»
Ich war auch überzeugt davon, daß das Gewissen (Über-Ich) diese Dramatisierung des Erlebens beim Patienten mitbewirkt hatte. Die bislang unbewußt gebliebene Schuld mußte bewußtgemacht werden und bewußt bleiben, damit er sie überwinden und endlich zur Ruhe kommen konnte.

Dieser vom Patienten selbst analysierte Traum war auch ein eindeutiger «Schuldtraum»; er hatte nicht gewußt, daß er auf die Schuld an der Mutter fixiert war. Er wäre zweifellos in seiner qualvollen Neurose verharrt, hätte nicht die Analyse diesen verdrängten Schuldkomplex aufgedeckt. Er wähnte sich als «Muttermörder», und für diese Tat war er unbewußt bereit gewesen, nahezu alles zu ertragen, was ein Mensch überhaupt zu ertragen vermag. Sein Gewissen (Über-Ich) mutete ihm eine Krankheitslast zu, die ein anderer längst abgeworfen hätte.

Der Patient berichtete sodann von einem zweiten Traum, den er nach dem Wiedereinschlafen geträumt hatte.

Traum 355

R. R.

Der Vater sagt, daß zwei Wirtschaften in der Gegend X zusammengehörten. Die eine ist in G, die andere in R.B. Es geht um die Großmutter. Es liegt eine Todesanzeige von ihr vor. Der Druck ist nicht ganz gut leserlich. Vater besitzt eine zweifarbige, längliche Tablette, die er der Großmutter geben will. Mißtrauen kommt bei mir auf, ob das die richtige sei. Epilepsie wird gesagt.

Dann hat der Vater den Stabmixer der Großmutter in der Hand. Es geht um Eier rühren. Und um Rahm (= Sahne) schlagen. Der Vater sagt, daß die Großmutter nie verstehen konnte, daß man den Rahm von Hand schlagen müsse. Er zeigt mir die Maschine, den Stabmixer. Ich sehe, daß er nicht gut genug gereinigt worden war. Unter dem Rand ist noch Rahm, der muß noch weggeputzt werden.

Dann sehe ich Fräulein H. Sie ist in Moskau gewesen und jetzt zurückgekommen. Irgend etwas sagt sie auf französisch. Als ich es nicht verstehe, übersetzt sie es auf deutsch. Ich weiß aber nicht mehr, was. Ich höre dann den Satz: «Kinder, Kinder, Kinder.»

Dieser Traum schilderte, wie wir aus den Assoziationen erfuhren, den Widerstand des Patienten gegen das in der letzten Sitzung Erarbeitete. In der assoziativen Deutungsarbeit entpuppte sich der Vater im Traum als der «Analytiker-Vater». Und es ging nicht um die Großmutter, sondern um die «große Mutter», die gestorben war. Der Patient sagte dazu u.a.: «... Die ‹Großmutter› ist die große Mutter, der ich den Tod wünschte und die ich ja in den Katzen symbolisch erschoß. Dafür sollte ich büßen. Mein Leben lang. Heute sehe ich es ganz anders. Die Mutter hat mich schwer malträtiert. Wenn sie nicht so versagt hätte, hätte ich die Katzen nie erschossen...» Die Todesanzeige verstand der Patient als Migräneanfall, in welchem «angezeigt wird, daß ich in den Katzen die Mutter ‹getötet› habe». Nur habe er den Druck, den «Leidensdruck», bisher nicht richtig «gelesen», d.h. verstanden. – Der Druck kam von den unbewußten Schuldgefühlen, die zur Selbstbestrafung in den Migräneanfällen führten. Deswegen mußte der Patient ja auch Kopfwehtabletten schlucken. Daß seine Migräneanfälle mit der Katzentötung zusammenhingen, wollte der Patient eben doch nicht wahrhaben. Denn unverblümt erschien das Mißtrauen im Traum, das man nur als Widerstand verstehen konnte, gegen die Tablette des Analytiker-Vaters, also gegen die Deutung, die Migräneanfälle seien die Anzeigen dafür, daß er in den Katzen die Mutter «getötet» habe. Als ich dem Patienten seinen Widerstand gegen die Annahme meiner Deutung bewußtgemacht hatte, sagte er mir, daß er im Verlaufe der vergangenen Woche sich mehrmals dabei ertappt habe, die Katzentötung eben doch nicht als symbolische «Muttertötung» anerkennen zu wollen. Er habe gedacht, daß so etwas «völlig absurd» sei, eine «unglaubliche Konstruktion», die «niemals wahr sein» könne. Dann sei ihm aber auch in den Sinn gekommen, daß er schon vor dieser Deutung den plötzlichen Impuls «Muttermörder» verspürt habe. Dieser könne doch nicht aus dem Nichts heraus entstanden sein. Es müsse dafür einen Grund geben, und der einzige einleuchtende Grund sei eben dann doch der, daß die Katzentötung tatsächlich eine unbewußte «Muttertötung» gewesen sei. Er sträube sich zwar jetzt noch «wie verrückt» dagegen, aber er müsse zugeben, daß die Deutung «einwandfrei» stimme. Der Patient glaubte nun auch, daß es im Traum nicht «Epilepsie» heißen müsse, sondern «Migräne». Womit noch einmal unterstrichen wurde, daß seine Migräneanfälle mit der in den Katzen symbolisch «getöteten» Mutter und mit der daraus resultierenden schweren Schuld zusammenhängen mußten.

Die Wirtschaften (Restaurants), die laut Traum zusammengehörten, verband der Patient einerseits mit dem Erlebnis, wo er die blutende Kopfwunde des verunfallten Mädchens, dessen Vagina er anschauen wollte, in einem Restaurant hatte verarzten lassen. Das andere Restaurant erinnerte ihn an jenes, wo anläßlich der Beerdigung der Mutter das Mittagessen eingenommen worden war. Aus diesen Einfällen ging hervor, daß tatsächlich die Migräneanfälle einerseits mit dem Tod der Mutter, andererseits mit dem Unfall des besagten Mädchens zusammenhingen, wie wir es schon einmal gesehen hatten. Beide Dinge gehörten zusammen.

Eine weitere schuldbeladene Situation zeigten die Assoziationen des Patienten zum zweiten Traumabschnitt. Wir merkten bald einmal, daß es sich um die Onanieschuld handelte, daß die Mutter eben nie verstehen konnte, daß ein pubertierender Junge normalerweise Selbstbefriedigung betreibt, um seine sexuellen Bedürfnisse zu befriedigen. (Im Traum: «... daß die Großmutter nie verstehen konnte, daß man den Rahm von *Hand* schlagen müsse»). Der «Stabmixer» war demnach der Penis, mit dem er onaniert hatte, und diese Onanieschuld war eben auch noch nicht genügend gut «geputzt» worden. Das war zwar nurmehr ein Randproblem (unter dem Rand war es noch schmutzig), aber doch wichtig.

Im letzten Traumteil schließlich sah der Patient im Auftreten des Fräulein H seine Mutter. Diese sei in den neurotischen Symptomen zurückgekehrt. Moskau erinnere ihn überdies an die Kommunisten, und wenn er an diese denke, kämen ihm sofort Zwangslager, Verbannung, Sibirien in den Sinn. Er glaubte, der Traum wolle ihm sagen, daß er lange nicht verstanden habe – deshalb französisch –, wie er wegen der Katzengeschichte in der Neurose sein eigenes russisches Sibirien erlitten und erduldet hatte. Wenn jetzt die große Schuld bewußtgemacht werde, die er im Zusammenhang mit der Mutter auf sich geladen habe, könne die seelische Verbannung nach Sibirien endlich aufhören. Der Schlußsatz: «Kinder, Kinder, Kinder», deute es klar an, daß alles Leid, das er erlitten habe, von der Kindheit herkomme. «Kinder, Kinder, Kinder» heiße: «die Kindheit, nur die Kindheit und nichts als die Kindheit» sei für das neurotische Elend verantwortlich.

Es war gewiß keine Übertreibung, wenn der Patient dem Traum diesen Sinn gab, denn man konnte es nur unterstreichen, wenn er die Neurose als das Produkt schwerer Schädigungen aus der Kindheit ansah.

Im wesentlichen ging es in diesen Träumen um das Problem der Schuld, die es zu überwinden galt, wenn der Patient von der Neurose vollständig befreit werden wollte. Beeindruckend war, daß die bislang verdrängte Schuld den Patienten über Jahre hinweg das Joch der Neurose hatte tragen lassen. Nicht zu übersehen war aufgrund des bisherigen Analysenverlaufes, daß das infantile Muster oder Modell für die Selbstbestrafungstendenz des Patienten aus der tiefen Kindheit stammte. Schon die Erfahrung mit der Kindergartenschwester zeigte dem damals rund Fünfjährigen, daß «böses» Verhalten gegen die Ersatzmutter (Nonne) unverhältnismäßig hart bestraft wurde. Die Erziehungsmethode im Elternhaus, welche die Körperstrafe einschloß, half mit, den Kern eines rigiden, «sadistischen» Gewissens (Über-Ich) zu schaffen: introjizierte strafende Eltern- und Elternersatzobjekte als «Bevölkerung» des Gewissens. Dieses Gewissen (Über-Ich) wurde durch die Erfahrungen mit der religiösen Erziehung noch mächtiger, da diese das Bild eines strafenden Gottes – der alles sieht, alles bestraft und alle verfolgt, die ihm zuwiderhandeln – ins Gewissen (Über-Ich) einbrachte. Gegen dieses infantile, allmächtig gewordene Gewissen (Über-Ich) war das stellungnehmende Ich nahezu wehrlos. Nicht umsonst brachte der Traum 355 nochmals die Onanieproblematik zur Sprache. Das dem Patienten eigene, infantile Gewissen (Über-Ich) war von einer Triebfeindlichkeit erschreckenden Ausmaßes. Es tobte seinerzeit ein vom Gewissen (Über-Ich) diktierter Triebabwehrkampf, der nichts Gutes verhieß. In den Migräneanfällen büßte der Patient z. B. noch Jahrzehnte lang für eine harmlose und vom Kinde her verständliche und normale Befriedigung sexueller Neugierde. (Betrachten der Vagina des urinierenden Mädchens.) Dieses rigide Gewissen hatte einen Kurs gesteuert, der jedes Glück verunmöglichte. Wenn der Patient – anstatt durch die Erkenntnisse, die ihm die analytische Arbeit fortlaufend brachte, wirklich entlastet zu sein – Symptombeschwerden bekam, mußte man darin die «Handschrift» des Gewissens (Über-Ich) sehen. Es durfte ihm gar nicht besser gehen, weil das Gewissen nicht wollte, daß es ihm besser ging.

Nun hatte sich der Patient ja nicht zum ersten Mal intensiv mit seinem Gewissen (Über-Ich) auseinandergesetzt. Er glaubte aber, daß die Behinderung der Analyse durch das Gewissen (Über-Ich) so lange nicht habe aufhören können, bis ihm auch das Hauptargument desselben, nämlich der Vorwurf der «Muttertötung», restlos bewußt geworden sei. Weil er die Katzen *tatsächlich* erschossen hatte, war für ihn der Eindruck der *Berechtigung* der Gewissensforderung – Selbstbestrafung – so stark, und daraus nährte sich die unerschütterliche Überzeugung, für diese Tat sühnen zu *müssen.* Solange er den Sachverhalt verdrängte, in den Katzen auch die Mutter symbolisch «getötet» zu haben, solange blieb zwangsläufig die daran geknüpfte Schuld unbewußt. Erst das Bewußtwerden von beidem – und das Bewußtbleiben – konnte ihn nach jahrzehntelangem Leidensweg aus dem Gefängnis der Neurose befreien. Am Schluß unserer Auseinandersetzung sagte mir der Patient ganz spontan, daß er sich befreit fühle und daß er glaube, bald am Ende der Behandlung angelangt zu sein.

[1] Der Patient hatte schon seit Monaten die medikamentöse Behandlung beim Psychiater abgeschlossen. Die Tabletten besaß er noch aus jener Zeit.

57. Sitzung

Der Patient ging nochmals auf die letzte Sitzung ein, die ihn sehr beeindruckt habe. In der Neurose, meinte er, habe ihm das Gewissen sein «eigenes Sibirien» geschaffen. Er glaube aber, daß die Tage der Neurose gezählt seien. Er habe einen kurzen Traum gehabt, mit dem er anfänglich nichts habe anfangen können, bis ihm dann ein Licht aufgegangen sei:

Traum 358

Amnesty International kündigt die baldige Schließung ihres dritten Büros oder ihrer drei Büros an. Der Tierschutzverein werde ebenfalls aufgelöst, da es keine schwarzen Katzen mehr gebe.

In diesem Traum, meinte er, werde das nahe Ende der Analyse angekündigt. Das im Traum erwähnte dritte Büro betreffe die dritte Analyse. Amnesty International sei die Gefangenenhilfsorganisation, die sich gegen jede Art Folter zur Wehr setze. Ich fragte ihn, wofür das Symbol Amnesty International stehe, welche psychische «Organisation» damit gemeint sei. Dazu machte er die Ergänzung, daß im Traum nicht Amnesty International an sich mit der Schließung der drei Büros aufhöre. Nur das dritte Büro oder die drei Büros könnten geschlossen werden, weil es *keine Arbeit* mehr für AI gebe. Der Patient glaubte, Amnesty International stehe als Symbol für das stellungnehmende Ich (also die Ich-Organisation), dieses könne die Schuld «amnestieren», und zwar «international», «intern», also innerlich-seelisch, und «weltweit», «global», «allumfassend». Im Gegensatz zum straffordernden und die Strafverfolgung betreibenden Gewissen, das, wie ich einmal gesagt hätte, zur Amnestie unfähig sei, weil ihm die Liebe mangle, könne das (stellungnehmende) Ich, diese innere «Organisation», die Generalamnestie gewähren. Es gebe auch noch andere Träume aus der vergangenen Woche, die ebenfalls zeigen würden, daß mit der Einsicht, die man gewinne, alte eingeschliffene Verhaltensweisen aufgegeben werden könnten.

Der Satz mit dem Tierschutzverein, der aufgelöst wird, förderte beim Patienten dies zutage: «... Tierschutz-Triebschutz ... Katzenkastration ... Hoden zerschneiden ... Katzentötung ... Katze-Mutter ... Onanie ... Onaniedrohung ... usw.» Der Inhalt dieser Assoziationen bezog sich vorwiegend auf die Triebproblematik und auf das Kastrationsproblem, so daß wir den Traum als Ankündigung der zu Ende gehenden Triebanalyse auffaßten. Da der Patient den Hinweis im Traum auf die schwarzen Katzen nicht nur auf seine Mutter bezog, «die es auch nicht mehr gibt, weil sie gestorben ist», sondern die schwarzen Katzen als «Unglücksverkünder und -bringer» verstand, mußte das Verschwinden der schwarzen Katzen auch das Ende seines Unglücklichseins bedeuten. Tatsächlich hatte erst der Tod seiner Mutter die Überwindung der schweren Frustrationen aus der Kindheit möglich gemacht. Wenn die schwarzen Katzen als Symbol auch für die Mutter auftraten, konnte man sagen, daß sie für den Patienten die «Unglücksbringerin» (= neurotisches Schicksal) und die «Unheilverkünderin» (= z.B.: «ich werde mich vergasen») gewesen war. Die Mutter hatte dem Patienten unbestreitbar Unglück gebracht. Wenn nun diese unheilvolle Mutterfigur seelisch nicht mehr wirksam war, weil die Fixierungen an sie aufgelöst wurden (= Bewußtwerden der Ad-hoc-Introjektionen), konnte auch die zum Schutze vor dieser gefährlichen Mutterfigur aufgerichtete Neurose verschwinden, «aufgelöst» werden. Die Auflösung der Neurose machte den «Tierschutzverein» überflüssig.

In einem längeren Traum setzte sich der Patient nochmals mit seiner Mutter auseinander. Die wichtigsten Abschnitte dieses Traumes sollen hier erwähnt werden:

Traum 356

... Dann eine Szene, wo ein Unfall beurteilt wird. 3 Offiziere, die freigesprochen werden, haben etwas arrangiert. Ich gerate deshalb in große Wut. Denn wegen dieses Unfalls sind Tiere und Menschen zu Schaden gekommen beziehungsweise gestorben, getötet worden. Ich sehe, wie die Tiere, Pferde, aus dem Wasser kommen. Man sagt, daß man sie erschießen müsse – ins Auge –, weil sie wegen des Unfalls so geschädigt sind, daß man sie töten muß. Ein Pferd hinkt dabei mit den Beinen. Ich schlage den Offizieren mit dem Hammer auf den Nacken; sie sollen nicht freigesprochen werden. Aber dann sehe ich ein, daß das unnütz ist ...

Dann höre ich, daß Dr. B gestorben sei. Eine weiße Kutsche mit einem Pferdegespann ist das Beerdigungsfahrzeug. Später bin ich irgendwie im Raum oder Korridor an der Y-Straße. Viele Leute sind da. Die Türe ist eine mit Glas eingefaßte, also anders als in der Y-Straße. Dort ist ein Vogel drin. Ein Rabe. Ich schlage ihn mit einem Kissen tot. Da fällt er zu Boden, und es wird eine schwarze Katze daraus. Eine Nonne – Kindergarten – ist da. Auch eine junge hübsche Frau, die ich liebe. Ich will Licht machen und kann nicht, da die Birne nicht brennt...

Meine Frau ist ganz depressiv, weil ihre Mutter gestorben ist. Ich sage zu ihr, daß sie das analysieren müsse. Sie erwidert heftig, daß sie das ja tue. Dann verwandelt sich das Gesicht. Es ist dasjenige meiner Mutter. Sie macht dieselben traurigen Augen wie damals, als ich von ihr Abschied nahm.

Als ich dem Patienten den Satz: «Dann eine Szene, wo ein Unfall beurteilt wird», vorlegte, sagte er, daß es sich hier um die Beurteilung nicht einer, sondern mehrerer Szenen in der Kindheit handle. Wörtlich: «Die Unfälle, die in der Kindheit passierten, die müssen hier in der Analyse neu beurteilt werden.» Zum exponierten Traumteil: «3 Offiziere, die freigesprochen werden, haben etwas arrangiert; ich gerate deshalb in große Wut», wußte er zunächst nichts zu sagen. Es irritierten ihn die drei Offiziere, die er nicht einordnen konnte. Als er nicht weiterkam, erwähnte ich, daß diese drei Offiziere für den Vater, den Bruder und die Mutter dastehen könnten. Alle drei hatten den Patienten schwer frustriert: der Vater durch sein Trinken, der Bruder durch die Verhöhnung mit dem Wort «Hilfsarbeiter» und die Mutter durch die Selbstmorddrohungen. An weiteren Beispielen mangelte es nicht. Der Patient konnte diese Deutung akzeptieren, und er ergänzte sie mit folgenden Einfällen: «Es stimmt, daß mir alle drei schweren Schaden zugefügt haben. Dem Bruder gegenüber fühlte ich mich stets ohnmächtig und minderwertig, und er hat mich oft gequält. Der Vater, der hat mich dauernd in Spannung versetzt, weil er trank und die Mutter schlug. Und die Mutter? Die hat mich am meisten ... am meisten hat die mir geschadet. Ganz schwer. Zugrunde gerichtet, fast. – Und jetzt bin ich da im Traum wütend darüber, daß sie, die das alles arrangierten, freigesprochen werden sollen. Aber wo sollen die freigesprochen werden? Hier? – Das heißt doch ... ich kann denen nicht vergessen, daß die mich so grauenvoll frustriert haben. Ich will die nicht freisprechen.» Ich antwortete: «Das Freisprechen hat eine tiefe Bedeutung. Meiner Meinung nach bedeutet es, daß Sie in der Analyse erstens frei über die Vergangenheit sprechen sollen; zweitens, daß Sie sich buchstäblich von diesen schädigenden Familienfiguren frei-sprechen, durch Sprechen freimachen können. Heilung durch Mitteilung, hat Freud einmal gesagt. Ihre Wut über diese Familienfiguren sollen Sie hier loswerden, sich davon frei-sprechen. Sie haben das ja auch bereits getan, finde ich.» Dem Patienten wurde bewußt, daß er sich wirklich in der Analyse von den schädigenden Einflüssen der drei Familienmitglieder «frei-sprechen» mußte. Ich fuhr weiter mit dem Satz: «Denn wegen dieses Unfalls sind Tiere und Menschen zu Schaden gekommen beziehungsweise gestorben, getötet worden.» Seine Assoziationen führten ihn, weil getötete Tiere vorkamen, zum Ereignis der Katzentötung, die ja eine symbolische «Menschentötung» gewesen sei. Es waren also Katzen und – symbolisch – Menschen getötet worden. Als ich ihm den nächsten Satz: «Ich sehe, wie die Tiere, Pferde, aus dem Wasser kommen» vorlegte, erwähnte er, daß er an dem hinkenden Pferd die Mutter zu erkennen glaube. Denn die Mutter habe gehinkt. Wenn er an Wasser denke, falle ihm automatisch die Szene mit der Mutter in der Bank ein. Dort habe sie gesagt, sie werde mit den Kindern in den Wohlensee, also ins Wasser, springen. Ohne Stellung zu nehmen, fuhr ich mit dem Exponieren des Traumes fort: «Man sagt, daß man sie erschießen müsse – ins Auge –, weil sie wegen des Unfalls so geschädigt sind, daß man sie töten muß.» Hier war der Patient eine Weile blokkiert. Ich wiederholte ihm den Traumsatz. Dann antwortete er: «Das Erschießen … nimmt Bezug auf die Erschießung der Katzen. – Man sagt … Der Traum sagt, daß ich die Mutter in der Katze erschießen mußte, weil mich der Unfall in der Bank so geschädigt hatte, daß …? Daß die Furcht vor dieser tötenden Mutter mir keine andere Wahl mehr ließ. – Ins Auge? – Man sagt, etwas sei ins Auge gegangen. *Mir* ist das mit der Bank ins Auge gegangen. Ich habe das mit eigenen Augen erlebt. – Da drin (im Traum) ist eindeutig der Beleg, warum ich die Katzen tötete.» Meine Entgegnung war: «Der Traum sagt: Sie *mußten* die Mutter in den Katzen ‹töten›, weil die Szene (‹Unfall›) in der Bank sie so geschädigt hatte – Pavor nocturnus –, daß Sie nach dem zweiten Selbstmorderlebnis mit der Mutter keine andere Möglichkeit mehr sahen. Mir ist das ein Beweis dafür, daß der größte Schaden nicht beim zweiten, sondern beim ersten Mal angerichtet wurde, als die Mutter mit Kinder- und Selbstmord drohte.» Er antwortete: «So wie ich es jetzt sehe, muß das Erlebnis in der Bank niederschmetternd gewesen sein. Weil ich so klein war und alles für bare Münze nahm. Die Angst vor der tötenden Mutter, weil sie drohte, uns Kinder im Wohlensee zu ersäufen, hat dann ... darum mußte ich die Katzen erschießen. Die Mutter in der Katze töten, bevor sie mich tötet.» Der Traum war ganz eindeutig: Wegen des Unfalls in der Bank waren wirklich Tiere (Katzen) und Menschen zu Schaden gekommen. Aufgrund dieser Traumpassage konnte man auch erneut sehen, wie in den Zwangsgedanken, sich und andern ein Leid anzutun, unzweifelhaft die in der Bank aufgenommene Szene mit der Mutter wiederkehrte. Er agierte diese Szene, wußte aber nicht, daß und was er agierte. Aber noch etwas anderes wurde hier geklärt, nämlich: daß die Angst von damals und die Angst anläßlich der Katzenerschießung *zusammengehörten.* Es war also immer auch ein Agieren – ein unbewußtes Wiederholen – der Selbstmordszenerie *und* der Szenerie der Katzentötung gewesen.

Zum Schlußteil dieses Traumabschnitts: «Ich schlage den Offizieren mit dem Hammer auf den Nacken; sie sollen nicht freigesprochen werden. Aber dann sehe ich ein, daß das unnütz ist», sagte der Patient u.a.: «... Der Bruder hat die Katzen, die nicht ganz tot waren, erschlagen, aber nicht mit dem Hammer. Jetzt kommt mir der ‹Hammerschlag-Traum› (353) wieder in den Sinn. – Mutter. Aha! Ich habe mir als Strafe ‹Hammerschläge› versetzt. Nacken? Kopf, Migräne. Ich sollte nicht davon freigesprochen werden. Aber das nützt ja auch nichts.» Ich erwiderte: «Sie wollten der Familie, allen voran der Mutter, das was man Ihnen angetan hat, nicht vergessen. Sie rächten sich an der Familie, an Vater, Bruder, aber auf masochistische Weise. Die Hammerschläge, die Sie austeilten, fielen auf Sie zurück. Und jetzt müssen Sie einsehen, daß diese masochistische Art der Rachebefriedigung, die zudem eine Selbstbestrafung ist, nichts nützt.» Er meinte dazu: «Ich sehe das langsam aber sicher auch ein.» Der Preis für die Rachebefriedigung war ihm zu hoch geworden.

Der zweite Traumabschnitt zeigte auf, daß der Patient die seinerzeitige ödipale Liebe und Anhänglichkeit, die der Mutter galt, auf Dr. B übertragen hatte. Eine weiße Kutsche ist bekanntlich eine Hochzeitskutsche, nicht eine Beerdigungskutsche. Als aber die Mutter starb, starb auch diese ödipale Liebe zu Dr. B. Das Ergebnis war eine katastrophale Lebenskrise.

Der im Traum gezeigte Raum/Korridor war, wie die Deutungsarbeit ergab, einerseits der Korridor an der Y-Straße, wo dann die Mutter gestorben war. Andererseits gab die mit Glas eingefaßte Türe den Hinweis, daß zugleich der Raum/Korridor an der X-Straße gemeint war. Dort hatte sich die Mutter in die Küche eingeschlossen, und dort hatte sie ihn wegen des samenbeschmierten Kissens vor dem Vater bloßgestellt. Der Vogel, welcher im Traum erschien, veranlaßte den Patienten zu folgenden Assoziationen: «Vogel? – und den erschlage ich mit dem Kissen. Das Kissen ... da kommt mir eindeutig das schwarze Kissen in den Sinn, auf das ich onanierte. Vogel ... ‹vögeln›, hm! Die Mutter auf dem Kissen gevögelt. Und als sie mich beim Vater verriet, hätte ich sie totschlagen können vor Wut. – Es ist ja dann auch aus dem Vogel eine Katze geworden. Katzentötung.» Ich entgegnete: «Aus Ihrer Liebe zur Mutter ist Haß geworden, eine Beziehung wie Vogel und Katze. Dasselbe hat sich nach dem Tod der Mutter auch in der Beziehung zu Dr. B wiederholt. Aus der Liebe und Verehrung wurde Haß, wie bei der Mutter.» Der Patient ergänzte den Traum, indem er sagte, es sei ihm eingefallen, warum der Vogel ein Rabe war. Sie hätten zu Hause eine Katze gehabt, die den Übernamen «Rab» bekommen habe, weil sie eine krächzende Stimme hatte. Diesen «Rab» habe dann der Vater aus *Wut* getötet. Das war natürlich ein Hinweis darauf, daß auch bei ihm Wut auf die «verräterische» Mutter *ein* Motiv für die Katzentötung gewesen sein mußte.

Die Nonne aus dem Kindergarten, die im gleichen Traumabschnitt erscheint wie das Geständnis seiner Liebe zu einer jungen hübschen Frau, faßten wir als einen deutlichen Hinweis auf die ödipale Schuld und Strafe auf. Die Nonne war vor allem deswegen als Eindruck im Gedächtnis erhalten geblieben, weil sie ihn für unartiges Benehmen bestraft und in den Keller gesperrt hatte. Die Onanie des Patienten war von der Mutter ebenfalls verurteilt worden (Erlebnis mit dem samenbeschmutzten Kissen). Das mußte in einem Zusammenhang gesehen werden, und es bedeutete, daß der kleine Ödipus, der die Mutter liebte – junge hübsche Frau – und mit ihr schlafen wollte, für diesen Wunsch bestraft werden wollte. Wir wußten zwar, daß die Nonne ihm als infantiles Muster und Modell für die Art der Bestrafung diente, aber hier wurde auch deutlich, daß die unbewußte Bestrafung wegen der inzestuösen Bindung an die Mutter gefordert wurde. Da war ihm noch kein Licht aufgegangen. Er wollte es zwar bewußtmachen, aber es gelang ihm bisher nicht.

Der letzte Traumabschnitt schließlich behandelte die Aufforderung, die «Trauerarbeit» in bezug auf die verstorbene Mutter zu leisten. Die schweren Enttäuschungen, welche die Mutter ihm zugefügt hatte, konnte er ihr nicht vergessen. Solange er aber innerlich der Mutter grollte, war es ihm unmöglich, sie seelisch zu verabschieden.

Der Patient hatte davon gesprochen – und die Träume kündigten es an –, daß das nahe Ende der Behandlung in Sicht sei. Nun war er aber doppelt gefordert. Es ging nicht nur darum, daß der Patient die Trauerarbeit gegenüber der verstorbenen Mutter leistete, sondern daß dieselbe «Trauerarbeit» für das Abschiednehmen in der Analyse galt. Dieses Mal sollte er Abschied nehmen können, ohne ungelöste Übertragungen bestehen zu lassen. Daß Dr. B im Traum vorgekommen war, nahm ich als einen deutlichen Hinweis, das Ende der Behandlung ohne «Übertragungsreste» herbeizuführen. Wir mußten also ausführlich darüber sprechen, daß das Ende einer analytischen Behandlung eine Trennung, ein Abschiednehmen bedeutet. Und aufgrund des vorliegenden Traumes sollte das Abschiednehmen *nicht* so vor sich gehen wie bei Dr. B, aber auch *nicht* so, wie er seinerzeit von der Mutter Abschied genommen hatte. (Im Traum: «Sie macht dieselben traurigen Augen wie damals, als ich von ihr Abschied nahm.») Dieser Satz erkläre zwar, sagte ich ihm, daß das Abschiednehmen von der Analyse Trauer bedeute wie das Abschiednehmen damals von der Mutter, er aber habe die Mutter verloren, ohne um sie wirklich getrauert zu haben. Diese Trauerarbeit müsse geleistet werden. Der Patient ergänzte mich, indem er an einen früheren Traum (333) erinnerte, wo im Briefkasten der Wohnung, von wo aus die Beerdigung erfolgte, Kondolenzanzeigen waren. Das sei bereits ein Hinweis darauf gewesen, daß er der Mutter das Kondolieren schuldig geblieben sei. Er habe schon um die Mutter getrauert, aber auf Umwegen, beispielsweise in den Migräneanfällen. Die Migräneanfälle, das hätten wir ja gesehen, wären z.T. getarnte Depressionsanfälle gewesen, und die Depressionen wiederum – das mache der Traum (356) klar – seien die schuldig gebliebene Trauer um die Mutter.

Es sei ihm auch bewußt, weshalb sich gerade jetzt ein Traum eingestellt habe (356), der die verdrängte Trauer beinhalte: weil das Ende der Analyse nahe sei, um die er auch trauern müsse. Der mißglückte Abschied von Dr. B, der, wie er jetzt sehe, die Übertragung nicht gelöst habe, dürfe sich nicht wiederholen.

Der Patient sprach darüber, daß ihm der Gedanke an das baldige Ende der Analyse unbehaglich sei. Die Loslösung müsse aber eindeutig erfolgen. Und zwar auf eine bessere Weise als beim letzten Mal. Ich sagte ihm zum Schluß: «Dieser Traum heute war schon ein Stück Abschied und Trauerarbeit.»

58. Sitzung

Ohne Umschweife wollte der Patient den folgenden Traum analysieren:

Traum 360

G. H. hält einen blauen Freud-Band in der Hand. Er hat ein Lesezeichen darin, woraus man ersehen kann, daß er das Buch schon fast bis zum Schluß gelesen hat. Ich weiß auch, daß er bald damit fertig sein wird. Er sagt mir, auf mich bezogen, daß schon Freud auf die Mutterbeziehung hingewiesen habe. Evtl. sagt er: auf die große Bedeutung der Mutterbeziehung. Ich bin ganz erstaunt, daß Freud darüber so etwas schrieb, denn davon habe ich noch nichts gehört. Ich antworte ihm, es gebe immer noch Leute, gottverdami, die sich noch nicht von der Mutter gelöst hätten.

Dann befinde ich mich im Militärdienst, Entlassungstag. Ich kann endlich auch den lästigen und schweren Helm abgeben. Man hat ihn bisher nicht zurücknehmen wollen, weil ein Stück abgebrochen war und fehlte. Intensives Suchen nach dem fehlenden Stück hatte bisher nichts genützt. Jetzt habe ich es gefunden. Es klebte die ganze Zeit über an meinem Rücken. Ich komme mir blöd vor, weil ich immer so herumgelaufen bin, ohne es zu merken. Jetzt bin ich aber froh, daß ich den lästigen «Kübel» endlich loswerde.

Die Assoziationen zum Satz: «G. H. hält einen blauen Freud-Band in der Hand» betrafen zunächst die Person dieses Mannes. Er kannte ihn vom Sehen, und er hatte auch schon mit ihm gesprochen. Nun glaubte aber der Patient, in G. H. mich erkennen zu können, weil es Anzeichen dafür gab, daß ich diese Person sein müsse. Der Freud-Band, den G. H. in der Hand hält, veranlaßte ihn zur Bemerkung: «Bei Ihnen habe ich Freud-Bücher gesehen. – Man könnte auch sagen, daß Sie den Freud in der Hand haben, also beherrschen.» Den nächsten Satz: «Er hat ein Lesezeichen darin, woraus man ersehen kann, daß er das Buch schon fast bis zum Schluß gelesen hat», verstand der Patient so, daß er äußerte, hier sei ein weiterer Hinweis auf das nahe Ende der Behandlung gegeben. (Im Traum: «...fast bis zum Schluß gelesen.») Das Lesezeichen sei der Traum, der ankündige, daß die Analyse bei ihm fast am Schluß angelangt sei. Dieses Gefühl habe er immer mehr. Auch der folgende Satz: «Ich weiß auch, daß er bald damit fertig sein wird», verstärke die Absicht des Traumes, anzukündigen, daß die Analyse bald fertig, abschlußreif sei. Mein Einwand, daß sich hier der Widerstand zeigen könnte, indem der Traum uns vielleicht glauben machen wolle, die Behandlung gehe dem Ende entgegen, um der Konfrontation mit einem noch verborgenen Problem auszuweichen, wurde von ihm als Möglichkeit nicht zurückgewiesen. Auch die letzte Analyse bei Dr. B. sei beendet worden, weil man geglaubt habe, es gebe nichts mehr zu analysieren. Dabei habe die Vergangenheit gezeigt, daß er damals die positive Übertragung nicht habe opfern wollen, aus panischer Angst, daß sie umschlage ins Gegenteil. Vergleiche er den Verlauf dieser Analyse mit jener bei Dr. B, falle es ihm schwer, etwas zu finden, was ihn noch veranlassen könnte, quasi aus der Analyse zu flüchten. Wörtlich: «Bei Dr. B bin ich eindeutig aus der Analyse geflüchtet. Ich erinnere mich gut an den Traum, worin der Satz vorkam: ‹Etwas ist mit meinen Eltern!› Kaum hatte Dr. B. diesen Satz gesagt, brach ich in ein Schluchzen aus, das nicht mehr aufzuhalten war. Ich wußte damals nicht, daß damit die Szene mit der Mutter in der Küche und mit dem Vater und mir vor der verschlossenen Küchentüre gemeint war. Beim nächsten Mal, glaube ich, schlossen wir die Behandlung ab. Hm! – Heute weiß ich warum. Das war ein großer Fehler. Der Preis, den ich für das Davonlaufen bezahlen mußte, ist mir diesmal zu hoch. Das passiert mir kein zweites Mal. Ganz sicher!»

Ich setzte daraufhin die Bearbeitung des Traumes mit dem Satz: «Er sagt mir, auf mich bezogen, daß schon Freud auf die Mutterbeziehung hingewiesen habe (oder auf die große Bedeutung der Mutterbeziehung)» fort. Der Patient sah in dieser Traumpassage die Fortsetzung unserer Auseinandersetzung der letzten Stunde. Die Mutterbeziehung habe bei ihm wirklich eine große Bedeutung gehabt. Weil ich vermutete, daß der folgende Satz: «Ich bin ganz erstaunt, daß Freud darüber so etwas schrieb, denn davon habe ich noch nichts gehört», mehr bringen müsse, legte ich ihm diesen vor. Der Patient begriff, daß der Traum ihm etwas sagen wollte, das ihn erstaunte, wenn er es wüßte. Plötzlich zweifelte er an der Aussage des Traumes, wo es heißt, daß er noch nie etwas davon gehört habe (was Freud in dem «blauen Band» geschrieben haben soll). Es sei vielleicht gerade umgekehrt: immer wieder habe er davon gehört, aber es nicht verstanden. Ich half ihm mit der Bemerkung weiter: «Das Problem scheint mir darin zu liegen, daß Sie nicht wissen, daß das, was Freud geschrieben hat, auf Sie, auf Ihren Fall zu beziehen ist. Der Traum spricht ja davon, daß es auf Ihren Fall bezogen sei.» Seine Reaktion war: «Aha! Auf mich bezogen. Also habe ich es gewußt, daß das auch auf meinen Fall bezogen werden muß. – Da gibt es ... Freud hat immer die große Bedeutung des Ödipuskomplexes hervorgehoben; diese Mutterbeziehung. Und jetzt sagt der Traum, genau das muß ich auch auf meinen Fall beziehen.» Ich erwiderte: «So vermute ich es. Der Ödipuskomplex ist von großer Bedeutung. Und am Ende einer Behandlung, wenn's ums Abschiednehmen geht, muß man nochmals darüber sprechen.» Er meinte dazu: «Das ist das Problem der Abnabelung von der Mutter.» Nun war das Problem zu lösen, daß der Patient eine ungemein frustrierende und enttäuschende Mutter erlebt hatte, an der er aber dennoch in Haß-Liebe hing. Darüber sprachen wir nun miteinander. Am Schluß der Behandlung – das bald fertiggelesene Buch – mußte erneut die Übertragung sichtbargemacht werden, damit der Patient sie zurücknehmen und bearbeiten konnte, damit er nicht insgeheim (unbewußt) in mir doch die Mutter beim Abschied zurückließ. Er mußte wissen, daß er auf mich auch die Liebe zur Mutter übertragen hatte – und in der Negation den Haß –, aber daß ich eben doch nicht die Mutter war.

Wir kamen nun zum Satz: «Ich antworte ihm, es gebe immer noch Leute, gottverdami, die sich noch nicht von der Mutter gelöst hätten.» Es war dem Patienten aufgrund der vorausgegangenen Auseinandersetzung klar, daß mit diesen Leuten, die sich noch nicht von der Mutter gelöst hätten, er selbst gemeint sein mußte. Die Assoziationen zum Fluch «Gottverdami» brachten eine interessante Begebenheit hervor. Vor einiger Zeit habe er mit Fieber das Bett gehütet. Es sei nur eine harmlose Grippe gewesen. Aber an einem Morgen hätten ihn merkwürdige depressive Gedanken geplagt. Er habe sich diese depressiven Gedanken gar nicht erklären können, und weil er keine Lösung gefunden habe, habe er aus Wut heftig mit der Faust aufs Bett geschlagen und eben den Fluch «Gottverdami» ausgestoßen. Jetzt, nachdem dieser Traum gekommen sei, wisse er, warum er damals depressiv gewesen sei. Weil er eben zu den Leuten gehöre, die sich noch immer nicht von der Mutter gelöst hätten. Es fiel ihm auch wieder der Abschied von der Mutter ein und die Tatsache, daß sie damals heftig weinte. Gleichzeitig kam ihm der letzte Traum (356) in den Sinn, in dem genau diese Szene des Abschiedes auch dargestellt worden war.

Ich war sehr froh darüber, daß jetzt noch einmal der Ödipus erschien, weil sich der Patient nur so Rechenschaft darüber geben konnte, *wie* intensiv er seine Mutter, trotz aller Enttäuschungen, geliebt hatte und daß diese Liebe auf geeignete Personen – Analytiker – übertragen werden konnte. War ihm das nicht bewußt, bedeutete es für ihn, daß im Falle einer Enttäuschung durch solche Personen der ganze negative Hintergrund erneut hervorkommen konnte. Er mußte aus dieser Bindung zur Mutter herauskommen, und dies hatte ihm der Traum eindeutig gezeigt.

Als ich ihm den Initialsatz des zweiten Traumabschnitts: «Dann befinde ich mich im Militärdienst, Entlassungstag», vorlegte, kam er zuerst nochmals auf den ersten Traumabschnitt zurück. Er sagte, es sei ihm eben eingefallen, daß der Freud-Band blau gewesen sei und daß man glaube, die Farbe der Treue sei blau. Das bedeute, daß er seiner Mutter über alle Enttäuschungen hinweg die Treue gehalten habe. Dazu wörtlich: «Ich bin der Mutter treu geblieben, weit über ihren Tod hinaus. Sogar in den Symptomen habe ich ihr ein Denkmal errichtet. Ich kann die Neurose unmöglich verlieren, wenn ich das nicht aufgebe. Das muß ich mir jetzt, am Schluß der Behandlung, hinter die Ohren schreiben.» Ich erwiderte: «Das hängt mit Ihren Erlebnissen mit der Mutter zusammen. Zweimal glaubten Sie, die Mutter zu verlieren, nämlich als sie mit Suizid drohte. Diese maximale Verlustangst bewirkte, daß Sie in einer für Sie unheilvollen Weise in die treue Bindung zur Mutter geradezu hineingepreßt wurden. Etwas, das einem lieb ist, das man braucht, an das klammert man sich um so eher, wenn man erfahren muß, daß man es verlieren könnte. Das ist Ihnen mit der Mutter zweimal passiert. Hinter der Treue steckt also m. E. eine starke Verlustangst, und diese Verlustangst ist bedingt durch die zweimalige Suiziddrohung der Mutter. *Das* machte Sie an jenem Morgen so depressiv, als Sie krank im Bett lagen.» Er erwiderte darauf: «Jetzt erst geht mir ein Licht auf.» Was man in der Analyse Schritt auf Tritt verfolgen konnte, war die ständige Beschäftigung des Patienten mit seiner Mutter. Zentrum der Auseinandersetzung war ihre zweimalige Suiziddrohung, über die er deshalb fast nicht hinwegkam, weil er die Mutter sehr geliebt hatte. Sie hatte ihm seine Treue und Anhänglichkeit schlecht vergolten, aber er war ihr innerlich trotz allem treu geblieben.

Auf den exponierten Traumsatz zurückkommend, meinte der Patient, daß es sich beim Militärdienst um die Analyse handle und daß der Tag der Entlassung in die Nähe gerückt sei. Jetzt könne er endlich den schweren Helm abgeben, und das sei die schwere Migräne. (Helm = «Kopfwehgamelle» im Soldatenjargon.) Er glaube, daß er sich wirklich von der Migräne befreit fühlen könne. Auf den Satz: «Man hat ihn bisher nicht zurücknehmen wollen, weil ein Stück abgebrochen war und fehlte», antwortete er, daß die Migräne bisher nicht zurückgegangen sei, weil die Erklärungen für ihre Ursache nicht vollständig gewesen seien. Das fehlende, abgebrochene Stück habe eindeutig mit der Katzenerschießung zu tun. Er habe ja ständig, wie es der Traum sage, nach dem noch fehlenden Stück (Erklärung) gesucht, es aber nicht gefunden. Das sei erst kürzlich gelungen. (Sitzung, die den Zusammenhang Katzentötung – «Muttertötung» aufdeckte.) Unklarheit herrschte zunächst, als der Patient zum Satz: «Es klebte die ganze Zeit über an meinem Rücken» assoziieren sollte. Er konnte damit gar nichts anfangen. Ich exponierte erneut: «Es klebte die ganze Zeit über an meinem Rücken.» Er brachte die Erinnerung an die Nacht in X, wo er den Vater auf dem Bauch liegen sah, ihm den Rücken zukehrend. Wörtlich sagte er: «Ich sah Vaters Rücken, und sein Arsch war mit Scheißdreck verklebt. Und am Morgen mußte ich ‹kotzen›. – Sicher ist, daß ein Teil, ein Stück der Migräne auch von dort her kommt. Es war mir damals so schlecht (= übel) wie bei einem Migräneanfall.» Dieses Stück Entstehungsgeschichte der Migräne war ihm aber bewußt gewesen. Es konnte nicht das Verborgene sein. Nun erinnerte er sich daran, daß wir herausgefunden hatten, daß er über die Mutter, die mit dem «dreckigen» Vater geschlafen hatte, empört gewesen war. Schließlich glaubte er, der Satz: «Es klebte die ganze Zeit über an meinem Rücken», heiße schlicht und einfach, er habe es die ganze Zeit über verdrängt. So wie er sich dagegen sträubte, die Tatsache zu akzeptieren, daß er sich über die mit dem Vater schlafende Mutter empörte, so wollte er nicht wahrhaben, daß er die Mutter in den Katzen symbolisch «tötete». Deshalb sagte ich ihm, den nächsten Traumsatz vorwegnehmend: «Jetzt, da Sie wissen, daß die Migräneanfälle mit der Katzengeschichte zu tun hatten, kommen Sie sich ‹blöd› vor, weil Sie die ganze Zeit über mit Migräne herumgelaufen sind, obwohl Sie es auch hätten leichter haben können.» Nun mußte er über sich selber herzhaft lachen, und lachend sagte er: «Wer's so macht, ist blöd.»

Wenn man diesen Traumabschnitt gesamthaft betrachtete, enthielt er die Mitteilung, daß mit der Aufdeckung des bisher verdrängten Inhalts der Katzentötung: der «Muttertötung» also, das Symptom der schweren Migräne «abgegeben» worden war. Kein Wunder also, wenn der Patient im Traum darüber froh war, «endlich den lästigen ‹Kübel› losgeworden» zu sein. Die Lösung des schweren Migräneproblems schien endlich gegeben. Nun mußte die Zukunft zeigen, ob der Traum das hielt, was er versprach.

59. Sitzung

In der Zwischenzeit hatte ein ferienbedingter, längerer Unterbruch in der Behandlung stattgefunden. Der Patient erschien zur ersten Stunde nach den Ferien sichtlich erholt. Er berichtete mir, daß es ihm die ganze Zeit über sehr gut gegangen sei und daß keinerlei Symptome ihn geplagt hätten. An die Analyse habe er praktisch nicht mehr gedacht; er habe einfach Ferien gemacht, sei zufrieden gewesen und habe eben gelebt «wie ein Gesunder».

In die heutige Sitzung sei er zwar nicht ungerne gekommen, aber er glaube, daß der Stoff ihm langsam aber sicher ausgehe. Wörtlich: «Ich habe das bestimmte Gefühl, daß die Tage der Analyse gezählt sind.»

In diese Stunde brachte er zwei Träume. Hier der erste:

Traum 362

Jemand sagt, daß es Romanschriftsteller gebe, die einen Roman von Kapitel zu Kapitel in die Länge zögen, was nicht nötig wäre. Dabei könne man alles auf zwei Worte reduzieren: «Totschlagen und?»

Ich bin mit den Kindern in einem Bahnwagen ältester Bauart, Holz. Wir erwarten eine A-Bombenexplosion. Ich knie dabei vornübergebückt auf dem Boden, eine Bettdecke über mich gezogen. Ich sage, wenn der Blitz komme, müsse man sich schützen. Aber dann befürchte ich, daß die Bettdecke durch die Druckwelle weggeschleudert werden könnte. Irgendwie war davon die Rede, daß die A-Bombe nicht in Bern oder Köln niederging, sondern irgendwo in den Bergen.

Dann sehe ich einen alten Saurer-Lastwagen. Den Kindern erkläre ich, daß ich auch einmal in einem solchen gefahren sei. Verkehrsmuseum? Eine Brücke wie in Thun. Der Papst. Wir wollen da weg. Holz. X aus Frankreich; er sendet uns ein Mofa. Dort ist eine geheime Funkanlage drin mit zwei Drähten. Wir können uns so melden und uns verständigen. Schließlich wird auf diese Weise der Papst überwunden.

Nach dem Exponieren des Initialsatzes sagte der Patient, daß der Roman die Geschichte seiner Neurose sei und der Schriftsteller demnach er. Ihm falle ein, daß das in die Länge-Ziehen von Kapitel zu Kapitel bedeuten könne, er wolle die Analyse von Sitzung zu Sitzung in die Länge ziehen. Eigentlich sei es so, daß die Analyse Kapitel um Kapitel seiner Neurose behandelt und abgeschlossen habe. Der Stoff gehe aus, wie er es heute schon einmal gesagt habe. Es sei nicht nötig, daß man die Analyse noch länger mache.

Daß sich die Analyse wirklich dem Ende näherte, ging aus den Träumen hervor, die das nahe Ende voraussagten. Andererseits konnte man vom Patienten nicht behaupten, er habe die Analyse unnötig in die Länge gezogen. Die von ihm angeschlagene Gangart war im Gegenteil so rasant, daß man sie bei einer Neurose dieses Ausmaßes nicht als üblich bezeichnen konnte. Daß man jetzt die Analyse nicht mehr über einige Sitzungen hinaus verlängern sollte, davon war ich allerdings auch überzeugt.

Nach diesen Überlegungen legte ich ihm den nächsten Satz: «Dabei könne man alles auf zwei Worte reduzieren: ‹Totschlagen und?›» vor. Dazu meinte er: «Ich habe in der Kindheit vieles erlebt, was ein Kind besser nicht erlebt haben sollte. Wenn ich dem Traum glauben soll, kann man meine Neurose auf zwei Pfeiler abstützen: Totschlagen und? – Totschlagen? Eines der erschütterndsten Erlebnisse war ganz sicher das Erschießen der Katzen, die der Bruder totgeschlagen hat, weil sie noch lebten. Dort habe ich fast durchgedreht. – Und das andere? Fragezeichen. – Die Mutter. Totschlagen, Töten der Katzen und die Selbstmordversuche der Mutter. Das stimmt. Niemand und nichts hat mich so erschüttert wie das. Das hat mich gezeichnet für mein Leben.» Damit hatte der Patient zweifelsfrei recht. So heftige Gemütsbewegungen wie bei den beiden Selbstmorddrohungen der Mutter und wie bei der Katzenerschießung waren bei ihm sonst nicht zu finden. Ohne diese einschneidenden Erlebnisse wäre er niemals in diesem gefährlichen Ausmaß erkrankt. Ohne diese Erlebnisse wäre er zwar auch ein Neurotiker geworden, aber nicht mit diesem Krankheitsbild. Ihn ergänzend, sagte ich in bezug auf seine Äußerungen: «Ich stimme Ihnen zu. Man kann es noch vereinfachter sagen: Sie litten an einem schweren, unbewußten Schuldkomplex – ‹Muttertötung› und Ödipus – und unter dem Schock der suizidalen Mutter.»

Beides hatte ihn in der Neurose so übel zugerichtet, daß ich mich, als ich ihn das erste Mal sah, erschrocken gefragt hatte: Mein Gott, was hat dieser Mann bloß durchgemacht?

Wir analysierten den zweiten Traumabschnitt, wobei ihm zum Satz: «Ich bin mit den Kindern in einem Bahnwagen ältester Bauart, Holz», die Reise mit den Eltern nach X einfiel, also jenem Ort, wo er den Vater nackt im Bett gesehen hatte. Damals hatte man noch solche Bahnwagen benützt, wie der Patient sie im Traum verwendete. Der nächste Satz: «Wir erwarten eine A-Bombenexplosion», brachte u.a. den überraschenden Einfall hervor, daß die A-Bombenexplosion gleichzusetzen sei mit A = A wie Arsch, eine Arsch-Bombenexplosion. Der Traum mußte sich also, gestützt auch auf die vorausgehenden Assoziationen, mit dem Erlebnis in X auseinandersetzen, wo er seinen Vater mit ‹beschmutztem Arsch› gesehen hatte, ein Anblick, der seelisch offenbar wie eine Bombe bei ihm eingeschlagen hatte. Die nachfolgende Aussage des Traums stimmte überein mit der damaligen Wirklichkeit, weil nämlich dem Vater tatsächlich im Bett die Bettdecke weggerutscht war, und er *deshalb* seinen entblößten und schmutzigen Hintern sah. Interessantes brachten die nächsten zwei vorgelegten Sätze: «Ich sage, wenn der Blitz komme, müsse man sich schützen. Aber dann befürchte ich, daß die Bettdecke durch die Druckwelle weggeschleudert werden könnte», zutage. Zunächst meinte der Patient, «Blitz» komme deshalb vor, weil dieses Bild vom nackten Vater bei ihm wie ein Blitz eingeschlagen, ihn wie ein Blitz getroffen habe. (Auch: eine Blitzlichtaufnahme, eine Ad-hoc-Introjektion.) Dann erinnerte er sich an die Katzenerschießung mit dem Mündungsblitz der Schüsse und der darauffolgenden Druckwelle. (Knall; Schalldruck.) Das war eine sehr wichtige Assoziation. Ich wollte aber noch Genaueres wissen, und aus diesem Grunde exponierte ich das Wort: «schützen». Dazu fiel ihm Schütze ein, dann, daß er der Schütze bei der Katzenerschießung gewesen sei. Ich wiederholte: «schützen». Zuerst gab es eine kleine Pause. Dann sagte er: «Schützen? Schutz. Ich schütze mich vor dem Blitz. Vor der Katzentötung, *Elterntötung*, Ödipuskomplex, Empörung, Wut, Haß, Neid. – Schützen? – Ah, die Neurose sollte mich … ich schützte mich in der Neurose vor dem Furchtbaren der Katzentötung, vor dem Blitz. Mit? – Angst (Klaustrophobie), Szene im Gefängnis. Kotzen. Migräne.» Nun exponierte ich das Wort: «Druckwelle». Seine Einfälle waren: «Dreckwelle, dreckiger Arsch von Vater, Drecksau, Mutter. Druck? Depression. Drücken, sich drücken. Niederdrücken. – Schuld, grauenhafte Schuld. Druckwelle = der Druck des Gewissens war so stark, daß er die Decke, das Verdrängen, wegblies.» Daraufhin sagte ich: «Der kleine Ödipus war auch bei der Katzenerschießung in Aktion. Totschlag, wovon der Traum spricht, ist eine ‹Kainstat›. Kain hat den Bruder aus Neid, Eifersucht erschlagen. Und der neidische, eifersüchtige Ödipus ist ein kleiner Kain. Darum geht es hier auch.» (Szondi.)

Diese Formulierung akzeptierte der Patient, und er zeigte sich überrascht darüber, daß der Ödipuskomplex eine solche Wirkung entfalten konnte. Er erinnerte sich allerdings an die letzte Sitzung, in welcher der Traum (360) analysiert worden war, in dem vom blauen Freud-Band gesprochen wurde. Diesen Traum (362) betrachtete er nun als eine Bestätigung jener Sitzung. Es überraschte ihn nicht mehr, daß der Traum davon sprach, daß die A-Bombe nicht in Bern oder Köln, sondern irgendwo in den Bergen niederging. Der Ort, wo er den nackten Vater gesehen hatte, befand sich in einer Berggegend. Der Traum wollte ihm also mitteilen, daß das «Bombenerlebnis» in der frühen Kindheit und eben «in den Bergen», in X, passiert war. Die Bedeutung des Ödipuskomplexes in seinem Schicksal und damit in seiner Neurose wurde hier eindeutig unterstrichen.

Die Geschichte mit dem «Saurer-Lastwagen», mit welchem er laut Traum auch gefahren war, entpuppte sich als die Fahrt mit dem Saurer-Postauto, mit welchem man ins Dorf X fahren mußte. Dort in X hatte er nicht nur den nackten Vater gesehen, sondern auch, wie wir wissen, den elterlichen Geschlechtsverkehr beobachtet. Das Haus, in welchem sich dies alles abspielte, war im übertragenen Sinn das «Verkehrsmuseum» (= Ort des beobachteten elterlichen Geschlechts*verkehrs*).

Die nächste Geschichte, mit der Brücke in Thun und mit dem Papst, blieb im Bereich der frühkindlichen Erlebnisse. Zum Papst fiel ihm ein, daß er vor langer Zeit einen Traum (190) gehabt hatte, in dem der Papst vorgekommen war und in dem er sich seiner Erinnerung nach auf einer Empore befunden hatte. Das sei der Moment gewesen, als ich ihm gesagt habe, er habe sich in X auch über die Mutter empört, die mit dem Vater ins Bett ging. Den Papst betrachtete er als das kindliche Gewissen von damals, welches ihn seither mit unerbittlicher Härte verfolgt habe. Thun verband er andererseits mit dem Begriff «Thunersee», weil ja der See den Namen der Stadt bekommen habe. Es müsse, meinte er, eine «Brücke», eine Verbindung zwischen dem Bombenerlebnis in X und jenem mit der Mutter geben, die zwar nicht in den Thuner-, wohl aber in den Wohlensee habe springen wollen. Ich sagte ihm, wenn der Traum diese Verbindung aufzeigen wolle, könne es nur einen gemeinsamen Nenner geben: Sowohl in X als auch in der Bank müsse er über die «skandalöse» Mutter gleichermaßen empört gewesen sein. Daß er seinerzeit energisch bestritten habe, er sei über die Mutter empört gewesen, zeige die Energiemenge des Widerstandes, der ja um so größer sein müsse, je heftiger die Empörung über die Mutter damals gewesen sei. Vom Erlebnis in der Bank führe dann ebenfalls eine Brücke zur Gas-Selbstmorddrohung der Mutter in der Küche sowie zur Enttäuschung wegen der Onanie, bis schließlich zur Katzentötung. Die Schritte seien: Das Erlebnis in der Bank, das Erlebnis in X mit dem nackten Vater und dem beobachteten Koitus der Eltern (Ödipus), jenes mit der in der Küche eingeschlossenen Mutter, der «Onanieverrat» der Mutter und die Katzentötung. Er dachte über diese Äußerungen längere Zeit schweigend nach und sagte schließlich: «Ich habe mir das alles durch den Kopf gehen lassen. Ich glaube auch, daß man die Ereignisse nicht isoliert sehen darf, sondern daß man sie in einem Zusammenhang anschauen muß. Dennoch stimmt es: Höhepunkte in meinem Erleben waren: die Katzenerschießung und die Selbstmorddrohungen der Mutter.»

Daß es im Traumabschnitt mit dem Papst um das rigide Gewissen (Über-Ich) ging, das er überwinden mußte und wollte, war ihm klar. Die Geschichte mit dem X aus Frankreich zeigte in der Deutungsarbeit, daß hier der Vater gemeint war, der seinerzeit mit seinem Verhalten den Sturm der Neurose ausgelöst, damit aber gleichzeitig die Möglichkeit geschaffen hatte, in der analytischen Kleinarbeit die verdrängten Zusammenhänge der Krankheit aufzudecken und den Papst, d.h. das unerbittliche Gewissen (Über-Ich), schließlich zu überwinden.

Traum 363

Grabpflege. 2 Gräber werden gepflegt. Ein kleines auch. Ich greife hinein. Es ist Katzendreck, und es hat Papiertaschentücher.

Frau X ist in den See gesprungen. Jemand habe sie dazu animiert. Ich trage die ohnmächtige Frau zu mir. Sie kommt zu sich. Ich muß sie küssen. Sie braucht das. Ich sage: es ist ja schon Silvester.

Wir konnten diesen Traum der fortgeschrittenen Zeit wegen nicht im Detail bearbeiten. Wir waren uns sicher, daß der Traum kurz und bündig sagte, der Patient habe mit der Erschießung der 2 Katzen (= 2 Gräber), mit der er die Eltern und den Bruder meinte (im Traum: «Ein kleines auch»), tatsächlich – so drückte der Patient sich aus – «in den Scheißdreck gegriffen» (= Katzendreck). Da überdies die Mutter an chronischem Durchfall litt, ergab sich mit dem Katzendreck eine zusätzliche Bedeutung: mit einer solchen Mutter hatte er auch «in den Scheißdreck gegriffen». Außerdem hatte auch der Vater, den er in X sah, einen «verschissenen Arsch», so daß «Katzendreck» gleich mehrfach determiniert war. Man konnte überhaupt sagen, daß er mit der ganzen Familie in «den Scheißdreck» gegriffen habe.

Die Frau, die in den See sprang, war unschwer als die suizidale Mutter auszumachen. Die wirkliche Frau X bezeichnete der Patient als «die häßlichste Frau von ganz Bern». Das konnte nur bedeuten, daß die Mutter, die drohte, mit den Kindern in den See zu springen, für ihn zur hassenswertesten Frau von ganz Bern geworden war. Diese im wörtlichen und übertragenen Sinn ohnmächtige Frau – «ohnmächtig» im Sinne von unbewußt, von ohne Macht gegen sie, und «ohnmächtig» in der Bedeutung von unausstehlich, unmöglich – trug der Patient in sich als Ad-hoc-Introjektion. Jetzt, durch die analytische Arbeit, war sie zu sich gekommen, d.h. es waren ihm die Umstände bewußtgeworden. Er mußte sich mit ihr versöhnen (= sie küssen). Das brauchte es zur Heilung. Es war dazu höchste Zeit (= Silvester), «Jahres*ende*», Ende und Abschluß der Analyse.

60. Sitzung

In diese Sitzung brachte der Patient einen einzigen Traum. Zugleich teilte er mir mit, daß er über den letzten Traum (363) noch nachgedacht habe. Da sei ihm zum Wort «Silvester» eingefallen, daß sie in der Kindheit an Silvester die Person, die am längsten im Bett liegen blieb, mit dem Gesang: «Silvester, ‹Bettnester›, steh ‹auf und geh›», aus dem Bett gescheucht hätten. Ihm sei daraufhin das Bett hier, die Couch, eingefallen, und da habe er gewußt, daß *er* der «Silvester» sei, der jetzt eigentlich (von der Couch) aufstehen und gehen sollte. Die Zeit sei abgelaufen. Er wolle noch dieses und das nächste Mal kommen und dann die Analyse abschließen.

Der Traum, den er brachte, war ein eindeutiger Abschlußtraum:

Traum 364

Militärdienst, letzter EK (Ergänzungskurs), letzter Tag, am Morgen des Abtretens. Alles ist eingepackt, liegt geordnet da. Ich sehe die Rucksäcke und die Militärschuhe.

Der Raum, in dem wir uns befinden, ist irgendwie ähnlich dem Schlafzimmer, in dem vor dem Aufstehen am Morgen noch die Rolläden von der Nacht unten sind und die für den Tag geöffnet werden.

Der Feldweibel sagt, daß wir uns bei schönem Wetter draußen aufstellen könnten, auf dem Platz, für die Entlassung.

Wir wissen, daß wir zum Abtreten nochmals die Militärschuhe anziehen müssen; nachher können wir dann die zivilen Halbschuhe benützen. Ich denke, wenn ich in den hinteren Reihen stehe, würde man kaum merken, daß ich die Halbschuhe schon trüge, lasse diesen Gedanken aber fallen. Dann ist es soweit: wir hatten «Abtreten», und nun geht es ans Verabschieden der Kollegen. Zuerst befällt mich ein großer innerer Jubel, daß es jetzt endlich soweit ist und ich für immer entlassen bin. Dann sehe ich die Kameraden, die mit mir Dienst geleistet haben, die aber noch bleiben müssen. Bruder? Ich verabschiede mich von ihnen, sage noch irgendeinen tröstlichen Spruch wie: «Auch bei Euch wird es einmal so-

weit sein.» Dann gehe ich. Gepäck habe ich keines bei mir; man konnte es hier lassen, das ist neu. Sonst hatte ich es immer wieder mitnehmen müssen.

Ich schaue zurück und denke an den vergangenen Dienst, daran, daß wir hier eben noch ein hartes Überlebenstraining absolvierten, so streng, daß es Zusammenbrüche und «Beinahe-Todesfälle» gegeben hat. Ich denke an den «Kadi», der den ganzen Kurs im Griff hatte, so daß nicht noch Schlimmeres passierte. Er wird es jetzt mit anderen genauso machen. Besser die als ich, denke ich noch.

Noch bevor ich ihm den ersten Traumsatz vorlegen konnte, hielt der Patient fest, daß das ein eindeutiger Abschlußtraum sei. Daß es im Traum der letzte EK war, fand er besonders erwähnenswert, weil EK Ergänzungskurs bedeute, und in dieser Analyse habe das ergänzt werden müssen, was die früheren versäumt hätten. Die Neurose könne abtreten, verschwinden, alles das, was er am Morgen, d.h. in der Kindheit, erlebt habe mit Vater, Mutter und Bruder, sei im Bewußtsein eingepackt und dort vom Verstand geordnet worden. Fast möchte er sagen: «Doktor, ich melde Ihnen die Mutter zum Abtreten bereit.»

Rucksacke und Militärschuhe, der drückende Ballast und die behindernden Bleigewichte an den Füßen seien bereit fürs Abgeben.

In bezug auf den nächsten Traumabschnitt meinte er, daß das Schlafzimmer mit den heruntergelassenen Rolläden nicht zufällig im Traum erscheine. In diesem Schlafzimmer habe er schlimme Stunden durchlitten. Tage- und nächtelang habe er gerade dort mit ganz schweren Selbstmordgedanken gekämpft, habe es schließlich nicht mehr ausgehalten und dann noch in der Nacht die Klinik aufgesucht. Jetzt seien aber keine Rollläden mehr unten. Dann falle ihm auch ein, daß er im Kinderschlafzimmer des Nachts aufgewacht sei und daß er mit der in der Küche eingeschlossenen Mutter die größte Katastrophe seines Lebens erlebt habe. Mit dieser Mutter habe er eben (Selbstmordgedanken) im heutigen Schlafzimmer so gekämpft.

Den Feldweibel im Traum sah er als die Mutter an, die spaßeshalber in der Familie mit diesem – und ähnlichen – Übernamen bedacht worden war. Der Traum wolle ihm sagen, daß er jetzt, nach der Analyse, einen Platz draußen an der Sonne (= schönes Wetter) verdient habe. Er sei sicher, daß er an die Sonne entlassen werde.

Nicht ganz sicher war er zunächst beim Traumabschnitt, wo ihm der – dann verworfene – Gedanke kommt, die zivilen Halbschuhe schon zur Entlassung anzuziehen. Dann fiel ihm ein, daß die Sache wohl umgekehrt verstanden werden müsse, daß er also mit dem Gedanken geliebäugelt habe, die unpatenten Militärschuhe auch ins Zivilleben hinüberzuretten. Zum Wort «Militärschuhe» fielen ihm Kinderschuhe ein, und daß man sage, man möchte nicht in diesen (unangenehmen) Schuhen stecken. Er möchte auf keinen Fall in den Kinderschuhen steckenbleiben. Damit könne sicher nur die kindliche Liebe zur Mutter (Ödipus) gemeint sein. Aus diesen Schuhen sei er längst herausgewachsen. Wörtlich: «Für den Ödipus bin ich zu alt.» Er wolle weder in mir noch in seiner Frau die gute oder die böse Mutter erleben, das sei gewiß.

Als wir den Satz: «Dann ist es soweit: wir hatten ‹Abtreten›, und nun geht es ans Verabschieden der Kollegen», analysierten, fand er, daß man diesen Satz wörtlich nehmen müsse. Seine diesbezüglichen Assoziationen waren: «Jetzt, heute, ist es soweit. Wir sind am Ende angelangt. Ich könnte heute schon aufhören. Wenn ich beschlossen habe, nächstes Mal noch zu kommen, dann, weil es mich interessiert, wie mein Unbewußtes auf den Entschluß, die Behandlung zu beenden, reagieren wird; ich bin gespannt darauf, was ich träumen werde.» Das Verabschieden der Kollegen verstand er als das Abschiednehmen von Vater, Mutter und Bruder (= Kollegen). Vor allem müsse er die Mutter verabschieden. Dazu wörtlich: «Wenn ich an die Auseinandersetzung denke, die ich hier mit der Mutter hatte, weiß ich, daß ich in sie (Mutter) Energien investiert habe, von denen ich bisher nicht den Schimmer einer Ahnung hatte. Als die dann in der Neurose freigeworden sind, war das ein Schauspiel, wie man es eindrücklicher gar nicht erleben kann. – Die Mutter ist die zentrale Figur in meinem Leben gewesen; sie hat mein Schicksal so total bestimmt und der Neurose den Stempel aufgedrückt, daß ... daß alles andere dagegen in den Schatten gestellt wurde. Die Mutter war die ganz große Bedrohung und Gefahr für mich. Sie hat mich an den Rand des Selbstmordes und an den Rand des Wahnsinns gebracht. Als sie dann gestorben ist, mußte die Katastrophe kommen. – Ich sagte eben: mußte. Ich glaube, eine gründlichere Analyse früher hätte mir den furchtbaren Weg durch Depression und Verzweiflung ersparen können.» Ich entgegnete: «Da bin ich nicht so sicher. Meiner Meinung nach mußte die Mutter zuerst sterben, bevor Sie sich mit ihr auseinandersetzen konnten. Ich glaube nicht, daß Sie es gewagt hätten, die verdrängten negativen Gefühle ihr gegenüber zu ihren Lebzeiten hervorzubringen. Aber diese Frage ist für Sie jetzt bloß noch von theoretischem Wert.»

Der Patient überging diesen Einwand und erwähnte, daß er schon beim Traumaufschreiben sich Gedanken darüber gemacht habe, warum denn einige Kameraden, die mit ihm Dienst geleistet hätten, noch bleiben müßten. In der militärischen Realität sei das zwar so; es gebe immer Leute, welche die Dienstpflicht absolviert hätten, und andere, die noch dableiben müßten. Im Traum müsse ja der Bruder – u.a. – bleiben. *Er* (Patient) verabschiede sich zwar von ihm, d.h. auch die Rivalität mit dem Bruder sei verabschiedet; verziehen sei, daß er ihn mit dem «Hilfsarbeiter» bis zur Weißglut gebracht habe. Dennoch müsse der Bruder dableiben. Das verstehe er nicht. Ich sagte, der Bruder, der – laut Traum – die gleiche Erziehung gehabt habe wie er selbst, die gleichen Eltern, die gleiche Armut, sei auch geschädigt, und er müsse eben in dieser Verstrikkung noch bleiben, weil ihm niemand heraushelfe. Er (Patient) könne entlassen werden aus dem unbewußten Wiederholungszwang des Milieus, der Bruder, der nicht analysiert sei sowie der Vater müßten noch darin verbleiben. Diese Deutung leuchtete ihm ein. Entlassen, meinte er, könne auch im Militär nur werden, wer die Dienstpflicht erfüllt habe, wer also die Leistungen erbracht habe, die zur Entlassung führten.

Daß die Verabschiedung und Entlassung in ihm einen inneren Jubel auslöste, wie es der Traum sagte, war verständlich. Wer das Joch einer so schweren und bedrohenden Neurose jahrelang getragen hat, atmet auf, wenn er es endlich loswird. Dazu äußerte sich der Patient im weiteren so: «Der Jubel ist diesmal berechtigt. Keine Analyse und keine Therapie vorher haben mir so überzeugende Antworten auf meine Fragen geben können wie diese. Das sagte ich ähnlich schon einmal. Hier gehe ich fort, nicht weil ich *glauben* muß, daß ich richtig und vollständig informiert wurde, sondern weil ich *weiß*, daß es die Wahrheit ist. Diesmal bin ich sicher, daß es eine Entlassung für immer ist.» (Wie es im Traum heißt).

Zum letzten Traumabschnitt hatte der Patient Assoziationen, die man als einen Rückblick auf die verschiedenen Stationen der Neurotisierung bezeichnen kann. Ich konnte mich davon überzeugen, daß er nichts Wesentliches vergessen hatte, ferner, daß er imstande war, die Zusammenhänge herzustellen, die Folgen eines bestimmten Erlebnisses für sein späteres Schicksal aufzuzeigen. Diese Rückschau schien mir für ihn und mich wichtig, er zeigte uns beiden, was er aus der Analyse gelernt und welche Schlüsse er aus dem Gelernten für sich gezogen hatte. Es war gewissermaßen das «Meisterstück», an dem ersichtlich wurde, welche Qualität das stellungnehmende Ich heute besaß. Von der Fähigkeit zur Stellungnahme hing die Prognose für die Zukunft ab: war das stellungnehmende Ich stark, lag der Fall prognostisch günstig; war es zu schwach, traf das Gegenteil zu. Die Fähigkeit zur Stellungnahme und Realitätsprüfung war, das konnte man dem Patienten vorbehaltlos attestieren, sehr gut.

Der Patient glaubte, daß das «Überlebenstraining» die Analyse gewesen sei. Sie habe ihm nichts erspart, und das sei gut so gewesen. Es sei im Verlaufe der Analyse zu Zusammenbrüchen gekommen, mindestens damals, als er beinahe bereit gewesen wäre, in die Psychiatrie zu gehen. Da er das Überlebenstraining als die Analyse betrachtete, glaubte er, der «Kadi» (Kompaniekommandant) sei ich. Auch wenn er jetzt aus der Analyse entlassen werde, mache ich es mit den andern (Patienten) sicher wie mit ihm. Meinen Einwand, daß der «Kadi» sein stellungnehmendes Ich sein könnte, dem er das Überleben verdanke, das die Krise im Griff behalten habe und dem auch der Sturm der Psychoseangst nichts habe anhaben können, ließ er nicht gelten. Für mich war sicher, daß er sein Überleben eben diesem stellungnehmenden Ich verdankte, das sich als unerschrocken und als treuer Verbündeter in der Analyse erwies. Daß das stellungnehmende Ich allen Druckversuchen von innen her standhielt, war eine Meisterleistung. Dies sagte ich ihm auch.

61. Sitzung

Die 61. Sitzung wurde, wie es der Patient angekündigt hatte, zur Schlußsitzung. In diese Sitzung brachte er einen einzigen Traum. Sich selber treu bleibend, wollte er bis zum Schluß den analytischen Rahmen nicht verlassen, und er machte den Vorschlag, diesen einzigen Traum «zu analysieren wie die andern vorher auch.»

Traum 365

Dr. B. Ich mache auf eine Bemerkung Dr. B's einen Einwand, indem ich sage, ich hätte mich damals, als es um Frau Y ging, entschlossen, die Analyse abzubrechen. Man habe nicht unbeschränkt Energie zur Verfügung. Dr. B antwortet etwas darauf, ich weiß aber nicht mehr was.

Dann verlasse ich Dr. B. Es liegt eine Schrift bei ihm. Ebenfalls ist eine andere, dickere Schrift – sehr dick sogar – da. Ich nehme meine Sachen wieder mit, indem ich sie in eine zweiteilige Schülermappe verstaue. Es ist mir peinlich, daß ich weggehe aus der Hälfte.

Schließlich bin ich auf dem Weg nach Hause. Unerwartet ist Dr. B auch da, wir gehen den Weg gemeinsam. Es ist dort ein Taxifahrer. Dr. B oder ich sage: «Man kann ihn rufen lassen.» Der Mann hat einen Wagen wie vermutlich mein 2 CV.

Ich begann mit dem Exponieren des Initialsatzes: «Dr. B.» Der Patient meinte, daß ihn dieser Traum eigentlich erstaunt habe, weil er heute die Behandlung beenden wolle, dieser Traum aber ausgerechnet auf die Beendigung der Analyse bei Dr. B hinweise. Das sei damals eindeutig ein Abbruch, ein Davonlaufen aus der Behandlung gewesen. Jetzt könne man fast meinen, daß der Traum eine Parallelität zum vorgesehenen Abschluß dieser Analyse aufzeigen wolle, nach dem Motto: «So wie du damals aus der Analyse geflüchtet bist, ist es jetzt wieder.» Ich entgegnete: «So scheint es auf den ersten Blick zu sein. Aber wir wollen ja tiefer blikken.»

Nun legte ich ihm den nächsten Satz: «Ich mache auf eine Bemerkung Dr. B's einen Einwand, indem ich sage, ich hätte mich damals, als es um Frau Y ging, entschlossen, die Analyse abzubrechen», zum Assoziieren vor. Die Frau Y im Traum war die Mutter eines Kollegen, welche, wie er von diesem wußte, sich auch mit Gas hatte das Leben nehmen wollen. Damit schien eindeutig, daß mit Frau Y seine Mutter gemeint sein mußte. Wir konnten also übersetzen: «Damals, als es in der Analyse Dr. B's um die Auseinandersetzung mit der suizidalen Mutter gegangen wäre, brachen Sie die Analyse ab. Oder: deswegen – aus diesem Grund – brachen Sie die Analyse ab.» Anlaß zum Behandlungsabbruch hatte bekanntlich ein Traum gegeben, in welchem der Satz: «Etwas ist mit meinen Eltern» vorgekommen war. Daraufhin war er in heftiges Schluchzen ausgebrochen. Diese Szene aus der Analyse Dr. B's erinnerte der Patient. Er glaubte jetzt, die Bemerkung Dr. B's spiele eben auf diese Episode an. Sein Einwand sei so zu verstehen, daß er grundsätzlich gegen die Weiterführung der Analyse gewesen sei. Wörtlich: «Dr. B erwähnte den Satz, bei mir kam es zu einem Tränenstrom, und gegen die Weiterführung der Analyse erhob ich Einwände. Das heißt, ich brach die Analyse ab. Er aber hat es nicht gemerkt, hat es nicht durchschaut, wie ich ja auch nicht.» Ich erwiderte: «So kann man es ansehen: Als es damals um die Analyse der suizidalen Mutter ging – Frau Y –, machten Sie Einwände, d.h. Widerstand, und brachen die Behandlung ab.»

Zum nächsten Satz: «Man habe nicht unbeschränkt Energie zur Verfügung», bemerkte er, daß ihm zum Wort «Energie» Liebe eingefallen sei. (Libido?) Die Liebe zur Mutter war demnach seitens des Patienten nicht unbeschränkt; wir mußten mit gutem Grund annehmen, daß nach der Vergasungsdrohung die frühere Liebe in grenzenlosen Haß umgeschlagen hatte. Vor dem Übertragen des Hasses fürchtete er sich – auch Dr. B? – sehr. Wir wußten aus früheren Träumen, daß der Patient in Dr. B die gute Mutter sah, die er liebte. Die in Haß umgeschlagene Liebe wagte er in der Analyse nicht auszutragen.

Ich exponierte das nächste Stück Traum: «Dr. B antwortet etwas darauf, ich weiß aber nicht mehr was.» Nun schilderte der Patient die Situation, die er damals vorfand, nachdem sich die Mutter in die Küche eingesperrt hatte. Er meinte: «Das (der eben exponierte Satz) erinnert mich genau an die Situation vor der verschlossenen Küchentür. Ich sagte zur Mutter: ‹Mama, mach doch auf!›, aber sie machte nicht auf, sondern rief: ‹Nein, ich mache nicht auf! Ich vergase mich!› – ‹Dr. B antwortet etwas darauf› heißt: die Mutter antwortete etwas auf meine Bitte, und da war's mit der Liebe für sie vorbei. Endgültig.» Jetzt verstand ich die Hintergründe des Analysenabbruchs noch besser. Wenn das gemeint war im Traum, wenn also Dr. B die Mutter war, dann war das Abbrechen der Analyse auch ein Agieren des Hasses auf die Mutter gewesen. Die Mutter hatte von ihm nichts wissen wollen, jetzt machte er es mit Dr. B ebenso. Er verließ ihn. Genau diese Worte brauchte ja auch der Traum: «Dann verlasse ich Dr. B.» Besser müßte man sagen: weil die Mutter die Türe nicht öffnete, er sich von ihr verlassen fühlte, deshalb verließ er später Dr. B. Daß es so gewesen sein mußte, sah auch der Patient ein, weil es einleuchtend und die Wahrheit war.

Zum nächsten Traumstück: «Es liegt eine Schrift bei ihm. Ebenfalls ist eine andere, dickere Schrift – sehr dick sogar – da», fiel ihm ein, daß diese Schrift – die dünne und die dicke – Dinge aus seinem Leben zum Inhalt gehabt habe. Dazu meinte er u. a.: «Ich glaube, da geht es um die Träume, die ja die Dinge in meinem Leben darstellen, alle meine Probleme. Ein Stück daraus ist sicher analysiert worden bei Dr. B. Das sehr dicke Stück, das größere, gewichtigere, das mit der Mutter, das blieb unbehandelt. Als ich ging, nahm ich alles wieder mit. – Jetzt fällt mir ein, daß es im letzten Traum (364) geheißen hat, daß man beim Abtreten das Gepäck hierlassen konnte und daß das neu sei. Jetzt weiß ich, was das heißt: bei Dr. B nahm ich alles wieder mit; bei Ihnen lasse ich den Ballast zurück. Wie's auch sein soll.»

Daß es so war, wie es der Patient schilderte, konnte nicht bestritten werden, er hatte bei Dr. B tatsächlich alles wieder mitgenommen, was ihn belastete. Dies schien auch der folgende Satz: «Ich nehme meine Sachen wieder mit, indem ich sie in eine zweiteilige Schülermappe verstaue», aussagen zu wollen. Der Patient äußerte sich dazu wie folgt: «Es ging da um eine Schülermappe. Ich war Schüler, als die Mutter sich vergasen wollte. Und zweiteilig? So gesehen ist es klar: zweimal – zweiteilig – hat Mutter einen Selbstmordversuch gemacht. Das war zuviel. Das Maß war voll. – Dann habe ich aber auch als Schüler zwei Katzen erschossen.

Auch das habe ich wieder mitgenommen. Im andern Traum (362) hat's ja geheißen, man könne es auf zwei Dinge reduzieren: ‹Totschlagen und Selbstmordversuch›.» Ich faßte das Gesagte so zusammen: «Als die Mutter hätte analysiert werden sollen bei Dr. B, brachen Sie die Behandlung ab; die Liebe zu ihm war, wie die zur Mutter, nicht unbeschränkt. Weil Sie von der Mutter enttäuscht waren, enttäuschten Sie auch Dr. B. Sie nahmen die Doppelkomplexe der verdrängten Katzentötung und Suizidversuche wieder mit. Und das ist Ihnen heute peinlich.» Er erwiderte darauf: «Stimmt. Es wäre mir peinlich, wenn ich zugeben müßte, daß ich aus diesen Gründen nur bis zur Hälfte geblieben bin. Die eine Hälfte habe ich ihm gezeigt: die Liebe zur Mutter. Und die andere Hälfte zeigte ich Ihnen: den Haß auf die Mutter. Das ist mir mindestens so peinlich heute.» Meine Antwort war: «Lassen Sie's gut sein!»

Wir kamen nun zum letzten Traumteil: «Schließlich bin ich auf dem Weg nach Hause.» Seine Einfälle gingen in die Richtung, daß er glaubte, der Weg nach Hause sei nicht der Weg zur Frau, sondern der Weg nach Hause zu den Eltern. In dieser Analyse sei der Weg nach Hause abgeschritten worden. Der nächste Satz: «Unerwartet ist Dr. B auch da, wir gehen den Weg gemeinsam», veranlaßte den Patienten zu sagen, daß er das wirklich nicht erwartet habe. Er gehe ja in dieser Analyse den Weg mit mir, nicht mit Dr. B zusammen. Ich erwiderte: «Sie hatten nicht erwartet, daß in dieser Analyse die Übertragung auf Dr. B auch wieder da wäre. Auf mich haben Sie sowohl positive Gefühle, die Dr. B galten, übertragen – und die haben Sie früher für die Mutter gehabt – als auch die negativen Gefühle auf die Mutter, die Sie Dr. B vorenthielten.»

Der Patient äußerte daraufhin Ergänzendes zum Satz mit dem Taxifahrer. Damit verhielt es sich so: der Mann der Frau Y ließ sich, wenn er betrunken war, mit dem Taxi nach Hause fahren (Taxifahrer). Als Frau Y sich vergasen wollte – wie seine Mutter –, rief ihr Sohn den Vater zu Hilfe, der sich in einem Restaurant befand. Er kam mit dem Taxi, und man konnte die Frau rechtzeitig retten. Jetzt glaubte der Patient, der Satz im Traum: «Man kann ihn rufen lassen» (gemeint war: den Taxifahrer rufen) sei eine Verkehrung ins Gegenteil. Dazu die Assoziationen: «Man kann ihn rufen lassen, sage vermutlich ich. Ich glaube, es geht darum: *nicht* rufen lassen. Hätte ihr Sohn den Vater nicht gerufen, wäre jene

Frau gestorben. Hätte ich der Mutter nicht gerufen, hätte sie sich vielleicht wirklich vergast. Todeswunsch der Mutter gegenüber. Und das büßte ich schrecklich, daß ich die Mutter totwünschte und dann in den Katzen auch ‹tötete›. Die Mutter hat mich auch vergeblich rufen lassen. Und das habe ich ihr nie vergessen können bisher.» Meine Antwort war: «Dieses Stück Mutterproblem mußten Sie hier nochmals bearbeiten. Der Traum sagt, daß Sie nochmals, zum 3. Mal, in Analyse gehen mußten, weil Sie die ganze tragische Mutterbeziehung vorher nicht analysiert hatten.» Er meinte ergänzend: «Es geht um den 2 CV. Den hatte ich, als ich in die Klinik fuhr, als die Neurose ausbrach. Sicher meint der Traum auch, daß ich fast in der Klinik gelandet wäre, weil früher versäumt worden ist, die Mutter gründlich zu analysieren.» Das war zweifelsfrei auch die Wahrheit. Der Traum bestätigte nochmals in eindrücklicher Weise die tragische Mutterbeziehung des Patienten, die Übertragungen auf Dr. B, das Zurückschrecken vor der Analyse der feindseligen Gefühle, die Abbruchgründe und die neurotische Katastrophe nach dem Tod der Mutter.

Ich fragte den Patienten, was seiner Meinung nach das Unbewußte bewogen haben könnte, uns gerade diesen Traum als letzten in der Analyse zu präsentieren. Er erwähnte, daß er sich diese Frage schon beim Aufschreiben des Traums gestellt habe, aber es sei ihm keine Antwort eingefallen. Nach einiger Zeit räumte er ein, daß ihm der Traum wie ein «Geständnis» und «Bekenntnis» vorkomme. Ein «schöner» Abschlußtraum hätte ihn eher kritisch gestimmt. Wörtlich fuhr er fort: «Im Traum wird mir gezeigt, warum ich die Analyse bei Dr. B abgebrochen habe. Ich habe ihn verlassen, aber mich nicht von ihm verabschiedet. Als ich heiratete und von der Mutter wegging, hat sie beim Abschied herzzerreißend geweint. Ich habe das eher unwillig aufgenommen. Verspürte keine Rührung. Genauso bei ihrem Tod. Ich habe sie verlassen, weil ich ihr nie vergessen konnte, daß sie mich damals vor der Küchentüre hat rufen lassen, ohne mich zu erhören. Bei Dr. B kam die Retourkutsche. Ich habe ihn bestraft, wie ich die Mutter bestrafen wollte. Heute weiß ich, daß ich nicht richtig handelte. Dr. B hatte es nicht verdient, das muß ich zugeben. Aber damals war mir überhaupt nicht klar, welchen Haß ich gegen die Mutter hegte. Hätte ich am Ende der Analyse (bei Dr. B) gewußt, wie es wirklich in mir drin ausgesehen hat, ich wäre zu Tode erschrocken. Hier bei Ihnen habe ich dann die Katze buchstäblich aus dem Sack gelassen, und da wußte ich, was es geschlagen hatte. (Pause). Ich hätte es nicht für möglich gehalten, daß sich eine derart wahnsinnige Wut in mir aufgestaut haben könnte. Ich hatte einige Symptome, die mich fast um den Verstand gebracht hätten. Beschreiben kann man so etwas gar nicht. Es gibt keine Worte, um diesen Gefühlszustand auszudrücken. (Pause). Als ich dann allmählich begriff, daß ich in diesen Symptomen mit meiner Mutter kämpfte oder sie erlebte in den Symptomen, da wußte ich, warum ich bei Dr. B Reißaus genommen habe. Glaub' der Teufel wohl, habe ich damals in der Analyse alle diese gräßlichen Gefühle der Mutter gegenüber ‹stummgeschaltet›. Allerdings ahnte ich auch nicht, was noch alles auf mich zukommen würde bei Mutters Tod. Der Traum (41) kommt mir wieder in den Sinn, in dem ich auf einem Grab stehe und ‹heil›, ‹heil›, ‹heil› rufe. Richtig hätte ich der Mutter rufen wollen: ‹Ich hasse, hasse, hasse dich, weil du mir das angetan hast.› – So sah's aus in mir drin. Soviel Haß, daß ich fast um den Verstand gekommen wäre. Und jetzt? Jetzt ist's ausgestanden. Und das ist der Unterschied. Jetzt verabschiede ich mich, ohne daß ich gegen irgend jemanden noch Groll hätte. (Pause). Ich kann mich mit gutem Grunde hier verabschieden. Von dem Augenblick an, als ich zu Ihnen kam, bis zum Schluß, habe ich mich praktisch ununterbrochen mit meiner Mutter auseinandergesetzt. Ich habe, das kann ich sagen, das nachgeholt, was ich Dr. B schuldiggeblieben bin. Ich habe die Mutter seelisch verabschiedet, darum kann ich auch Ihnen ‹Adieu› sagen.»

Ich entgegnete ihm: «Die zentrale Figur, die Ihrer Neurose das ganze Gewicht gab, war zweifellos Ihre Mutter. Darum sollten Sie gerade am Schluß der Analyse nochmals zusammenzufassen versuchen, warum Ihre Mutter diese ungeheuerliche Neurose bewirkte.»

Nach einer Denkpause antwortete er: «Als an jenem Sonntag mein Freund auf Besuch kam und ich zusammengebrochen auf dem Diwan lag, geschah das klar und eindeutig wegen meiner Mutter. Das haben Träume belegt. Mit einem Schlag war damals eine tiefe Depression da, und dann kam die Todesangst. Ich hatte das Gefühl, ich müsse schreien, und zudem verspürte ich den Ohrendruck. Es war mir zumute, wie wenn der jüngste Tag angebrochen wäre. Mein allergrößter Fehler war, daß ich lange nicht begriff, daß mich zwei Dinge an den Rand des Wahnsinns trieben: die Katzenerschießung und die Selbstmordversuche der Mutter. – Und noch etwas habe ich fast nicht verstanden: daß in dem wahnsinnigen Symptomdruck, unter dem ich stand, alle Angst aus allen Schockerlebnissen zusammen erschien, und nicht ein einziges gesondert. – Als ich in der Hütte war (wo am 30. die Psychoseangst am stärksten war) und die entsetzlichste Nacht erlebte, die ich je hatte, wußte ich nicht, daß die Angst vor der Mutter, die in den Wohlensee springen wollte, und die Angst vor der Mutter, die sich in die Küche einschloß, und die Angst ... könnte sagen: das nackte Entsetzen bei der Katzenerschießung *zusammen* wie eine Eruption aus der Seele herausschossen und mich *das* fast um den Verstand brachte. Ich wußte damals und am Tag, als mir die Tablette auf den Boden rollte und ich bereit war, in die ‹Waldau› (Psychiatrische Klinik) zu gehen, nicht einmal, daß ich wegen der Mutter so schlimm dran war. Dabei hätte ich es wissen müssen. Schon früh hatte ich den Impuls ‹Muttermörder›. Und dann die Träume. Sie sagten schon immer, *wer* die Hauptakteurin in meiner Neurose war. Es kommt mir der Traum (12) in den Sinn, in dem ich auf Dr. B schimpfe, wo dann die Bewachungsstation und Klinik Sonnenhof genannt werden. Da war schon alles drin. Der Dr. B, dahinter verbarg sich die Mutter, auf die schimpfte ich, die haßte ich, die fürchtete ich, die ‹tötete› ich in den Katzen. Darum brach im Gefängnis die Panik (Klaustrophobie) aus, und darum mußte ich dann in die psychiatrische Klinik. Klinik Sonnenhof stand für Klinik ... In dieses Kapitel gehört auch die Migräne, mit der *ich mich* so lange plagte. Es kommt mir alles wieder in den Sinn, wie wenn ich an einem Faden zöge. (Pause). Das Drama war die Katzenerschießung. Da entstand eine so ungeheure Schuld ... ‹Muttermörder›, hm! Das Gewissen ist eines der dunkelsten Kapitel in der Geschichte meiner Neurose. Diese unglaubliche Sache! Daß ich in den Katzen symbolisch meine Mutter ... dagegen habe ich mich mit Händen und Füßen gesträubt. Sie haben es mir rechtzeitig gesagt, und ich schrieb Ihnen noch einen bösen Brief zum Dank. Aber das erschien mir als so ungeheuerlich ... Dabei hätte mich gerade diese Verleugnung hellhörig machen sollen. (Pause). Wenn natürlich einer ‹Muttermörder› ist, dann ... ist er natürlich bereit, alles auf sich zu nehmen. Es kann ihm nicht schlecht genug gehen. Das hat mich halb kaputtgemacht – und fast verrückt. (Pause). Alles habe ich zugegeben: den Haß auf den Vater, den auf den Bruder, daß ich diese beiden in den Katzen erschoß ... das stimmte natürlich auch ... Nur nicht das eine, ums ‹Verworgen› (um alles in der Welt) nur nicht das eine! – Jetzt ist mir gerade eingefallen: wenn man das jemandem sagen würde, daß man Katzen erschießt und die Mutter ... nein, das glaubt einem kaum einer. Wenn's nicht einmal ich glauben wollte, obschon's die Träume sagten und ich die Stimme des Gewissens hörte: ‹Muttermörder›! Daß wir das richtigstellten, betrachte ich fast als die größte Leistung. Mir sollte es doch gar nicht gutgehen! Das Ziel (des Gewissens) war, mich ins Irrenhaus zu sperren. Ich dachte es ja: mich muß man einsperren, die andern vor mir schützen.» Als er längere Zeit nichts mehr sagte, meinte ich: «Das stimmt alles, was Sie sagten. Aber die Mutter ist noch anderswo aktiv geworden in der Neurose, vielleicht können Sie das auch noch zusammenfassen.» Er reagierte nicht sofort. Doch dann kam er auf die Bedeutung der ad hoc introjizierten Mutter anläßlich der beiden Suiziddrohungen zu sprechen, die er unbewußt wiederholt hatte (In der Klaustrophobie die in der Küche eingeschlossene Mutter; im Pavor nocturnus und in den Zwangsgedanken, sich selbst und andern etwas antun zu müssen, die Mutter aus der Bank). Auch die Bedeutung der ödipalen Beziehung zur Mutter sowie die Mutter als kastrierende Figur fanden eine zusammenfassende Beurteilung. Man konnte sehen, daß er die «Menukarte» seiner Neurose kannte. Mir war, wie erwähnt, wichtig, daß besonders die Mutter, als die Hauptfigur und Hauptakteurin in den neurotischen Symptomen, bewußt und bewußtseinsfähig gemacht war. Dann konnte man ihn mit gutem Grund als gesund entlassen.

Wir hatten die Zeit überzogen, aber darauf kam es nicht an. Das nochmalige, gründliche Durchdenken am Schluß war mir viel wichtiger. Als wir die entscheidenden Stationen seiner neurotischen Entwicklung uns nochmals vor Augen geführt hatten – wobei auch die Bedeutung von Vater und Bruder und auch das Erleben der Armut erwähnt worden waren –, sagte ich ihm zum Schluß: «Sie sind sich selber treu geblieben, denn Sie haben bis zum Schluß intensiv gearbeitet. Meiner Meinung nach haben Sie das vollständige Wiedererlangen Ihrer seelischen Gesundheit drei Dingen zu verdanken:

1. Sich selber. Sie dürfen den Erfolg mit gutem Grund sich selber zuschreiben. Wer so hart gearbeitet hat, verdient auch, daß man sagt, wem der Erfolg gebührt. Sie waren so gründlich, so unerschrocken; Ihre Katharsis, das reinigende ‹Herauskotzen›, war so ‹total›, daß man es besser nicht machen konnte. Die Prognose ist günstig. Sie ist günstig vor allem deswegen, weil Sie über ein hervorragendes stellungnehmendes Ich verfügen.
2. Sie verdanken vor allem die *rasche* Gesundung auch den Psychiatern, die Sie vor mir behandelten. Dort wurde bereits eine Arbeit geleistet, die zwar bisher nicht zum Tragen kam, von der wir aber ohne jeden Zweifel profitieren konnten. Wir waren gewissermaßen die Nutznießer. Eine so gravierende Neurose kann man nach meiner Überzeugung ohne diese Vorleistung nicht in so kurzer Zeit kurieren.
3. Man sollte dankbar sein dafür, daß es die Psychoanalyse gibt. Ihr verdanken Sie auch die Gesundheit. Es gibt noch immer keine bessere Methode, um derart gravierende neurotische Störungen zu kurieren.

Was Sie und Ihre Zukunft betrifft, kann ich Sie mit der Überzeugung aus der Analyse entlassen, daß Sie mit Sicherheit keines ‹Seelendoktors› Patient mehr werden. Da bin ich mir ganz sicher.»

Damit schlossen wir die Behandlung, die 61 Sitzungen beansprucht und insgesamt rund 92 Stunden gedauert hat, ab.

Schlußwort

Seit dem Abschluß der Behandlung des Patienten sind fünf Jahre vergangen. Es kann von dieser Zeit berichtet werden, daß der «Hexenmann» völlig gesund geblieben ist, symptomfrei lebte, keinen Rückfall hatte und die Realität zu meistern vermochte. Migräneanfälle, welche ihn bis fast zum Schluß der Behandlung geplagt und ihm das Leben schwer gemacht hatten, sind vollständig ausgeblieben. Der gesund gewordene und gesund gebliebene Mann hat sich inzwischen auch beruflich entscheidend verbessern können. Er steht in verantwortungsvoller, leitender Funktion, wo er wegen seiner Tüchtigkeit, Sachkunde, Zuverlässigkeit und menschlichen Wärme von allen sehr geschätzt und anerkannt wird. Es ist ihm zu attestieren, daß er dank zäher Arbeit an sich selber und dank seines zur Stellungnahme fähigen Ichs nicht nur eine gefährliche Neurose überwunden und die Gesundheit zurückerlangt, sondern auch einen gewaltigen «sozialen Sprung» nach vorn gemacht hat. Seine persönliche Leistung ist beeindruckend und besonders anerkennenswert, wenn man bedenkt, wie schlecht die Voraussetzungen waren, um den Kampf gegen die Neurose, die ihn ganz zu verschlingen drohte, zu gewinnen.

Wer als Leser den Behandlungsverlauf Sitzung um Sitzung mitverfolgt hat, weiß um die Anstrengung des Patienten, sich mit *aller Kraft* und Entschlossenheit gegen den Untergang zu wehren. In den unablässigen Wiederholungen, die der Leser antrifft, spiegelt sich die konzentrierte Auseinandersetzung des Patienten mit seinen Problemen. Die Wiederholungen zeigen auch die erdrückende Last der schwer frustrierenden Kindheit. Diese zwang den Patienten, in seinen Träumen und Gedanken immer wieder zu stets denselben traumatisierenden Stationen seines Lebens zurückzukehren, um sie bewältigen zu können. Es ist eindrücklich dargelegt worden, daß die Psychoanalyse Freuds ein hervorragendes methodisches Mittel ist, um Milieuschäden dieses Ausmaßes erfolgreich zu kurieren. Die analytische Auseinandersetzung mit der Vergangenheit blieb dem Patienten, wie er selbst mehrfach betonte, keine

Antwort auf seine Fragen schuldig. Die Psychoanalyse war dem Patienten eine glaubwürdige Methode, weil sie ihm lückenlos die verdrängten Erinnerungen *und* die verdrängten Affekte bewußtmachen konnte. Der Patient konnte die zutage geförderten unbewußten Inhalte akzeptieren, weil sie ihn überzeugten, und überzeugen konnten sie ihn, weil er sie als die «auferstandene» Wahrheit einer verdrängten Vergangenheit erkannte. Den Schlüssel zur Heilung lieferte der Patient selbst mit seinen Träumen. Sie waren Wegweiser und zuverlässige Informationsquellen der Analyse. Bereits Traum 23 beispielsweise hatte deutlich gemacht, daß der Patient an dem Erlebnis mit den Katzen schwer erkrankt sein mußte («...weil ich die Katze tragen muß» / Traum 23, Abschnitt III); der gleiche Traum schilderte auch schon originalgetreu die Szene der Katzenerschießung zusammen mit der unbewußten Absicht (Abschnitt II) – niemand konnte allerdings zu diesem frühen Zeitpunkt schon ahnen, daß der Traum damit einen der gefährlichsten Komplexe aufzeigte. Die Träume spielten im Aufdecken der unbewußten Inhalte *die* entscheidende Rolle. Die Art und Weise, wie sie den Träumer über alles informierten, gehörte zum Eindrücklichsten und Faszinierendsten dieser Behandlung. Der Fallverlauf zeigte, daß die am meisten schädigenden Erlebnisse infantiler Herkunft waren. So war das im Alter von 1½ Jahren in der Bank erlittene Schockerlebnis nicht nur in Form einer Kinderneurose (Frühneurose) als Pavor nocturnus erschienen, sondern war gerade wie kein anderes dafür verantwortlich, daß es später zum Nervenzusammenbruch, zu einem verzweifelten Ringen mit Selbstmordgedanken und zur qualvollen Psychoseangst kam. Diese tiefe Regression des Patienten bis in die frühe Kindheit zurück wirkte sich lebensbedrohend aus. Auch in bezug auf die Gewissensbildung (Über-Ich) konnte sichtbargemacht werden, wie ein Frühtrauma zum unbewußten Muster für die Selbstbestrafung geworden war, an welchem mit infantiler Hartnäckigkeit festgehalten wurde. Das infantil gebliebene Gewissen (Über-Ich) zeigt Zähigkeit und Unerbittlichkeit und trägt einen unversöhnlichen Kampf in der Analyse aus. Weil das infantile Geschehen eine solche Bedeutung hat und die Psychodynamik bis ins erwachsene Leben beibehält, ist der Ödipuskomplex so außerordentlich wichtig. Freud hatte gute Gründe, einmal zu erwähnen, der Ödipuskomplex sei «der Kern aller Neurosen». Dem Ödipuskomplex wird leider nicht immer die Bedeutung beigemessen, die er hat.

L. Szondi hat in seinen wissenschaftlichen Publikationen die Wichtigkeit der sogenannten «Ad-hoc-Introjektionen» hervorgehoben. Auch der Patient hat sich verschiedene Erlebnisse, insbesondere im Zusammenhang mit seiner Mutter, «ad hoc» einverleibt und wäre deswegen fast zugrunde gegangen. Ad-hoc-Introjektionen sind immer auch sogenannte «Fixierungen»: der Betroffene bleibt an die ad hoc introjizierte Szene sklavisch «angebunden», oft sein Leben lang dort festgehalten, eben «fixiert». Meiner Meinung nach haben die Psychoanalytiker der Bedeutung solcher Ad-hoc-Introjektionen bisher eine viel zu geringe Beachtung geschenkt. Das Tragische daran ist, daß es zu unbewußten Wiederholungen eben dieser ad hoc introjizierten Szenen kommt; ja man kann sagen, daß der Betroffene, ohne daß er es weiß, eben das sklavisch reproduzieren *muß*, was er ad hoc introjiziert hat. So hat etwa der Patient in der Klaustrophobie die schauderhaften Ängste unbewußt wiederholt, die entstanden waren, als er die Szene mit der Mutter vor der verschlossenen Küchentüre erlebte und ad hoc introjizierte. Niemand wußte oder ahnte auch nur, daß diese «verewigte» Schreckensszene jahrzehntelang von ihm zwangshaft wiederholt werden *mußte*, so intensiv-unbarmherzig, als wäre sie nicht vor Jahrzehnten, sondern eben erst geschehen. Gerade die Bedeutung der Ad-hoc-Introjektionen ist in den früheren Analysen fatalerweise übersehen worden, und das hätte leicht folgenschwer für den Patienten enden können.

S. Freud war es bereits, der den Begriff «Familienneurose» geprägt hat. Gemeint ist damit eine Neurose, die als «familiäre Erfahrung» von Generation zu Generation weitergegeben wird. Das Fürsorgeamt der Stadt Bern (Vorsteher: Dr. M. Hohn) mit seiner Psychodiagnostik- und Therapiestelle sieht eine seiner Aufgaben darin, durch gezielten Einsatz diesen verhängnisvollen Kreislauf zu unterbrechen. Dadurch, daß diesem einen Patienten geholfen werden konnte, hat man nicht nur ihn vom schweren Schicksal des Neurotikers befreit, sondern gleichzeitig verhindert, daß sich die Neurose auf die ganze Familie ausdehnen konnte. Daß dies durchaus im Bereiche des Möglichen gelegen hätte, zeigt das Beispiel seines Bruders und dessen Familie, in der die Neurotisierung bereits auf die Nachkommen übergegriffen hat.[1] Eine rechtzeitig geleistete Hilfe, die das Übergreifen der Neurose auf die ganze Familie gar nicht erst ermöglicht, hat hohen vorbeugenden Wert. Für die direkten Nutznießer, denen menschliches Leid und Elend erspart werden kann, läßt sich der Wert einer solchen Hilfe nicht in Franken und Rappen aufwiegen; für die Gemeinschaft, den Staat, ergibt sich aber darüber hinaus ein materieller Gewinn. Eine Fürsorgeunterstützung, die erst gar nicht ausbezahlt werden muß, Ausgaben für Heim- und Klinikaufenthalte, die man sich so ersparen kann, ergeben Summen, die den Aufwand für die Bereitstellung der hilfeleistenden Institution um ein Mehrfaches übersteigen. Zudem hat ein Staat, für den soziale Gerechtigkeit kein leeres Schlagwort ist, die Pflicht, sich derer anzunehmen, die vom Schicksal benachteiligt worden sind. Die Öffentlichkeit kann und darf sich dieser Pflicht nicht entziehen; täte sie es, wäre dies nur zu ihrem Schaden, weil die Summen, die später wegen des Versäumnisses bezahlt werden müßten, sehr viel größer ausfielen, bei gleichzeitig sehr viel geringeren Erfolgschancen (etwa bei Drogensüchtigen). Je frühzeitiger die sach- und fachgerechte Hilfe einsetzt, desto mehr vergrößern sich die Erfolgsaussichten, bei gleichzeitig gering bleibendem Therapieaufwand. Dies kann erreicht werden durch einen Ausbau der Ehe- und Familientherapiestellen, durch das Angebot qualifizierter Kinder- und Jugendtherapie, durch die Schaffung von Therapieheimen für Milieugeschädigte, die es in der angestrebten Form in unserem Lande noch nicht gibt.[2] Erziehungsheime, wie wir sie heute kennen, können den Milieugeschädigten niemals ganz gerecht werden, weil sie dort, wo analytisches Problemverständnis und therapeutisches Vorgehen nötig wären, eine Pädagogik einsetzen, die für die Milieugeschädigten kaum brauchbar ist. Diese Aussage ist keineswegs eine Kritik an jenen, die Tag für Tag in den Heimen ihr Bestes geben. Es soll lediglich darauf hingewiesen werden, daß die Milieugeschädigten in erster Linie Therapie und nicht Pädagogik brauchen.

Der Verlauf der Psychoanalyse beim «Hexenmann» macht deutlich, daß in vergleichbaren Fällen erfahrene, psychoanalytisch geschulte Fachleute eingesetzt werden müssen, um zum gleichen Therapieerfolg zu gelangen. Es wäre mir ein unerträglicher Gedanke, wenn Analyse und Therapie milieugeschädigter Menschen mit einer langen Krankengeschichte in die Hände analytisch unerfahrener Leute gerieten. Die Behandlung derartiger Störungen erträgt keine schlecht ausgebildeten, fachlich ungeübten Assistenten, welche auch die Behandlungskontinuität nicht gewährleisten können. Wo die fachliche Gewähr nicht geboten werden kann, sollte man auf die Schaffung einer solchen Therapiestelle lieber verzichten, als Hoffnungen zu wecken, die nicht erfüllt werden können. Es muß die Forderung erhoben werden, daß Leute, die eine solch schwere Aufgabe übernehmen wollen, eine tiefenpsychologische Ausbildung und eine Lehr- und Kontrollanalyse absolviert haben. Außerdem sollten sie sich über praktische Erfahrung ausweisen können und auch bereit sein, die eigene Arbeit am Anfang supervisieren zu lassen.

Es bleibt mir zum Schluß noch zu danken: dem Patienten für sein Einverständnis, seinen hochinteressanten Fall publizieren zu dürfen; dem Verlag für die Herausgabe des Buches; Herrn Prof. Dr. Battegay, Chefarzt der Psychiatrischen Universitätspoliklinik Basel, für das Geleitwort; Frau Maria Zeller für das Schreiben der Arbeit; sowie Herrn Hans Ziegler und allen übrigen, die zum Gelingen etwas beigetragen haben.

3018 Bern, Herbst/Winter 1980 *Gerhard Kürsteiner*

[1] Dort war eine solche Hilfe, wie sie dem Patienten gewährt werden konnte, aus verschiedenen Gründen nicht möglich. Dennoch hat man diese Familie nicht einfach ihrem Schicksal überlassen.

[2] Gemeint sind psychoanalytisch geführte Therapieheime. Therapieheime, die psychoanalytische Ansätze berücksichtigen, mag es vereinzelt geben.

Register